Das große Hausbuch der Heilpflanzen

Günter Bickerich
Dr. Hans-Peter Dörfler
Prof. Dr. Karl Hiller
Prof. Dr. Gerhard Roselt

Das große Hausbuch der Heilpflanzen

Mit 185 farbigen Tafeln
von Ruth Weber

Urania

Die Ratschläge in diesem Buch sind von Autoren und Verlag sorgfältig erwogen und geprüft, dennoch kann eine Garantie nicht übernommen werden. Eine Haftung der Autoren bzw. des Verlags und seiner Beauftragten für Personen-, Sach- und Vermögensschäden ist ausgeschlossen.

Die Deutsche Bibliothek – CIP-Einheitsaufnahme
Ein Titeldatensatz für diese Publikation ist
bei Der Deutschen Bibliothek erhältlich.

www.dornier-verlage.de
www.urania-verlag.de

ISBN 3-332-01284-3
© 2001 Urania Verlag in der Dornier Medienholding GmbH, Berlin

Die Verwertung der Texte und Bilder, auch auszugsweise, ist ohne Zustimmung des Verlags urheberrechtswidrig und strafbar. Das gilt auch für Vervielfältigungen, Übersetzungen, Mikroverfilmung und für die Verarbeitung mit elektronischen Systemen.

Umschlaggestaltung: Berliner Buchwerkstatt, Berlin,
unter Verwendung von Zeichnungen von Ruth Weber
Druck und Bindung: Westermann Druck Zwickau.
Printed in Germany

05 04 03 02 01 5 4 3 2 1

INHALT

Vorwort
6

Einleitung
7

Hinweis für das Sammeln von Heilpflanzen
11

Die Heilpflanzen
13

Personenerläuterung
385

Erläuterung der Fachausdrücke
387

Sammelkalender ausgewählter Heilpflanzen
391

Register
395

VORWORT

Das vorliegende Buch, in dem die wichtigsten Heilpflanzen Mitteleuropas aufgeführt werden, soll das Wissen über unsere Heilpflanzen vermitteln. Beim Gebrauch des Buches ist von Vorteil, daß Abbildung und Text gegenübergestellt wurden. Die exakte zeichnerische Wiedergabe der diagnostisch wichtigen Merkmale der Pflanzen erübrigt eine noch mehr ins Detail gehende botanische Beschreibung. Die verbreitetsten Pflanzennamen werden erläutert, Angaben über Vorkommen und Verbreitung der Pflanzen erleichtern das Auffinden.
Neben der Sammelvorschrift, deren Einhaltung zur Stabilisierung der aufgeführten Inhaltsstoffe Voraussetzung ist, werden die Rolle der Arzneipflanzen einst und jetzt, ihre Anwendung und möglichen Nebenwirkungen bzw. ihre Giftigkeit behandelt. Es muß aber vor Selbstbehandlung gewarnt werden, denn die beste Kenntnis der Heilpflanzen kann den Arzt nicht ersetzen.

Bei Giftpflanzen finden Sie keine Tips für Sammler und nur knappe Hinweise auf eventuelle Verwendungsmöglichkeiten im Heilbereich. Stattdessen werden hier die toxischen Bestandteile, die Vergiftungssymptome und Therapiemaßnahmen vorgestellt.
Auch sei ausdrücklich darauf hingewiesen, daß man die Heilpflanzen nicht nur nutzen soll, sondern daß es sie auch zu erhalten gilt. Die jeweils gültigen Naturschutzbestimmungen sind unbedingt einzuhalten. Unter Naturschutz stehende Heilpflanzen werden mit * bezeichnet, Giftpflanzen mit †.
Unser besonderer Dank gilt den Grafikern und Heinz Weber, die in mehrjähriger Arbeit die Pflanzen nach der Natur gezeichnet haben, sowie allen, die uns bei der Beschaffung der Pflanzen und mit wichtigen Hinweisen und Literatur unterstützt haben.

Die Autoren

EINLEITUNG

Pflanzen waren die ersten Nahrungsmittel der Menschen und blieben lange Zeit auch die wichtigsten. Man darf annehmen, daß bereits der prähistorische Mensch zwischen eßbaren und giftigen Pflanzen zu unterscheiden lernte und im Laufe der Zeit auch verschiedene Pflanzen kennenlernte, deren »Zauberkraft« es vermochte, »Krankheitsdämonen« aus dem Körper zu vertreiben – eine abergläubische Vorstellung, die sich bis in das 18. Jahrhundert erhalten hat.

Erste Funde noch heute verwendeter Drogen reichen bis in die Zeit der Pfahlbauten zurück. Die große Bedeutung pflanzlicher Arzneimittel seit alten Zeiten beweist ihre frühzeitige Überlieferung, deren älteste die Keilschriften der Sumerer im 5. Jahrtausend v. Chr. sind. Meder, Perser, Inder und im 3. Jahrtausend v. Chr. auch der chinesische Kaiser Shen Nung beschrieben die Heilpflanzen. Die im Papyrus Ebers (2. Jahrtausend v. Chr. – Ägypten) besprochenen 80 Pflanzen sind klar und sachlich nach Anwendung und Dosierung aufgeführt.

Über tausend Jahre vergingen, ehe durch Hippokrates die griechische Heilkunde führend wurde. Aristoteles und besonders sein Schüler Theophrast, der »Vater der Botanik«, befaßten sich mit Heilpflanzen, aber erst Dioskurides schuf im 1. Jahrhundert n. Chr.. mit seiner etwa 500 Heilpflanzen umfassenden »Großen Arzneimittellehre« ein für weitere 15 Jahrhunderte gültiges und im Mittelalter dominierendes Werk, in dem die fehlenden Abbildungen durch eine exakte Beschreibung vollkommen ersetzt wurden. Die gleiche Bedeutung hatten die Schriften Plinius', der das gesamte Naturwissen seiner Zeit überlieferte, und Galens, in dessen Werken das gesamte Wissen der Medizin der Antike vereinigt war. Galen, der sich gegen die Meinung wandte, daß nur aus Kreta stammende Drogen wirksam seien und sich mit der genauen Dosierung befaßte, gilt als »Vater der Pharmazie«. Noch heute werden ohne chemische Umsetzungen hergestellte Präparate als »Galenische Arzneimittel« bezeichnet, ein Begriff, der sich erst im 17. Jahrhundert zur Unterscheidung von den Mitteln Paracelsus' herausbildete.

In Mitteleuropa bemühten sich besonders die Benediktiner um den Anbau der Heilpflanzen, der auch um das Jahr 800 durch die »Landgüterordnung Karls des Großen«, »Capitulare de villis«, gefördert wurde.

Wie bereits die Medizinmänner verbanden die Ordensgeistlichen, die auch als Ärzte und Apotheker tätig waren und das Wissen schriftlich überlieferten, ihre Erfolge in der Heilkunde mit der Lehre der Kirche. Am Beispiel des Mutterkorns wird dabei deutlich, daß empirischen Erfolgen trotz wissenschaftlicher Erkenntnisse Vergiftungen gegenüberstehen.

Lange Zeit hielt man Mutterkorn für verbildete Getreidekörner und vermahlte sie mit. Schon ein Anteil von 1% kann zu Vergiftungen führen, in Notzeiten enthielt das Brotgetreide aber bis zu 30% Mutterkorn. Während die Ordensgeistlichen durch Samenreinigung von Vergiftungen verschont blieben, wurden besonders die Armen betroffen. Entweder wurde das Nervensystem geschädigt und es kam zu Kribbeln der Haut (»Kriebelkrankheit«), zu lang anhaltenden schmerzhaften Muskelkrämpfen (»Krampfseuche«) und oft zu epilepsieartigen Anfällen, oder es trat die »Brandseuche« (ignis sacer – »Heiliges Feuer«) auf mit Schmerzen in den Gliedern, die sich unter heftigem Brennen dunkelrot und dann schwarz verfärbten, um schließlich ohne Blutung abzufallen. Nach Zuflucht in den Klöstern, in denen die Kranken neben einem Heiltrunk auch einwandfreies Brot erhielten, besserte sich ihr Zustand schnell, verschlechterte sich aber nach der Entlassung durch den erneuten Verzehr verseuchten

Brotes wieder. Obwohl Johann Taube im Jahre 1782 das Mutterkorn als Ursache des Ergotismus erkannt hatte, kam es noch 1929 in Irland und 1951 in Frankreich zu schweren Vergiftungen.

Neben dem griechisch-römischen Einfluß gelangte im 10. Jahrhundert über die maurischen Universitäten Spaniens auch die arabische Heilpflanzenkunde, in der die Kenntnisse der Antike und der persischen und indischen Medizin vereinigt waren, nach Mitteleuropa.

Während die Scholastik auf die Medizin des Mittelalters einen großen Einfluß ausübte und Zitate experimentellen Ergebnissen vorgezogen wurden, vollzog sich mit dem Übergang zur Neuzeit auch ein Wandel in der Heilkunde.

Die auf Tiersektionen gründende Anatomie Galens wurde durch das Lehrbuch der Anatomie von Vesal (1542), dessen Zeichnungen nach Sektionen an Leichen entstanden waren, verdrängt. Die Entdeckung Amerikas und des Seeweges nach Indien lieferten eine Fülle neuer Heilpflanzen. Die Erfindung der Buchdruckkunst und die Blüte der Holzschnittkunst brachten in kurzer Zeit gleich 3 bedeutende Kräuterbücher hervor, die die Wertschätzung der Heilpflanzen dokumentieren (Brunfels 1530, Fuchs 1542 und Bock 1546). Zu dieser Zeit lebten auch Valerius Cordus, der Herausgeber der ersten deutschen Pharmakopöe, und Paracelsus, der einerseits die Chemie in die Heilkunde einführte, andererseits aber durch Erneuerung der Signaturenlehre (»Signatura Plantarum«) die Entwicklung hemmte. Nach dieser Lehre sollte jede Pflanze ein äußeres Zeichen besitzen, das auf ihre Wirksamkeit hinweist (z. B. Disteln bei Seitenstechen, rote Blüten für das Blut, gelbe Blüten für die Galle, Walnuß für das Gehirn).

Die Bedeutung der Heilpflanzen, die bis Mitte des vorigen Jahrhunderts die einzigen organischen Arzneimittel (mit Ausnahme weniger tierischer Drogen) waren, nahm bis dahin ständig zu. Durch die Isolierung pflanzlicher Wirkstoffe sowie deren Synthese einerseits, die Forderung der Ärzte nach »reinen«, exakt dosierbaren und in ihrer Wirkung leicht überprüfbaren Arzneimitteln andererseits ging die Bedeutung der Heilpflanzen vorübergehend zurück; sie wurden zu Rohstoffdrogen. Mit dem Fortschritt in der Analytik und neuen Extraktions- und Trennmethoden sowie durch Standardisierung erfuhr die Heilpflanzenforschung wieder einen Aufschwung.

Die Arzneipflanzen sind eine billige Rohstoffquelle; ihre Inhaltsstoffe dienen als Modellsubstanzen, können durch chemische Umsetzungen in ihrer Giftigkeit verringert, in ihrer Wirkung verstärkt werden oder neue Eigenschaften erhalten. Da der Mensch über die notwendigen Abbaumechanismen verfügt, sind biogene Arzneistoffe gegenüber synthetischen Präparaten oft besser verträglich. Die »Ballaststoffe« bedingen teilweise eine komplexe pharmakologische Wirkung, was ihre Überlegenheit gegenüber reinen Stoffen erklärt, indem noch unbekannte Verbindungen die Wirksamkeit erhöhen, die Resorption beeinflussen oder die Inhaltsstoffe stabilisieren.

Durch pharmakologische Überprüfung der isolierten Wirkstoffe konnte die jahrtausendelange Erfahrung in den meisten Fällen bestätigt werden. Schwierig wird die Entscheidung, wenn es sich um nur milde Wirkungen handelt oder man den eigentlichen Wirkstoff erst noch ermitteln muß, der vermutete Bestandteil sich als unwirksam erweist, während Gesamtextrakte der Droge wirksam sind, wie es die Pharmakologie des Baldrians zeigt.

Es ist daher nötig, die klinische Pharmakologie verstärkt zur Prüfung der Drogen heranzuziehen. Während man gegenwärtig durch Auslese-, Kombinations- und Mutationszüchtung versucht, mit Hilfe der Genetik die Heilpflanzenzüchtung zu optimieren, darf nicht unberücksichtigt bleiben, daß von den 600 000 Pflanzen der Erde bisher nur 6% pharmakologisch geprüft worden sind, wobei die zur Zeit gebrauchten Arzneimittel zu etwa 50% auf biogener Basis beruhen und 10% reine Heilpflanzenpräparate sind, andererseits das Aussterben einer heute noch nicht genutzten Sippe nicht wieder rückgängig gemacht werden kann.

Daneben wird gegenwärtig besonders die Ethnologie, d. h. die Überlieferung der Volksmedizin verschiedener Länder, zur Auffindung und Prüfung neuer Arzneistoffe herangezogen. Lange Zeit wurde der Begriff »Volksmedizin« mit Scharlatanerie abgetan. Die Geschichte des Wegerichs als eines Wundheilmittels verdeutlicht aber, welche Möglichkeiten bisher noch ungenutzt sind; denn während die Pflanze einerseits seit Jahrhunderten weltweit als solches Mittel verwendet wurde, war andererseits vor wenigen Jahrzehnten noch kein Inhaltsstoff isoliert worden, der eine nennenswerte physiologische Wirkung gezeigt hätte.

Spitz- und Breitwegerich können in Mitteleuropa bis in die jüngere Steinzeit zurückverfolgt werden. Sie wurden von den Assyrern, nicht von den Hippokratikern, wohl aber von Dioskurides erwähnt. Unabhängig davon wurden sie auch von den nordischen Völkern entdeckt, und wohl erst Leonhart Fuchs bezieht sich 1542 in seinem New-Kräuterbüchlein auf antike Quellen, während zur selben Zeit (1546) Hieronymus Bock den Wegerich als brauchbarsten aller Kräuter preist.

Die Erwähnung der Wegericharten zur Wundbehandlung kann in den Sagen der nordischen Völker verfolgt werden. Dabei taucht immer wieder der Anwendungshinweis »die eine Seite heilt, die andere zieht« auf, wobei sich diese Hinweise widersprechen; meist wird jedoch die glatte Oberfläche als heilend angegeben.

Die übliche Anwendung war: Durchlöchern, Entfernen der Rippen oder Zerquetschen des Blattes vor Auflegen auf die Wunde. Ob man dabei dem Blutserum einen Abfluß verschafft hat oder durch Zerstören der Zellmembran dem wirksamen Inhaltsstoff einen Zugang zur Wunde verschaffen wollte, sei dahingestellt.

Daß die nordamerikanischen Indianer den erst von den Engländern und Franzosen eingeschleppten Wegerich (»English Man's Foot«) zur Wundheilung übernahmen und 200 Jahre lang weiterverwendeten, spricht dafür, daß nicht nur der überlieferte Glaube an die Heilwirkung eine Rolle spielte. Bemerkenswert ist auch, daß bei Verwendung einer so »erdständigen« Pflanze auf offenen Wunden kein Fall von Wundstarrkrampf bekannt geworden ist.

Außer als Wundheilmittel und Mittel bei Verbrennungen spielte die Pflanze noch in der ersten Hälfte des 20. Jahrhunderts als Zugmittel beim Biß toller Hunde, giftiger Schlangen, bei Bienenstichen, zum Entfernen von Dornen und Splittern weltweit eine Rolle, ersetzte in früheren Zeiten fast die Antiseptik und wurde vielfach bei Geschwüren verwendet.

Mit der erstmaligen Aufnahme des Wegerichs in das Ergänzungsbuch zur 6. Ausgabe des DAB (1948) schloß sich die Schulmedizin nur zögernd den Erkenntnissen der Volksmedizin an. Aber nicht das bereits 1907 isolierte Aucubin ist wirksam, sondern, wie erst 1962 erkannt wurde, das infolge hydrolytischer Spaltung durch β-Glucosidasen daraus entstehende Aglykon Aucubigenin. Dieses ist ursprünglich nicht in der Pflanze enthalten und kann auch nur gebildet werden, wenn die Enzyme nicht durch Erhitzen zerstört wurden.

Die Heilpflanzen mit ihren vielfältig kombinierten Inhaltsstoffen stellen somit komplexe Heilmittel dar, und jeder Eingriff in den spezifischen Reaktionsmechanismus wirft eine Fülle neuer Probleme auf, wie sie nun einmal der belebten Materie eigen sind.

HINWEISE FÜR DAS SAMMELN VON HEILPFLANZEN

Beim Sammeln von Heilpflanzen sind die Naturschutzbestimmungen unbedingt einzuhalten; geschützte Pflanzen werden kultiviert oder importiert. Darüber hinaus dürfen nur dort Heilpflanzen gesammelt werden, wo durch das Sammeln keine Gefährdung des Bestandes entstehen kann. Es ist ohnehin wenig sinnvoll, einzeln stehende Pflanzen zu sammeln, da es nicht lohnt; auch sollte man nur wenige Arten gleichzeitig sammeln, um einer Verwechslung vorzubeugen. Voraussetzung ist aber, daß man die Pflanzen genau kennt. Gesammelt werden die oberirdischen Pflanzenteile nur, wenn sie trocken sind, da sie sonst durch Gärung und Schimmelbefall ihre Wirksamkeit verlieren. Auch dürfen sie nicht staubig sein, weil sie ohne weitere Reinigung getrocknet werden. Besonders vorsichtig sind die Blüten zu behandeln, die nicht gedrückt werden dürfen und noch nicht am Verblühen sein sollen. Von den Blättern nimmt man nur wenige von jeder Pflanze; auch sie dürfen nicht gedrückt werden. Das Kraut wird mit einer Schere abgeschnitten, damit die Wurzel nicht mit herausgerissen wird. Wurzeln werden von Erde befreit, gewaschen und meist gespalten. Rinden sollen nicht zu dick sein. Früchte und Samen werden gesammelt, bevor sie ausreifen, da sie sonst leicht ausfallen.

Die Trocknung des Sammelgutes soll möglichst rasch in dünner Schicht, meist im Schatten, erfolgen, um die Inhaltsstoffe zu stabilisieren. Bei den einzelnen Drogen ist die jeweils günstigste Trocknung zu beachten. Dabei ist auch die Sammelzeit, zu der sie den höchsten Gehalt an wirksamen Inhaltsstoffen haben, wichtig.

Die getrockneten Drogen werden in trockenen Räumen aufbewahrt, meistens in gut schließenden Gefäßen, jeweils beschriftet, um einer Verwechslung vorzubeugen. Sie sind etwa ein Jahr lang wirksam.

Giftpflanzen sollen nicht von Kindern gesammelt werden. Auch sind die Mitteilungen der Forstwirtschaft zu beachten, ob die Anwendung von Pflanzenschutzmitteln das Sammeln von Heilpflanzen verbietet oder einschränkt.

DIE HEILPFLANZEN

Die Beschreibung der Pflanzen erfolgt nach der
alphabetischen Reihenfolge
der wissenschaftlichen Gattungsnamen

Naturschutz *
Gift †

GEMEINE SCHAFGARBE

Familie:	Korbblütengewächse (Asteraceae (Compositae))
Name:	Da die Pflanze von Schafen gern gefressen wird, erhielt sie den Namen Schafgarbe, der in mundartlichen Abwandlungen vorkommt, z. B. Garbenkraut, Gerwel, Kelke, Rippel, Röhlke, Grensing.
Beschreibung:	Der rundliche Wurzelstock kriecht unter der Erde und treibt im Frühjahr Blattsprosse sowie blütentragende, bis zu 60 cm hohe Stengel. An den Blattsprossen bilden die Blätter eine grundständige Rosette. Die zahlreichen kleinen Blütenköpfchen sind am Ende des Stengels zu einem Blütenstand vereinigt. Jedes Köpfchen besitzt etwa 5 weiße, seltener rosafarbige bis karminrote, randständige Zungenblüten. Die Art läßt sich nach ihrem Standort in mehrere Unterarten aufgliedern, die sich in ihrer äußeren Gestalt unterscheiden.
Blütezeit:	Juni bis Oktober
Vorkommen:	Die Gemeine Schafgarbe ist eine Wiesenpflanze, die von der Ebene bis in die alpine Region auf nicht zu feuchtem Boden anzutreffen ist. Man findet sie außerdem häufig an Wegrändern, Bahndämmen und Feldrainen.
Verbreitung:	Die Gemeine Schafgarbe kommt in ganz Europa bis zum Nordkap vor. Nach Osten zu erstreckt sich ihr Verbreitungsgebiet bis zum westlichen Himalaja und Sibirien. In Nordamerika, Südaustralien und Neuseeland wurde sie erst in neuerer Zeit durch den Menschen eingeschleppt.
Sammelgut:	Kraut (Herba Millefolii)
Sammelzeit:	Juni bis September
Sammelvorschrift:	Zu Beginn der Vollblüte werden bis zu 20 cm lange Triebspitzen abgeschnitten und in dünner Schicht bei Temperaturen unterhalb 30°C getrocknet. Die offizinelle Droge stammt aus dem Anbau der Unterart Achillea millefolium collina und deren Sammelgut in Südost- und Osteuropa. Schafgarbe hat einen schwach aromatischen Geruch und schmeckt bitter-aromatisch.
Inhaltsstoffe:	Die Droge enthält ätherisches Öl (etwa 0,2–0,5%), in dem verschiedene Terpene, unter anderem Pinen, Sabinen, Bornylacetat, Campfer, Artemisiaketon und Cineol enthalten sind. Das bitter schmeckende Proazulen Matricin ist nur im ätherischen Öl von tetraploiden Unterarten, die der obengenannten Unterart entsprechen, enthalten. Weitere Inhaltsstoffe sind Flavonoide und Gerbstoffe.
Anwendung:	Schafgarbenkraut wird wegen seiner appetitanregenden, verdauungsfördernden sowie gallen- und blähungstreibenden Wirkung bei Beschwerden im Bereich des Magen-Darm-Kanals häufig verordnet. Man führt diese Wirkungen auf die Bitterstoffe, das ätherische Öl, die Gerbstoffe und Flavonoide zurück. Seine blutgerinnungsfördernde und entzündungshemmende Wirkung (Proazulengehalt) wird bei der innerlichen und äußerlichen Anwendung genutzt. Die Droge dient auch als harntreibendes Mittel.
Nebenwirkungen:	Beim Kontakt der feuchten Haut mit der Pflanze kann es bei Sonneneinwirkung zu Bläschenbildung kommen.
Geschichtliches:	Achilles soll die Pflanze als Wundkraut benutzt haben, Dioskurides erwähnt sie als »Soldatenkraut«, und auch im Mittelalter stand ihre blutstillende Wirkung noch im Vordergrund.

Achillea millefolium L.

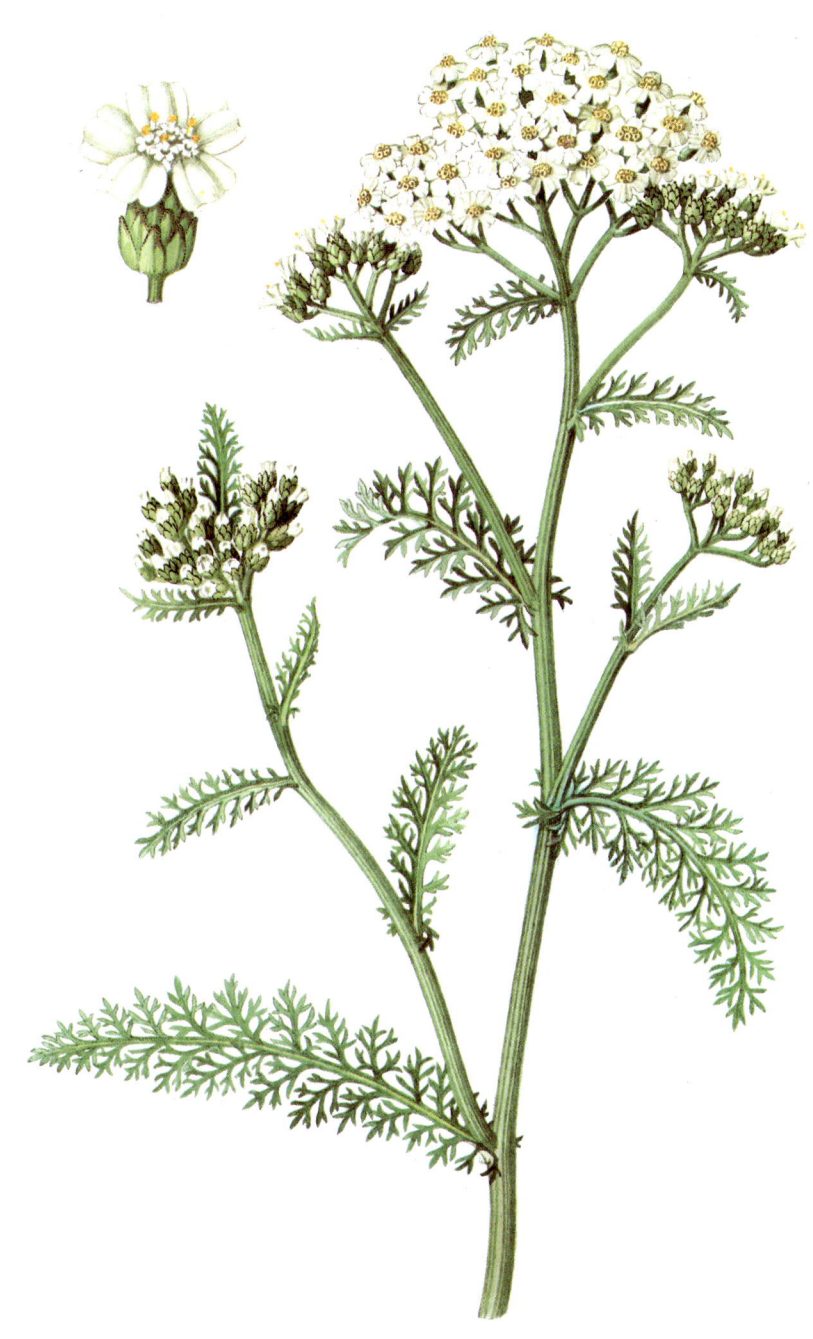

BLAUER EISENHUT † *

Familie:	Hahnenfußgewächse (Ranunculaceae)
Name:	Auf die eigentümliche Blütenform beziehen sich der Name Eisenhut, Bezeichnungen wie Sturmhut, Kappenblume, Helmgiftkraut, Blaue Pantoffeln, Mönchskappe.
Beschreibung:	Die etwa $1/2$ bis $1 1/2$ m hohe Staude überdauert mit einer knollig bis rübenartig verdickten, fleischigen Wurzel, die eine Menge ästiger Faserwurzeln besitzt. Die Oberfläche der handförmig geteilten Laubblätter ist dunkelgrün, die Unterseite hellgrün. Die dunkelvioletten Blüten stehen in vielblütigen Trauben, wobei die der Seitentrauben meist etwas kleiner als die der Endtraube sind. Die gestielten Blüten sind innen fein behaart. Ihre zahlreichen Staubblätter schließen die 3 Fruchtblätter ein, aus denen je eine Balgkapsel hervorgeht, die glänzendschwarze Samen enthält.
Blütezeit:	Ende Juni bis September
Vorkommen:	Der Blaue Eisenhut kommt zerstreut, stellenweise auch häufig vor und siedelt sich gern an feuchten, humosen Stellen und auf stark gedüngtem Boden an. Man findet ihn an Wegen, Zäunen und Wasserläufen, im Auengebüsch, um Berghütten und auf Viehweiden im Gebirge.
Verbreitung:	Die Pflanze ist in gebirgigen Teilen Europas anzutreffen. Ihr Verbreitungsgebiet reicht nördlich bis Schweden. In den Karpaten und Alpen, wo sie häufiger vorkommt, gedeiht sie noch in Höhen bis zu 3000 m.
Sammelgut:	Wurzelknolle (Tubera Aconiti)
Sammelzeit:	August bis September
Sammelvorschrift:	Das Sammelgut wird gereinigt, gegebenenfalls zerteilt und schnell bei 40°C getrocknet, um eine Hydrolyse des Aconitins zum praktisch unwirksamen Aconin zu verhindern. Die Droge ist geruchlos und hat einen süßlichen, später kratzenden Geschmack, der Würgeerscheinungen hervorruft. *Vorsicht! Aconitin gilt als eines der giftigsten Alkaloide!*
Inhaltsstoffe:	Die Wurzelknollen enthalten je nach Jahreszeit und Größe 0,2 bis 3% Alkaloide. Hauptalkaloid ist das instabile Aconitin, Nebenalkaloide sind Mesaconitin, Hypaconitin, Napellin und Neopellin.
Anwendung:	Medizinisch werden nur Pflanzenzubereitungen mit genau eingestelltem Aconitingehalt, vorzugsweise jedoch Aconitinnitrat, verwendet. Sie werden zu Beginn fieberhafter Erkältungskrankheiten, häufiger jedoch bei Nervenschmerzen, besonders bei Trigeminusneuralgie, innerlich und äußerlich verordnet.
Giftwirkung:	Etwa 2 g der Droge oder schon 3 mg Aconitin gelten bei oraler Vergiftung als tödliche Dosis für einen Erwachsenen. Die Vergiftung äußert sich durch starken Speichelfluß, Schlingkrämpfe, Erbrechen, Atemnot, Darmkoliken und Versagen des Herzens oder der Atmung. Als Vergiftungsursache kommt besonders die Verwechslung mit Sellerie- und Meerrettichwurzeln in Betracht.
Geschichtliches:	Eisenhut gilt seit ältesten Zeiten als Giftpflanze und wurde als Pfeilgift verwendet. Plinius bezeichnete sie als »vegetabilisches Arsen«. Aconitin wurde 1820 entdeckt.

Aconitum napellus L.

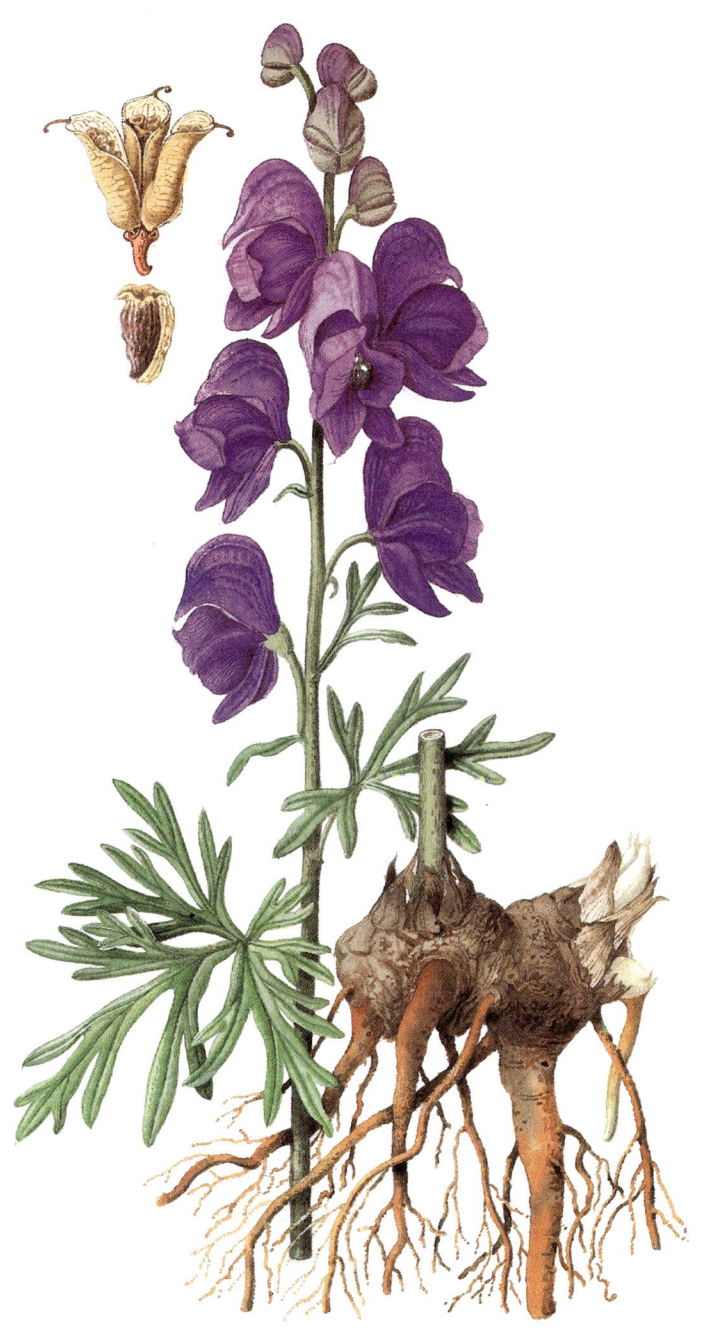

ECHTER KALMUS

Familie:	Aronstabgewächse (Araceae)
Name:	Der Echte Kalmus ist auch als Deutscher Ingwer bekannt. Früher wurde er ähnlich dem echten Ingwer überzuckert genossen. Ferner wird er Magenwurz, Brustwurz, Kalms, Kamsen, Kamswuttel genannt.
Beschreibung:	Mit seinem bis daumenstarken Wurzelstock (Rhizom) überdauert der Kalmus den Winter. Der Wurzelstock trägt auf der Oberseite die Blattnarben und ist mit den auf seiner Unterseite entspringenden, wenig verzweigten Wurzeln im Uferschlamm verankert. Der charakteristische Kalmusgeruch ist dem Wurzelstock eigen. Wie bei allen Araceen besteht der endständige Blütenstand aus einem 6 bis 8 cm langen, seitlich von der Sproßachse abstehenden, mit zahlreichen kleinen, gelbgrünen bis hellbraunen Zwitterblüten dicht besetzten Kolben. Die Frucht ist eine rötliche Beere, zu deren Ausbildung es jedoch in unserem Klima nicht kommt. Die Vermehrung erfolgt in Europa ausschließlich durch die jährlich um 20 cm und mehr wachsenden Wurzelstöcke.
Blütezeit:	Juni bis Juli
Vorkommen:	Der Kalmus wächst an den Uferregionen stehender und fließender Gewässer und ist zuweilen auch an sumpfigen, aber nicht austrocknenden Stellen zu finden.
Verbreitung:	Verbreitungsgebiete des Echten Kalmus sind Mittel- und Osteuropa mit dem Balkan sowie das tropische und subtropische Ostasien und Ostsibirien. Auch in Nordamerika ist er zu finden. In Europa wurde er erst Ende des 16. Jahrhunderts eingeführt.
Sammelgut:	Wurzelstock (Rhizoma Calami)
Sammelzeit:	September bis Oktober
Sammelvorschrift:	Die Wurzelstöcke werden ausgegraben, gewaschen, von Nebenwurzeln befreit, zerkleinert und getrocknet. Die Droge, die stark aromatisch riecht sowie einen würzigen und bitteren Geschmack hat, stammt aus dem Sammelaufkommen und aus Importen.
Inhaltsstoffe:	Rhizoma Calami enthält 1,5 bis 3,5% ätherisches Öl in wechselnder Zusammensetzung, dessen charakteristischer Bestandteil Asaron ist, Bitterstoffe, unter anderem Acoron, sowie Gerbstoffe.
Anwendung:	Die Droge wird bei Magen- und Darmerkrankungen verordnet. Sie wirkt appetitanregend, magenstärkend, verdauungsfördernd und damit auch als Stärkungs- und Kräftigungsmittel. Weiterhin wird sie bei Steinleiden und als Gallenmittel angewendet. Äußerlich benutzt man Drogenauszüge als Gurgelwasser und bei Zahnfleischerkrankungen, Oleum Calami zu hautreizenden Bädern und als Zusatz zu Einreibemitteln bei Gicht und Rheuma. Asaron soll auch beruhigend wirken. Eine Mischung aus Kalmuspulver und Ammoniumcarbonat vertreibt Ameisen.
Nebenwirkungen:	Die Droge wirkt mild und ist in therapeutischen Mengen unschädlich.
Geschichtliches:	Die von den Griechen verwendete Droge stammt vermutlich aus Indien. Die Hippokratiker verwendeten sie nur äußerlich; sie wurde aber auch zu allen Zeiten als Gewürz gebraucht.

Acorus calamus L.

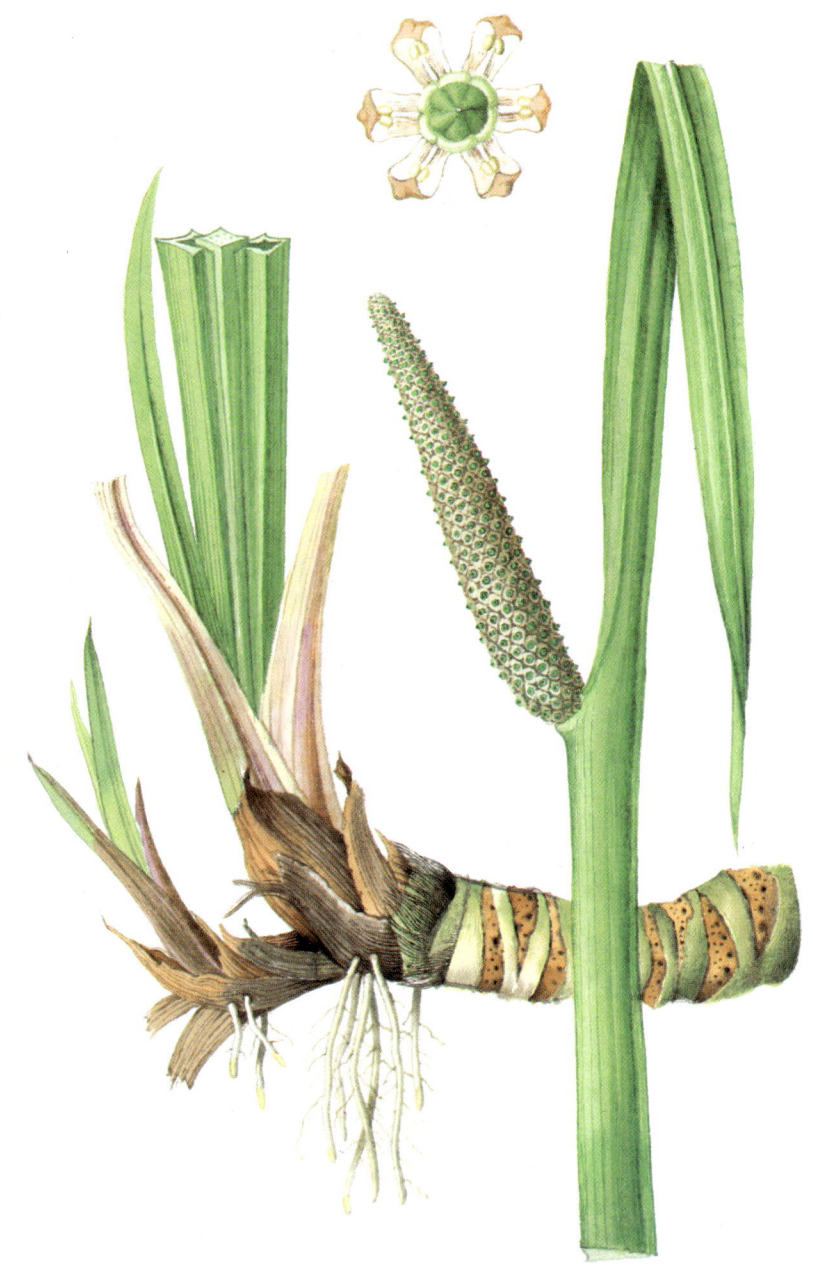

FRÜHLINGSADONISRÖSCHEN † *

Familie:	Hahnenfußgewächse (Ranunculacea)
Name:	Nach ihrer Blütezeit heißt die Pflanze Frühlingsadonisröschen. Der Volksmund kennt kaum andere Namen für das Adonisröschen, das nach Adonis – in der griechischen Sage der schöne Sohn des Königs von Kypros – benannt ist.
Beschreibung:	Die 10 bis 40 cm hohe Pflanze überdauert mit kräftigem, schwarzbraunem Wurzelstock, der im Frühjahr blühende und nichtblühende, einfache oder verzweigte Sprosse treibt. Die Zweige der fertilen Triebe enden in je einer großen, strahligen und kurzgestielten, leuchtendgelben Blüte, die geöffnet einen Durchmesser bis zu 7 cm haben kann. Da die Blüten keinen Nektar absondern, kommen für die Bestäubung nur pollensammelnde Bienen und pollenfressende Käfer in Betracht.
Blütezeit:	April bis Mai
Vorkommen:	Die Pflanze kommt sehr verstreut auf trockenen, sonnigen und leicht beschatteten Abhängen auf Kalkboden und Gips, seltener auf Sandboden vor. Sie bevorzugt Standorte mit steppenartigem Charakter, Halbtrocken- und Trockenrasen, lichte Eichen- und Kiefernwälder.
Verbreitung:	Das Zentrum des Verbreitungsgebietes des Frühlingsadonisröschens liegt in den Steppenheiden Südosteuropas. Von dort aus strahlt die Art nach Mitteleuropa und vor allem auch in das thüringische Trockenbecken aus.
Sammelgut:	Kraut (Herba Adonidis vernalis)
Sammelzeit:	April bis Mai
Sammelvorschrift:	Das Kraut ist möglichst frisch abzuliefern, da nur die sachgemäß getrocknete Droge ihre Wirkung über längere Zeit behält. Durch 30 Minuten langes Erhitzen auf 60°C erfolgt eine Stabilisierung der herzwirksamen Glykoside, der sich eine Trocknung bei 30°C anschließt. Adoniskraut ist geruchlos und hat einen aromatischen, bitteren Geschmack. *Vorsicht! Adoniskraut ist giftig!*
Inhaltsstoffe:	Die Droge enthält etwa 1% der digitalisähnlich wirkenden Glykoside Adonidosid, Adonivernosid, Cymarin und Adonitoxin. Weitere Inhaltsstoffe sind Flavonoide, Adonit und Cholin.
Anwendung:	Verwendet werden standardisierte Drogenextrakte der frischen Pflanze, da die Glykoside, die in ihrem Aufbau denen des Roten Fingerhuts ähneln, sehr empfindlich sind. Wie die Digitalisglykoside haben sie eine ausgezeichnete Wirkung auf das geschädigte Herz, im Gegensatz zu diesen kumulieren sie aber nicht und können somit über längere Zeit als Bestandteil von Herz-Kreislauf-Mitteln verordnet werden.
Giftwirkung:	Als Nebenwirkung können Reizungen des Magen-Darm-Kanals auftreten. Bei Überdosierung wurden Übelkeit, Erbrechen, Magenschmerzen und Durchfälle beobachtet, jedoch keine tödliche Vergiftung.
Geschichtliches:	Bereits Hippokrates verwendete Adoniskraut. Später wurde es bei Steinleiden, Harnbeschwerden und Wassersucht verordnet.

Adónis vernális L.

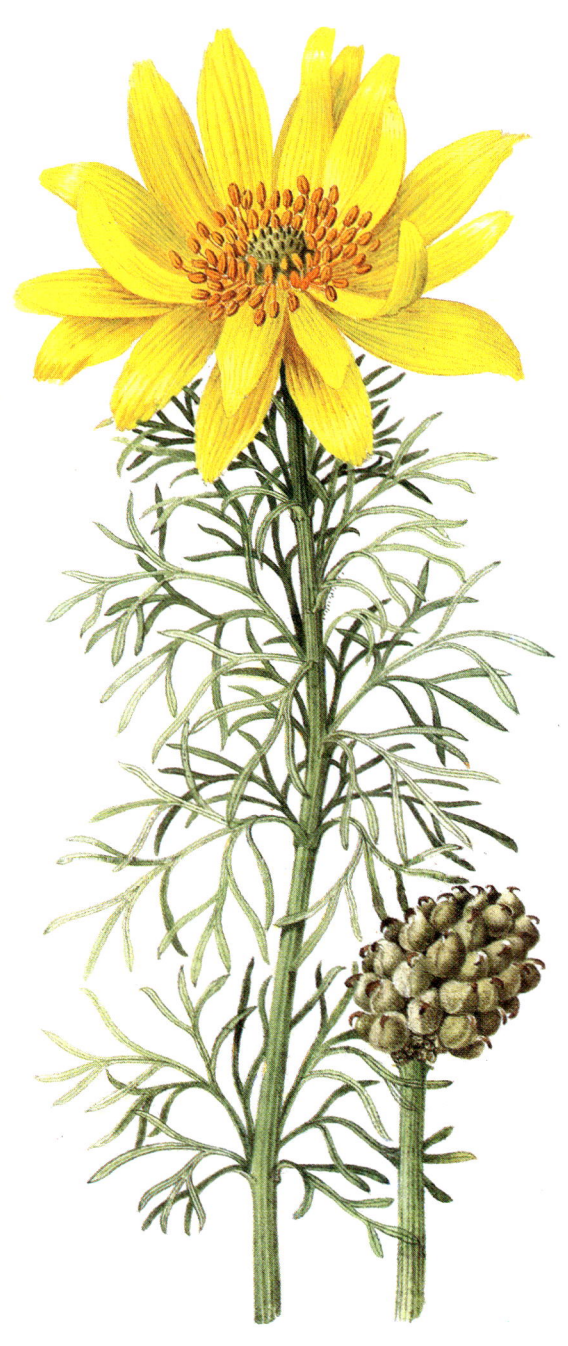

ROSSKASTANIE

Familie:	Roßkastaniengewächse (Hippocastanaceae)
Name:	Wegen seiner im Gegensatz zur Eßkastanie minderwertigen und für die menschliche Ernährung ungeeigneten Früchte wird der Baum Roßkastanie genannt, daher auch Namen wie Wilde Kestene, Säukestene, Judekest und Foppkastanie.
Beschreibung:	Die bis 35 m Höhe erreichende Roßkastanie ist ein stattlicher Baum mit gewölbter Krone und am Ende überhängenden Zweigen. Der dicke Stamm ist mit zahlreichen starken, flach verlaufenden Wurzeln im Boden verankert. Schon im Herbst fallen die dicken, klebrigen Knospen an den Zweigen auf, aus denen sich im Frühjahr die bis zu 20 cm langen, fingerförmigen Blätter entwickeln. Die kerzenförmigen Blütenstände tragen zahlreiche Blüten, deren weiße Kronenblätter am Grund ein gelbes, später rötliches Saftmal haben. Der feinsamtige Fruchtknoten entwickelt sich zu einer kugeligen, stachligen, grünen Kapsel, in der die bekannten glänzendbraunen Samen mit hellem Nabelfleck eingeschlossen sind.
Blütezeit:	Mai bis Juni
Vorkommen:	Die Roßkastanie ist ein Baum humoser tiefgründiger Böden und wird häufig als Zierbaum angepflanzt.
Verbreitung:	Ursprünglich kommt die Roßkastanie nur in den Gebirgsschluchten der nördlichen Balkanhalbinsel und im westlichen Kaukasus vor. Durch Kultivierung ist sie seit dem 16. Jahrhundert in ganz Europa außer in den nördlichen Gebieten weit verbreitet.
Sammelgut:	Samen (Semen Hippocastani)
Sammelzeit:	September bis Oktober
Sammelvorschrift:	Gesammelt werden die reifen Samen, die sofort der Verarbeitung zugeführt werden müssen, da sie leicht von Schimmelpilzen befallen werden.
Inhaltsstoffe:	Die Samen enthalten ein Saponingemisch, dessen leicht kristallisierender Teil als Aescin bezeichnet wird, sowie flavonoide Glykoside.
Anwendung:	Medizinisch verwendet werden Aescin und industriell aus den Samen hergestellte Extrakte besonders bei Erkrankungen der Venen, so bei Venenentzündungen, Hämorrhoiden, Krampfadern und deren Geschwüren, zur Thrombosevorbeugung, bei peripheren Durchblutungsstörungen, bestimmten Fällen von Migräne, Schlaganfall, bei Ödemen und Blutergüssen, bei Stumpfbeschwerden und Frostschäden. Das Hydroxycumaringlykosid Aesculin der Zweigrinde, das ultraviolette Strahlen absorbiert, ist Bestandteil von Sonnenschutzmitteln.
Nebenwirkungen:	Die industriell hergestellten Roßkastanienpräparate sind auch bei monatelanger Anwendung meist ohne Nebenwirkungen. Eventuell auftretende Magenunverträglichkeit verschwindet sofort nach Absetzen des Präparates. Beim Verzehren der Samen durch Kinder kann es zu Saponinvergiftung mit tödlichem Ausgang kommen.
Geschichtliches:	Während die Rinde 1760 in die Württemberger Pharmakopöe aufgenommen wurde, fand der Samen, den man erst in der zweiten Hälfte des 19. Jahrhunderts chemisch untersuchte und seit wenigen Jahrzehnten verwendet, erstmals Aufnahme im DAB 7 (1965).

Aesculus hippocastanum L.

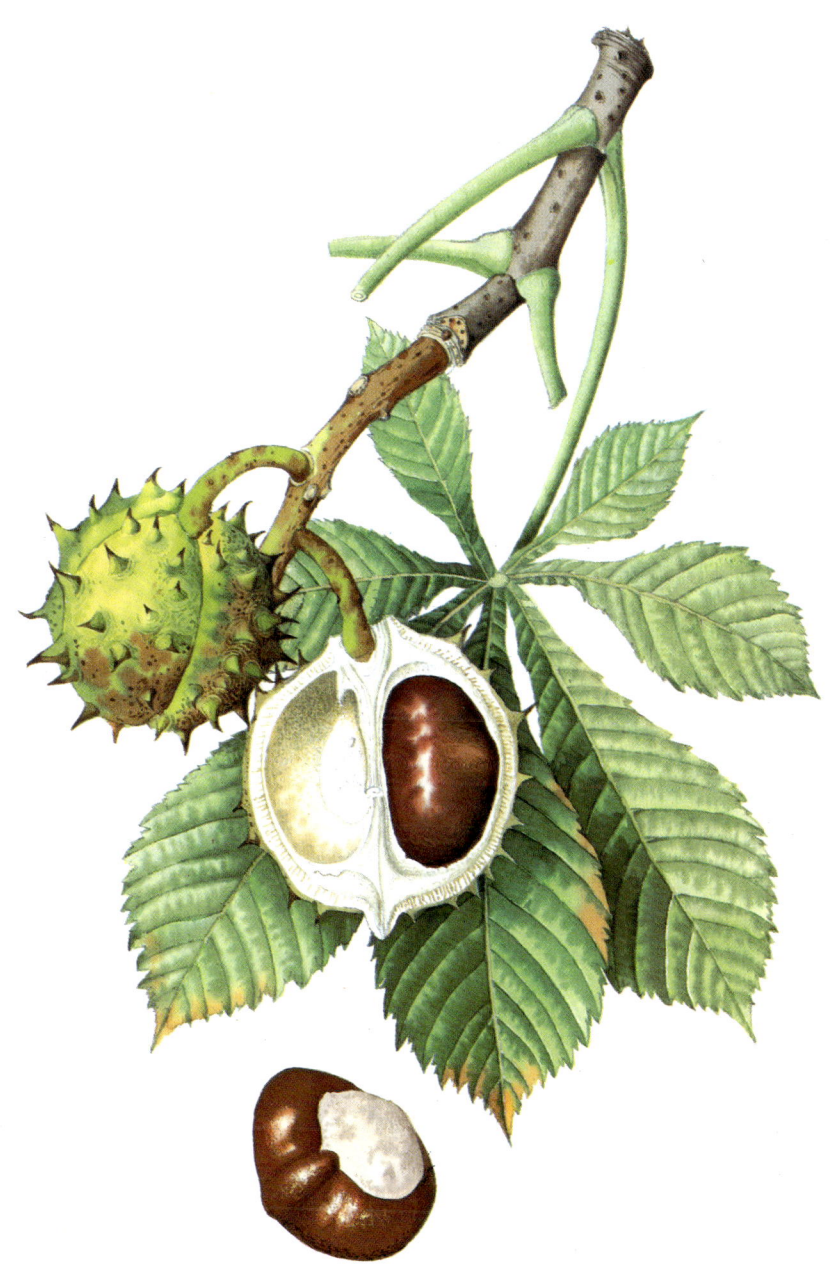

HUNDSPETERSILIE †

Familie:	Doldengewächse (Umbelliferae – Apiaceae)
Name:	Die Silbe »Hunds« drückt eine Verächtlichkeit im Vergleich zu der geschätzten Echten Petersilie aus. *Aethusa* ist eine neulateinische Bildung Linnés aus dem griechischen Wort *aitho*, das Anzünden, Brennen und Glänzen bedeutete. In *cynapium* ist die Silbe *cyn* vom griechischen Wort *kynos* = Hund abgeleitet, *apium* heißt heute ein anderes Doldengewächs, der Sellerie (*Apium graveolens*). Der Name *Cynapium* wurde von Tabernaemontanus zuerst gebraucht und von Linné als Artname verwendet.
Beschreibung:	Einjähriges Kraut, das aber bei später Keimung mit grüner Blattrosette überwintern kann. Die Wurzel ist weißlich und spindelförmig, meist viel dünner als bei der Echten Petersilie. Auf gutem Boden wird der Stengel bis 1,5 m hoch, überragt also die Echte Petersilie wesentlich. Die Blätter sind 2- bis 3mal gefiedert wie bei der Echten Petersilie; auch der Blattumriß ist sehr ähnlich, oder die einzelnen Teilblättchen sind etwas schmaler. Die Blattunterseite glänzt mehr, und die Spaltöffnungen auf der Unterseite sind größer und zahlreicher als bei der Echten Petersilie, wie man mikroskopisch leicht feststellen kann. Besonders gekennzeichnet wird die Hundspetersilie durch die 3 nach unten geschlagenen Hüllblättchen der Döldchen. Die Früchte sind kuglig-eiförmig, bei der Reife weißlich.
Blütezeit:	Juni bis September.
Vorkommen und Verbreitung:	Auf lehmigen Äckern, frischen Ruderalstellen, Gebüschsäumen in ganz Europa vorkommend.
Toxische Bestandteile:	Polyacetylenverbindungen (Polyine), u.a. Aethusin und die Aethusanole A und B, wobei die Wurzel etwa 1%, das Kraut etwa 0,2% dieser Verbindungen enthält.
Vergiftungssymptome:	Rötung der Haut, besonders Kribbeln an Händen, Leibschmerzen, Durchfall und Erbrechen. In schweren Fällen kommt es zu Bewußtseinsstörungen, Krämpfen und Tod durch Atemlähmung. Die Vergiftungserscheinungen treten etwa eine Stunde nach Verzehr auf. Vergiftungen beim Menschen sind recht selten, zumal man zu Würzzwecken meist vor allem die leicht unterscheidbare Abart der Echten Petersilie, die sogenannte Krause Petersilie, anbaut.
Therapiemaßnahmen:	In der Regel treten nur leichte Vergiftungen mit Hundspetersilie auf, da durch Verwechslung mit der Echten Petersilie als Suppengrün geringe Mengen eingenommen werden. Wenn erforderlich, ist Erbrechen auszulösen und Aktivkohle zu geben. In schweren Fällen muß die Behandlung symptomatisch stationär erfolgen.
Geschichtliches:	Durch Funde von Früchten – insbesondere in Pfahlbauten – wurde die Hundspetersilie in Württemberg und der Schweiz schon in prähistorischen Zeiten nachgewiesen. Im Mittelalter war sie offizinell, und auch heute wird sie noch in der Homöopathie verwendet.

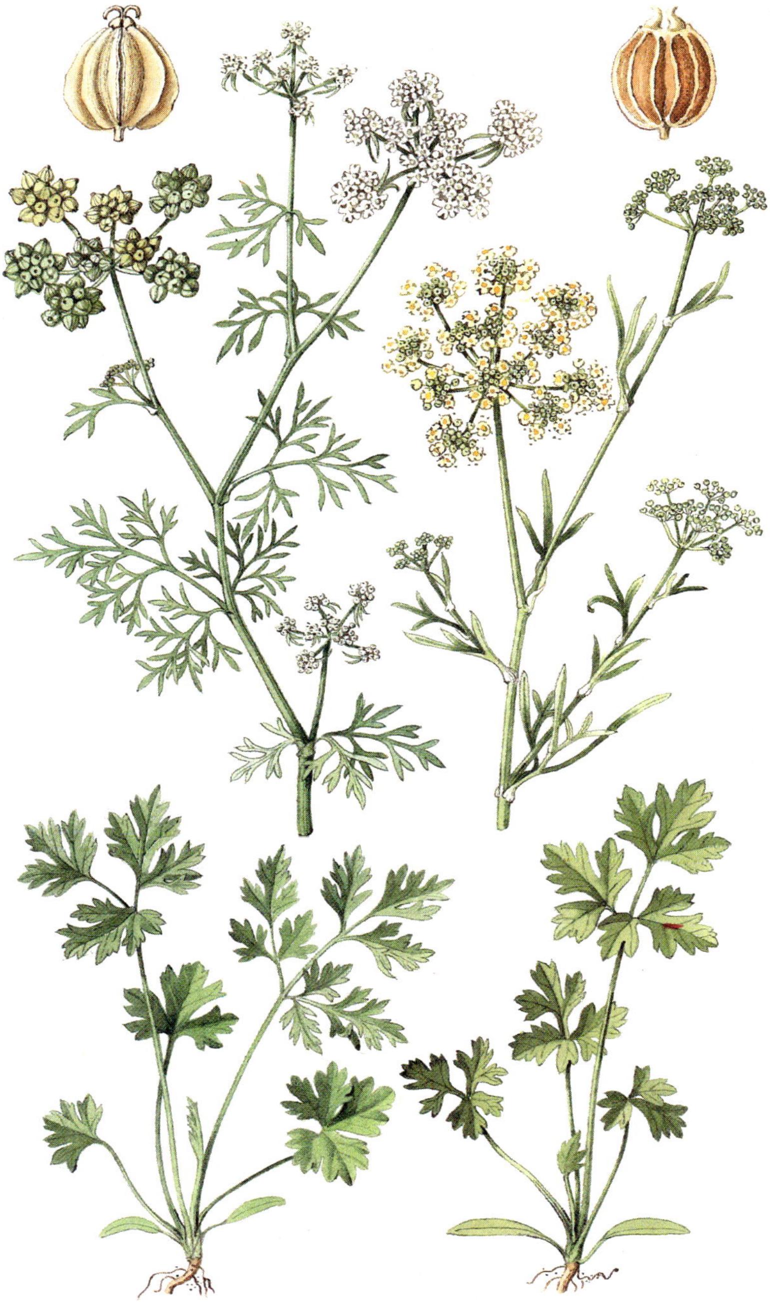

Aethusa cynapium L.

KLEINER ODERMENNIG

Familie:	Rosengewächse (Rosaceae)
Name:	Das Wort Odermennig ist eine Umbildung der lateinischen Agrimonia. Der Volksmund gab der beliebten Heilpflanze Namen wie Ackerblume, Ackermeng, Hawermünnkrut, Kletterkraut u. a.
Beschreibung:	Der Odermennig ist eine mehrjährige, meist 30 bis 60 cm hohe, mit kriechendem Wurzelstock überdauernde Staude. Diese treibt im Frühjahr meist einen einzelnen aufrechten Stengel, der entweder gar nicht oder nur schwach verzweigt ist. An der Basis des Stengels stehen die Blätter dicht, fast wie in einer Rosette. Die dunkelgrüne Blattoberseite ist seidig kurzhaarig, die hellgrüne Blattunterseite ebenso wie die Blattstiele sind zottig behaart. Die kleinen, goldgelben Blüten stehen am Ende des Stengels in einer ährenförmigen Traube. Von den beiden Fruchtblättern entwickelt sich nur eines zu einem einsamigen Nüßchen, das bis zur Keimung in dem mit hakigen Stacheln versehenen Kelchbecher eingeschlossen bleibt.
Blütezeit:	Juni bis August
Vorkommen:	Die Pflanze ist auf fast allen Böden, besonders auf Lehmböden, anzutreffen. Sie siedelt vorzugsweise in lichten, trockenen Gehölzen, an Zäunen und Wegrändern sowie auf Magerwiesen und Weiden.
Verbreitung:	Durch seine ausgezeichnete Verbreitungseinrichtung ist der Odermennig fast als Kosmopolit anzusprechen.
Sammelgut:	Kraut (Herba Agrimoniae)
Sammelzeit:	Juni bis August
Sammelvorschrift:	Bevor die Pflanze Früchte entwickelt hat, wird das Kraut einige Zentimeter über dem Erdboden abgeschnitten und in dünner Schicht getrocknet. Beim Sammeln ist darauf zu achten, daß keine Verwechslung mit der Schwarzen Königskerze (Verbascum nigrum) vorkommt. Die Droge hat einen eigenartigen, gewürzhaften Geruch sowie einen herben und bitteren Geschmack.
Inhaltsstoffe:	Odermennigkraut enthält etwa 10% Gerbstoffe, weiterhin Bitterstoff und etwas ätherisches Öl.
Anwendung:	Die Pflanze wird heute nur noch selten als Gerbstoffdroge verwendet. Sie wurde früher bei Magenerkrankungen, Verdauungsbeschwerden und Gallenleiden verordnet sowie äußerlich bei Entzündungen in der Mundhöhle, als Gurgelwasser für Sänger und Redner und zu Umschlägen bei Wunden und Geschwüren verwendet. Der alkoholische Extrakt der Droge soll virustatische Wirkung besitzen.
Nebenwirkungen:	Es sind keine Nebenwirkungen bekannt.
Geschichtliches:	Der Odermennig ist eine alte Heilpflanze, die bereits von Dioskurides und Plinius erwähnt wird. Die Pflanze, die im Mittelalter häufig verordnet wurde, verwendet man in der Volksmedizin auch bei Durchfall und Bettnässen, bei Leberleiden, Rheuma und Hexenschuß.

Agrimonia eupatoria L.

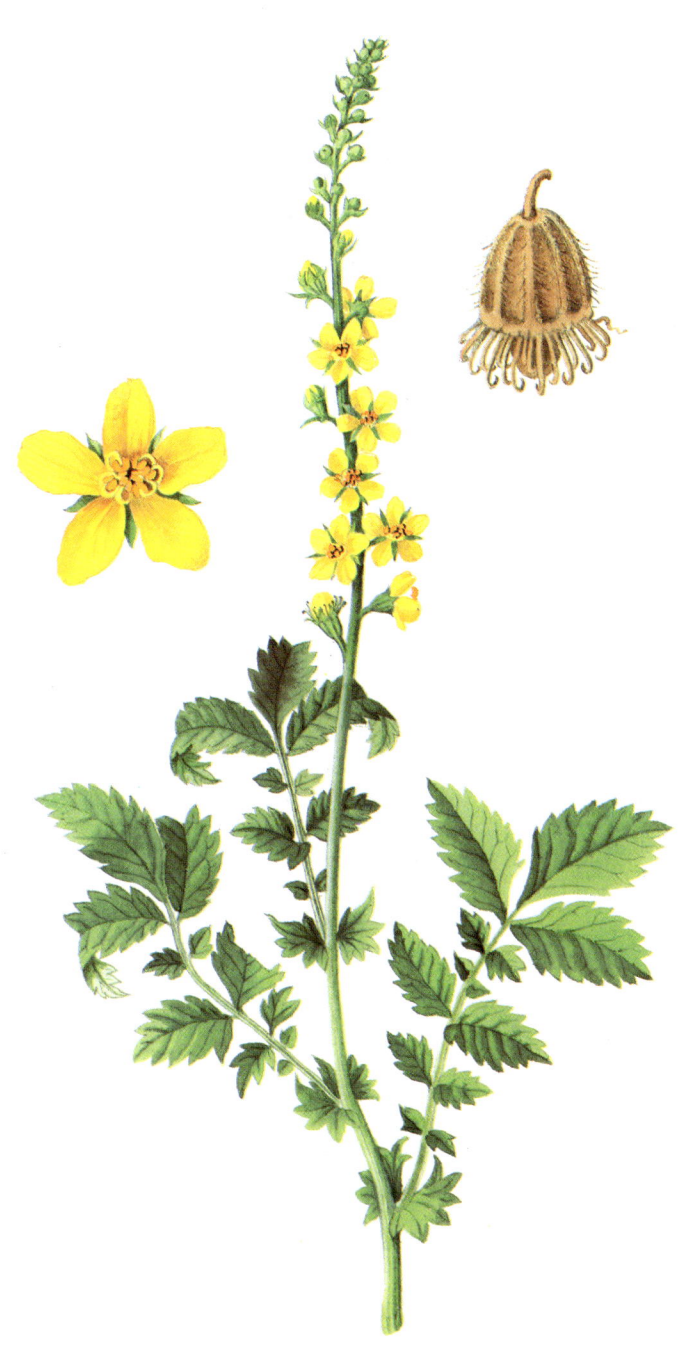

GEMEINE QUECKE

Familie:	Süßgräser (Poaceae (Gramineae))
Name:	Quecke ist zurückzuführen auf quek in der Bedeutung von lebendig (engl. quick), weil dieses lästige Unkraut mit seinen Wurzeln weithin kriecht und deshalb schwer zu vertreiben ist. Im Mundartlichen ist die Pflanze auch bekannt als Queutsch, Quitsch, Quäken, Quicke, Quacke, Kecke, Zwecke, Zweckgras. Wegen ihrer spitzen Blätter bzw. der schnurförmigen Ausläufer wird sie auch Schoßhalm, Spitzgras oder Schnürgras genannt.
Beschreibung:	Das ausdauernde Gras treibt weit kriechende, unterirdische, weiße Ausläufer und kann eine Höhe von 20 bis 120 cm haben. Die für alle Gräser typischen Blattscheiden sind glatt und nur jung behaart, die Blätter bis etwa 5 mm breit und meist etwas eingerollt. Die schlanke, etwa 10 cm lange Ährenspindel steht aufrecht und hat bald dichter, bald locker stehende Ährchen, die vier- bis achtblütig sind. Die Hüllspelzen und ebenso die Deckspelzen tragen Grannen.
Blütezeit:	Juni bis Juli, vereinzelt bis Oktober
Vorkommen:	Die Quecke ist häufig auf Schutt und wüsten Plätzen sowie an Wegrändern und in Hecken anzutreffen. Auf Äckern und in Gärten kennen wir sie als lästiges, schwer auszurottendes Unkraut. Sie gedeiht auf allen Bodenarten von der Ebene bis ins Hochgebirge und dort noch in Höhen von 2100 m.
Verbreitung:	Die Pflanze ist in Europa, Sibirien, Nordafrika und Nordamerika weit verbreitet.
Sammelgut:	Ausläufer (Rhizoma Graminis)
Sammelzeit:	März bis April und September bis Oktober
Sammelvorschrift:	Die Ausläufer werden gewaschen, Nebenwurzeln und Spelzen entfernt und in dünner Schicht getrocknet, wobei die goldgelbe Farbe erhalten bleiben soll. Die Droge ist geruchlos und hat einen süßlichen Geschmack.
Inhaltsstoffe:	Queckenwurzeln enthalten 3 bis 18% Triticin – ein lösliches Polysaccharid –, 3% Fructose, etwas Schleim, geringe Mengen an Saponinen und ätherischem Öl.
Anwendung:	Die Droge, die infolge ihres Saponingehaltes harntreibende Wirkung besitzt, ist Bestandteil von Blasen- und Nierentees. Geringer sind ihre Bedeutung als schleimhauteinhüllendes Mittel wie auch ihre Verwendung als mildes Abführmittel. Sowohl der Aufguß als auch der in der Volksheilkunde gebrauchte frische Preßsaft oder der durch Kochen daraus hergestellte Sirup wirken als kräftigendes Mittel, verständlich bei dem Reichtum an leicht verdaulichen Kohlenhydraten.
Nebenwirkungen:	Es sind keine Nebenwirkungen bekannt.
Geschichtliches:	Es ist nicht sicher, welche Pflanze aus der Familie der Gräser, die im Altertum als harntreibendes Mittel verwendet wurde, gemeint ist. Im Mittelalter wurde die Quecke oft als Heilmittel verordnet. Sie wird in den Apothekertaxen von Hamburg und Frankfurt im 16. Jahrhundert als Radix Graminis geführt.

Agropyron repens (L.) Pal. Beauv.

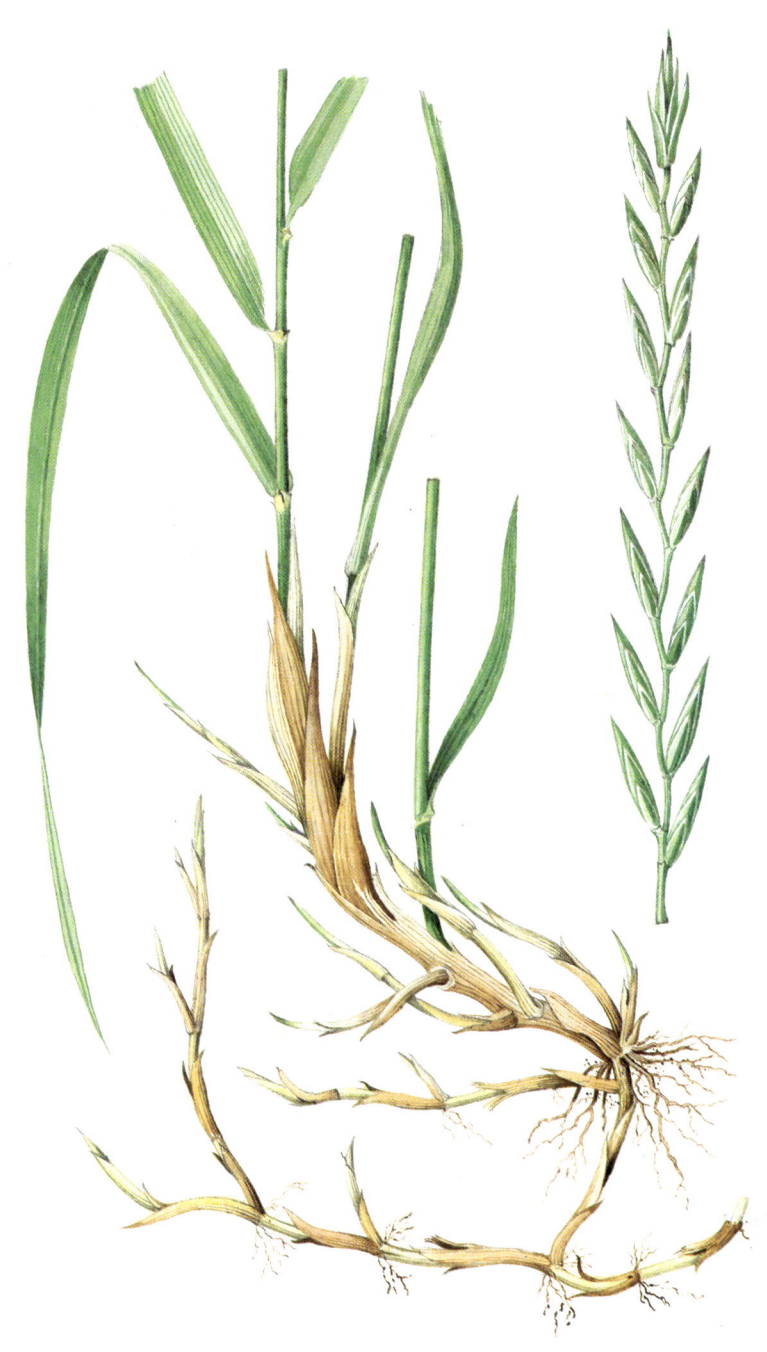

STOCKROSE

Familie:	Malvengewächse (Malvaceae)
Name:	Wegen ihres Wuchses und der rosenähnlichen Blüten wird die Pflanze Stockrose, Stangenbiom oder Stangenrose genannt. Weit verbreitet ist auch die Bezeichnung Gartenmalve.
Beschreibung:	Die Stockrose erreicht eine Höhe von 1 bis 3 m und ist meist zweijährig. An den steifen, aufrechten Stengeln stehen wechselständig die langgestielten, filzig behaarten Laubblätter. Die großen, 6 bis 10 cm breiten Blüten stehen im oberen Teil des Stengels einzeln oder zu 2 bis 4 in den Achseln der nach der Spitze zu kleiner werdenden Blätter. Die unteren Blüten sind gestielt, die oberen sitzend, eine lange Ähre bildend. Die 5 Kronenblätter können recht verschieden gefärbt sein, z. B. weiß, gelb, karminrot oder schwarzpurpurn. Aus dem oberständigen Fruchtknoten entwickelt sich eine ringförmige Frucht, die in zahlreiche scheibenartige Teilfrüchte zerfällt. Durch den sechs- bis neunblättrigen Außenkelch unterscheidet sich die Pflanze von den Malven (Gattung *Malva*).
Blütezeit:	Juli bis September
Vorkommen:	Die Stockrose ist an Eisenbahndämmen und Flußufern, auf Schutthaufen und an Zäunen verwildert zu finden. In Mitteleuropa wird sie schon seit dem 16. Jahrhundert als Zierpflanze kultiviert.
Verbreitung:	Wahrscheinlich stammt die Stockrose aus dem östlichen Mittelmeergebiet und wurde durch die Türken nach Europa gebracht.
Sammelgut:	Blüten (Flores Malvae arboreae)
Sammelzeit:	Juli bis September
Sammelvorschrift:	Die Blüten dunkler Sorten werden, wenn sie sich geöffnet haben, mit den Kelchen vorsichtig vom Stengel abgetrennt und unter guter Belüftung (möglichst Warmluftzufuhr) getrocknet; nach dem Trocknen sind sie fast schwarz. Die Droge ist geruchlos und hat einen schleimartigen, schwach zusammenziehenden Geschmack und färbt den Speichel blau. Sie ist, vor Feuchtigkeit geschützt, in dicht schließenden Gefäßen aufzubewahren.
Inhaltsstoffe:	Flores Malvae arboreae enthalten als wesentlichen Bestandteil Schleim, weiterhin Gerbstoff und Anthocyanfarbstoffe.
Anwendung:	Die Droge kann als Schleimdroge bei Husten und entzündlichen Erkrankungen der Atmungsorgane verwendet werden, ebenso bei Magen- und Darmkatarrhen. Größere Bedeutung besitzen Stockrosenblüten, hier jedoch ohne die Kelche als Lebensmittelfarbstoff, besonders zum Färben von Tees und Weinen; in Weingegenden wird die Pflanze eigens zu diesem Zweck angebaut.
Nebenwirkungen:	Die Droge gilt als unschädlich.
Geschichtliches:	Es ist nicht sicher, ob die Droge in der Medizin der Antike bekannt war. Genau beschrieben wird sie zum ersten Mal im 15. Jahrhundert, wobei auch ihre Heilwirkungen erwähnt werden. Es ist jedoch möglich, daß die Stockrose schon zur Zeit der Karolinger als Heilpflanze angebaut wurde.

Alcea rosea L.

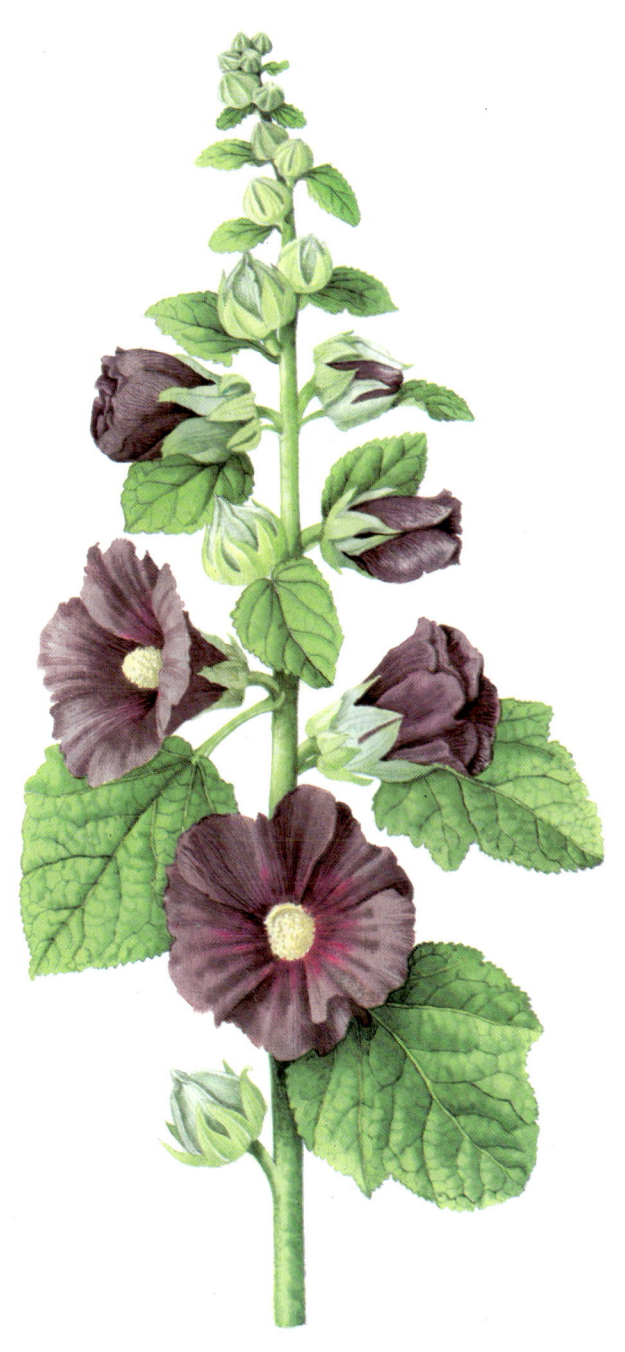

GEMEINER FRAUENMANTEL

Familie:	Rosengewächse (Rosaceae)
Name:	Ihren Namen hat die Pflanze wegen der mantelförmigen Blätter, daher auch Mantelkraut, Herrgottsmäntelein, Regendächle, Taufänger, Wasserträger, Gänsefuß, Gänsegrün, Marienkraut.
Beschreibung:	Die Höhe der Pflanze richtet sich nach ihrem Standort; zuweilen erreicht sie nur wenige Zentimeter, sie kann aber auch höher als 30 cm werden. Der Frauenmantel überdauert mit schräg oder waagerecht im Boden ruhender, stark verholzter Wurzel, die an einem Ende allmählich abstirbt, während sie sich am anderen verlängert. Die kahlen bis zottig behaarten Blätter sind auch in erwachsenem Zustand gefaltet, fünf- bis neunlappig und am Rande gekerbt. Die Blätter des Blütenstandes sind nur leicht sternförmig eingeschnitten. Der reichblütige Blütenstand ist kahl oder zerstreut behaart. Der glockige Kelch trägt 4 Kelchzähne, die so lang wie der Kelchbecher sind.
Blütezeit:	Mai bis September
Vorkommen:	Die sehr verbreitete Pflanze kommt vom Tiefland bis in das alpine Gebiet vor. Meist wächst sie auf nassen, fetten Wiesen und Weiden, auf Schott und Feldern, in lichten Wäldern und Gebüschen.
Verbreitung:	Der Gemeine Frauenmantel ist in fast ganz Europa und im östlichen Nordamerika und Grönland, in Asien vom Kaukasus und Himalaja bis nach Sibirien verbreitet.
Sammelgut:	Kraut (Herba Alchemillae)
Sammelzeit:	Mai bis August
Sammelvorschrift:	Nach Abtrocknen des Taues werden die Blätter mit den Stielen gesammelt und in dünner Schicht getrocknet; dabei darf sich die Farbe des Sammelgutes nicht verändern. Die Droge ist geruchlos und hat einen bitteren und zusammenziehenden Geschmack.
Inhaltsstoffe:	Herba Alchemillae enthält Gerbstoffe sowie Bitterstoffe.
Anwendung:	Die Droge wird heute nur noch selten aufgrund ihres Gerbstoffgehaltes bei Magen- und Darmerkrankungen, und da insbesondere bei Durchfällen und Blähungen, verwendet. Auch die äußerliche Anwendung bei schlecht heilenden Wunden und als Badezusatz ist kaum noch gebräuchlich.
Nebenwirkungen:	Die Pflanze hat keine Nebenwirkungen.
Geschichtliches:	Der Frauenmantel wurde in der Medizin der Antike als Heilmittel verwendet. Wegen der eigenartigen Taubildung auf der Pflanze wurden ihr wundertätige Eigenschaften zugeschrieben.

Alchemilla vulgaris L.

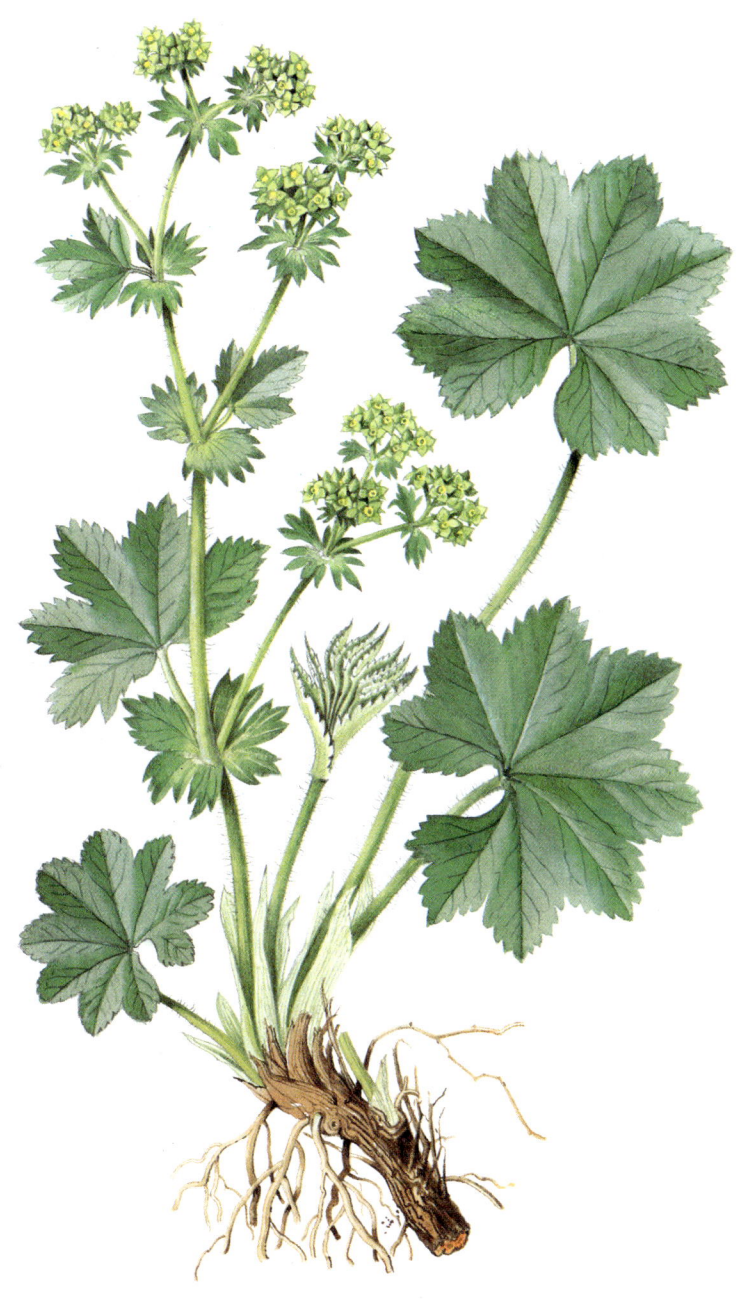

KNOBLAUCH

Familie:	Liliengewächse (Liliaceae)
Name:	Das Wort Knoblauch kommt vom althochdeutschen klobolouth und dem mittelhochdeutschen Knobelouch und bedeutet gespaltener Lauch (klieben = spalten), was sich auf die abtrennbaren Tochterzwiebeln bezieht. Mundartlich wird der Knoblauch auch Knoblich, Knewelauch, Knuflauk, Gnuwluch genannt.
Beschreibung:	Die verhältnismäßig kleine Hauptzwiebel, die den Blütenschaft treibt, ist von einer Anzahl fast gleich großer Tochterzwiebeln umgeben, mit denen sie in weiße, häutige Schalen eingeschlossen ist, eine bis nahezu faustgroße, rundliche, unten etwas flachgedrückte Gesamtzwiebel darstellend. Der bis meterhohe Blütenschaft ist etwa bis zur Mitte beblättert. Die wenigblütige Scheindolde wird von einer sehr langen, geschnäbelten Hülle umgeben, die sich beim Aufblühen öffnet und später abfällt. Wenige langgestielte Blüten stehen zwischen bis zu 1 cm großen Brutzwiebeln.
Blütezeit:	Ende Juni bis August
Vorkommen:	Die Pflanze wird bei uns häufig in Bauerngärten und verschiedentlich auch landwirtschaftlich kultiviert.
Verbreitung:	Wie bei vielen alten Kulturpflanzen ist die ursprüngliche Heimat nicht sicher bekannt. Im Orient, in der Dsungarei und in Ostindien kommt der Knoblauch wild vor und wird auch angebaut. Wahrscheinlich ist dort seine Heimat zu suchen.
Sammelgut:	Zwiebel (Bulbus Allii sativi)
Sammelzeit:	September bis Oktober
Sammelvorschrift:	Wenn die Blätter der Pflanze abgestorben sind, werden die Zwiebeln geerntet und gebündelt getrocknet. Die Droge hat einen scharfen charakteristischen Geruch und einen scharfen, beißenden und würzigen Geschmack.
Inhaltsstoffe:	Die Droge enthält verschiedene Vitamine und liefert etwa 0,2 ätherisches Öl von unangenehmem Geruch. Beim Zerreiben der frischen Zwiebel wird aus dem geruchlosen, antibiotisch unwirksamen Alliin durch das Enzym Alliinase das lauchartig riechende, antibiotisch wirksame Allicin gebildet.
Anwendung:	Verwendet werden die frischen Zwiebeln oder alkoholische Extrakte, bei denen Alliinase zerstört wird, so daß diese Präparate geruchlos sind. Erwiesen ist, neben der antibiotischen Wirksamkeit des Allicins, ein günstiger Einfluß bei Arterienverkalkung und hohem Blutdruck, der dem Alliin zugeschrieben wird. Knoblauch wirkt auch appetitanregend, verdauungsfördernd und blähungstreibend, wird bei infektiösen Erkrankungen des Verdauungsapparates verordnet und soll ein wirksames Mittel gegen Madenwürmer sein.
Nebenwirkungen:	Vergiftungen durch die Pflanze sind nicht zu befürchten, und auch das Öl ist nur schwach giftig, kann aber bei größeren Gaben oder längerer Einwirkung heftige Entzündungen verursachen und die Nieren schädigen.
Geschichtliches:	Als Gewürz und Heilmittel läßt sich Knoblauch über Rom, Athen und Ägypten bis zum indischen Kulturkreis zurückverfolgen. Im Altertum war Knoblauch das Hauptnahrungsmittel der Armen.

Allium sativum L.

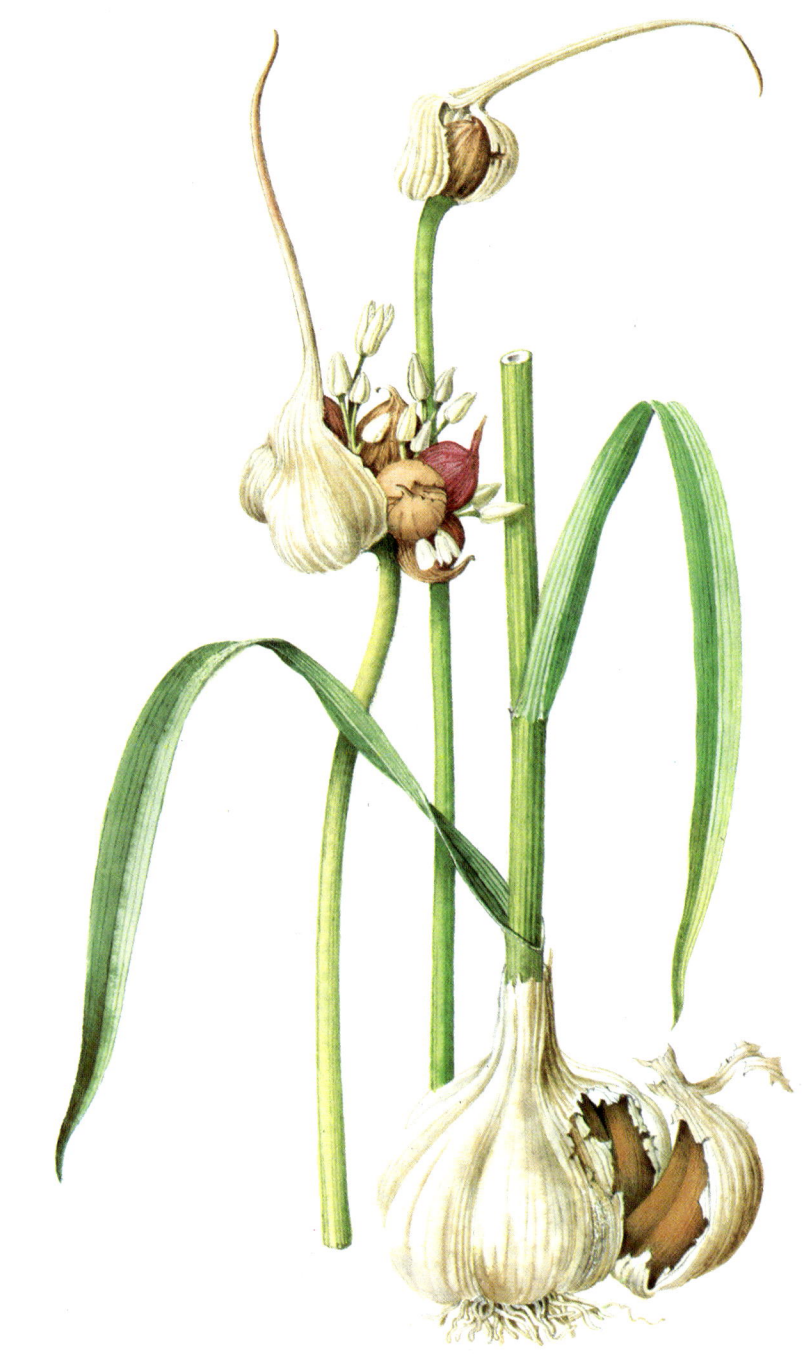

ECHTER EIBISCH

Familie:	Malvengewächse (Malvaceae)
Name:	Althochdeutsch hieß die Pflanze isbisca, mittelhochdeutsch schon ibische. In der Schweiz wird sie Ibisch und Ispe genannt. Andere Bezeichnungen sind Heilwurz, Hülfwurz, weiße Pappel. Der Volksmund machte aus *Althaea* Alttee, in Österreich sogar eine »alte Eh«.
Beschreibung:	Die etwa 60 bis 150 cm hohe, ausdauernde Staude ist überall filzig behaart. Anfangs treibt sie eine spindelförmige Wurzel, die bald durch einen waagerecht kriechenden, fingerdicken, ästigen Wurzelstock ersetzt wird. Aus einer Wurzel kommen meist mehrere aufrechte, einfache oder wenig verzweigte Stengel. Die untersten Blätter sind herzförmig und spitz, ganz oben kommen oft ungeteilte Blätter vor. Die schönen, hellrosa, selten weißlichen Blüten stehen in blattachsel- oder endständigen, wenigblütigen Trauben.
Blütezeit:	Juli bis September
Vorkommen:	Der Echte Eibisch kommt besonders auf salz- und kalihaltigen Böden vor und ist vielleicht nur hier ursprünglich. Man findet ihn aber auch stellenweise auf feuchten Wiesen, im Ufergebüsch und auf Viehweiden sowie landwirtschaftlich kultiviert.
Verbreitung:	Die Pflanze ist wohl nur im atlantischen Europa eingebürgert. Im Norden geht sie bis Südskandinavien, von den Gebieten um das östliche Mittelmeer, das Schwarze und Kaspische Meer kommt sie weiter östlich bis zum Altai und nach Sibirien vor.
Sammelgut:	Wurzel (Radix Althaeae), Blätter (Folia Althaeae)
Sammelzeit:	Wurzel Oktober bis November, Blätter Mai bis Juni
Sammelvorschrift:	Verwendet wird vorwiegend die Wurzel, die gespalten möglichst schnell bei 60°C getrocknet wird, um Schimmelpilzbefall zu vermeiden, aber auch die Blätter, bei deren Trocknung auf Rostpilzbefall (Pustelbildung) zu achten ist. Die Eibischwurzel hat einen schwachen, eigenartigen Geruch, die Blätter sind geruchlos; beide Drogen schmecken schleimig.
Inhaltsstoffe:	Wurzeln und Blätter des Eibischs enthalten als wichtigsten Bestandteil Schleim.
Anwendung:	Die Drogen werden als Kaltwasserauszug, als Sirup oder Teebestandteil aufgrund ihres Schleimgehaltes als einhüllendes, reizmilderndes, hustenstillendes und schmerzlinderndes Mittel bei Hals- und Brusterkrankungen verordnet. Eibisch wirkt auch bei Erkrankungen des Verdauungstraktes günstig und wird lokal reizenden Arzneistoffen zugesetzt.
Nebenwirkungen:	Echter Eibisch wirkt mild und wird häufig in der Kinderheilkunde verordnet.
Geschichtliches:	Griechen und Römern waren die Heilwirkungen der Pflanze bekannt; Dioskurides, Theophrast, Galen und Plinius erwähnen die Droge in ihren Schriften. Karl der Große förderte ihren Anbau in Bauerngärten. Im Mittelalter wurde sie allgemein verwendet.

Althaea officinalis L.

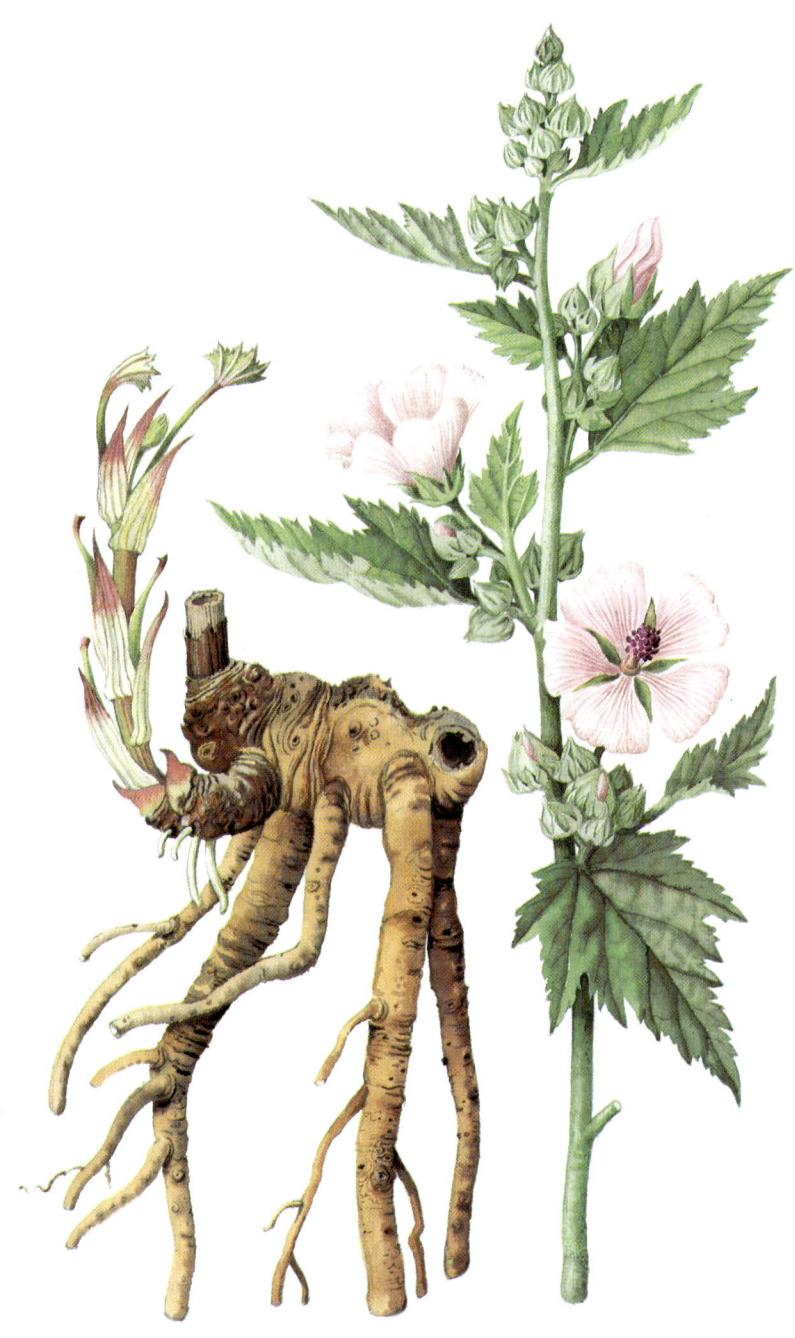

DILL

Familie:	Doldengewächse (Apiaceae (Umbelliferae))
Name:	Die Bedeutung des Namens Dill ist nicht genau bekannt. Althochdeutsch hieß die Pflanze tille. Mancherorts wird sie auch Dille, Tiglschleim, Kukumerkraut, Gorkatila (Gurkendill) genannt.
Beschreibung:	Der Dill ist eine einjährige, einstengelige Pflanze von etwa 40 bis 125 cm Höhe, die besonders beim Zerreiben würzig riecht. Der aufrechte, röhrige Stengel ist fein gerillt und abwechselnd von weißen und grünen Längsstreifen durchzogen. Er ist beblättert, die Blätter sind meist zwei- bis dreifach, selten vierfach fiederschnittig. Die kleinen Blüten stehen in zusammengesetzten Dolden, die bei den Kulturformen mehrstrahliger und größer sind und einen Durchmesser von 15 cm erreichen. Die von Ölstriemen durchzogene Spaltfrucht zerfällt bei der Reife leicht in die beiden halblinsenförmigen Teilfrüchte, die an den Kanten in einen strohgelben Flügelrand ausgezogen sind.
Blütezeit:	Juli bis Mitte September
Vorkommen:	Der Dill wird als beliebtes Küchenkraut in Gärten und auf Feldern angebaut. Er ist verwildert an Wegen und auf Kulturland, z. B. Feldern, anzutreffen.
Verbreitung:	Heimisch ist die Pflanze wahrscheinlich im Iran, in Ostindien, in den Kaukasusländern und Ägypten. Als Ackerunkraut hat sie sich im gesamten Mittelmeergebiet, in Äthiopien und Südafrika angesiedelt. Ebenfalls angebaut oder verwildert kommt der Dill im größten Teil Europas, in Nord-, Mittel- und Südamerika vor.
Sammelgut:	Früchte (Fructus Anethi)
Sammelzeit:	Juli bis September
Sammelvorschrift:	Die Dolden werden kurz vor der Reife abgeschnitten und getrocknet. Dabei reifen die Früchte aus und können dann leicht abgestreift werden. Sie haben einen stark würzigen, angenehmen Geruch und schmecken anfangs süßlich und brennend, später gewürzhaft.
Inhaltsstoffe:	Die Dillfrüchte enthalten vor allem ätherisches Öl (etwa 3–4%), dessen Hauptbestandteil Carvon ist.
Anwendung:	Als auswurffördernde, appetitanregende und verdauungsfördernde sowie als blähungs- und harntreibende Droge wird Dill heute kaum noch genutzt. Oleum Anethi soll antibakteriell und pilztötend wirken. Verwendet werden die Früchte als Gewürz bei Krautgerichten, Salatgerichten und beim Einlegen von Gurken.
Nebenwirkungen:	Die Droge soll die Milchsekretion fördern und bei Schlaflosigkeit beruhigend wirken.
Geschichtliches:	Sowohl die Ägypter als auch die Griechen und Römer verwendeten die Pflanze zu Heilzwecken und als Gewürz. Man nimmt an, daß die Benediktinermönche den Dill bei uns eingebürgert haben. Die Karolinger verfügten ihren Anbau in den Hofgärten.

Anethum graveolens L.

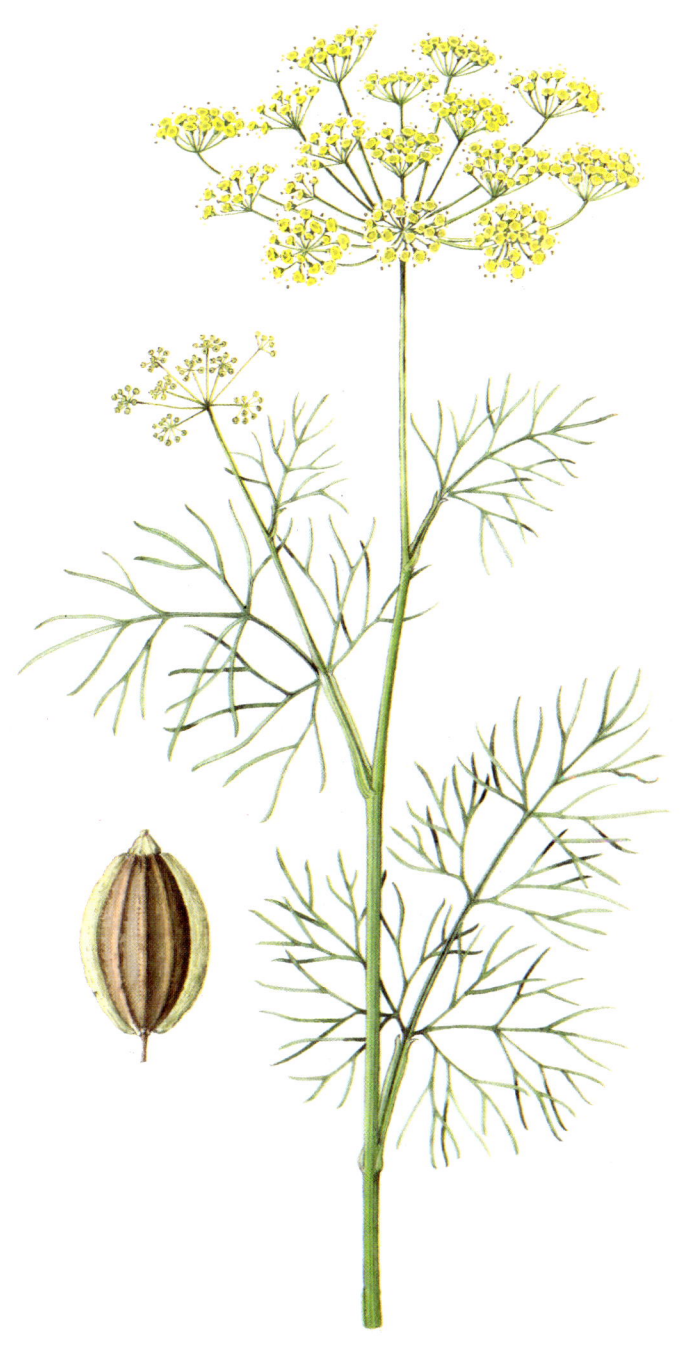

ECHTE ENGELWURZ

Familie:	Doldengewächse (Apiaceae (Umbelliferae))
Name:	Da man schon früher der Pflanze große Heilwirkung zuschrieb, wurde sie Engelwurz genannt (lat. *angelus = Engel*).
Beschreibung:	Die meist zweijährige Pflanze (selten bis vierjährig) hat im ersten Jahr eine fast rübenförmige Wurzel. Erst im zweiten Jahr entwickelt sich daraus ein etwa 5 cm dicker, schwammiger Wurzelstock, der mit vielen z. T. zopfigen Wurzeln besetzt ist und innen einen gelblichen Milchsaft führt. Die Wurzel riecht wie die ganze Pflanze stark würzig. Die 1 bis 2 aufrechten, selten bis zu 3 m hohen, markig-röhrigen Stengel sind fein gerillt, rotbraun überlaufen und oben ästig verzweigt. Unten sind sie mit 60 bis 90 cm großen, dreifach fiederschnittigen Laubblättern besetzt, die nach oben zu kleiner werden. Die grünlichen bis gelben Blüten stehen in großen, halbkugligen Dolden auf langem Stiel. Bei der Echten Engelwurz sowie der Waldengelwurz *(A. sylvestris)* ist der Stengel unterwärts rund, bei der Sumpfengelwurz *(A. palustris)* scharfkantig gefurcht. Bei der Echten Engelwurz sind die Kronenblätter grünlich, bei der Waldengelwurz nach dem Aufblühen aber weiß oder rötlich.
Blütezeit:	Juni bis August
Vorkommen:	Die Engelwurz wächst verstreut auf feuchten Wiesen und Flachmooren, an Gräben und Flußufern, in Gebüschen und Erlenwäldern; sie wird auch landwirtschaftlich kultiviert.
Verbreitung:	Die Pflanze ist im nördlichen Europa bis Grönland, Island und zu den Färöern anzutreffen. Östlich kommt sie bis zum Altai und Baikalsee und südlich bis nach Transsilvanien vor.
Sammelgut:	Wurzelstock (Radix Angelicae)
Sammelzeit:	Oktober
Sammelvorschrift:	Wurzelstock und Wurzeln von zweijährigen Pflanzen werden ausgegraben, gewaschen und, längs gespalten, bei 40°C unter guter Durchlüftung getrocknet. Die Droge, die ausschließlich aus dem Anbau stammt, riecht stark würzig und hat einen anfangs süßlichen, später brennenden und würzig-bitteren Geschmack.
Inhaltsstoffe:	Die Angelikawurzel enthält 0,3 bis 1,5% ätherisches Öl, Cumarinderivate und Bitterstoffe sowie Harze und Zucker.
Anwendung:	Die Verwendung der Droge beschränkt sich auf ihre Wirkung als Magenmittel und ihre blähungstreibenden Eigenschaften. Die Bitterstoffe und das ätherische Öl bedingen die appetitanregenden und verdauungsfördernden Eigenschaften durch Anregung der Magensäure- und Pepsinsekretion. Radix Angelicae wird Magen- und Bitterlikören zugesetzt und als Badezusatz verwendet.
Nebenwirkungen:	Durch den Saft der frischen Pflanze kann es zur sogenannten Badedermatitis mit Bläschenbildung kommen. Vergiftungen durch Engelwurz sind nicht bekannt, bei Mißbrauch aber möglich.
Geschichtliches:	Als nordische Pflanze war sie in der Medizin der Antike nicht bekannt, sie wird in Mitteleuropa aber seit dem 14. Jahrhundert angebaut. Paracelsus lobte ihren Saft als »höchste Arznei« gegen innere Infektionen.

Angelica archangelica L.

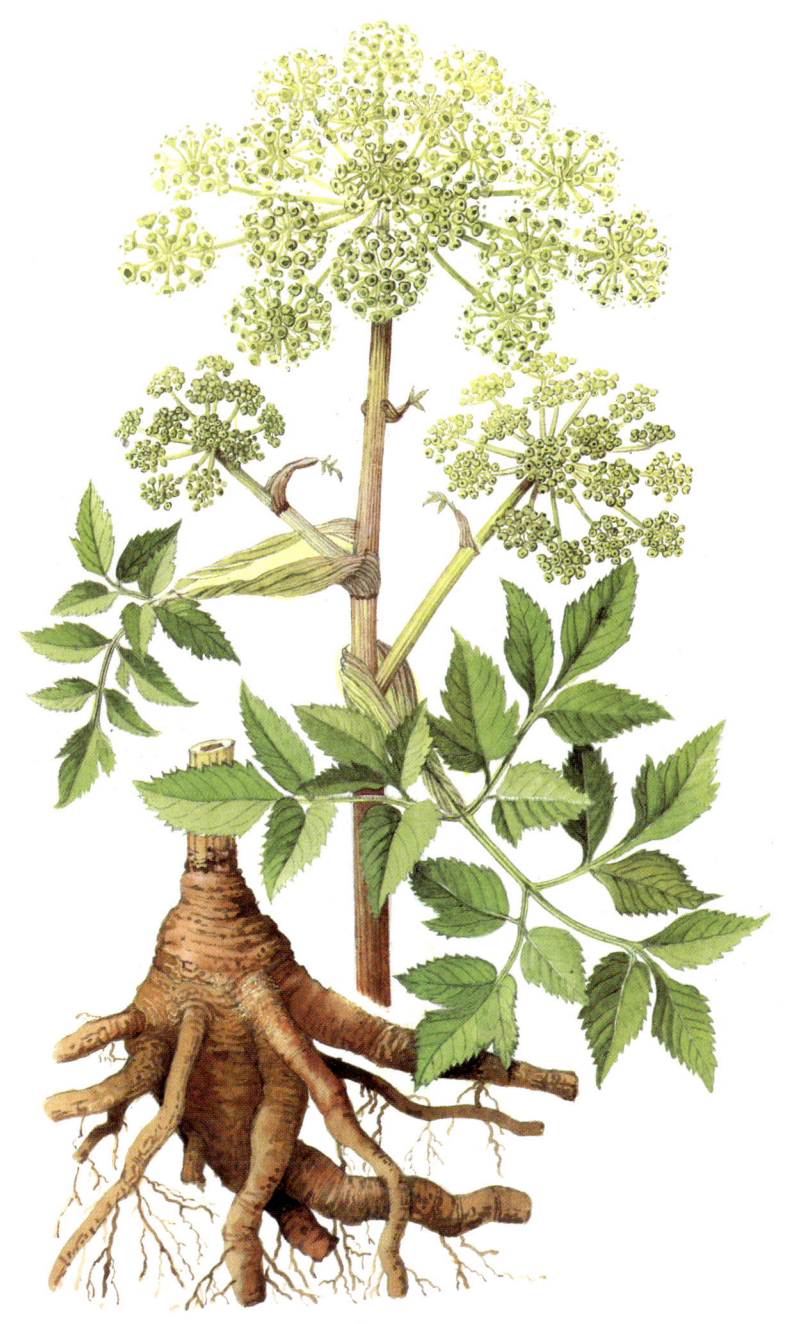

RÖMISCHE KAMILLE

Familie:	Korbblütengewächse (Asteraceae(Compositae))
Name:	Die Pflanze hat gewisse Ähnlichkeit mit der Echten Kamille. Römische Kamille wird sie auch in anderen Ländern genannt (französisch Camomille romaine, italienisch Camomille romana). In der Schweiz heißt sie auch Gartenkamille, falschi oder dicke Gramille. Deutsche mundartliche Bezeichnungen sind Härmelchen oder Kuhmelle.
Beschreibung:	Die etwa 15 bis 30 cm hohe Pflanze überdauert mit tiefliegendem Wurzelstock. Dieser treibt mehrere aufsteigende, selten auch aufrechte, einfache oder verzweigte Stengel. Die doppelt fiederspaltigen, 2 bis 4 cm langen Laubblätter sind flaumig behaart bis fast ganz kahl. Die Blüten stehen in gestielten, endständigen Blütenköpfchen, die denen der Echten Kamille ähneln. Hautrandige, länglich-eiförmige Hüllschuppen umgeben die Köpfchen. Der volle Blütenboden ist kegelförmig verlängert. Die 12 bis 18 weißen, fruchtbaren Strahlenblüten sind länger als die Scheibenblüten.
Blütezeit:	Juni bis September
Vorkommen:	Die Römische Kamille gedeiht im südlichen Europa auf kiesigen Triften, an stehenden Gewässern und z. T. auch an trockenen Standorten. Bei uns wird sie seit dem 16. Jahrhundert genutzt. Man findet sie besonders in Bauerngärten, dann auch mit gefüllten Köpfchen. Zuweilen ist sie verwildert.
Verbreitung:	Die Römische Kamille ist im südlichen Europa heimisch, im Mittelmeergebiet ist sie von Portugal bis zum Iran verbreitet.
Sammelgut:	Blüten (Flores Chamomillae romanae)
Sammelzeit:	Juni bis Juli
Sammelvorschrift:	Kurz vor der Vollblüte werden die Blüten der sogenannten gefüllten Sorte, d. h. Blütenköpfe, bei denen die Röhrenblüten mehr oder weniger zu Zungenblüten umgewandelt sind, gesammelt und bei 35°C getrocknet. Sie riechen stark aromatisch und schmecken würzig-bitter.
Inhaltsstoffe:	Die Droge enthält bis zu 2,4% ätherisches Öl mit Chamazulen, Flavonoiden, Bitterstoff, Zucker und Harz.
Anwendung:	Römische Kamille, die in ihrer Heilwirkung der Echten Kamille ähnelt, wird heute kaum noch verwendet. Innerlich angewendet, ist sie bei Beschwerden im Bereich des Magen-Darm-Kanals als krampflösendes Mittel wirksam, äußerlich infolge ihrer entzündungswidrigen Wirkung bei Hautentzündungen, Wunden und Verbrennungen. Verwendung finden die Blüten besonders in der Haarkosmetik, z. B. zum Aufhellen nachgedunkelter blonder Haare. Häufig verwendet wurde sie in der ersten Hälfte unseres Jahrhunderts als Menstruationsmittel.
Nebenwirkungen:	Die Römische Kamille besitzt keine erwähnenswerten Nebenwirkungen.
Geschichtliches:	Als Heilmittel ist die Droge seit dem 16. Jahrhundert gebräuchlich. Das aus den getrockneten Blüten durch Wasserdampfdestillation erhaltene ätherische Öl wurde 1587 in die Arzneitaxe der Stadt Frankfurt aufgenommen.

Anthemis nobilis L.

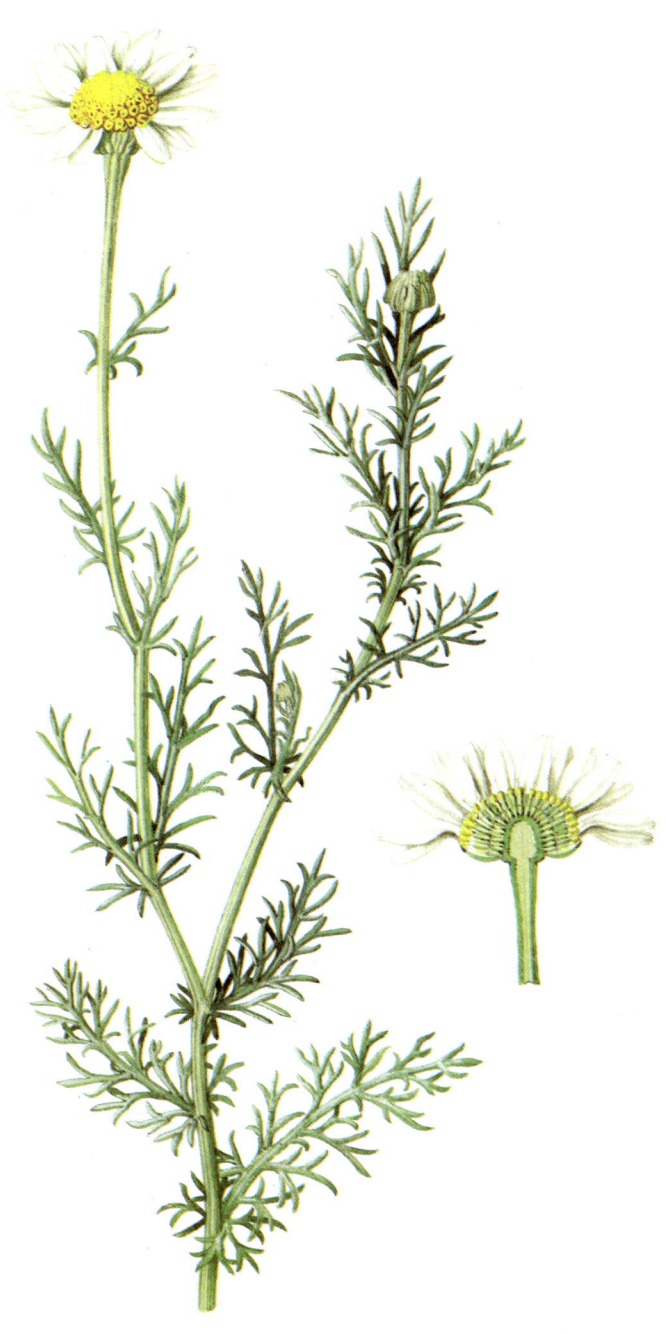

GEMEINE AKELEI †

Familie:	Hahnenfußgewächse (Ranunculaceae)
Name:	Der Gattungsname leitet sich vermutlich von *aqua*, lat. = Wasser oder von *aquila*, lat. = Adler, wegen der Ähnlichkeit der Blütensporne mit den Klauen eines Adlers, und *legere*, lat. = sammeln ab, bezugnehmend auf die füllhornartige Form der Blütenhülle. Der deutsche Name ist aus dem Lateinischen entlehnt.
Beschreibung:	Die etwa 30-80 cm hohe Staude besitzt langgestielte, doppelt 3zählige Blätter mit keilförmigen, stumpf gelappten Endblättchen. Die langgestielten, großen, nickenden, 5zähligen Blüten sind meist blau, selten violett, rosa oder weiß. Bei der radiären Blüte wechseln 5 gespornte Honigblätter mit 5 spornlosen Kronblättern ab. Der Sporn ist mit Nektar gefüllt. Aus den 5 Fruchtknoten der Blüte entwickeln sich vielsamige Balgfrüchte. Es kommen weitere Arten mit auffallend geformten Blättern und Blüten vor, z.B. die japanische *A. flabellata* (syn. *A. akitensis*), die in Mitteleuropa vornehmlich in einer niedrigen Varietät (var. *pumila*) anzutreffen ist. In den Gärten werden zahlreiche Hybriden mit schönen Blüten kultiviert.
Blütezeit:	Mai bis Juli.
Vorkommen und Verbreitung:	Im gemäßigten Europa und in Asien bevorzugt in Eichen- und Buchenwäldern, auf subalpinen Bergwiesen und auch Trockenrasen vorkommend.
Toxische Bestandteile:	Die Giftstoffe sind bisher in ihrer chemischen Struktur nicht näher bekannt. Vermutlich liegen in geringer Menge Alkaloide, u.a. Magnoflorin und Berberin, sowie ein blausäurebildendes Glycosid vor.
Vergiftungssymptome:	Beim Verzehr von mehr als 20 g frischer Blätter sind Krämpfe, Atemnot und Herzbeschwerden beobachtet worden. Diese Zustände klingen jedoch bald wieder ab. Ähnliche Symptome wurden von Kindern bekannt, die die Blüten aussaugten. Von Tieren wird die Pflanze wegen des bitteren Geschmackes gemieden. Auch die Samen schmecken widerlich ölig. Im Heu verfüttert, gilt sie nicht mehr als schädlich, da die Giftstoffe offenbar beim Trocknen abgebaut werden. Dies läßt auch das Vorliegen des bisher für die Pflanze nicht beschriebenen Protoanemonins vermuten.
Therapiemaßnahmen:	Das Auslösen von Erbrechen und Gaben von Aktivkohle, symptomatische Weiterbehandlung, die bei Einnahme größerer Mengen durch den Arzt erfolgen muß.
Geschichtliches:	Das Kraut diente früher in der Volksheilkunde bei Leber- und Gallenleiden sowie äußerlich bei Hautausschlägen und Mundgeschwüren. Heute wird es nur noch in der Homöopathie, u.a. bei Menstruationsstörungen und Hauterkrankungen, angewendet.

Aquilegia vulgaris L.

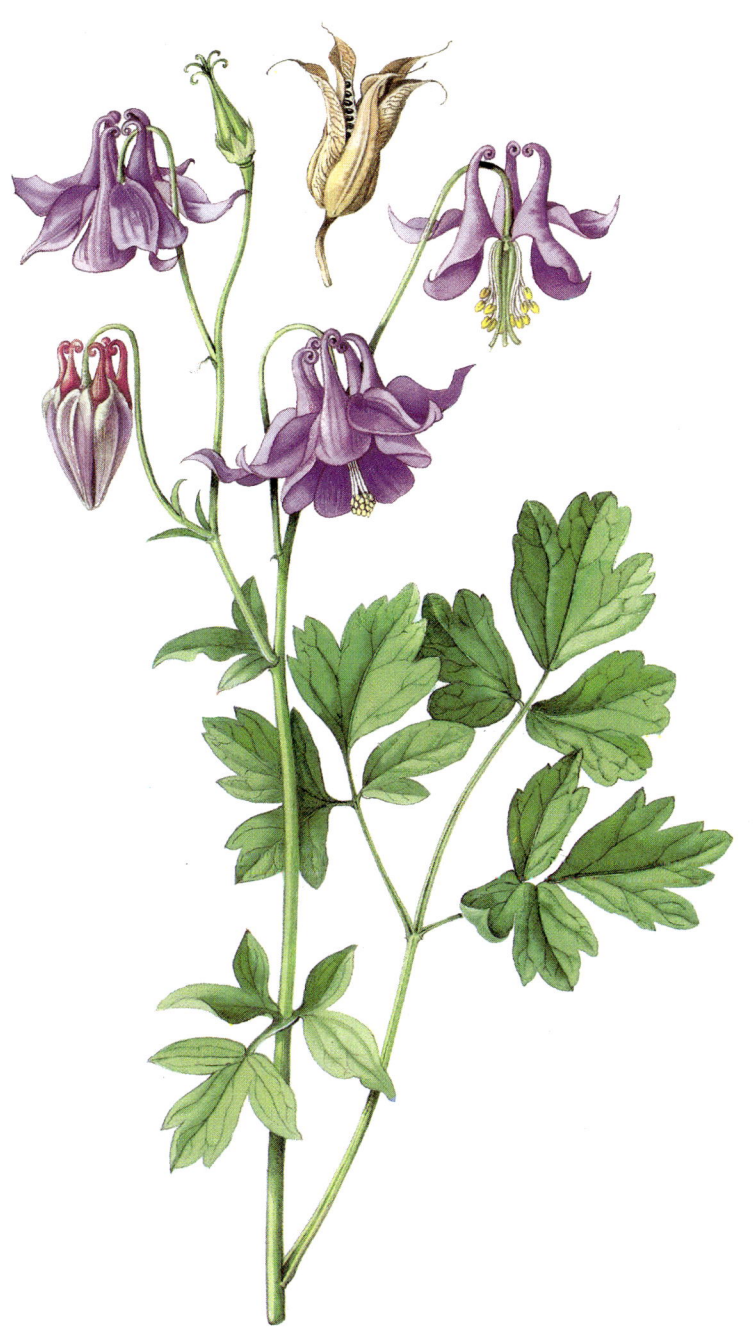

KLETTEN

Familie:	Korbblütengewächse (Asteraceae (Compositae))
Name:	Das Wort Klette hat die Bedeutung von etwas Klebrigem (lat. *gluten* = Leim) und bezieht sich auf die schleimige, klebrige Wurzel.
Beschreibung:	Die bis zu 1$^1/_2$ m hohen, sparrigen Pflanzen haben eine fleischige, spindelförmige Wurzel, die innen weißlich ist. Der kräftige Stengel ist reich verästelt. Die wechselständigen, ganzrandigen Laubblätter sind gestielt. Die leicht abgeflachten kugligen Blütenköpfe sitzen langgestielt am Hauptstengel und an den Ästen traubig angeordnet. Die schmalen Hüllblätter sind am Ende hakig einwärts gebogen und schwach spinnwebig miteinander verbunden. Es gibt bei uns 4 Klettenarten. Von der Filzklette (*A. tomentosum* MILL.), bei der die Hüllblätter der Blütenköpfchen in eine gerade, stumpfe, meist rötliche Spitze enden, unterscheiden sich die 3 anderen Arten durch Hüllblätter mit hakenförmig gekrümmter Spitze. Die auch für Heilzwecke verwendete Große Klette (*A. lappa* L.) läßt sich von der Hainklette (*A. nemorosum* LEJ.) und der Kleinen Klette (*A. minus*) durch die an der Spitze gleich hoch locker doldentraubig angeordneten Blütenköpfe mit meist grünen Hüllblättern leicht unterscheiden. Sie hat höheren Wuchs (bis zu 3 m) und größere Blütenköpfe.
Blütezeit:	Juli bis September
Vorkommen:	Die humusliebenden Pflanzen kommen meist gesellig von der Ebene bis in die Bergstufe vor, so an Wegrändern, Dämmen, auf Schuttplätzen und Dorfangern.
Verbreitung:	Die Kleine und die Große Klette sind in Europa nördlich bis Mittelskandinavien verbreitet. Im südlichsten Teil fehlen sie, im Osten kommen sie bis zum Kaukasus, die Große Klette bis Japan vor.
Sammelgut:	Wurzel (Radix Bardanae)
Sammelzeit:	März bis April und September bis Oktober
Sammelvorschrift:	Die Wurzeln zweijähriger Pflanzen werden getrocknet und in dicht schließenden Blechgefäßen, vor Insektenbefall geschützt, aufbewahrt. Die Droge Radix Bardanae enthält die Wurzeln von *Arctium lappa*, *A. minus* und *A. tomentosum*. Sie ist geruchlos und hat einen süßlich-schleimigen Geschmack.
Inhaltsstoffe:	Die einzelnen Klettenarten unterscheiden sich besonders in ihrem Inulingehalt: *A. lappa* enthält bis zu 45%, *A. minus* bis zu 27% und *A. tomentosum* bis zu 19% Inulin. Weitere Inhaltsstoffe sind ätherisches Öl, Gerbstoffe, Schleim und Harz.
Anwendung:	Medizinisch werden die Pflanzen nicht mehr verwendet. Die Droge wurde früher bei Magenbeschwerden der verschiedensten Art, als harntreibendes und schweißtreibendes Mittel sowie äußerlich bei Hautkrankheiten verordnet. In Form von »Klettenwurzelöl« verwendet man sie heute auch zur Förderung des Haarwuchses.
Nebenwirkungen:	Es sind keine Nebenwirkungen bekannt.
Geschichtliches:	Galen erwähnt in seinen Schriften mehrere Klettenarten. Die Droge wurde auch im Mittelalter verordnet.

Arctium spec.

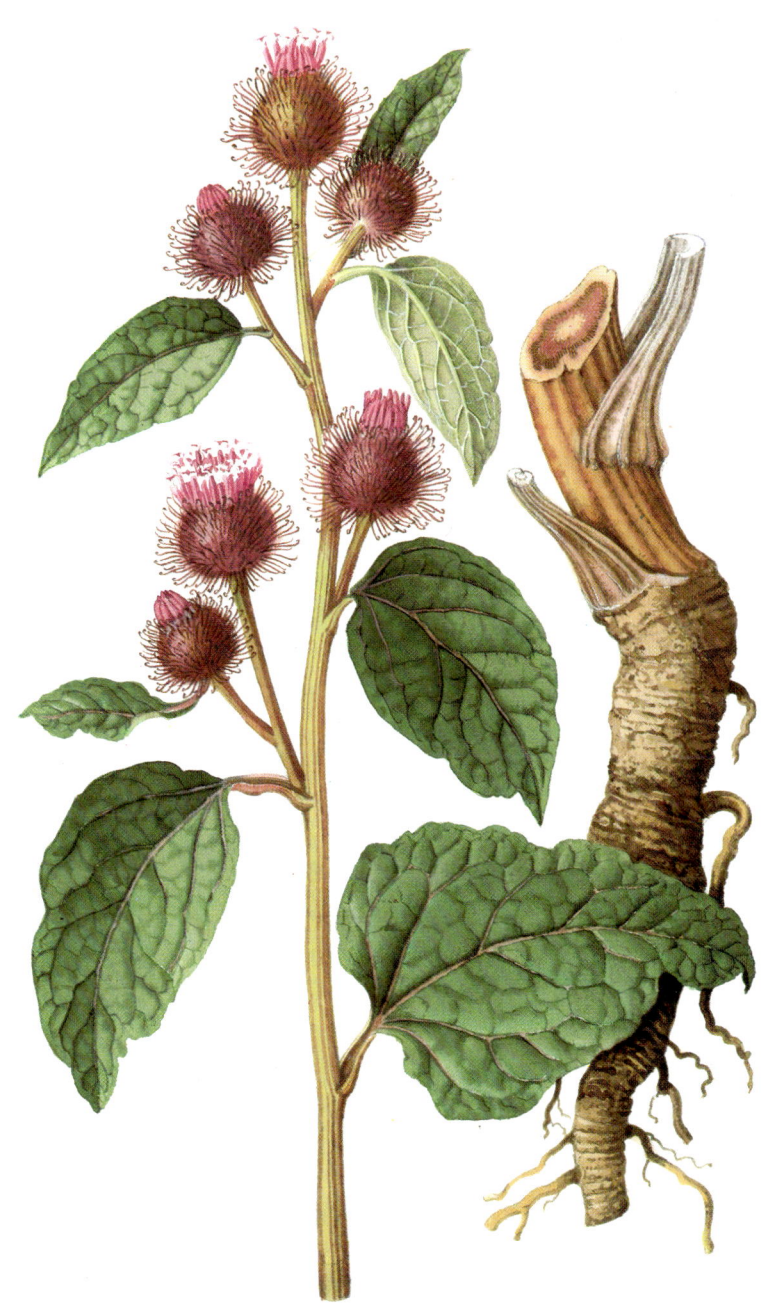

ECHTE BÄRENTRAUBE

Familie:	Heidekrautgewächse (Ericaceae)
Name:	Die deutsche Bezeichnung Bärentraube ist eine Übersetzung des Gattungsnamens (lat. *arctos* = Bär; *staphyle* = Traube), da angeblich die Beerenfrüchte von Bären gern gefressen werden. Mundartliche Namen sind Mehlbeere, Sandbeere, Steinbeere, wilder Buchs, Rausch.
Beschreibung:	Die Echte Bärentraube ist ein immergrüner Zwergstrauch, der weitkriechende Äste mit dichtbeblätterten, aufwärts gebogenen Zweigen besitzt und bis zu 10 cm hohe Teppiche bilden kann. Die grünweißlichen, oft rosa umsäumten, kleinen Blütenglöckchen sind fünfzähnig. Sie stehen in aufrechten oder etwas überhängenden Blütentrauben. Die mehlige, kugelige Frucht ist eine scharlachrote, noch am Grund vom Kelch umgebene Beere.
Blütezeit:	Ende März bis Anfang Juni
Vorkommen:	Die Bärentraube kommt vorzugsweise in lichten, trockenen Kiefernwäldern vor und bildet vielfach als Unterwuchs zusammenhängende Teppiche. Sowohl im Flachland, besonders in Heidegebieten, als auch im Hoch- und Mittelgebirge ist sie auf klapperigem wie auch saurem Boden anzutreffen.
Verbreitung:	Die Bärentraube ist subarktisch verbreitet und kommt über den Ural bis ins nördliche Sibirien vor. Im südlichen Europa und im südlicheren Asien ist sie nur noch in höheren Gebirgen anzutreffen, ferner im nördlichen Nordamerika und auf Grönland.
Sammelgut:	Blätter (Folia Uvae Ursi)
Sammelzeit:	April bis Juli
Sammelvorschrift:	Die Blättchen werden vorsichtig von der Pflanze abgezupft und in dünner Schicht getrocknet. Die Droge ist geruchlos und hat einen anfangs bitteren, zusammenziehenden, später süßlichen Geschmack.
Inhaltsstoffe:	Bärentraubenblätter enthalten als Hauptinhaltsstoffe die Glykoside Arbutin und Methylarbutin, deren Gehalt vom Standort der Pflanze und der Jahreszeit abhängig ist und zwischen 5 und 11% schwankt, weiterhin Gerbstoffe, Flavonoide und Harze.
Anwendung:	Die Droge wird als Kaltwasserauszug, in dem vorwiegend die Glykoside und weniger die Gerbstoffe enthalten sind, bei Entzündungen des Harnapparates verordnet. Im alkalisch gestellten Harn werden die Glykoside gespalten, wobei Hydrochinon bzw. Methylhydrochinon entstehen, die bakterizid wirken. Der Harn färbt sich nach Anwendung von Bärentraubenblättern olivgrün bis braun. Die Pflanze wurde auch bei Harnsteinleiden und gegen Bettnässen verwendet.
Nebenwirkungen:	Bei Anwendung der Droge über längere Zeit kann es durch den Gerbstoffgehalt zu Magenverstimmungen kommen; tödliche Hydrochinonvergiftungen sind bei normaler Dosis der Pflanze als Heilmittel ausgeschlossen.
Geschichtliches:	Im 12. Jahrhundert wird die Bärentraube erstmals in einem englischen Arzneibuch geführt. Allgemeine Verwendung fand sie jedoch erst im 18. Jahrhundert.

Arctostaphylos uva-ursi (L.) SPR.

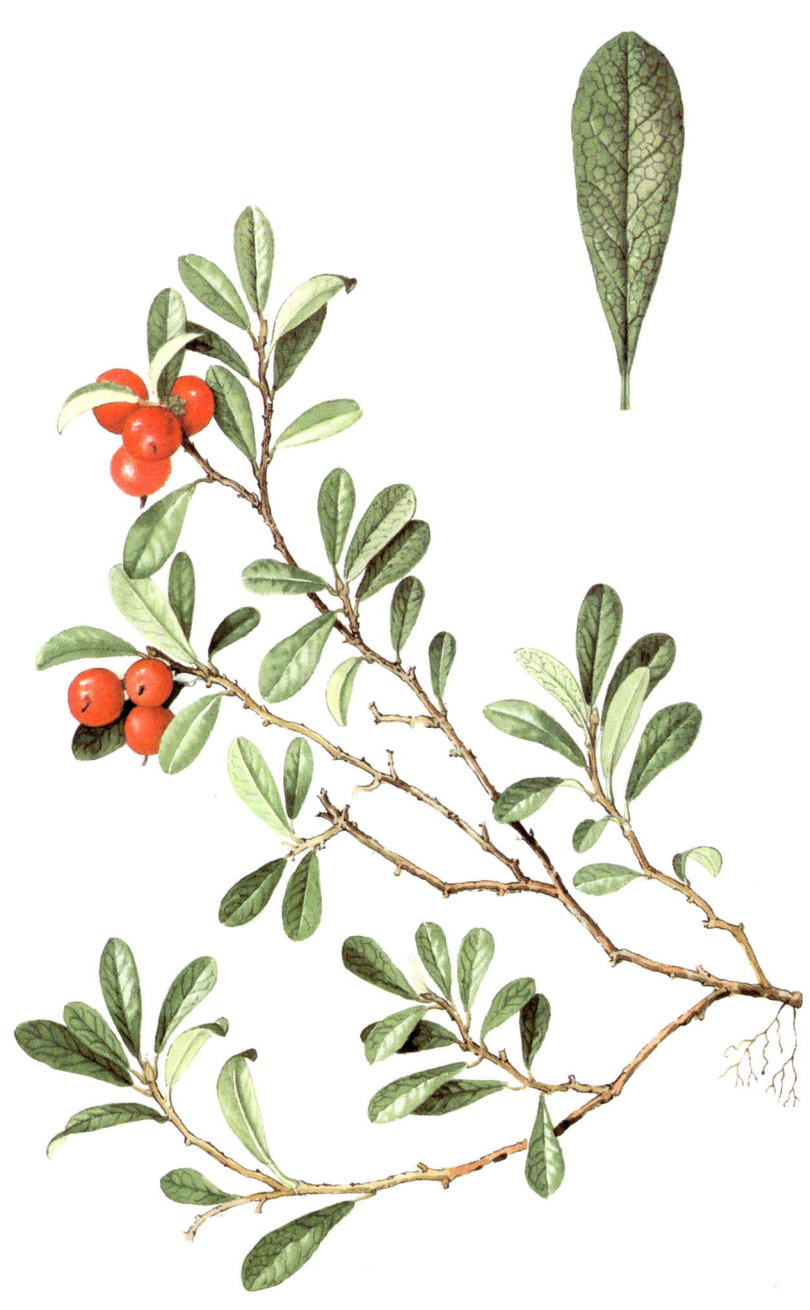

OSTERLUZEI †

Familie:	Osterluzeigewächse (Aristolochiaceae)
Name:	Der Gattungsname leitet sich von *aristos*, griech. = der Beste und *lockheia* = die Geburt ab, also Name für eine die Geburt fördernde Pflanze; *clematitis* von *klema*, griech. = Ranke, auf Ähnlichkeit mit der Gattung *Clematis* hinweisend.
Beschreibung:	Die bis etwa 70 cm hohe Staude besitzt einen einfachen Stengel mit gelbgrünen, ungeteilten, am Grunde meist herzförmigen, rundlichen Blättern. Die gelben Blätter stehen meist in Büscheln zu 2-8 in den Blattachseln. Die zygomorphe Blütenhülle ist am Grunde bauchig, verwachsenblättrig und oben in eine Zunge verbreitert. Aus den unterständigen Fruchtknoten entwickelt sich eine birnenförmige Kapselfrucht, die die Größe einer Walnuß aufweist. Die flachen, dreieckigen, kastanienbraunen Samen schmecken sehr bitter und bilden einen eigentümlichen Flugapparat aus. Die Pflanze riecht obstartig, das Laub schmeckt würzig bitter.
Blütezeit:	Mai bis Juni.
Vorkommen und Verbreitung:	Die im Mittelmeergebiet, Kaukasus und in Kleinasien heimische Pflanze ist heute zuweilen auch in Mitteleuropa verwildert, u.a. in der Nähe von Weinbergen sowie in feuchten Wäldern, anzutreffen. Hierbei handelt es sich meist um Relikte aus früheren Kulturen.
Toxische Bestandteile:	Die Pflanze enthält neben Harzen und ätherischem Öl besonders in den unterirdischen Organen und in den Samen sogenannte Aristolochiasäuren, die in ihrer Struktur den Isochinolinalkaloiden nahestehen. Letztere stellen die eigentlichen Wirkstoffe der Pflanze dar.
Vergiftungssymptome:	Aristolochiasäuren wirken als sogenannte Kapillargifte. Bei unkontrollierter Einnahme der Droge sind Erbrechen, heftige Reizerscheinungen im Magen-Darm-Kanal, verbunden mit Krämpfen, Pulsbeschleunigung, Blutdrucksenkung und Nierenschädigungen, zu erwarten. Bei tödlichem Ausgang erfolgt der Tod im Koma durch Atemlähmung. Außerdem konnten im Tierversuch Tumorbildung sowie eine mutagene Wirkung festgestellt werden.
Therapiemaßnahmen:	Obwohl Vergiftungen durch die Osterluzei beim Menschen bisher nicht bekannt wurden, wären gegebenenfalls das Auslösen von Erbrechen und Gaben von Aktivkohle als Erste-Hilfe-Maßnahme anzuwenden. Bei vermutlich größerer Giftaufnahme muß die Behandlung symptomatisch durch den Arzt erfolgen.
Geschichtliches:	Die Osterluzei wurde bereits im Altertum und Mittelalter als Heilpflanze verwendet. Man setzte sie u.a. gegen Schlangenbisse sowie in der Geburtshilfe ein. Auch in neuerer Zeit gewannen die aus der Pflanze gewonnenen Aristolochiasäuren wegen ihrer immunstimulierenden Eigenschaften, die auf einer Steigerung der Phagocytoseaktivität von Leukozyten beruhen, zunehmendes Interesse, besonders als Wundheilmittel bei schlecht heilenden Geschwüren und dgl. Doch stehen solcher Anwendung die mutagenen und cancerogenen Effekte entgegen.

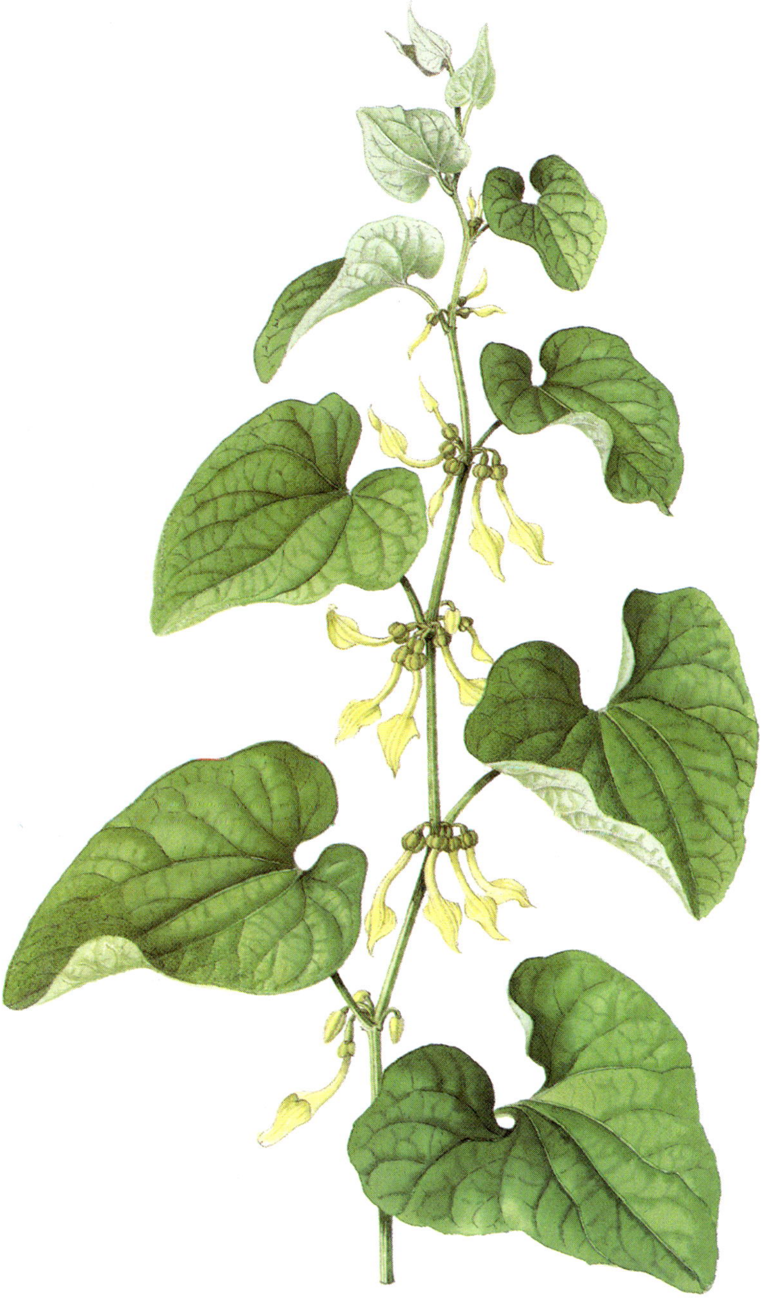

Aristolochia clematitis   L.

ARNIKA *

Familie:	Korbblütengewächse (Asteraceae (Compositae))
Name:	Der Gattungsname Arnica ist vielleicht arabischen Ursprungs. Andere Bezeichnungen sind Wohlverleih, Wolferley, Wolfsblume, Bergwurz, Engelkraut, Johannisblume.
Beschreibung:	Die etwa 20 bis 60 cm hohe Pflanze überwintert mit kurzem, dickem, unterirdischem Wurzelstock. Sie treibt im Frühjahr eine Rosette eiförmiger Blätter, die flach am Boden liegen. Aus der Mitte dieser Rosette erhebt sich ein beblätterter Stengel mit meist einem, selten 2 oder mehr leuchtend dottergelben Blütenköpfchen. Diese werden von zwittrigen Scheibenblüten und zungenförmigen, rein weiblichen Randblüten gebildet, die jedoch auch verkümmern oder fehlen können. Die ganze Pflanze riecht stark aromatisch.
Blütezeit:	Mai bis August
Vorkommen:	Arnika gedeiht auf humosen bis sandigen, ungedüngten Böden von der Ebene bis in die hochalpine Stufe (bis über 2000 m) und ist kalkscheu. Sie wächst auf Matten, Wiesen, Heiden und ausgetrockneten Hochmooren sowie in lichten Nadelwäldern.
Verbreitung:	Die Arnika ist eine charakteristische Pflanze der mitteleuropäischen Gebirge. Da sie Trockengebiete meidet, fehlt sie im Pannonischen Becken und Mittelmeergebiet. Sie tritt in ganz Europa außer in Großbritannien auf.
Sammelgut:	Blüten (Flores Arnicae)
Sammelzeit:	Juli bis August
Sammelvorschrift:	Die Blüten von *Arnica montana* L. und *A. chamissonis* LESS., der bei uns angebauten Wiesenarnika, werden vor dem Abblühen gepflückt und bei 40 bis 45°C getrocknet. Von Insekten befallene Blütenkörbchen sind meist verkrümmt und müssen ausgesondert werden. Die Droge hat einen würzigen und aromatischen Geruch sowie einen bitteren und kratzenden Geschmack.
Inhaltsstoffe:	Beide Pflanzen enthalten bis zu 0,1% ätherisches Öl, außerdem unter anderem Flavonoide, Carotinoide und Cholin.
Anwendung:	Arnika wird als verdünnte Tinktur äußerlich wegen ihrer entzündungshemmenden und heilungsfördernden Wirkung sowie ihrer gefäßerweiternden Eigenschaften bei Wunden, Blutergüssen, Quetschungen, Verstauchungen, Venenentzündungen und Ödemen verordnet. Auch bei Nervenschmerzen, Gelenkschmerzen, Furunkulose und gegen Entzündungen nach Insektenstichen ist sie wirksam.
Nebenwirkungen:	Die äußerliche Anwendung der zu wenig verdünnten Tinktur führt zu Hautentzündungen mit Bläschenbildung. Vor der innerlichen Verwendung als Teeaufguß, z. B. bei Herz- und Kreislaufbeschwerden, muß wegen der Gefahr der Überdosierung gewarnt werden.
Geschichtliches:	Arnika nutzten schon die germanischen Völker zu Heilzwecken. Sie wurde im 18. Jahrhundert nach zunächst zögernder Verwendung zu einem der meistgebrauchten Arzneimittel und ist seit 1819 Gegenstand der chemischen Erforschung.

Arnica montana L.

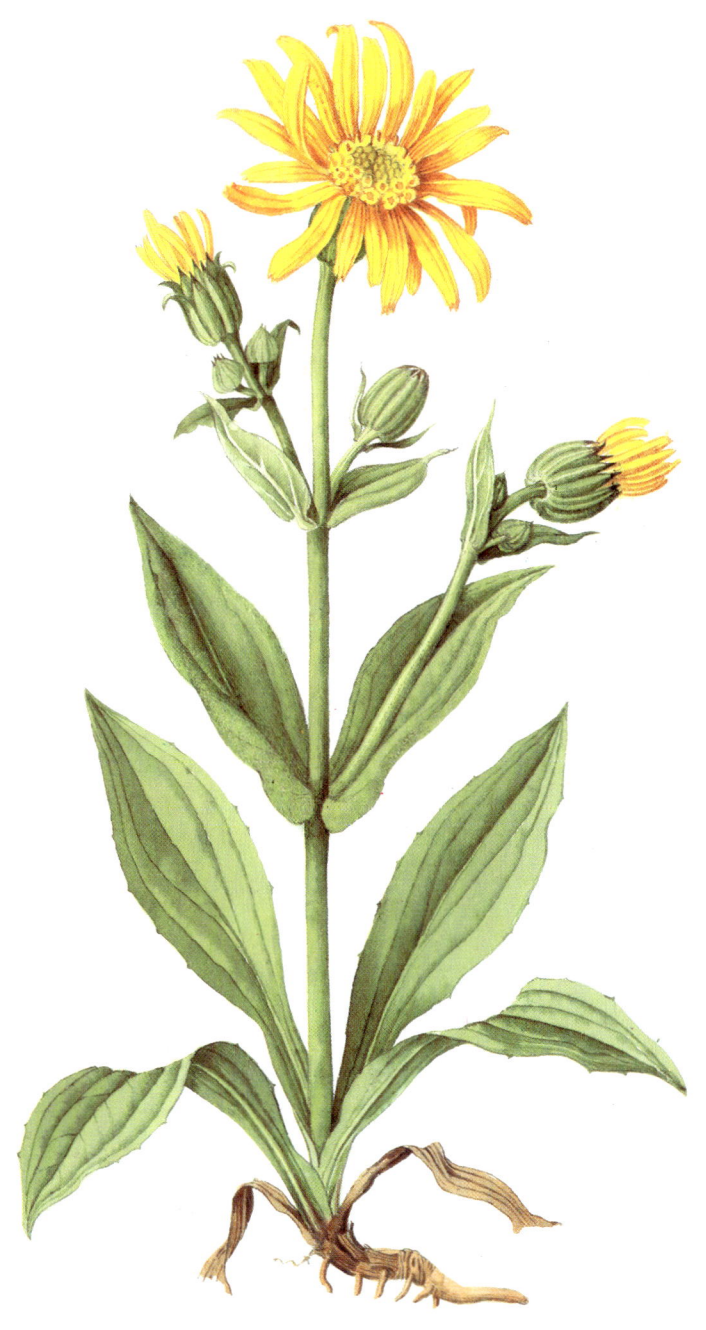

WERMUT

Familie:	Korbblütengewächse (Asteraceae (Compositae))
Name:	Möglicherweise hängt das Wort Wermut mit warm zusammen, denn in einem alten Kräuterbuch steht »es erwermet den Leib«.
Beschreibung:	Der Wermut ist ein 1 m, selten $1\frac{1}{2}$ m hoher Halbstrauch mit meist 3 bis 10 Jahre alt werdendem Wurzelstock. Seine hohen Blattrosetten und die aufrechten Äste verholzen und können bei günstiger Witterung überwintern. Die runden, etwas gefurchten Stengel sind rispenartig verästelt und reich beblättert. Sie erscheinen durch die dicht angedrückten Haare silbergrau. In einer aufrechten, reichblütigen Rispe stehen zahlreiche breitkuglige Blütenköpfe. Die gelben Blüten sind alle fruchtbar, die Scheibenblüten zwittrig und die Randblüten weiblich. Die Pflanze riecht stark aromatisch und hat einen bitteren Geschmack.
Blütezeit:	Juli bis September
Vorkommen:	Die Pflanze gedeiht vorzugsweise auf trockenen, kalk- und nährstoffreichen Böden von der Ebene bis in die Lawinenrunsen der Zentralalpen. Man findet sie auf Ödland, auf Mauern und Viehweiden, an beweideten felsigen Abhängen und in Trockengebieten.
Verbreitung:	Die Art ist ursprünglich nur in den mehr oder weniger versalzten Steppengebieten Osteuropas und in Zentralasien heimisch, wurde aber durch Kultivierung weit verschleppt und vielerorts eingebürgert.
Sammelgut:	Blühendes Kraut (Herba Absinthii)
Sammelzeit:	Juli bis August
Sammelvorschrift:	Das blühende Kraut wird ohne den verholzten Stengel gesammelt und in dünner Schicht getrocknet. Die Droge hat einen würzigen Geruch und einen aromatischen bitteren Geschmack; sie stammt zum größten Teil aus dem Anbau.
Inhaltsstoffe:	Wermut enthält 0,5 bis 1% ätherisches Öl und den Bitterstoff Absinthin, aus dem bei der Drogenaufbereitung Anabsinthin entsteht. Das ätherische Öl besteht vor allem aus Thujon und Thujol. Ferner ist darin das bittere Proazulen Artabsin enthalten.
Anwendung:	Die Droge wird als aromatisches Bittermittel bei Appetitlosigkeit und Verdauungsstörungen, bei Blähungen und zur Anregung der Gallensekretion verordnet. Wermut dient auch als Gewürz, und man verwendet ihn bei der Herstellung der Wermutweine; dabei gelangen nur die ungiftigen Bitterstoffe und Spuren des ätherischen Öles in das Getränk. Das Wermutkraut benutzt man auch zur Vertreibung von Motten, Wanzen u. ä.
Nebenwirkungen:	Bei Mißbrauch zu Abtreibungszwecken oder bei zu großen Dosen der als Wurmmittel wenig zuverlässigen Droge kam es infolge Überdosierung zu tödlichen Vergiftungen durch das im ätherischen Öl enthaltene, toxisch wirkende Thujon. Der Absinthbranntwein, der zu schwersten Schädigungen des Zentralnervensystems führt, ist in Deutschland seit 1923 verboten.
Geschichtliches:	Wermut gehört zu den ältesten uns bekannten Heilpflanzen; er wurde schon im Papyrus Ebers (1550 v. Chr.) erwähnt. Sowohl Dioskurides als auch Galen erwähnten die Pflanze, die man im Mittelalter häufig verwendete.

Artemisia absinthium L.

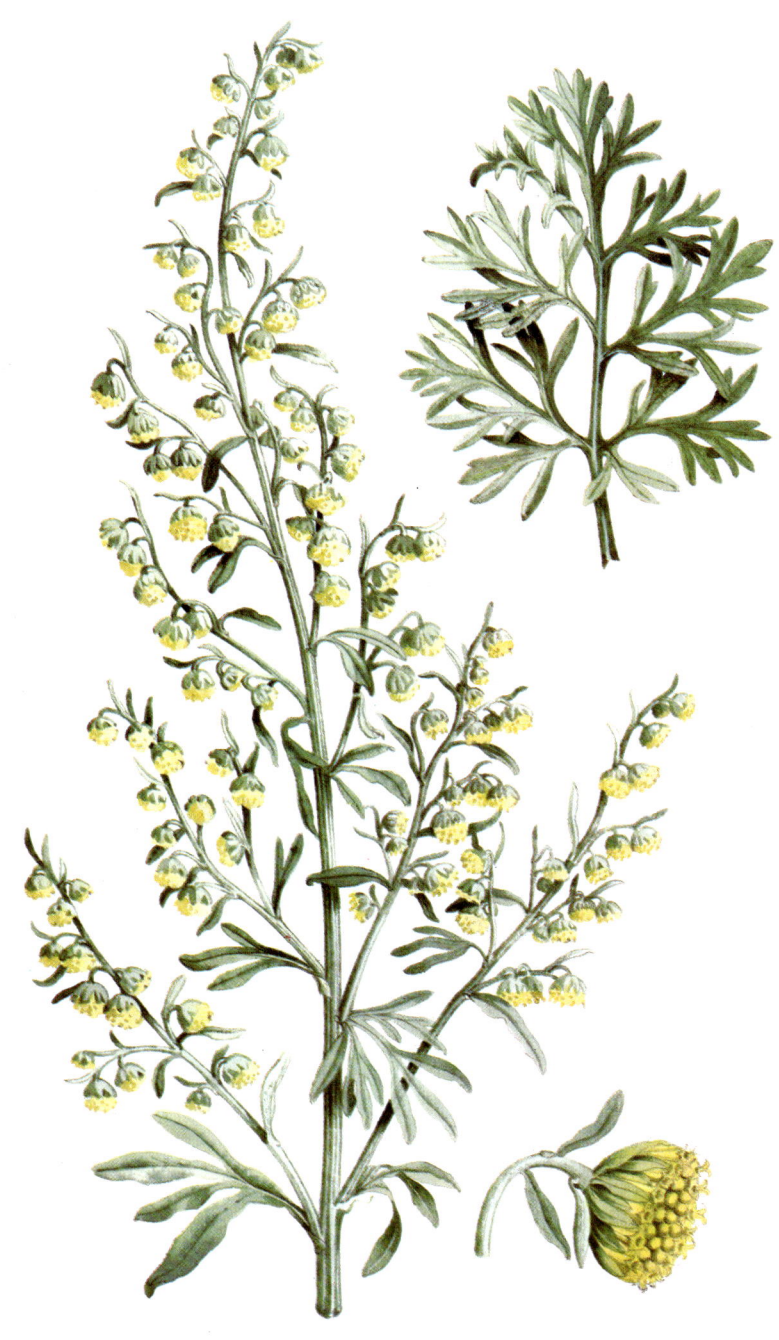

GEMEINER BEIFUSS

Familie:	Korbblütengewächse (Asteraceae (Compositae))
Name:	Das Wort Beifuß ist eine Abwandlung des mittelhochdeutschen biboz (bozen = stoßen), da dieses Gewürz zur Speise gestoßen wurde. Die allseits beliebte Gewürzpflanze wird auch Beiges, Biwes, Gänsekraut, Magert u. a. genannt.
Beschreibung:	Die 1 bis 1^1/$_2$ m hohe Staude hat einen mehrköpfigen, ästigen Wurzelstock, treibt aber keine Ausläufer und keine überwinternden Rosetten, sondern mehrere aufrechte, alljährlich absterbende runde, geriefte, rispenartig verzweigte Stengel. Die 5 bis 10 cm langen, derben Laubblätter sind am Rand oft etwas umgerollt und auf der Unterseite weißfilzig. Die eiförmigen, kurzgestielten Blütenköpfchen stehen sehr zahlreich in einer stark ästigen Rispe, die von lanzettlichen Hochblättern durchblättert ist. Die gelben bis rotbraunen Blüten ragen kaum aus der schuppenförmigen Hülle hervor. Die ganze Pflanze hat einen eigenartigen Geruch.
Blütezeit:	Juli bis September
Vorkommen:	Der Beifuß kommt besonders auf nährstoffreichen Sand-, Kies- und Lehmböden vor und besiedelt nitratreiches Ödland; man findet ihn auch in Bauerngärten als Gewürzpflanze.
Verbreitung:	Die Pflanze ist fast auf der ganzen nördlichen Halbkugel verbreitet und in Nord- und Mittelamerika sowie in Zentralasien, wo sehr wahrscheinlich der Ursprung der ganzen Gruppe zu suchen ist, mit zahlreichen Unterarten vertreten.
Sammelgut:	Kraut (Herba Artemisiae)
Sammelzeit:	Juli bis September
Sammelvorschrift:	60 bis 70 cm des blühenden Krautes werden abgeschnitten, gebündelt und getrocknet. Die Droge riecht angenehm würzig und schmeckt aromatisch, ein wenig bitter.
Inhaltsstoffe:	Herba Artemisiae enthält Bitterstoff, Gerbstoff und 0,03 bis 0,2% ätherisches Öl mit Cineol als Hauptbestandteil, während Thujon nur in Spuren enthalten ist.
Anwendung:	Die Droge wird kaum noch als aromatisches Bittermittel bei Appetitlosigkeit, Verdauungsstörungen, Magenbeschwerden und Blähungen verwendet. Beifuß gehört zu den stark aromatischen Gewürzkräutern und wird vor allem Fleischgerichten zugesetzt. Besonders bei fettem Gänsebraten fördert er den Geschmack und die Bekömmlichkeit.
Nebenwirkungen:	Früher wurde die Pflanze auch in der Frauenheilkunde verwendet; die wirksamen Dosen liegen aber bereits im toxischen Bereich.
Geschichtliches:	Im Altertum wurde Beifuß häufig verwendet, so bei Wassersucht, Epilepsie und bei Bissen giftiger Tiere. Im Mittelalter spielte die Pflanze im Aberglauben eine Rolle.

Artemisia vulgaris L.

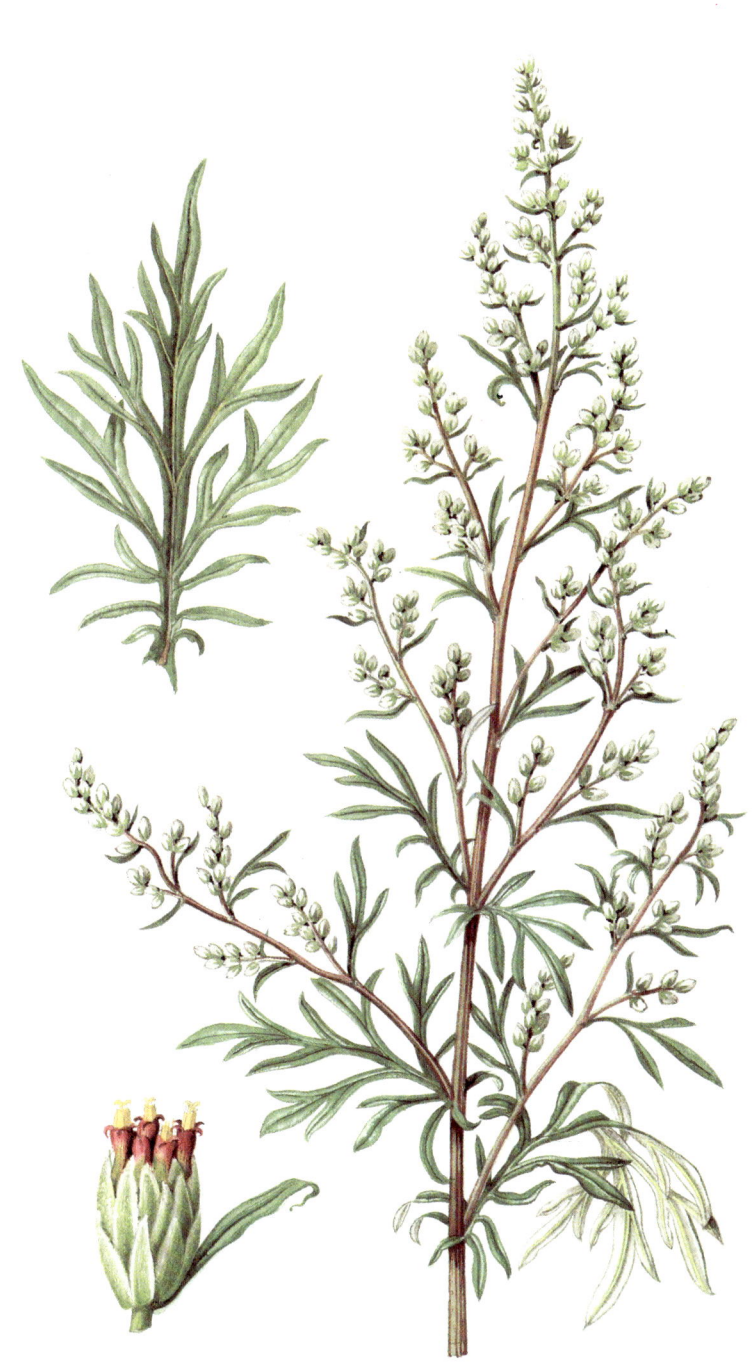

ARONSTAB †

Familie:	Aronstabgewächse (Araceae)
Name:	*Aron* ist der griechische Name für die Pflanze; *maculatum* = gefleckt. Aronstab nach der Form des Blütenkolbens.
Beschreibung:	Die ausdauernde, bis etwa 40 cm hohe Pflanze besitzt einen außen braunen, innen weißen, knollig verdickten Wurzelstock. Die Blätter sind langgestielt, pfeilförmig und rotbraun gefleckt (var. *maculatum*) oder ungefleckt (var. *immaculatum*). Die eingeschlechtlichen Blüten haben keine Blütenhülle und stehen in einem kolbenförmigen Blütenstand (Spadix), der von einer grünlichweißen, unten eingerollten Scheide als Hochblatt (Spatha) umgeben ist. Im unteren Teil des Kolbens befinden sich die weiblichen, darüber die männlichen Blüten. Der obere braunviolette Teil ist blütenlos, nackt, keulenartig verdickt. Die wenigsamigen, scharlachroten, rundlichen Beerenfrüchte weisen einen süßlichen Geschmack auf.
Blütezeit:	April bis Juni.
Vorkommen und Verbreitung:	Die Pflanze kommt zerstreut besonders in feuchten Laubwäldern Mittel- und Südeuropas vor.
Toxische Bestandteile:	Für die schon lange bekannte Giftwirkung des Aronstabs wird ein Gemisch »flüchtiger Scharfstoffe«, u.a. Aroin, verantwortlich gemacht, dessen chemische Struktur nur teilweise bekannt ist. Möglicherweise sind auch die in der Pflanze enthaltenen Oxalate an der haut- und schleimhautreizenden Wirkung beteiligt.
Vergiftungssymptome:	Vergiftungen erfolgen in der Regel durch die Beeren, deren Giftigkeit offenbar nach Reifegrad und Standort der Pflanzen variiert. Wegen des leuchtendroten Aussehens und ihres süßlichen Geschmacks stellen sie für den Menschen, insbesondere für Kinder, eine Gefahrenquelle dar. Obwohl man im allgemeinen nur leichtere Vergiftungen, die sich durch Brennen und Prickeln im Mund sowie Brechreiz äußern, erwarten kann, löst der Verzehr größerer Mengen auch ernstere Symptome aus, u.a. Magen-Darm-Beschwerden, Schwindelgefühl und Krämpfe. Durch lokale Einwirkung auf die Haut können auch starke Reizwirkungen auftreten. Die Frischpflanze und ihr Saft sind durchweg stärker wirksam als die getrockneten Pflanzenteile. Eine tödliche Vergiftung durch die Pflanze wurde wiederholt beim Weidevieh beobachtet. Hier führen schwere Entzündungen im Verdauungstrakt mit Blutungen und Krämpfen zum Tode.
Therapiemaßnahmen:	Gaben von Aktivkohle, reichlich warmen Tee trinken lassen. Nur bei Einnahme größerer Mengen ist eine primäre Giftentfernung durch Magenspülung erforderlich. Die Behandlung erfolgt im allgemeinen symptomatisch durch den Arzt.
Geschichtliches:	Von den Schriftstellern des Altertums Theophrast, Plinius und Dioskurides wurden *Arum*-Arten für Heil- und Nahrungszwecke empfohlen. In Notzeiten kochte man die Wurzelknollen und trocknete sie danach, wobei die Giftwirkung verlorengeht. Die so behandelten Knollen hat man gemahlen und dieses Mehl, mit Getreidemehl gemischt, gebacken.

Arum maculatum L.

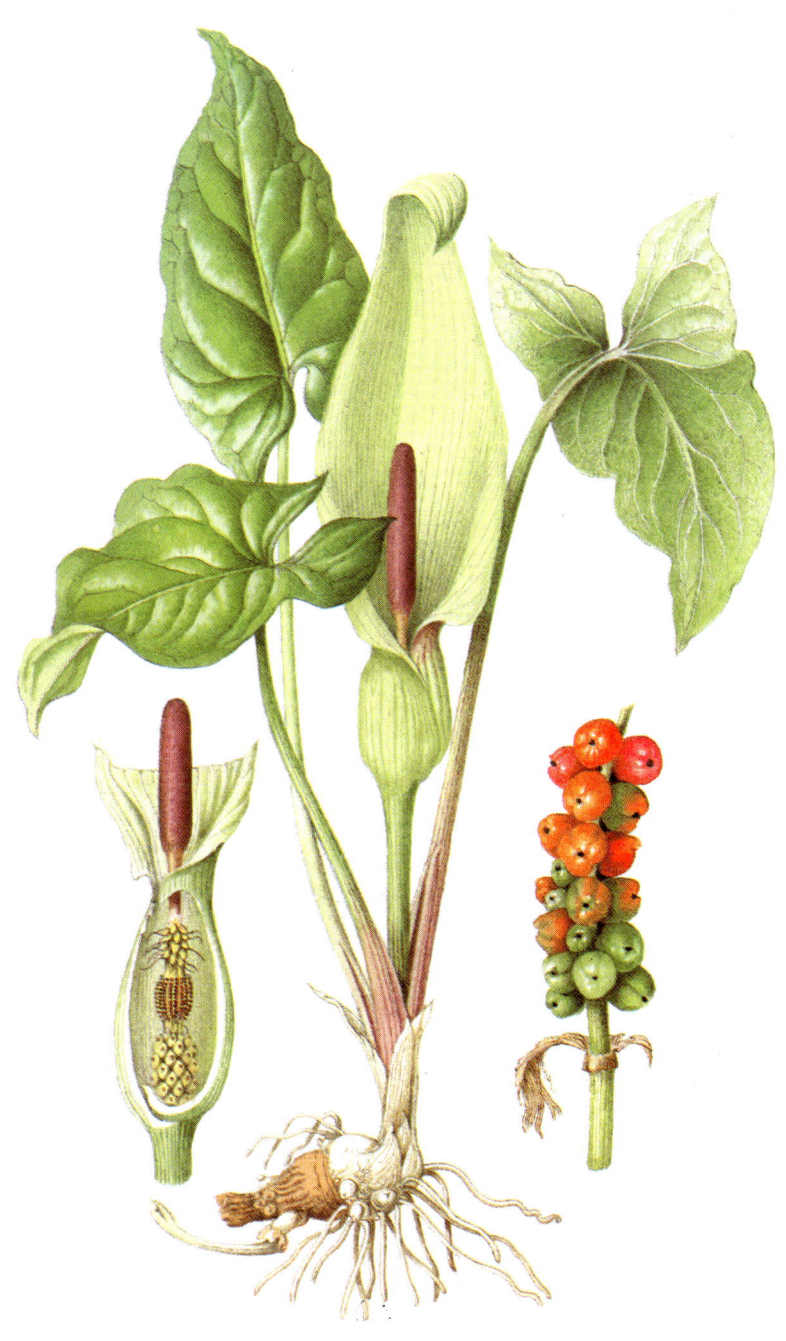

HASELWURZ

Familie:	Osterluzeigewächse (Aristolochiaceae)
Name:	Wahrscheinlich gab der Standort der Pflanze, die häufig unter Haselsträuchern wächst, den Namen. Im Volksmund ist sie auch als Hasenöhrl und Hasenpappel bekannt.
Beschreibung:	Die dünne, kriechende Grundachse der immergrünen Pflanze ist gegliedert und verzweigt. Jedes Frühjahr bilden sich neue Laubsprosse, die wie die anderen Teile der Pflanze zottig behaart sind und ebenfalls Wurzeln treiben können. Jeder Laubsproß trägt 3 oder 4 bräunlichgrüne, schuppenförmige Niederblätter und 2 langgestielte, nierenförmige, ledrige, dunkelgrüne Laubblätter, deren Stiele oft rotbräunlich überlaufen sind. Am Ende der Sprosse stehen kurzgestielte, unscheinbare Blüten. Die dreiteilige Blütenkrone ist innen dunkelpurpurn und außen bräunlich bis fleischfarben. Die Frucht ist eine sechsfächrige, vielsamige Kapsel. Die Blüten riechen beim Zerreiben nach Pfeffer.
Blütezeit:	März bis Mai
Vorkommen:	Die Haselwurz wächst vorzugsweise auf Kalk und ist von der Ebene bis in die Bergregion an schattigen Standorten anzutreffen.
Verbreitung:	Die Haselwurz ist in Mitteleuropa der einzige Vertreter der Osterluzeigewächse. Die Pflanze kommt in Süd- und Mitteleuropa weit verbreitet und auch im Osten Kleinasiens und in Sibirien vor. Ihre Nordgrenze liegt in England und dem südlichen Schweden, jedoch ist sie in weiten Gebieten des nördlichen Mitteleuropas, besonders im Westen, selten und fehlt im ganzen nördlichen Flachland.
Sammelgut:	Wurzel (Rhizoma Asari)
Sammelzeit:	August
Sammelvorschrift:	Das Sammelgut ist möglichst rasch zu trocknen und in gut schließenden Blechgefäßen aufzubewahren. Die Droge hat einen campferartigen Geruch und einen scharf würzigen, bitteren Geschmack. Nach längerer Lagerung verlieren sich Geruch und Geschmack, da sich das Asaron verflüchtigt.
Inhaltsstoffe:	Rhizoma Asari enthält 0,7 bis 4% ätherisches Öl mit etwa 40% Asaron, weiterhin Gerbstoff, Stärke und Harz.
Anwendung:	Die Haselwurz war bis zu Beginn des 18. Jahrhunderts das wichtigste Brechmittel, wurde aber von der Brechwurzel (Radix Ipecacuanhae) verdrängt. Asaron reizt die Magenschleimhaut so, daß es zu reflektorischem Erbrechen kommt. In Frankreich wurde die Droge dem Wein zugesetzt. Sie gilt als ein gutes auswurfförderndes Mittel; Auszüge finden daher bei Erkrankungen der Atmungsorgane Anwendung.
Nebenwirkungen:	Als Brechmittel und harntreibendes Mittel ist die Haselwurz wegen der toxischen Nebenwirkungen nicht mehr in Gebrauch. Vergiftungen sind selten, bei Mißbrauch zu Abtreibungszwecken kann es aber zu tödlichem Ausgang kommen.
Geschichtliches:	Im Altertum und im Mittelalter wurde die Droge häufig verwendet. Galen, Plinius und die Äbtissin Hildegard von Bingen (1098-1179) erwähnen die Pflanze.

Asarum europaeum L.

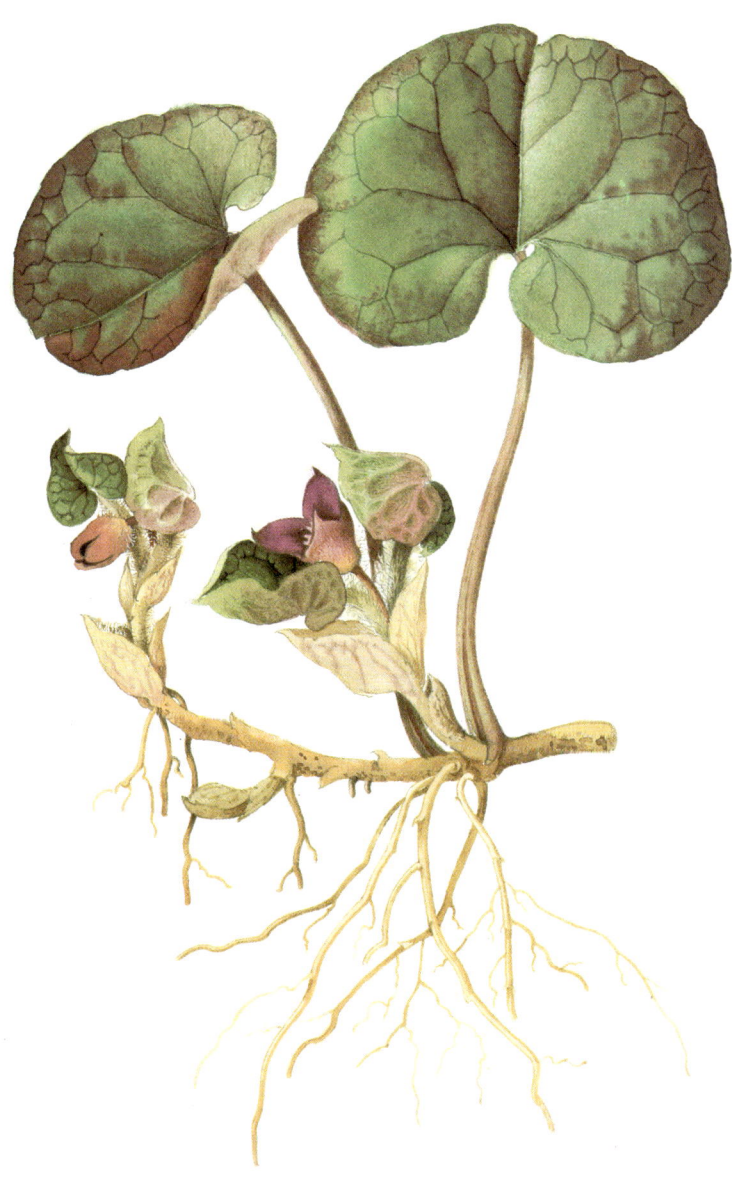

TOLLKIRSCHE †

Familie:	Nachtschattengewächse (Solanaceae)
Name:	Wegen der starken Giftwirkung der Beeren und deren Ähnlichkeit mit der Kirsche erhielt die Pflanze den Namen Tollkirsche, mundartlich abgewandelt in Dollwurz, Deiwelskersche, Irrbeere u. a.
Beschreibung:	Die $1/2$ bis 2 m hohe Staude hat einen dicken, walzenförmigen Wurzelstock, mit dem sie mehrere Jahre überdauert. Die gestielten, überhängenden Blüten stehen einzeln in den Blattachseln der aufrechten Stengel. Die glockige Blütenkrone ist außen braunviolett, innen schmutziggelb und purpurrot geädert. Der fünfspaltige Kelch vergrößert sich bei der Fruchtreife und breitet sich sternförmig aus. Er umschließt die Frucht, eine etwa kirschgroße, schwarzglänzende, saftige Beere.
Blütezeit:	Juni bis August
Vorkommen:	Die Tollkirsche ist im allgemeinen eine Schattenpflanze; sie bevorzugt humosen Boden lichter Buchenwälder und Kahlschläge. In den Alpen gedeiht sie noch in Höhen bis zu 1650 m.
Verbreitung:	Die Pflanze ist über das südliche, mittlere und westliche Europa verbreitet, im Osten vom Kaukasus bis zum Iran und Kleinasien, ebenso in Nordafrika. In Nordamerika wurde sie eingeschleppt.
Sammelgut:	Kraut (Herba Belladonnae), Wurzel (Radix Belladonnae)
Sammelzeit:	Kraut Juni bis Juli, Wurzel Juni bis August
Sammelvorschrift:	Die längs gespaltenen Wurzeln werden wie das Kraut bei 50 bis 60°C möglichst rasch getrocknet. Die Wurzeln sind geruchlos; frisches Kraut riecht schwach narkotisch, getrocknet ist es ebenfalls geruchlos. Die Wurzeln schmecken anfangs süßlich, später wie das Kraut – scharf und bitter. *Vorsicht! Die Tollkirsche ist in allen Teilen giftig!*
Inhaltsstoffe:	Die Drogen enthalten 0,2 bis 1% Alkaloide mit L-Hyoscyamin als Hauptalkaloid, weiterhin Atropin sowie geringe Mengen Scopolamin, Apoatropin, Belladonnin, Tropin und Scopin. Beim Trocknen geht L-Hyoscyamin teilweise in das praktisch unwirksame D-Hyoscyamin über; das dabei entstehende Racemat ist Atropin.
Anwendung:	Medizinisch verwendet werden Drogenextrakte oder Atropin. Sie wirken in erster Linie krampflösend; schon kleinste Dosen hemmen die Sekretion der Drüsen und wirken pupillenerweiternd. Verordnet werden sie – meist in Kombination – bei Magen- und Darmkrämpfen, Gallen- und Blasenkrämpfen, ferner unter anderem bei Koliken, Bronchialasthma und Keuchhusten, bei Magengeschwüren, gegen Erbrechen, bei Speichelfluß, Nachtschweiß, als Gegenmittel bei verschiedenen Vergiftungen und äußerlich als Augentropfen.
Giftwirkung:	Nach Erbrechen kommt es zu Herzjagen, Pupillenerweiterung, Erregungszuständen und Bewußtlosigkeit, mitunter zum Tod durch Atemlähmung; die tödliche Dosis liegt bei 0,1 g Atropin.
Geschichtliches:	Im 15. Jahrhundert wurde nur ihre Giftigkeit verzeichnet; im Mittelalter enthielten »Hexensalben« Alkaloide von Nachtschattengewächsen, und im 18. Jahrhundert wurde die Tollkirsche häufig zu Heilzwecken verwendet. 1831 wurde Atropin isoliert.

Atropa bella-donna L.

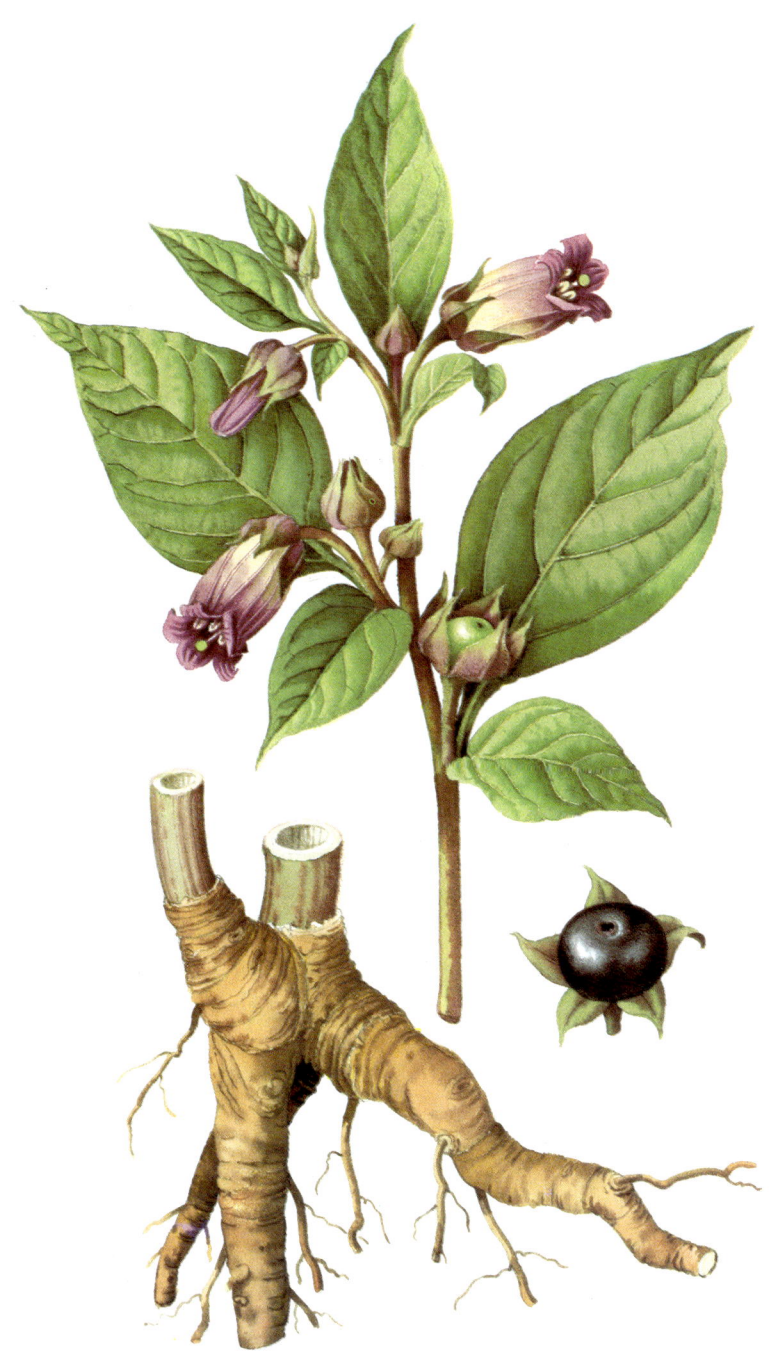

SAUERDORN, BERBERITZE †

Familie:	Berberitzengewächse (Berberidaceae)
Name:	Wegen des sauren Geschmackes der Früchte und der dornigen Zweige heißt der Strauch Sauerdorn. Der Volksmund gab ihm Namen wie Dreidorn, Spießdorn, Essigflaschl, Weinzäpferchen. Vom Gattungsnamen *Berberis* rührt die Benennung Berberitze her.
Beschreibung:	Der Sauerdorn ist ein bis zu 3 m hoher Strauch. Die Blätter der Langtriebe haben eine Umbildung in einfache bis siebenzählige Dornen erfahren. In den Achseln dieser Dornen stehen an Kurztrieben büschlig die eiförmigen Blätter. Die gelben Blüten bilden vielblütige, hängende Trauben und strömen einen fast unangenehm starken Duft aus. Der Fruchtknoten entwickelt sich zu einer länglichen, scharlachroten Beere von säuerlichem Geschmack.
Blütezeit:	April bis Juni
Vorkommen:	Der Sauerdorn ist an trockenen, sonnigen Standorten, steinigen Hügeln, in Hecken der Feld- und Wegränder und an weniger feuchten Stellen der Flußauen anzutreffen. Zudem wird er in Gärten und Parks angepflanzt und kann daraus verwildern. Da der Strauch der Zwischenwirt des dem Getreide sehr schädlichen Getreiderostes ist, wurden die früher zahlreichen Sauerdornbüsche durch Rodung stark verringert.
Verbreitung:	Der Sauerdorn kommt in fast ganz Europa außer Nordskandinavien und dem nördlichen Teil Rußlands vor. Im Südosten reicht er noch bis ins Kaukasusgebiet.
Sammelgut:	Früchte (Fructus Berberidis)
Sammelzeit:	September
Sammelvorschrift:	Die Früchte werden in lockerer Schicht zum Trocknen auf einer Unterlage ausgebreitet; sie sind geruchlos und haben einen angenehm sauren und etwas herben Geschmack.
Inhaltsstoffe:	Die Droge enthält reichlich Fruchtsäuren, Vitamin C, verschiedene Zucker, Pektine, unter anderem Schleimstoffe sowie Farbstoffe, im Gegensatz zur Wurzelrinde aber keine Alkaloide.
Anwendung:	Früher wurden die Früchte als mildes Abführmittel angewendet. Sie dienen auch zur Bereitung des als Geschmackskorrigens verwendeten Sirups. Die Wurzelrinde, Cortex Radicis Berberidis, die bis zu 8% Alkaloide mit dem Hauptalkaloid Berberin enthält, wurde bei Leber-, Gallen- und Steinleiden sowie als blutstillendes Mittel bei Gebärmutterblutungen nach der Geburt und bei schmerzhaften Menstruationsblutungen benutzt.
Nebenwirkungen:	Während die Früchte nicht giftig sind, kann es bei der Wurzel infolge Überdosierung zu Vergiftungen kommen. Kleine Dosen an Berberin erregen das Atemzentrum, hohe Dosen können unter Krämpfen zu tödlicher Atemlähmung führen.
Geschichtliches:	Man nimmt an, daß die Pflanze in der Antike verwendet wurde; im Mittelalter wurden die verschiedenen Pflanzenteile in Kräuterbüchern ausführlich behandelt.

Berberis vulgaris L.

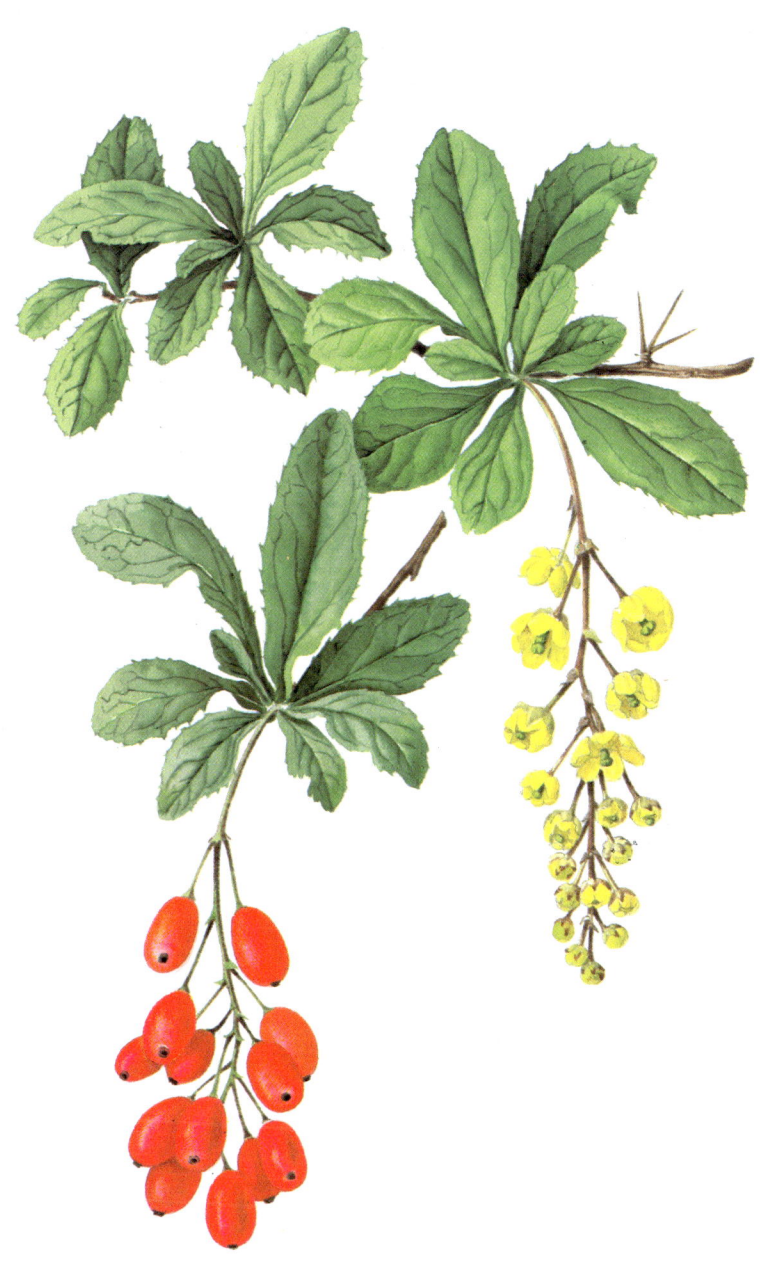

HÄNGEBIRKE

Familie:	Birkengewächse (Betulaceae)
Name:	Das Wort Birke ist indogermanisch und kehrt in allen diesen Sprachen wieder. Wahrscheinlich ist auch Borke (Rinde) gleichen Ursprungs. Volkstümliche Namen sind Bark, Bork, Hexenbesen, Maibaum.
Beschreibung:	Als Baum kann die Hängebirke bis zu 30 m Höhe erreichen. In der Jugend sind Stamm und Äste von schneeweißer Rinde bedeckt, die sich meist in horizontalen Streifen abschält und bei älteren Bäumen in eine schwarze, harte Borke verwandelt. Die dünnen Zweigenden hängen häufig herab. Die männlichen und weiblichen Geschlechtsorgane stehen bei allen Birken in getrennten, ährenähnlichen Blütenständen, die männlichen stets an den Enden der Zweige, die weiblichen tiefer an den Enden kurzer Seitenzweige. Die Bestäubung erfolgt durch den Wind. Von der Hängebirke unterscheidet sich die Moorbirke (B. pubescens EHRH.) durch flaumige Behaarung der jungen Zweige und das Fehlen der Harzdrüsen, die für die jungen Zweige der Hängebirke typisch sind.
Blütezeit:	April bis Mai
Vorkommen:	Die Hängebirke findet man häufig an trockenen Stellen von Laub- und Nadelwäldern sowie an Waldrändern und in Heidegebieten, während die Moorbirke feuchte Standorte auf Mooren und Sümpfen bevorzugt.
Verbreitung:	Die Hängebirke ist von Europa durch Asien bis Japan verbreitet. Ihre Nordgrenze liegt in Europa in Mittelskandinavien und Lappland. Im Süden ist sie vornehmlich in den Gebirgen anzutreffen. Die Moorbirke kommt sogar bis zum Nordkap, Weißen Meer und Grönland vor, dagegen fehlt sie in den Gebirgen Südeuropas.
Sammelgut:	Blätter (Folia Betulae)
Sammelzeit:	Mai bis Juli
Sammelvorschrift:	Die von den Zweigen abgestreiften Birkenblätter sind im Dunkeln unter öfterem Umwenden zu trocknen und, vor Licht geschützt, in gut schließenden Behältern aufzubewahren. Sie riechen schwach aromatisch und haben einen etwas bitteren Geschmack.
Inhaltsstoffe:	Die Droge enthält wahrscheinlich Saponine, etwa 2% flavonoide Glykoside mit Hyperosid, etwa 0,1% ätherisches Öl, außerdem phenolische Verbindungen, unter anderem Gerbstoffe, sowie Zucker und Harze.
Anwendung:	Birkenblätter haben eine experimentell bewiesene stark harntreibende Wirkung, ohne daß dabei (wie z. B. bei Wacholderbeeren) Nierenreizung auftritt. Hauptanwendungsgebiet der Droge sind Nieren- und Blasenerkrankungen, bei denen sie häufig verordnet wird. Demgegenüber spielt ihre Anwendung bei Rheuma, Gicht und als schweißtreibendes Mittel nur eine untergeordnete Rolle.
Nebenwirkungen:	Die Droge gilt als unschädlich.
Geschichtliches:	Als Baum des nördlichen Europas wurde die Birke von den dort angesiedelten Völkern in der Heilkunde oft verwendet und spielte auch im Aberglauben eine gewisse Rolle.

Betula pendula ROTH

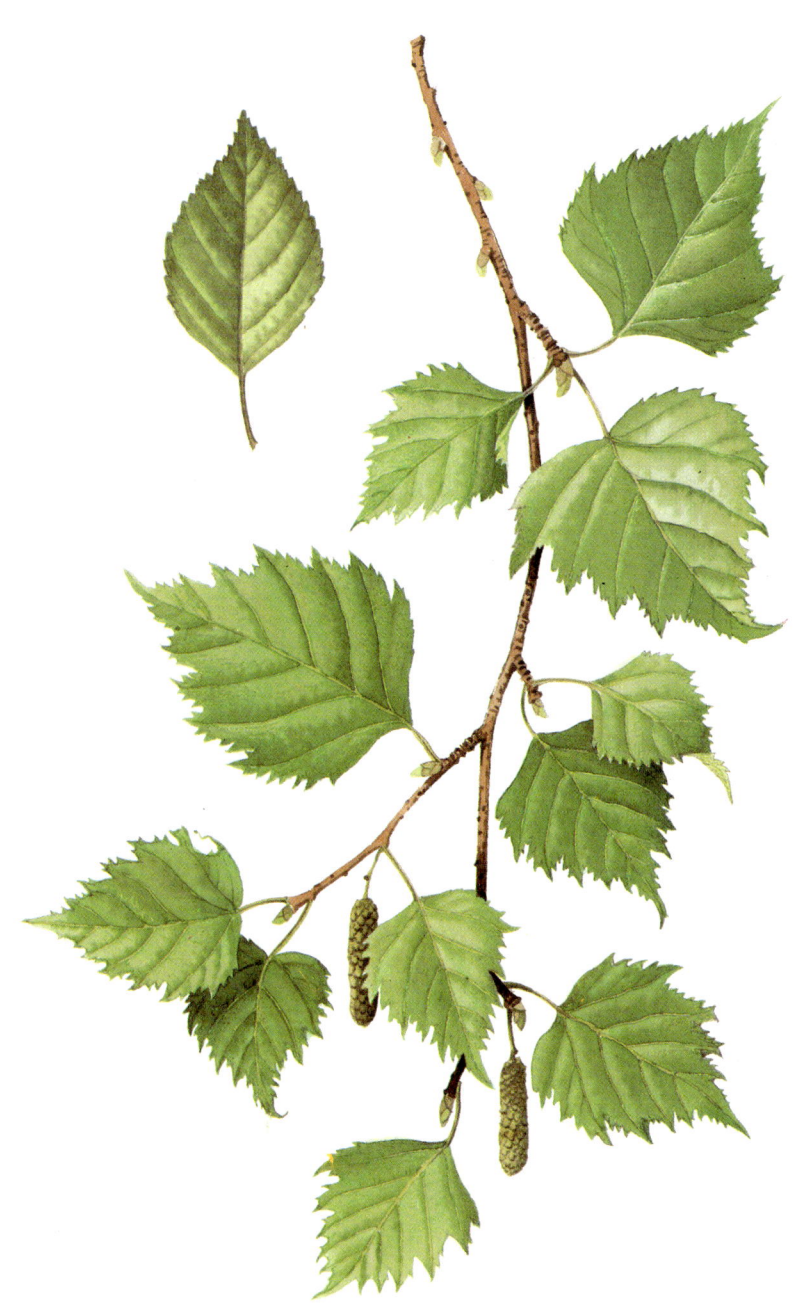

SCHWARZER SENF

Familie:	Kreuzblütengewächse (Brassicaceae (Cruciferae))
Name:	Wegen der im Gegensatz zum Weißen Senf dunklen Körner wird die Pflanze Schwarzer Senf, auch Roter oder Brauner Senf genannt. Mundartliche Bezeichnungen sind Keck, Mostartkorn, Sempsat und Senip.
Beschreibung:	Die dünne, spindelförmige Wurzel treibt einen meist etwa 1 m, selten 2 m hohen, unten verzweigten, geraden, im oberen Teil verästelten Stengel. Sämtliche Laubblätter sind gestielt. Am Ende der Blütenstengel oder Seitenzweige drängen sich die Blüten in büschligen Blütenständen zusammen, während sie darunter lockerer stehen. Die Kronenblätter, etwa doppelt so lang wie der Kelch, sind leuchtendgelb. Der Fruchtknoten entwickelt sich zu einer etwa 2 bis 3 cm langen, vierkantigen, schmalen Schote mit kleinen, runden, rotbraunen Samen.
Blütezeit:	Juni bis September
Vorkommen:	Der Schwarze Senf ist gelegentlich an Flußufern, im Flußgebüsch, auf Schuttplätzen, feuchten Äckern usw. zu finden. Überall handelt es sich aber wohl nur um verwilderte Kulturen.
Verbreitung:	Die Urheimat der Pflanze ist ungewiß. Zerstreut kommt sie von Südwest- über Süd- bis Mitteleuropa, östlich bis Afghanistan und Tibet vor. Vorwiegend wächst der Schwarze Senf heute an künstlichen Standorten, so angebaut und verwildert auch in Skandinavien, Nord- und Südamerika, Ostasien, Australien und auf den benachbarten Inseln.
Sammelgut:	Samen (Semen Sinapis)
Sammelzeit:	Juli bis September
Sammelvorschrift:	Die Senfsamen müssen an einem luftigen Ort getrocknet und dabei ständig überwacht werden, da sie leicht von Schimmelpilzen befallen werden. Getrocknet sind sie geruchlos und schmecken scharf und brennend.
Inhaltsstoffe:	Außer etwa 30% fettem Öl enthält die Droge als wichtigsten Inhaltsstoff 1 bis 5% des Senfölglykosids Sinigrin, aus dem beim Zerkleinern der Samen in Gegenwart von Wasser durch das ebenfalls im Samen enthaltene Enzym Myrosinase das leicht flüchtige und stark reizende Allylisothiocyanat (Allylsenföl) freigesetzt wird.
Anwendung:	Die Droge wird äußerlich als hautreizendes Mittel bei Rheuma, Bronchitis, bei Gelenk- und Nervenschmerzen sowie Rippenfellentzündung verwendet. In Form von Speisesenf regt sie den Appetit und die Sekretion der Verdauungsdrüsen an und wirkt als verdauungsförderndes Magenmittel.
Nebenwirkungen:	Bei äußerlicher Anwendung zu hoher Dosen des Senföls kommt es zu Hautentzündungen bis zur völligen Zerstörung des Gewebes, bei innerlicher Anwendung ebenfalls zu unerträglichen Schmerzen, Krämpfen, Nierenschädigung und unter Umständen zum Tod im Koma.
Geschichtliches:	Senfkörner sind als Heilmittel und als Gewürz schon im Altertum bekannt gewesen und wurden auch im Mittelalter verwendet. 1730 wurde das Senföl erstmalig von Boerhaave dargestellt.

Brassica nigra (L.) Koch

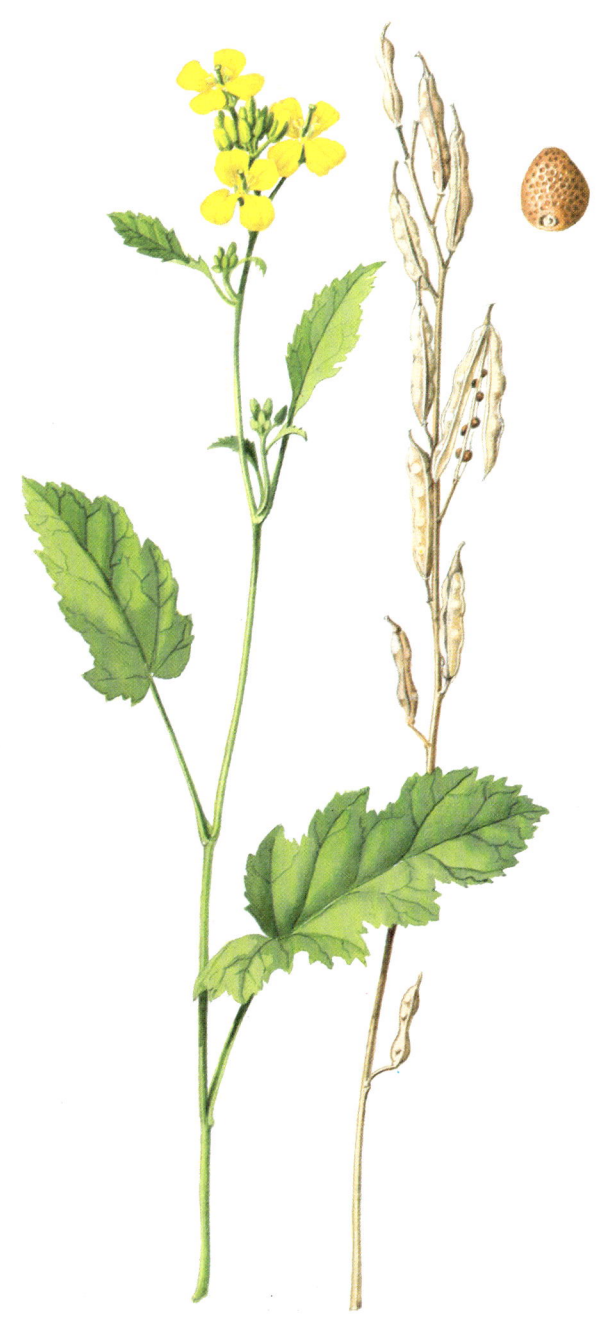

WEISSE ZAUNRÜBE · ROTBEERIGE ZAUNRÜBE †

Familie:	Kürbisgewächse (Cucurbitaceae)
Name:	Der Gattungsname leitet sich von *bryein*, griech. = sprossen bzw. wachsen ab, *dioica*, griech = zweihäusig. Zaunrübe wegen der rübenförmigen Wurzeln und ihres Standortes an Zäunen.
Beschreibung:	Beide Arten sind ausdauernde Pflanzen mit rübenartig verdickten Wurzeln. Die rauhhaarigen Stengel klettern mit spiralig gedrehten, unverzweigten Ranken. Die gestielten und bis über die Mitte handförmig 5lappigen Laubblätter sind borstig behaart. Die getrenntgeschlechtlichen, 5zähligen, radiären Blüten haben eine grünlichweiße, etwa 10 mm breite, trichterförmige, 5zipflige Blumenkrone. Die Weiße Zaunrübe ist einhäusig, d.h. weibliche und männliche Blüten kommen auf der gleichen Pflanze vor. Es bilden sich etwa erbsengroße, schwarze Beerenfrüchte. Die Rote Zaunrübe ist zweihäusig. Sie entwickelt bei der Reife scharlachrote Beerenfrüchte.
Blütezeit:	Juni bis Juli (*B. alba*), Juni bis September (*B. dioica*).
Vorkommen und Verbreitung:	In Mitteleuropa an Zäunen, in Gebüschen, Hecken und Auwäldern anzutreffen.
Toxische Bestandteile:	Komplex sogenannter Cucurbitacine (tetracyclische Triterpene), die z.T. als Glycoside vorliegen und für die Toxizität entscheidend sind. Als weitere Inhaltsstoffe kommen u.a. ungesättigte Polyhydroxyfettsäuren vor.
Vergiftungssymptome:	Bei innerlicher Einnahme treten Erbrechen, blutige Durchfälle, Koliken, Schwindel, Nierenreizung, Krämpfe, Lähmungen und Fehlgeburten auf. In besonders schweren Fällen ist tödlicher Ausgang durch Atemlähmung möglich. Äußerlicher Kontakt führt zu Hautentzündungen mit Blasen- und Geschwürbildung. Bereits beim Verzehr von 6-8 Beeren wurde mehrmaliges Erbrechen beobachtet, und 15 Beeren gelten bereits für Kinder, 40 für Erwachsene als tödlich. Als Vergiftungsursachen kommen vor allem der Verzehr von Beeren durch Kinder, der Kontakt mit dem Preßsaft frischer Zaunrüben bzw. falsche volksheilkundliche Anwendung der Pflanze als drastisch wirkende Abführ- oder harntreibende Mittel sowie die früher praktizierte Verwendung als Abtreibungsmittel in Frage. Die getrocknete Droge hat eine wesentlich geringere Giftwirkung als die frische Pflanze.
Therapiemaßnahmen:	Auslösen von Erbrechen, falls dies nicht ohnehin spontan einsetzt. Reichliche Gaben von Aktivkohle. Die weitere Behandlung, u.a. Magenspülung, Flüssigkeitszufuhr und atemstützende Maßnahmen, erfolgt symptomatisch durch den Arzt.
Geschichtliches:	Über die drastisch abführende Wirkung der Zaunrübe berichten bereits die Ärzte der Antike. Die Wurzel (Radix Bryoniae) wurde als Droge verwendet.

Bryonia alba L. · Bryonia dioica JACQ.

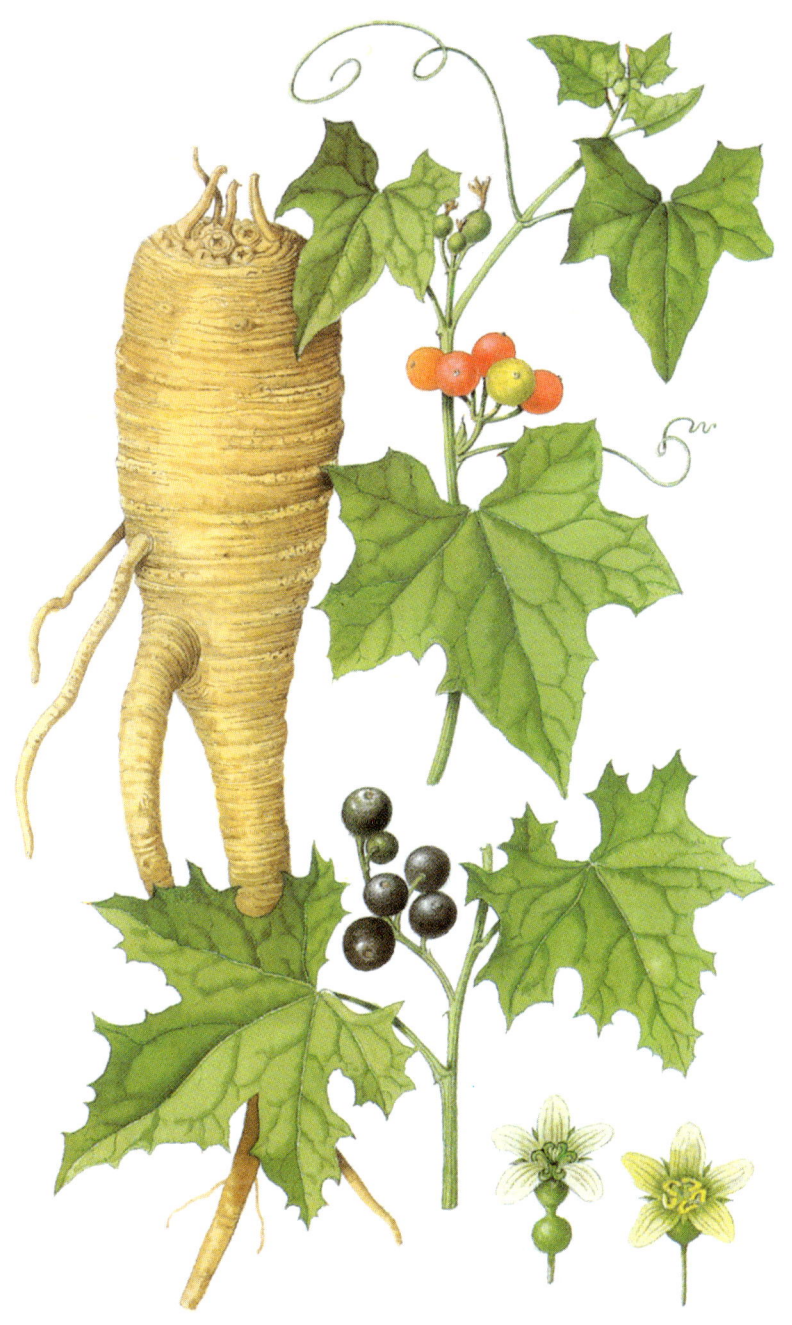

BUCHSBAUM †

Familie:	Buchsbaumgewächse (Buxaceae)
Name:	Der deutsche Name ist dem Lateinischen entlehnt. *Buxus* leitet sich von der griechischen Bezeichnung *pyxos* = fest ab, wegen des Holzes; *sempervirens* bedeutet immerlebend, immergrünend.
Beschreibung:	Langsam wachsender, buschiger Strauch, der sich an günstigen Standorten aber auch zu einem Baum von 8 m Höhe entwickeln, ein hohes Alter (200-300 Jahre) und einen Stammumfang von über 90 cm erreichen kann. Die stets immergrünen, ledrigen Blätter stehen gegenständig an den 4kantigen Stengeln. In der Gartenkultur sind viele Formen entstanden, die sich durch Farbe und Form der Blätter sowie durch besonderen Wuchs auszeichnen. Die gelblich-weißen, verhältnismäßig unscheinbaren, eingeschlechtlichen Blüten stehen in blattachselständigen Knäulen. Die weiblichen Blüten sind endständig und werden jeweils von mehreren männlichen Blüten umgeben. Die Früchte bestehen aus 3hörnigen Kapseln, die je 2 schwarzbraune, längliche Samen enthalten. Das gelbe, sehr feste, hornartige Holz ist schwerer als Wasser.
Blütezeit:	Ende März bis Anfang Mai.
Vorkommen und Verbreitung:	In warmen und trockenen Laubwäldern Nordafrikas sowie in Süd- und Südwesteuropa vorkommend, kalkliebend. In Mitteleuropa nur in warmen Hanglagen, z. B. im Moselgebiet, anzutreffen. Häufiger Zierstrauch, der aus Gärten mitunter verwildert.
Toxische Bestandteile:	Die Pflanze enthält in allen Teilen ein Gemisch von Alkaloiden. In Blüten und junger Rinde beträgt der Gehalt etwa 2%, in den anderen Pflanzenteilen liegt er etwas darunter. Strukturell handelt es sich um Steroidalkaloide der Pregnanreihe, die auch für die Toxizität der Pflanze verantwortlich sind. Die Blattdroge war früher als Heilmittel im Gebrauch. Vergiftungen beim Menschen erfolgten zuweilen durch Überdosierungen, besonders in der Volksheilkunde.
Vergiftungssymptome:	Erste Anzeichen einer Vergiftung sind Erbrechen, Durchfall und heftige Krämpfe. Diesen folgen Lähmungserscheinungen. Bei tödlichem Ausgang kommt es zum Tod durch Atemlähmung.
Therapiemaßnahmen:	Die Behandlung der Vergiftung, die meist stationär erfolgen muß, ist nach primärer Giftentfernung durch das Auslösen von Erbrechen bzw. Gaben von Aktivkohle oft erst nach Ausschaltung der Krämpfe möglich und erfolgt dann symptomatisch.
Geschichtliches:	*Buxus* wird bei fast allen griechischen und römischen Schriftstellern erwähnt. Der Buchsbaum ist seit vielen Jahrhunderten in Mitteleuropa in Kultur, u.a. für Hecken und Friedhofspflanzungen. Die Blätter wurden arzneilich, vor allem in der Volksheilkunde bei chronischen Hautleiden, u.a. bei Lues, bei Gicht und Rheuma und auch als Chininersatz bei Malariaerkrankungen, genutzt. Das Holz des Buchsbaumes verwendet man wegen seiner festen, gelben, hornartigen Beschaffenheit besonders für Drechselarbeiten.

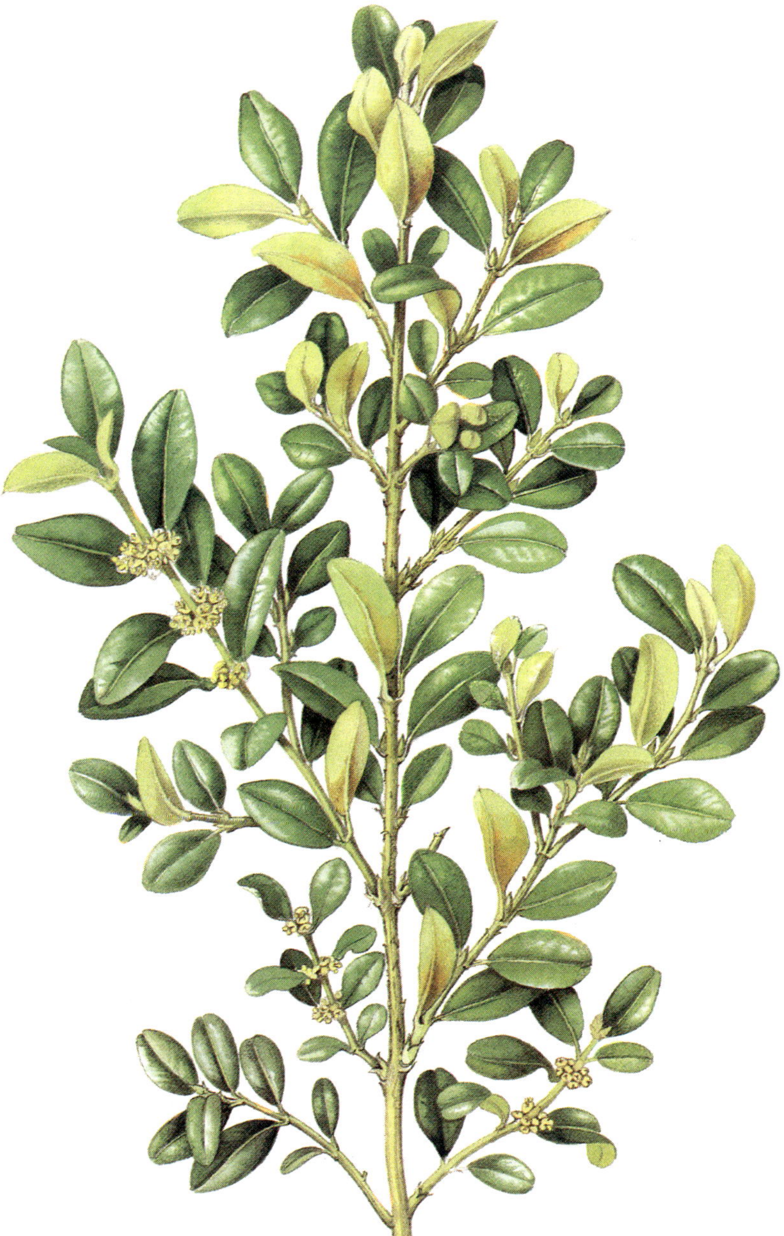

Buxus sempervirens L.

GARTENRINGELBLUME

Familie:	Korbblütengewächse (Asteraceae (Compositae))
Name:	Wegen ihrer gekrümmten, »geringelten« Früchte erhielt die Pflanze ihren Namen. Sie wird auch Ringelrose, Ringnelke, Studentenblume, Totenblume usw. genannt.
Beschreibung:	Die Gartenringelblume ist eine ein-, selten zweijährige, bis zu 50 cm hohe, eigenartig riechende Pflanze mit einer spindelförmigen, fasrig verzweigten Wurzel. An dem aufrechten, wenig verzweigten Stengel stehen die wechselständigen Blätter. Die etwa 2 bis 5 cm breiten Blütenkörbchen befinden sich einzeln an beblätterten Stielen. Ihre 15 bis 20 mm langen Strahlenblüten sind dotter- bis orangegelb ebenso wie die zahlreichen kleinen, trichterförmigen Scheibenblüten im Innern des Körbchens. Die Früchte sind auffällig einwärts gekrümmt, die inneren sogar eingerollt und auf der Rückseite quergerieft.
Blütezeit:	Juni bis Oktober
Vorkommen:	Die Gartenringelblume ist eine alte Kultur- und Zierpflanze, die auch heute noch zur Drogengewinnung landwirtschaftlich kultiviert wird.
Verbreitung:	Die Heimat der Pflanze ist wahrscheinlich das südliche Europa. Sie gedeiht aber noch in dem rauhen Klima Finnlands und sogar auf dem Plateau des Pamir, wo sie wie bei uns als Gartenpflanze beliebt ist. Vielleicht hat sie überhaupt nicht als Wildform existiert.
Sammelgut:	Blüten (Flores Calendulae)
Sammelzeit:	Juni bis August
Sammelvorschrift:	Die Droge wird ohne Stielanteile gesammelt, wenn die Zungenblüten voll entfaltet sind, und in dünner Schicht bei Temperaturen bis zu 35°C getrocknet. Sie hat einen unangenehmen, balsamischen Geruch und einen bitteren, aromatischen Geschmack.
Inhaltsstoffe:	Die Blüten der Ringelblume enthalten neben 0,02% ätherischem Öl vor allem Saponine, Bitterstoffe, Flavonoide und Carotinoide, ferner unter anderem Schleimstoffe und Harze.
Anwendung:	Äußerlich wird die Droge, die eine ähnliche Wirkung wie Arnikablüten hat, ohne jedoch Hautreizungen zu verursachen, infolge ihrer entzündungshemmenden und granulationsfördernden Eigenschaften zur Wundbehandlung bei schlecht heilenden Wunden und Geschwüren, bei Bluterguß, Quetschungen, zu Bädern und Umschlägen sowie in der Zahnheilkunde verordnet. Innerlich wendet man sie nur noch selten als gallentreibendes und krampflösendes Mittel an.
Nebenwirkungen	Bei Verwendung der Droge sind keine Nebenwirkungen bekannt geworden.
Geschichtliches:	Von Theophrast und auch von Dioskurides wird eine Droge »Klymenon« erwähnt, die mit großer Wahrscheinlichkeit mit unserer Ringelblume identisch ist. Virgil bezeichnet die Pflanze als »Caltha luteola«. In den Schriften der Äbtissin Hildegard von Bingen ist sie als »Ringula« aufgeführt und ihre Wirkung beschrieben.

Calendula officinalis L.

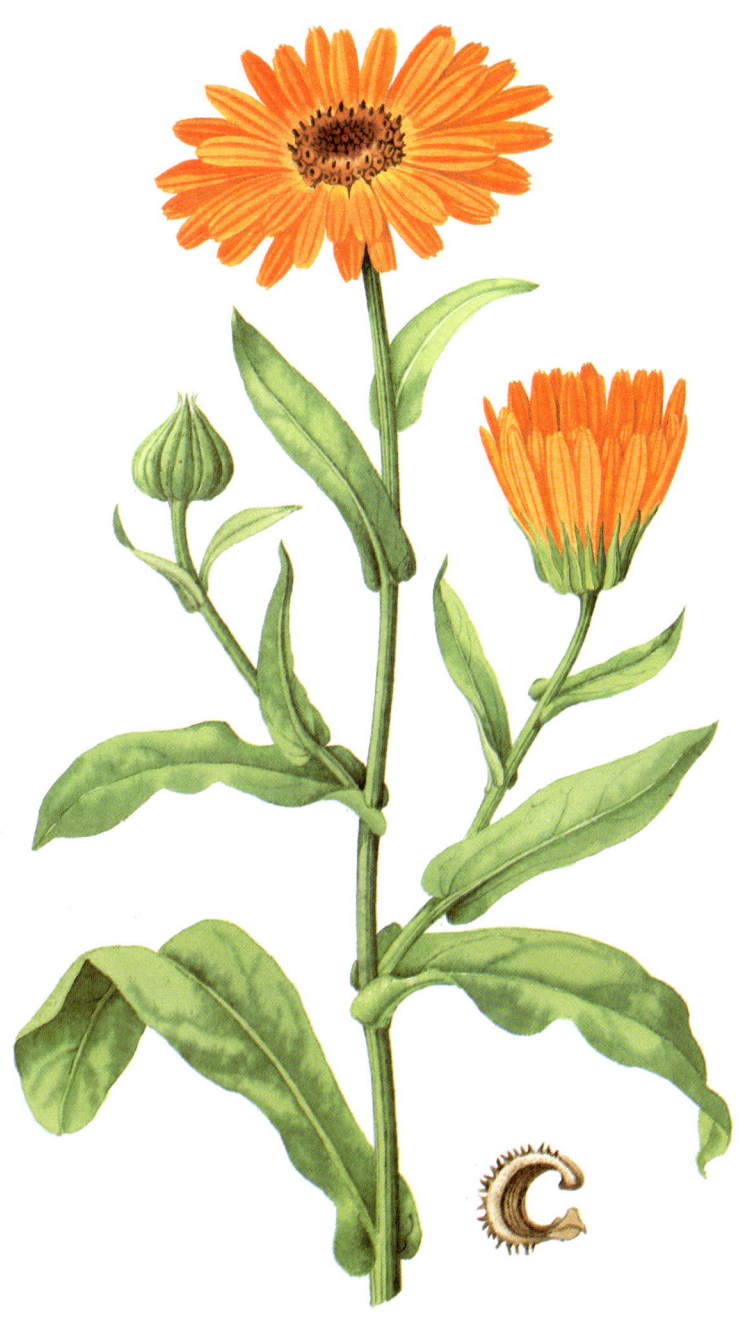

SUMPFSCHLANGENWURZ †

Familie:	Aronstabgewächse (Araceae)
Name:	Der Gattungsname leitet sich von *kallos*, griech. = körperliche Schönheit ab, da der Blütenstand von einer schönen weißen Hülle umgeben ist, *palustris*, lat. = im Sumpf wachsend.
	Schlangenwurz weist auf die frühere Anwendung gegen Schlangenbisse hin. Weitere Namen sind Drachenwurz oder Schweinsohr.
Beschreibung:	Die ausdauernde, bis etwa 40 cm Höhe erreichende Pflanze besitzt einen kriechenden, gegliederten Wurzelstock. Die grundständigen, herzförmigen bis rundlichen Blätter sind gestielt. Der runde Blütenschaft erhebt sich aus scheidenförmigen Niederblättern. Das außen grüne, innen weiße, eiförmige Hochblatt ist anfangs tütenförmig und breitet sich nach oben aus. Der am Grunde nackte Blütenkolben wird zur Spitze zu von meist zwittrigen, nackten Blüten besetzt. Die Frucht ist eine scharlachrote, mehrsamige Beere mit eiförmigen Samen.
Blütezeit:	Mai bis Juli.
Vorkommen und Verbreitung:	An sumpfigen Stellen, in Mooren und Bruchwäldern in Mittel- und Nordeuropa, Asien, Nordamerika, jedoch selten, vorkommend.
Toxische Bestandteile:	Ein Gemisch von »flüchtigen Scharfstoffen«, das insbesondere im Wurzelstock enthalten ist, mit nur teilweise bekannter chemischer Struktur und vermutlich den Wirkstoffen des Aronstabs ähnelnd. Außerdem sind wenig Calciumoxalate in Form von feinen Nadeln enthalten. Der scharfe Geschmack des Rhizoms verschwindet nach Hitzebehandlung und damit auch die Toxizität.
Vergiftungssymptome:	Da das natürliche Vorkommen der Pflanze stark zurückgegangen ist, sind Vergiftungen relativ selten. Die scharf schmeckenden Stoffe der Frischpflanze üben eine Ätzwirkung auf Haut und Schleimhäute aus. Daher wurden Vergiftungen auch durch den Genuß der Beeren oder Saugen an den Stengeln beobachtet. Sie verlaufen analog denen beim Aronstab: Neben der o. a. Reizwirkung bei äußerlicher Einwirkung auf die Haut kommt es innerlich zunächst zu Brennen und Prickeln im Mund sowie Brechreiz. Nach Einnahme größerer Mengen treten Magen-Darm-Entzündungen, Schwindelgefühl und Krämpfe auf.
Therapiemaßnahmen:	Eine Behandlung ist nur nach Einnahme größerer Mengen erforderlich. Sie erfolgt dann symptomatisch durch den Arzt, wobei als Erste-Hilfe-Maßnahme die primäre Giftentfernung bzw. Giftinaktivierung durch das Auslösen von Erbrechen und Gaben von Aktivkohle in Frage kommt.
Geschichtliches:	Die früher in der Volksheilkunde übliche, nicht ungefährliche Anwendung des Wurzelstockes bei Schlangenbissen ist vermutlich auf den schlangenartig geformten Wurzelstock zurückzuführen.

Calla palustris L.

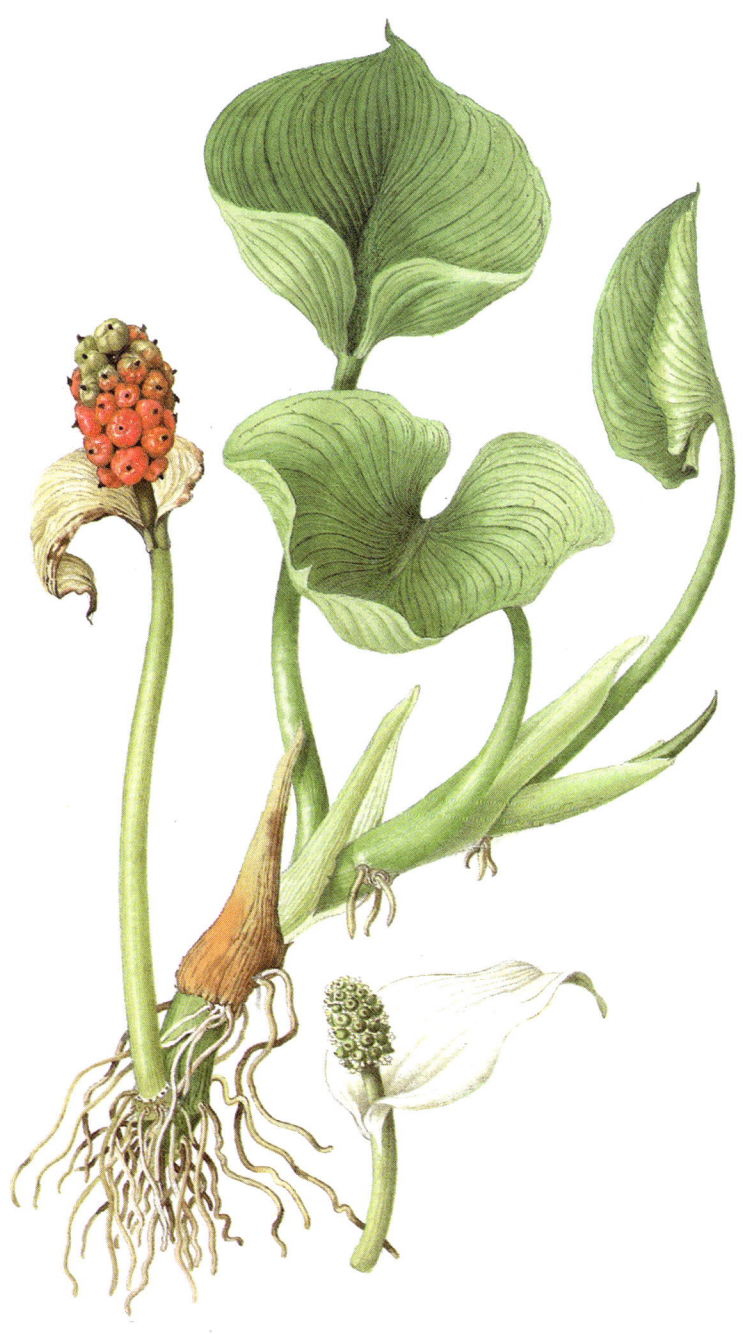

HEIDEKRAUT

Familie:	Heidekrautgewächse (Ericaceae)
Name:	Nach ihrem typischen Standort, der Heide, ist die allbekannte Pflanze benannt. Viele Volksnamen leiten sich davon ab, so Bienenheide, Besenheide, Brandheide, Blutheide, Hohheid, Hede u. a.
Beschreibung:	Das Heidekraut ist ein immergrüner Zwergstrauch von 20 bis 80 cm Höhe. Er hat niederliegende, wurzelnde Sprosse und aufstrebende Zweige. Die graubraunen, dünnen Stämmchen sind mit aufrechten, dichtstehenden Ästen besetzt. Die lineal-lanzettlichen, etwa 1 bis 3,5 mm langen Laubblätter decken sich schindelförmig. Der einseitswendige, traubige Blütenstand ist dicht und reichblütig. An Kurztrieben stehen die kurzgestielten, etwas nickenden rötlichen, selten weißen Blüten mit strohartigem violettrosa Kelch.
Blütezeit:	Ende Juli bis Anfang Oktober
Vorkommen:	Das Heidekraut ist ein Bewohner magerer, nährstoffarmer Böden und wächst häufig auf Mooren, in lichten, trockenen Wäldern und bedeckt besonders im Norden Deutschlands weite Flächen. In den Alpen bleibt es unterhalb der Schneegrenze.
Verbreitung:	Die Pflanze ist im westlichen Europa verbreitet, aber nicht im eigentlichen Mittelmeergebiet. Sie kommt sogar in Marokko und auf den Azoren vor. Nach Osten reicht das Verbreitungsgebiet über das nördliche Kleinasien bis Westsibirien. Im Norden gedeiht sie noch in Nordnorwegen und auf Island. Im atlantischen Nordamerika ist sie nicht ursprünglich.
Sammelgut:	Kraut mit Blüten (Herba Callunae)
Sammelzeit:	August bis September
Sammelvorschrift:	Die Blüten werden samt den Blättchen mit der Hand abgestreift oder abgeschnitten; verholzte Teile sind nicht zu sammeln. Das Sammelgut wird in dünner Schicht zum Trocknen ausgebreitet; dabei darf die violette Farbe nicht schwinden. Die Droge hat einen aromatischen Geruch und schmeckt bitterlich süß.
Inhaltsstoffe:	Das Heidekraut enthält das Hydrochinonglykosid Arbutin (0,3–0,4%), die Flavonglykoside Quercitrin und Myricitrin sowie Gerbstoffe, Harze und Spuren ätherischen Öles.
Anwendung:	Die Droge wird wegen ihres Flavonoidgehaltes als harntreibendes Mittel verordnet, ihre antiseptische Wirkung bei Nieren- und Blasenleiden ist infolge des zu geringen Arbutingehaltes umstritten. Der Gerbstoffgehalt des Heidekrautes erklärt seine Wirksamkeit bei Durchfällen.
Nebenwirkungen:	Es sind keine Nebenwirkungen bekannt.
Geschichtliches:	Bei der von Dioskurides erwähnten Heidepflanze dürfte es sich wahrscheinlich um die Baumheide *(Erica arborea)* handeln. *Calluna vulgaris* wurde im Mittelalter in zahlreichen Schriften erwähnt und vor allem bei Erkrankungen des Magen- und Darmbereiches angewendet.

Calluna vulgaris (L.) Hull.

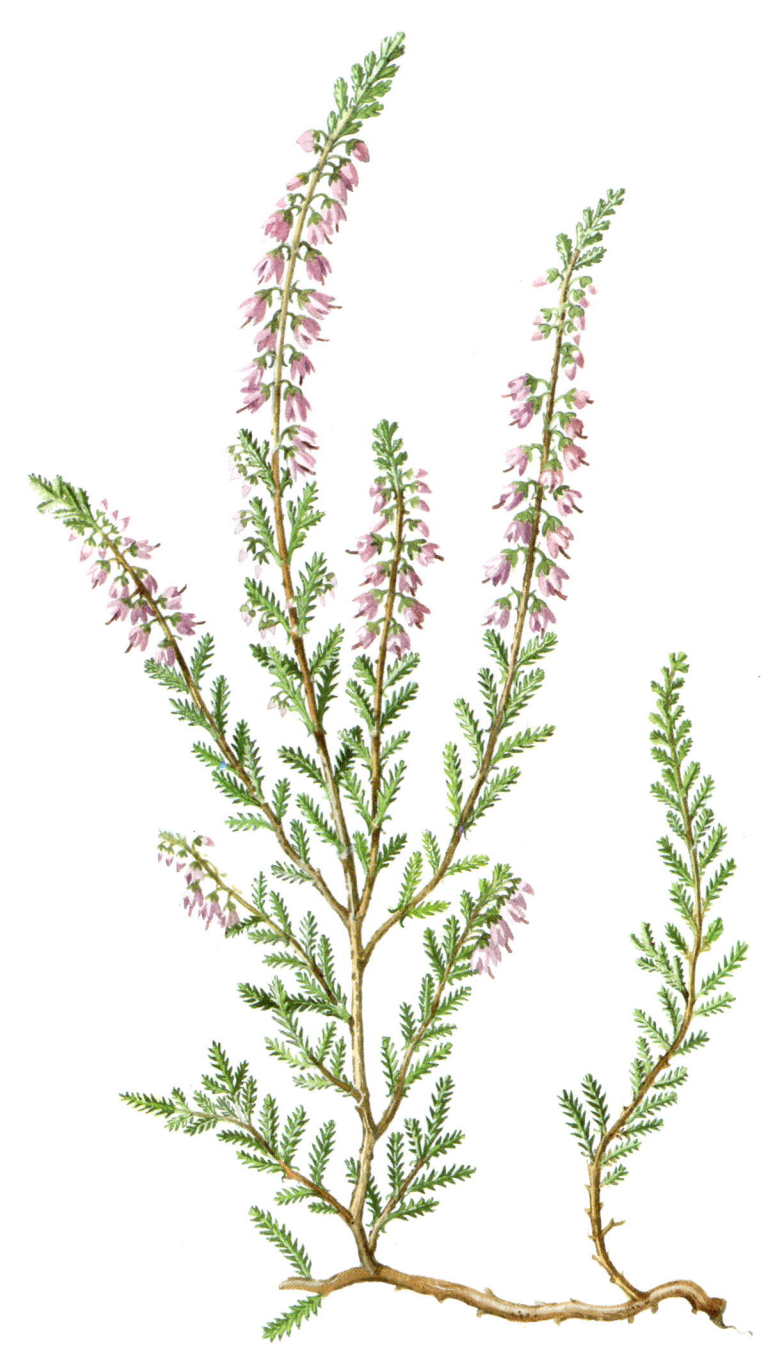

SUMPFDOTTERBLUME †

Familie:	Hahnenfußgewächse (Ranunculaceae)
Name:	Der Gattungsname stammt möglicherweise wegen der Blütenform von *calathus* = Schale, Körbchen.
Beschreibung:	Die etwa 15-30 cm hohe, ausdauernde Pflanze besitzt einen sehr kurzen Wurzelstock. Er ist mit einem Büschel langer, verhältnismäßig dicker, weißer Wurzeln besetzt. Der hohle Stengel steigt auf oder liegt darnieder, wobei er dann meist an den Knoten wurzelt und neue Pflanzen bildet. Die unteren Blätter sind langgestielt, nieren-herzförmig, am Rande gekerbt, glänzend dunkelgrün. Die kurzgestielten, stengelumfassenden Blätter des Sprosses weisen häufig eine häutige, vertrocknete Blattscheide auf. Die etwa 4 cm breite, einfache Blütenhülle besteht in der Regel aus 5 glänzendgelben Blütenblättern mit zahlreichen Staub- und Fruchtblättern. Aus letzteren entwickeln sich Balgfrüchte.
Blütezeit:	April bis Juni.
Vorkommen und Verbreitung:	Auf nährstoffreichen Sumpfwiesen, an Quellen, Bächen und Gräben auf der gesamten nördlichen Halbkugel vorkommend.
Toxische Bestandteile:	Die Giftstoffe wurden noch nicht eindeutig erkannt. Während in der Wurzel das Benzylisochinolinalkaloid Magnoflorin vorliegt, wies man in den Blättern u. a. Saponine nach. Vermutlich enthält die frische Pflanze auch in geringer Menge Protoanemonin.
Vergiftungssymptome:	Nach Verzehr der Blätter, z. B. als Salat, stellt sich starke Reizung der Verdauungsorgane mit Erbrechen, Durchfall und Kopfschmerzen ein. Auch Bläschenausschläge an der Haut wurden beobachtet.
Therapiemaßnahmen:	Im allgemeinen sind keine Maßnahmen notwendig. Erforderlichenfalls als Erste-Hilfe-Gaben von Aktivkohle oder Herbeiführen von Erbrechen. Beim Verzehr größerer Mengen muß die Weiterbehandlung symptomatisch durch den Arzt erfolgen.
Geschichtliches:	In der Heilkunde verwendete man früher das blühende Kraut (Herba et Flores Calthae palustris) ähnlich wie das von *Pulsatilla*-Arten recht vielseitig, u.a. bei Hauterkrankungen und Menstruationsstörungen. Die heutige Verwendung, u.a. bei juckenden Hautausschlägen, Bronchitiden und Menstruationsstörungen, ist auf die Homöopathie beschränkt. Die Blütenknospen wurden früher auch als Gewürz, sogenannte deutsche Kapern, verwendet. Vor dem Genuß muß jedoch gewarnt werden. Dagegen hat die frühere Verwendung der Blüten zum Gelbfärben der Butter wegen der geringen Mengen, die eingesetzt wurden, keinen Anlaß zu Vergiftungen gegeben.

Caltha palustris L.

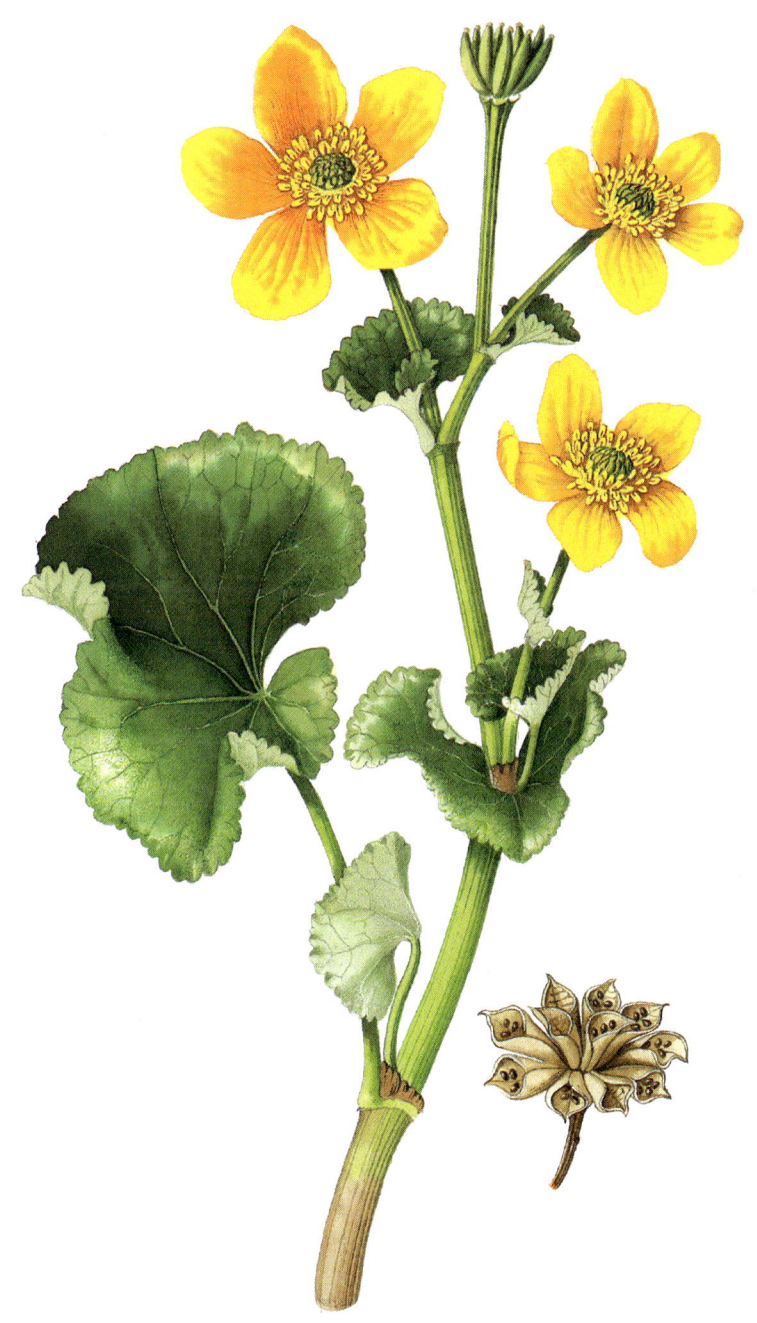

HANF †

Familie:	Hanfgewächse (Cannabaceae)
Name:	*Kannabis* (griech.) ist bei Plinius die Bezeichnung für diese Pflanze. Man leitet sie vom Altindischen ab und führt die Sanskritnamen der Pflanze Banga und Gaugika an, deren Wurzel *ang* oder *an* in allen indoeuropäischen oder semitischen Sprachen wiederkehrt, z.B. *Kanas* im Keltischen, *Cannab* im Arabischen oder *Hanaf* im Althochdeutschen.
Beschreibung:	Die einjährige zweihäusige Pflanze erreicht eine Höhe von 1-1,5 m. Ihre sehr charakteristischen Blätter stehen gegenständig, im oberen Teil auch wechselständig und sind mit meist 5-7 lanzettlichen, grob gezähnten Abschnitten gefingert. Die Blüten weisen keine oder nur eine unscheinbare Blütenhülle auf. Die männliche Pflanze besitzt rispenartig angeordnete Staubblätter; die weibliche Pflanze hat grüne Stempelblüten, deren 2griffliger Fruchtknoten von einem Vorblatt kapuzenartig umhüllt wird, das dicht mit Drüsenhaaren besetzt ist. Die Blüten sind zu Scheinähren vereinigt. Die Frucht ist eine graubraune, einsamige Nuß.
Blütezeit:	Juli bis August.
Vorkommen und Verbreitung:	Die in den Steppengebieten Zentralasiens heimische Pflanze wird heute in den gemäßigten und tropischen Zonen beider Hemisphären als Faserpflanze kultiviert.
Toxische Bestandteile:	Die Pflanze enthält ein Gemisch von sogenannten Cannabinoiden, die in den herzartigen Exkreten der Drüsenschuppen besonders von weiblichen Pflanzen vorliegen. Die Menge an Cannabinoiden und die Zusammensetzung des Wirkstoffgemisches sind genetisch determiniert, und die Wirkstoffbildung ist auch von klimatischen Faktoren abhängig. Die Triebspitzen werden illegal als Marihuana oder Kif, das abgestreifte Harz als Haschisch gehandelt.
Vergiftungssymptome:	Durch Mißbrauch der Droge für Rauschzwecke kann es zu Vergiftungserscheinungen kommen, die sich in Übelkeit, Erbrechen, Tränenfluß, Reizhusten, Angstgefühl und Taubsein der Extremitäten äußern. Zubereitungen der Pflanze unterliegen dem Suchtmittelgesetz.
Geschichtliches:	Die Pflanze war schon vor etwa 3000 Jahren in China, Indien und Ägypten als Arzneipflanze, u.a. als schmerzstillendes Mittel und gegen Epilepsie, bekannt. Nach Herodot sollen die Skythen, ein iranisches Reitervolk des 8. Jahrhunderts v.Chr., den Rauch von getrockneten Hanfblüten zur Erzeugung von Rauschzuständen genutzt haben. Als Rauschdroge war *Cannabis* in Asien und Afrika seit Jahrhunderten bekannt und als traditionelle Kulturdroge Bestandteil des religiösen, rituellen und weltlichen Brauchtums.

Cannabis sativa L.

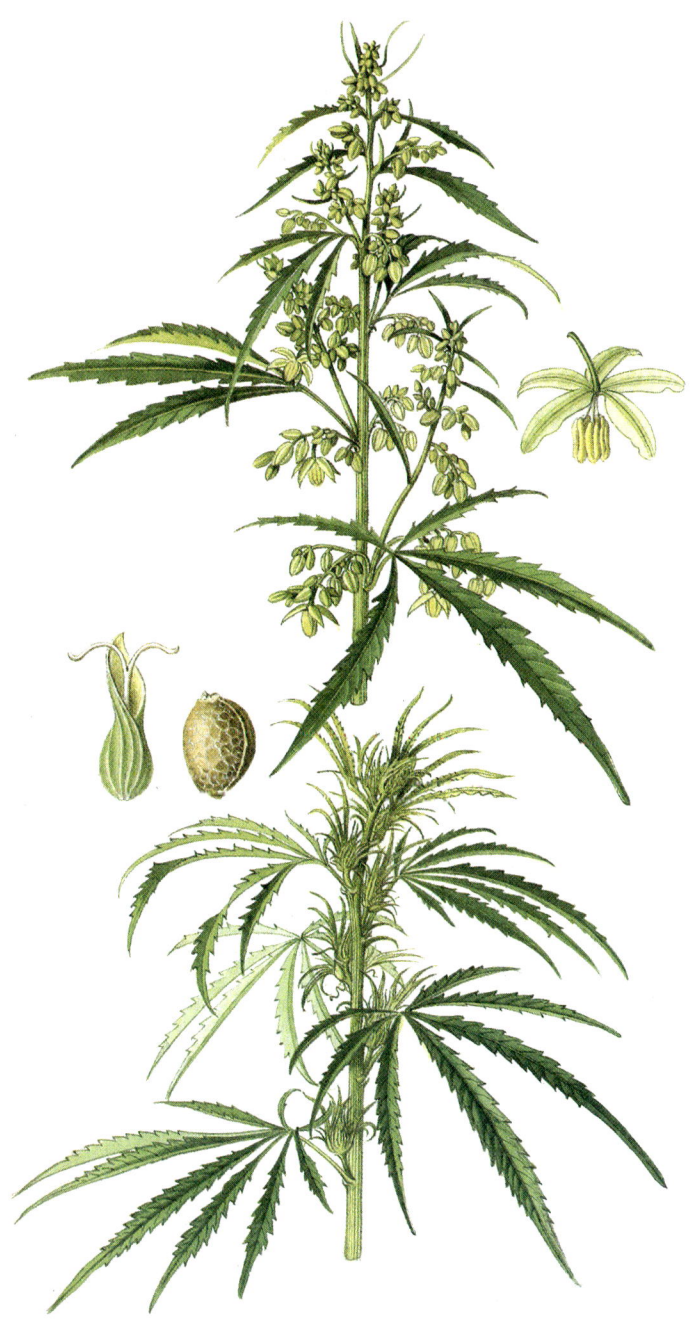

GEMEINES HIRTENTÄSCHEL

Familie:	Kreuzblütengewächse (Brassicaceae (Cruciferae))
Name:	Wegen der taschenähnlichen Form des Schötchens heißt die Pflanze Hirtentäschel. Sie wird auch Täschelkraut, Beutelschneiderkraut, Geldbeutel, Kochlöffel, Herzkreitche, Hellerkraut u. a. genannt.
Beschreibung:	Das Hirtentäschel gehört zu den einjährigen überwinternden Pflanzen, d. h., die im Herbst ausgekeimten Exemplare überwintern und sterben im kommenden Sommer ab, nachdem sie geblüht und gefruchtet haben. Sie können aber auch das ganze Jahr über blühen und fruchten, nur nicht während stärkerer Frostperioden. Die grundständigen Laubblätter bilden eine vielblättrige Rosette. Form und Größe der Blätter wechseln sehr stark. Die Blüten stehen anfangs in einem doldig gedrängten Blütenstand, der sich zu einer langen Traube streckt. Die Blütchen sind weiß und unscheinbar. Aus dem zur Blütezeit winzigen Fruchtknoten entwickelt sich das bekannte vielsamige Schötchen, das an waagerechtem Stielchen an der Blütenachse sitzt.
Blütezeit:	Ruht nur im Winter während längerer Frostperioden
Vorkommen:	Das Hirtentäschel gehört wegen seiner Anspruchslosigkeit zu den bei uns verbreitetsten Pflanzen. Es kommt auf allen Böden von der Küste bis ins Hochgebirge vor. Man findet es an Wegen, auf Äckern, Schutthaufen, Wiesen, an See- und Flußufern.
Verbreitung:	Als Heimat der heute als Kulturbegleiter über die ganze Erde verbreiteten und häufig eingebürgerten Pflanze sieht man das Mittelmeergebiet an. In Europa reicht das Verbreitungsgebiet nördlich bis zum Nordkap und bis Island.
Sammelgut:	Kraut (Herba Bursae pastoris)
Sammelzeit:	Mai bis August
Sammelvorschrift:	Das Kraut mit den Blüten wird von Pflanzen gesammelt, die an trockenen Orten stehen, und soll schnell getrocknet werden. Blätter mit einem durch einen Schmarotzer verursachten Belag scheiden als Sammelgut aus. Die Droge hat im frischen Zustand einen schwachen, unangenehmen Geruch, der sich beim Trocknen verliert, und einen scharfen, bitteren Geschmack.
Inhaltsstoffe:	Das Hirtentäschelkraut enthält biogene Amine, unter anderem Cholin, Acetylcholin, Histamin und Tyramin, ferner Flavonoide, z. B. Diosmin, sowie unter anderem Gerbstoffe und Harze.
Anwendung:	Die Droge hat blutstillende Eigenschaften. Sie wurde verschiedentlich anstelle von Mutterkorn oder der kanadischen Hydrastiswurzel verwendet, ist bei weitem aber nicht so wirksam wie diese und wegen ihrer schwankenden Inhaltsstoffe nicht zuverlässig; es besteht auch noch keine Klarheit darüber, welche Inhaltsstoffe die Wirkung hervorrufen.
Nebenwirkungen:	Vergiftungen sind nicht aufgetreten.
Geschichtliches:	Die Pflanze und ihre Heilwirkungen waren im Altertum bekannt, und auch im Mittelalter wurde sie häufig verwendet.

Capsella bursa-pastoris (L.) Med.

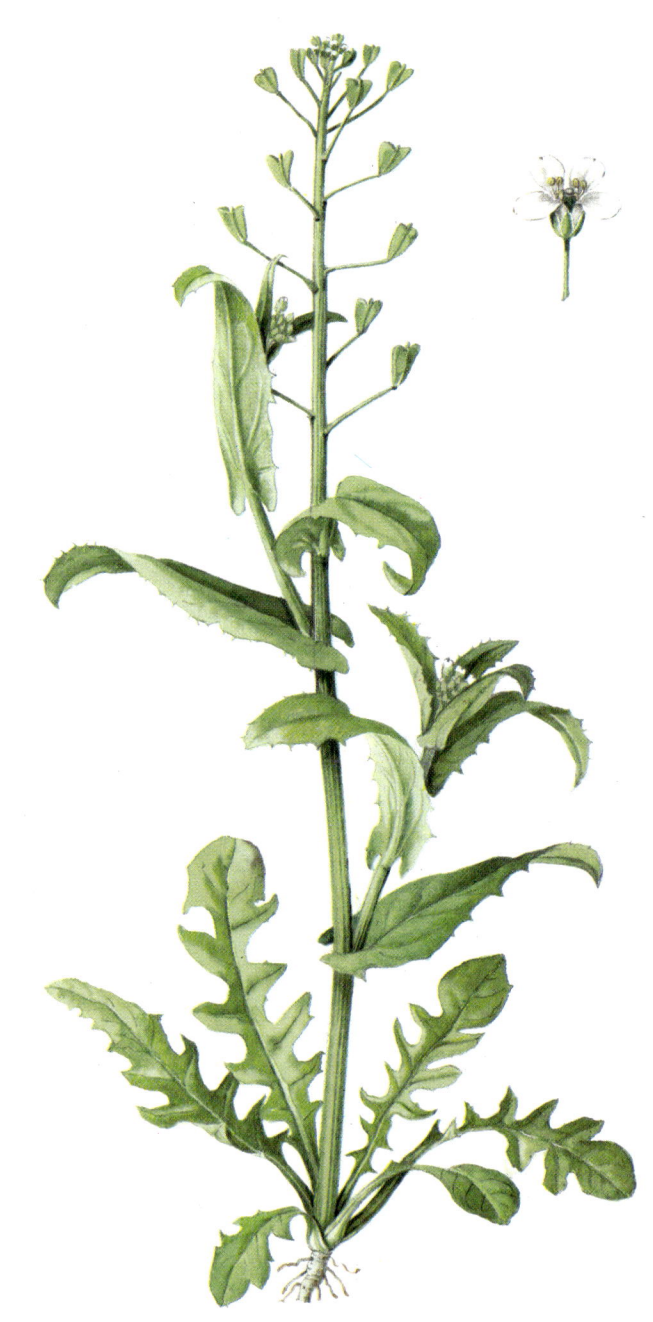

GEMEINER ERBSENSTRAUCH †

Familie:	Schmetterlingsblütengewächse (Fabaceae)
Name:	Der Gattungsname geht offenbar auf einen kirgisischen Trivialnamen zurück; *arborescens*, lat. = baumartig werdend. Erbsenstrauch, weil die Hülsenfrüchte an Erbsen erinnern.
Beschreibung:	Der etwa 2-5, mitunter sogar 7 m hohe Strauch, vereinzelt auch als Baum vorkommend, besitzt langgestielte, goldgelbe Blüten, die zu 1-3 aus den Blattachseln entspringen. Die paarig gefiederten Blätter bestehen aus 4- bis 6paarigen, elliptischen Teilblättchen. Sie sind hellgrün, weichhaarig, bis etwa 2,5 cm lang und haben eine kleine Stachelspitze. Die jungen grünen Zweige sind behaart. Sie verfärben sich später gelbgrün und verkahlen. Die Frucht ist eine etwa 10 cm lange, vielsamige, stachelspitzige, braune, im Vergleich zum Goldregen wesentlich dünnere, nur etwa 5 mm breite Hülse. Im Reifezustand springt sie bei Berührung auf und entläßt etwa 12 längliche Samen, die gelblich bzw. je nach Reifegrad bräunlich gefärbt sind. Es gibt inzwischen zahlreiche Gartenformen des Erbsenstrauches. Diese beanspruchen in der Regel weniger Platz als die Stammform.
Blütezeit:	Mai bis Mitte Juni.
Vorkommen und Verbreitung:	Heimat Asien, in Europa als winterharter, genügsamer Zierstrauch häufig angepflanzt, z. T. auch verwildert vorkommend.
Toxische Bestandteile:	Vermutlich Lektine, jedoch existieren keine exakten Angaben.
Vergiftungssymptome:	Obwohl die eiweißreichen Samen angeblich zur menschlichen Ernährung und als Geflügelfutter genutzt wurden, kam es sowohl beim Menschen, z.B. bei Zusatz von Blüten zum Eierkuchenteig und dessen Verzehr nach dem Verbacken, als auch bei Tieren zu Vergiftungen. So wird von schweren Koliken bei Pferden berichtet, die an dem Strauch gefressen hatten. Daher muß vor dem Genuß jeglicher Zubereitungen aus Blüten oder Samen des Erbsenstrauches gewarnt werden.
Therapiemaßnahmen:	Die Behandlung sollte primär durch Auslösen von Erbrechen sowie in der Bindung des Giftes an Aktivkohle bestehen, um es auf diese Weise zu inaktivieren und seinen Übertritt ins Blut zu verhindern. Eine evtl. erforderliche anschließende Magenspülung wie auch die weitere symptomatische Behandlung müssen durch den Arzt erfolgen.
Geschichtliches:	Der Erbsenstrauch wurde von Linné (1753) in seinem für die botanische Nomenklatur maßgeblichen Werk »Species plantarum« als *Robinia caragana* beschrieben. 30 Jahre später trennte Lamarck in seiner »Encyclopédie méthodique botanique« den Erbsenstrauch mit noch einigen anderen Arten von der Gattung *Rohinia* ab und gab ihm den von Linné gewählten Artnamen *Caragana*.

Caragana arborescens LAMK.

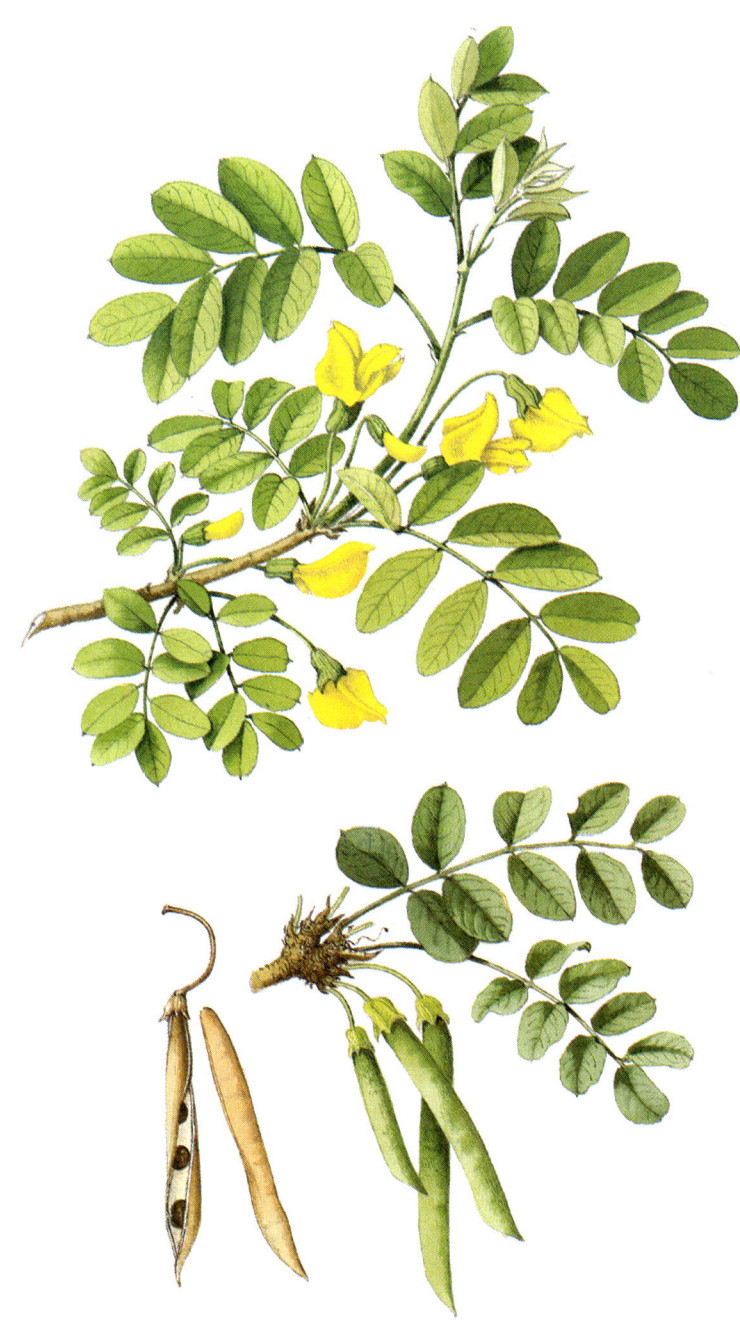

SANDSEGGE

Familie:	Riedgräser (Cyperaceae)
Name:	Die Bezeichnung Segge hat ihren Ursprung im niederdeutschen sek (schneiden) und bezieht sich auf die scharfen, schneidenden Blätter. Verwandt damit ist das Wort Sense. In der Altmark wird die Sandsegge groten Pögen genannt.
Beschreibung:	Der von langfasrigen Schuppenresten dunkelbraune Wurzelstock der Sandsegge, mit dem die Pflanze überwintert, kann bis zu 10 m Länge erreichen; er ist federkielstark und reich verzweigt. Der dreikantige, oberwärts scharfe, rauhe Stengel ist zur Blütezeit etwa so lang wie die Blätter (20–40 cm). Die dreizeilig am Stengel stehenden Blätter besitzen eine ziemlich schmale Blattspreite. Der Blütenstand ist eine meist etwas überhängende, bis zu 6 cm lange, dichte oder unten lockere, ährenartige Rispe mit 6 bis 16 Ährchen. Die unteren Ährchen werden nur von weiblichen, die mittleren am Grund von weiblichen, an der Spitze von männlichen und die oberen nur von männlichen Blüten gebildet, die zur Blütezeit ihre Staubbeutel weit aus dem Tragblatt herausschieben und deren Pollen vom Wind zu den Narben getragen wird.
Blütezeit:	Mai bis Juni
Vorkommen:	Die Sandsegge ist meist gesellig auf sandigen Plätzen verbreitet. Bei der Befestigung der Dünen an der Nord- und Ostseeküste ist sie von großer Wichtigkeit.
Verbreitung:	Die Pflanze ist in den Küstengebieten Europas zu finden, kommt aber auch in Sibirien, Nordamerika und am Schwarzen Meer vor, sie fehlt in der Arktis. In Mitteleuropa dringt sie landeinwärts bis zur Lausitz vor.
Sammelgut:	Wurzelstock mit Wurzeln (Rhizoma Caricis)
Sammelzeit:	März bis April
Sammelvorschrift:	Die ausgegrabenen Wurzelstöcke werden von anhaftenden Erdresten und Würzelchen befreit, gegebenenfalls geteilt und an einer Leine im Schatten an einem luftigen Ort getrocknet. Die Droge riecht im frischen Zustand aromatisch, getrocknet ist sie geruchlos. Sie schmeckt süßlich und angenehm, dann bitter und kratzend.
Inhaltsstoffe:	Die Droge enthält Saponine, etwa 8 bis 10% Gerbstoffe, Harz, Schleim, Kieselsäure und ätherisches Öl (Spuren).
Anwendung:	Der Wurzelstock der Sandsegge wird auch als »Deutsche Sarsaparille« bezeichnet, weil er ähnliche Wirkungen hat wie die von den mittelamerikanischen *Smilax*-Arten stammende Radix Sarsaparillae. Sie wurde als harntreibendes Mittel sowie als »Blutreinigungsmittel« und bei Bronchitis, Gicht und Rheuma verwendet.
Nebenwirkungen:	Es sind keine Nebenwirkungen bekannt.
Geschichtliches:	Über den Gebrauch der Sandsegge als Heilpflanze im Altertum und im Mittelalter ist nichts bekannt. Erst um die Mitte des 18. Jahrhunderts wurde die Droge in den Arzneischatz eingeführt.

Carex arenaria L.

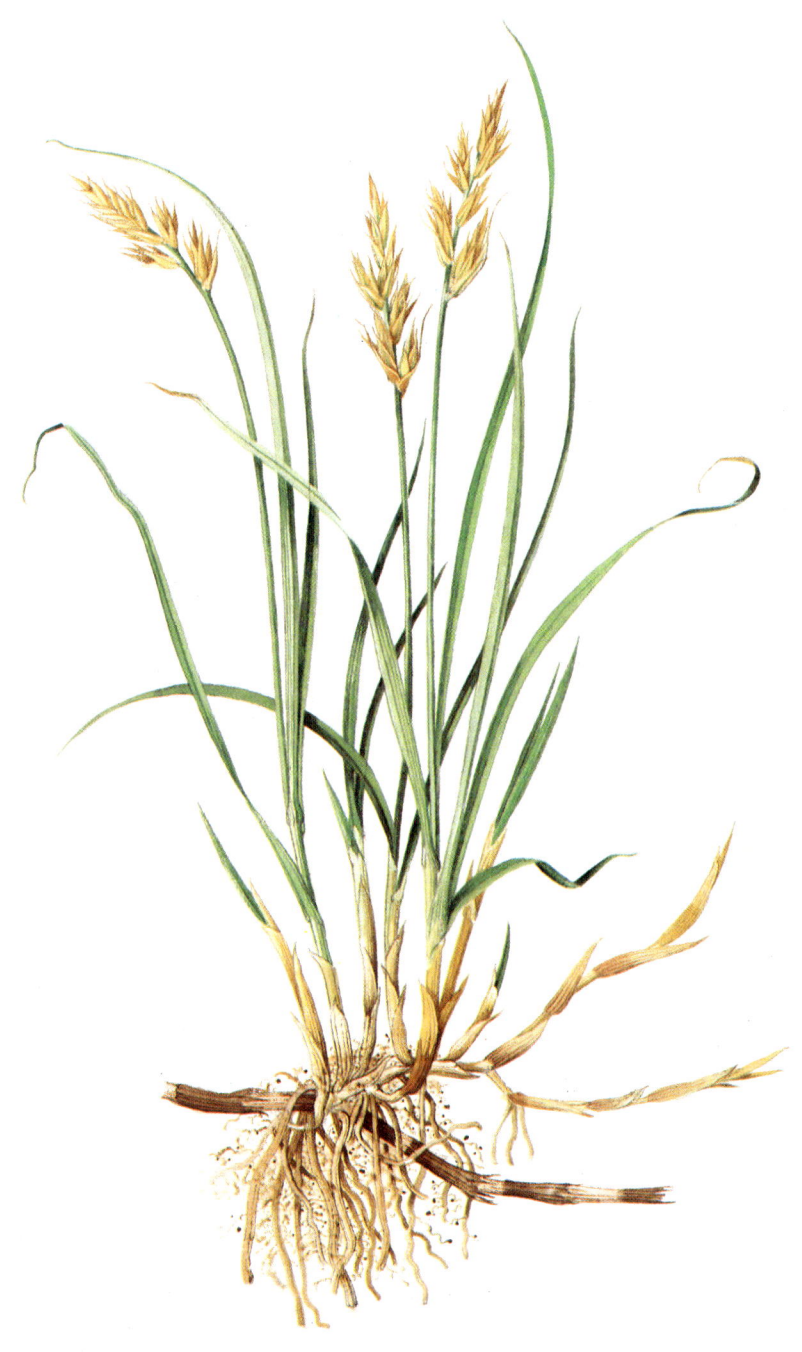

SILBERDISTEL *

Familie:	Korbblütengewächse (Asteraceae (Compositae))
Name:	Die silbrigglänzenden inneren Hüllblätter der Blüten gaben der Pflanze den Namen. Da sich die silbernen Blätter bei trübem, feuchtem Wetter schließen, gilt sie als Wetterprophet und wird auch Wetterdistel, Wetterrose oder Dunderwurzle genannt. Ein weiterer geläufiger Name ist Eberwurz, weil die Pflanze gegen Schweinekrankheiten angewandt wurde.
Beschreibung:	Die mehr oder weniger stengellose, verschiedentlich aber bis zu etwa 40 cm hohe Pflanze überdauert mit dicker, spindelförmiger, senkrechter Wurzel. Bei der stengellosen Form sind die Laubblätter rosettig angeordnet. Die Blütenköpfe stehen meist einzeln auf dem oft rot überlaufenen Stengel. Mit den strahligen Hüllblättern messen sie 5 bis 15 cm im Durchmesser. Die weißen bis rötlichen Röhrenblüten werden 12 bis 17 cm lang. Der Haarschopf (Pappus) ist zwei- bis dreimal so lang wie die etwa 5 mm langen Früchte.
Blütezeit:	Juli bis September
Vorkommen:	Obgleich die Pflanze Kalkboden bevorzugt, ist sie auf den verschiedenen Böden von der Ebene bis in die alpine und hochalpine Stufe zu finden, und zwar einzeln oder gesellig in lichten, sonnigen Lagen in Buschwäldern, an steinigen Hängen, auf Heiden und Viehweiden.
Verbreitung:	Die Silberdistel kommt zerstreut und nur an einigen Stellen häufig vor, so in Spanien, Frankreich, Deutschland, Österreich und Italien, den Donauländern und bis in den mittleren Teil Rußlands.
Sammelgut:	Wurzel (Radix Carlinae)
Sammelzeit:	September bis Oktober
Sammelvorschrift:	Die gereinigten Wurzeln werden, auf Schnüre gereiht, getrocknet; größere Stücke muß man längs spalten. Die Droge hat einen durchdringenden, unangenehmen Geruch und einen bitter-süßlichen, scharf gewürzhaften Geschmack.
Inhaltsstoffe:	Die Wurzel der Silberdistel enthält 1 bis 2% ätherisches Öl von narkotischem Geruch, das überwiegend aus dem bakteriostatisch wirksamen Carlinaoxid sowie aus Carlinen besteht. Weitere Inhaltsstoffe sind Gerbstoffe, Inulin und Harz.
Anwendung:	Diese beschränkt sich auf die Volksheilkunde. Die Droge dient hier vorzugsweise als Magenmittel, als harn- und schweißtreibendes Mittel sowie als Wurmmittel.
Nebenwirkungen:	Der praktischen Nutzung der bakteriostatischen Eigenschaften des Carlinaoxids stehen dessen Giftigkeit und Unbeständigkeit entgegen.
Geschichtliches:	Die Silberdistel, die in Griechenland nicht vorkommt, war in der Heilkunde der Antike unbekannt. In der Volksheilkunde ist sie seit dem Mittelalter als Heilpflanze in Gebrauch.

Carlina acaulis L.

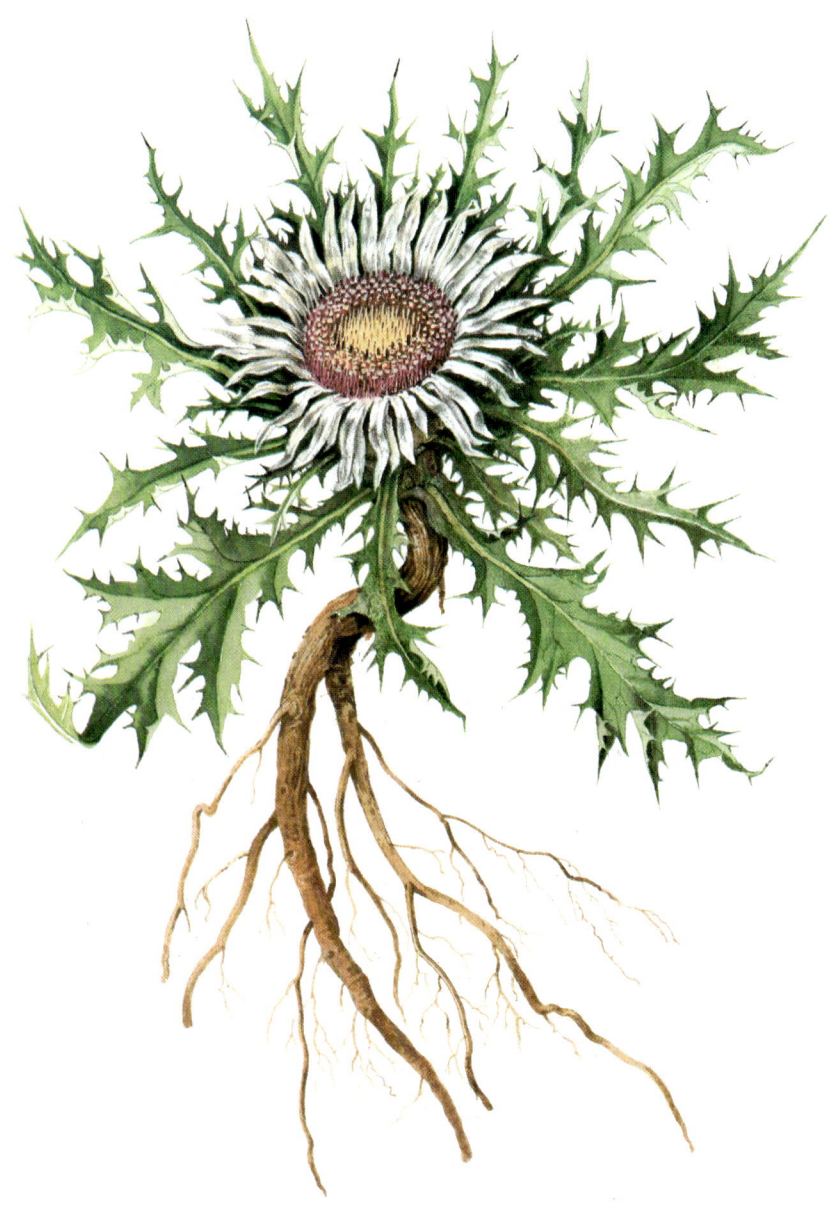

WIESENKÜMMEL

Familie:	Doldengewächse (Apiaceae (Umbelliferae))
Name:	Im Althochdeutschen heißt der Kümmel kumir, kumil, was vom lateinischen *cuminum* abzuleiten ist. Im Niederdeutschen wird er Käm(el) oder Köm(en) genannt, im Schwäbischen Mattenkümmich oder Maikimmig.
Beschreibung:	Die zweijährige, 30 bis 100 cm hohe Pflanze hat eine fingerdicke, meist spindelförmige Wurzel. Ihr Geruch ist möhrenartig. Im zweiten Jahr treibt die Pflanze einen aufrechten, kantig gerieften Stengel, der schon am Grund verästelt ist. Dieser trägt entfernt stehende, fiederteilige Laubblätter. Die mittelgroßen Dolden setzen sich aus etwa bis 16 Döldchen zusammen. Die Kronenblätter der Blütchen sind weiß bis rot. Die Spaltfrucht wird 4 bis 5 mm lang und zerfällt bei der Reife in die beiden bekannten schwach sichelförmigen Teilfrüchte.
Blütezeit:	Mai bis Juli
Vorkommen:	Der Kümmel ist vor allem nach dem ersten Schnitt häufig in Wiesen anzutreffen. Er wächst auch auf Weiden, an Wegrändern sowie auf Schutthalden. In den Gebirgen findet man ihn an Viehwegen noch in bedeutender Höhe.
Verbreitung:	Die alte Gewürzpflanze ist in Nord- und Mitteleuropa verbreitet. In verschiedenen Teilen Europas kommt sie verwildert und angebaut vor, so vor allem in Holland. Ferner ist sie in Sibirien, im Kaukasus, Himalaja, in Nordafrika, Nordamerika sowie auf Neuseeland anzutreffen. Bei uns ist sie häufig und wird auch angebaut.
Sammelgut:	Früchte (Fructus Carvi)
Sammelzeit:	Juni bis Juli
Sammelvorschrift:	Die Früchte werden vor der Vollreife geerntet, da sie später leicht abfallen. Beim Trocknen an einem warmen, luftigen Ort reifen sie rasch aus. Die Droge hat einen ihr eigenen, stark würzigen Geruch und einen stark würzigen, bisweilen brennenden Geschmack.
Inhaltsstoffe:	Kümmelfrüchte enthalten vor allem ätherisches Öl (etwa 3–7%), das größtenteils aus Carvon und Limonen besteht.
Anwendung:	Sowohl die Früchte als auch das ätherische Öl werden wegen ihrer krampflösenden Eigenschaften oft als blähungstreibendes Mittel, als Magenmittel und gallenflußförderndes Mittel verordnet. Die Droge wirkt beruhigend auf den Magen, regt den Appetit und die Sekretion des Verdauungsapparates an und wirkt verdauungsfördernd. Kümmel als Zusatz zu schwerverdaulichen Speisen, wie Kohl, Käse und frischem Brot, dient wohl nicht nur der Geschmacksverbesserung, sondern dürfte, wie der Kümmelbranntwein, als vorbeugendes Mittel gegen Koliken empirisch gefunden worden sein. Äußerlich diente das Öl gelegentlich in Form von Einreibungen gegen Hautparasiten.
Nebenwirkungen:	Vergiftungen durch die Früchte sind nicht bekannt.
Geschichtliches:	Als Heilmittel und Gewürz spielt die Droge nachweislich seit dem frühen Mittelalter eine Rolle.

Carum carvi L.

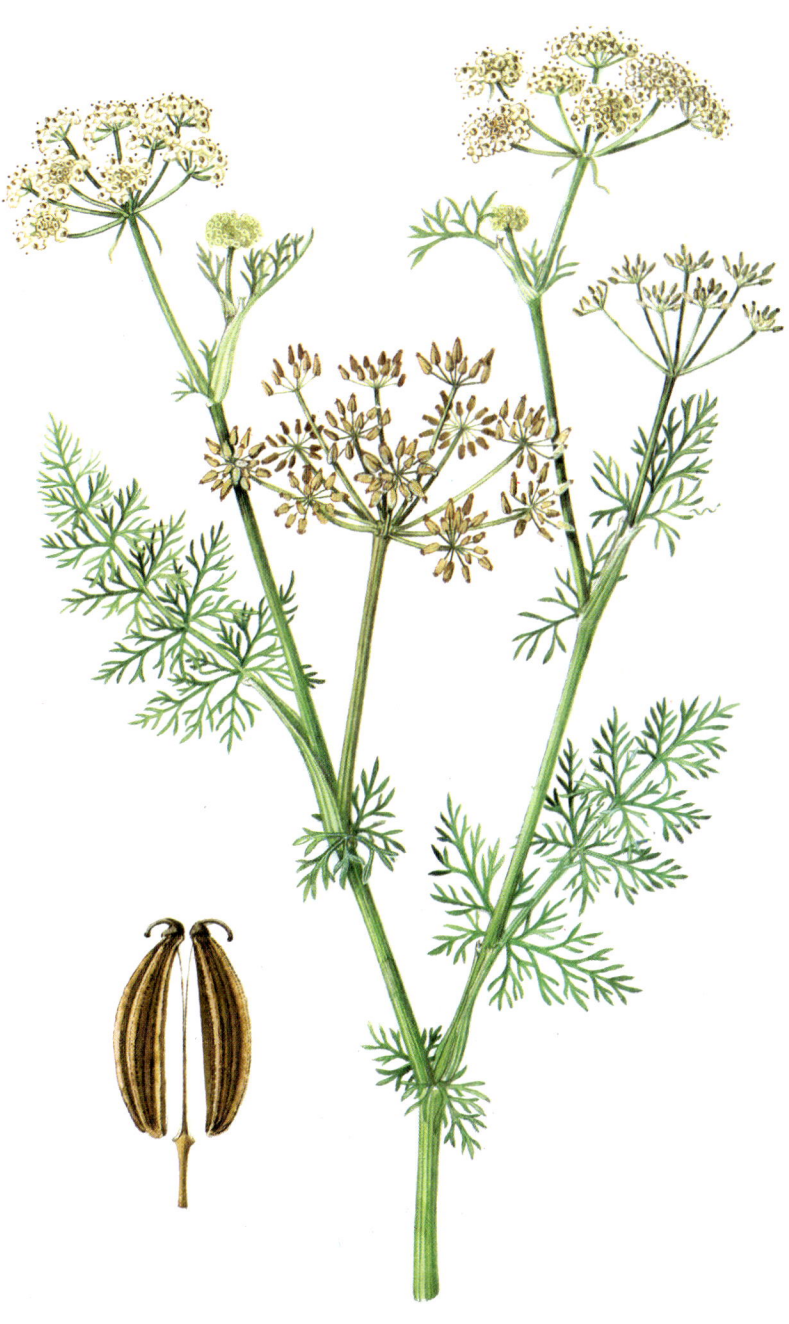

KORNBLUME

Familie:	Korbblütengewächse (Asteraceae (Compositae))
Name:	Auf den Standort der Pflanze, die Kornfelder, bezieht sich ihr Name, ebenso die Bezeichnungen Roggenblume, Kornmutter, Kornfresser, Kornnägeli, Hungerblume, Sichelblume. Andere volkstümliche Benennungen sind Blaumütze, Sträpsen, Tämps.
Beschreibung:	Die Kornblume ist eine ein- bis zweijährige Pflanze von 20 bis 70 cm Höhe mit spindelförmiger Pfahlwurzel. Sie hat einen aufrechten, kantigen, meist reichästigen Stengel. Die etwa 3 cm breiten Blütenköpfchen stehen einzeln und endständig. Sie enthalten ausschließlich Röhrenblüten. Die endständigen, stark vergrößerten und trichterförmig erweiterten Blüten sind geschlechtslos und dienen, ebenso wie z. B. die Zungenblüten der Sonnenrose, als Schauorgan. Die äußeren und die inneren Blüten sind intensiv blau.
Blütezeit:	Juni bis September
Vorkommen:	Die Pflanze war ein häufiges Unkraut unserer Getreidefelder. Seltener kommt sie in Kartoffel- und Rübenfeldern vor.
Verbreitung:	Die Kornblume, ursprünglich nur im östlichen Mittelmeergebiet, verbreitete sich zusammen mit dem Getreideanbau. In Pfahlbauresten der Bronzezeit hat man noch Früchte der Pflanze nachweisen können. Bis heute ist sie jedoch noch nicht in unserer Flora heimisch geworden. Sie tritt daher nur im Kulturland auf. In Indien ist sie genauso wie in Nordamerika, Australien oder Nordafrika verbreitet, selbst in Südamerika kommt sie vor.
Sammelgut:	Blüten (Flores Cyani)
Sammelzeit:	Juni bis August
Sammelvorschrift:	Die Blüten werden ohne Hüllkelch gesammelt und schnell im Schatten getrocknet, damit die Farbe erhalten bleibt, und, vor Licht geschützt, aufbewahrt. Sie sind geruchlos und haben einen süßlichen, etwas salzigen Geschmack.
Inhaltsstoffe:	Die Droge enthält den Bitterstoff Centaurin, das Glykosid Cichoriin, den Anthocyanfarbstoff Cyanin, ferner Gerbstoffe, Harz und Schleim.
Anwendung:	Kornblumenblüten wurden früher als harntreibendes Mittel gebraucht. Heute werden sie fast ausschließlich als »Schmuckblumen« verschiedenen Teemischungen zugesetzt und in beschränktem Umfang als Bittermittel bei Verdauungsstörungen benutzt.
Nebenwirkungen:	Die Droge hat keine Nebenwirkungen.
Geschichtliches:	Es ist anzunehmen, daß es sich bei der von der Äbtissin Hildegard von Bingen beschriebenen Pflanze »Centaurea« um die Kornblume handelt.

Centaurea cyanus L.

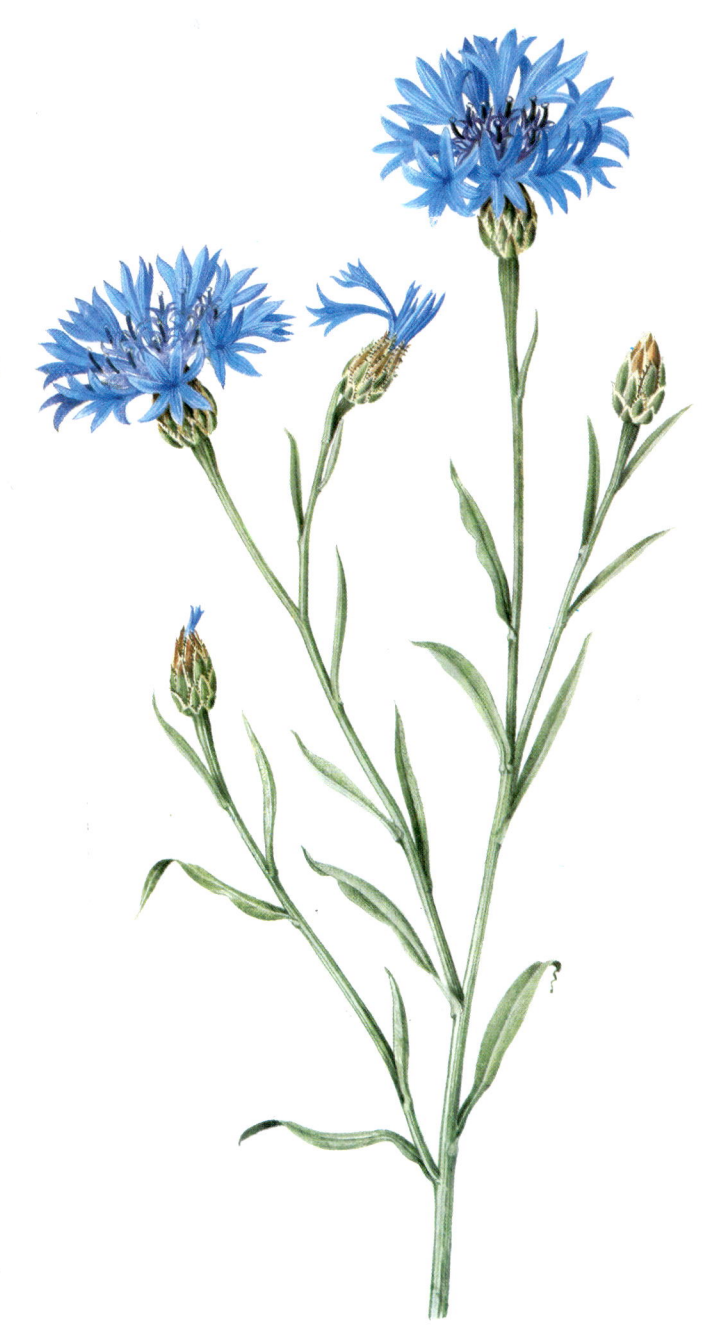

ECHTES TAUSENDGÜLDENKRAUT

Familie:	Enziangewächse (Gentianaceae)
Name:	Der Name Tausendgüldenkraut geht auf den wissenschaftlichen Gattungsnamen *Centaurium* zurück, der (lat. *centum* = 100; *au rum* = Gold) eigentlich Hundertgüldenkraut bedeutet. Im Eichsfeld heißt die Pflanze sogar Milliontouznkrut – immer in bezug auf die früher so gerühmte Heilwirkung der Pflanze. Dies besagen auch Namen wie Gottesgnadenkraut, Gallkraut, Biefer-(Fieber-)Kraut, Wundkraut.
Beschreibung:	Die ein- bis zweijährige, kahle Pflanze wird 10 bis 50 cm hoch und hat eine helle Pfahlwurzel. Der einfache, aufrechte, vierkantige Stengel ist erst oberwärts ästig verzweigt. Die untersten Laubblätter bilden eine grundständige Rosette. Die Stengelblätter sitzen kreuzweise gegenständig. Das geruchlose Kraut schmeckt kräftig bitter. Die rosaroten, fünfzähligen Blüten bilden einen trugdoldigen Blütenstand. Die einzelnen Döldchen stehen achselständig an langen Stielen.
Blütezeit:	Juli bis September
Vorkommen:	Das weitverbreitete Echte Tausendgüldenkraut wächst auf Kahlschlägen, dürren, warmen Grasplätzen, in lichten Gebüschen, an Feldrändern, auf Äckern und in Dünentälern. Es gedeiht von der Ebene bis in etwa 1400 m Höhe.
Verbreitung:	Das Verbreitungsgebiet der Pflanze erstreckt sich über fast ganz Europa mit Ausnahme der nördlichsten Gebiete. Nach Osten kommt sie über den Kaukasus bis zum Iran, im Süden bis Nordafrika vor. In Nordamerika ist sie wohl nur eingeschleppt.
Sammelgut:	Kraut (Herba Centaurii)
Sammelzeit:	Juni bis September
Sammelvorschrift:	Die oberirdischen Teile der Pflanze werden zur Blütezeit ungefähr 5 cm über dem Erdboden abgeschnitten und, zu kleinen Sträußen gebündelt, zum Trocknen aufgehängt. Die Droge ist geruchlos und schmeckt nachhaltig bitter.
Inhaltsstoffe:	Als Hauptinhaltsstoffe enthält das Tausendgüldenkraut die Bitterstoffe Gentiopicrosid und Erythaurin.
Anwendung:	Die Droge ist wie der Gelbe Enzian ein reines Bittermittel (Bitterwert 200–3500). Sie regt die Sekretion und Peristaltik im Magen-Darm-Kanal an und wirkt appetitanregend und verdauungsfördernd. Deshalb ist sie in Leber-, Gallen- und Magentee enthalten. Früher wurde sie bei vielen anderen Leiden verwendet (ist für alles gut – tausend Gulden wert).
Nebenwirkungen:	Es sind keine Nebenwirkungen bekannt.
Geschichtliches:	Das Tausendgüldenkraut ist eine alte Heilpflanze, die schon von den Hippokratikern bei Brustkrankheiten verwendet wurde. Von Dioskurides und Galen wird die Pflanze als »Kentaurion to mikron« bezeichnet; Plinius nennt sie »fel terrae«, was soviel wie Erdgalle bedeutet und auf den bitteren Geschmack hinweist.

Centaurium minus MOENCH

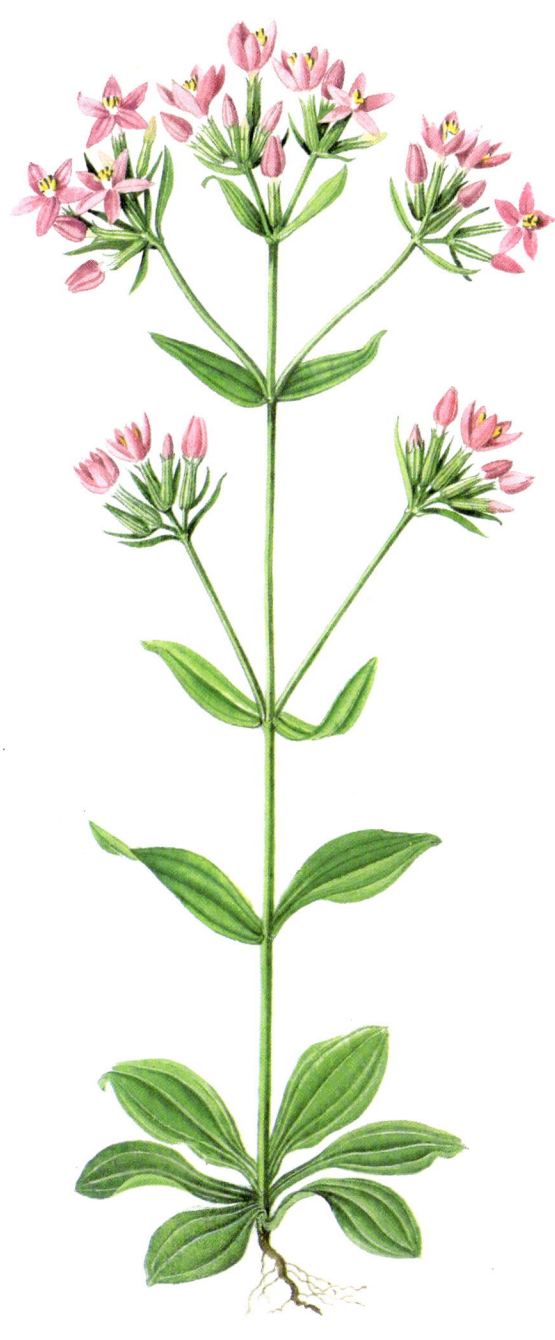

ISLÄNDISCHES MOOS

Familie:	Schüsselflechten (Parmeliaceae)
Name:	Da die Pflanze auf Island zahlreich anzutreffen ist und in ihrer Wuchsform an gewisse Moose erinnert, erhielt sie diesen Namen. Sie ist auch als Isländische Flechte, Blätter-, Lungenflechte und Fiebermoos bekannt.
Beschreibung:	Die Pflanze stellt wie alle Flechten eine Lebensgemeinschaft zwischen einem höheren Fadenpilz und einer Alge dar. Sie hat einen aufrechten, strauchartigen, bis zu 10 cm hohen Flechtenkörper, (Thallus), der blattartig gelappt ist. Die kleinen, schüsselförmigen Fruchtkörper (Apothecien) bilden sich meist erst nach Jahren und stehen nur auf der Oberseite der Lappenenden. Der innere Teil des Thallus, die Markscheide, besteht aus lockerem Pilzgeflecht und enthält Flechtenstärke. Trotz des bitteren Geschmackes dient die Flechte wegen ihres Gehaltes an Lichenin in Notzeiten Tieren und Menschen der arktischen Länder als Nahrung.
Vorkommen:	Das Isländische Moos ist von der Niederung bis ins Hochgebirge verbreitet. Nicht selten kommt die Flechte in Wäldern, besonders Nadelwäldern, auf Sand-, Heide- und Moorboden sowie auf niedrig begrasten Plätzen vor.
Verbreitung:	Das Isländische Moos ist besonders in den nördlichen Gebieten Europas, Nordasiens und Nordamerikas verbreitet. Es wächst sogar in der Antarktis. Im nördlichen Mitteleuropa ist es in der Ebene, weiter südlich besonders in den Mittelgebirgen und den Alpen anzutreffen.
Sammelgut:	Ganze Pflanzen (Lichen islandicus)
Sammelzeit:	April bis Oktober
Sammelvorschrift:	Das von allen Verunreinigungen und schadhaften Teilen befreite Sammelgut kann zum Trocknen in dünner Schicht in der Sonne ausgebreitet werden. Die Droge hat einen eigenartigen Geruch und schmeckt bitter und schleimig.
Inhaltsstoffe:	Isländisches Moos enthält mehr als 50% Schleimstoffe, und zwar das nur in heißem Wasser lösliche Lichenin und das schon in kaltem Wasser lösliche Isolichenin. Weiterhin enthält die Droge etwa 2% der bitter schmeckenden Fumarprotocetrarsäure und Protolichesterinsäuren.
Anwendung:	Die Droge wird wegen ihres Gehaltes an Flechtensäuren einerseits als Bittermittel zur Anregung des Appetits und Förderung der Verdauung verwendet, andererseits auch als schleimhauteinhüllendes Mittel bei Husten und Magen-Darm-Entzündungen gebraucht. Äußerlich wurde sie bei schlecht heilenden Wunden angewendet und in der Volksheilkunde früher auch bei Lungentuberkulose benutzt.
Nebenwirkungen:	Es sind keine Nebenwirkungen bekannt.
Geschichtliches:	Als Nahrungsmittel ist das Isländische Moos in den nordischen Ländern seit den ältesten Zeiten bekannt. Linné empfahl die medizinische Verwendung der Droge, die besonders am Ende des 18. Jahrhunderts ein wichtiges Heilmittel war. In östlichen Ländern dient sie zur Spiritusgewinnung.

Cetraria islandica (L.) Ach.

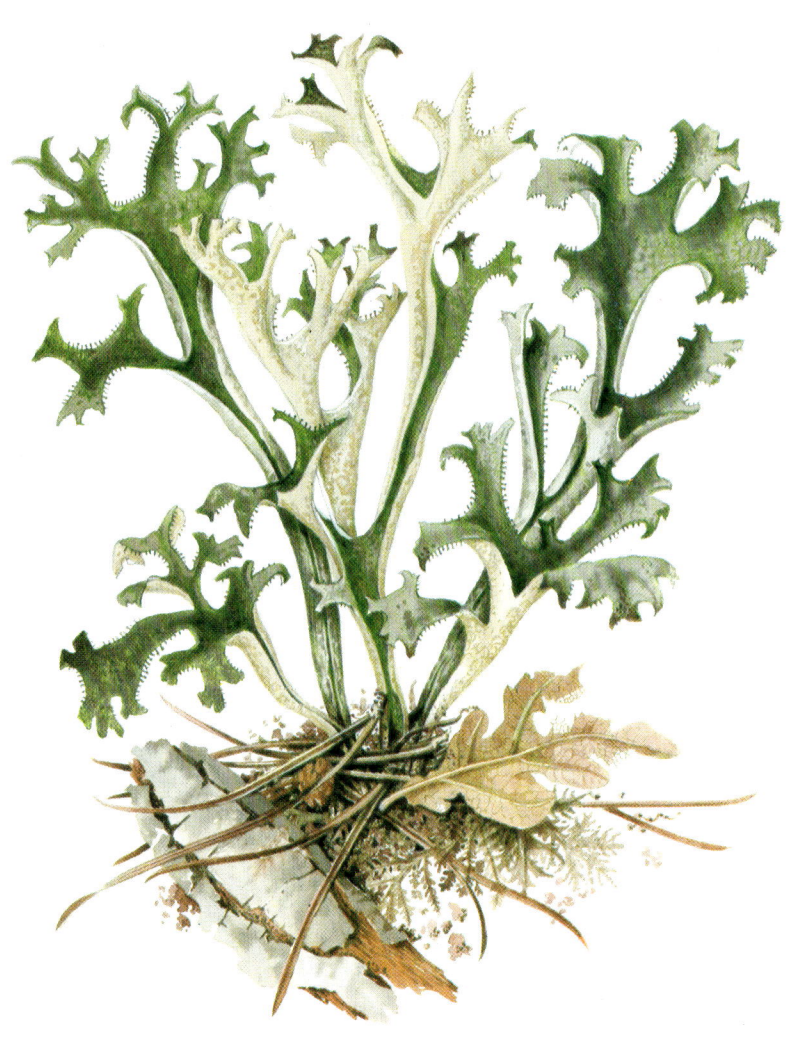

TAUMELKÄLBERKROPF †

Familie:	Doldengewächse (Apiaceae)
Name:	Der Gattungsname leitet sich von *chairein*, griech. = sich freuen und *phyllon* = Blatt ab, d.h. durch schöne, große Blätter Freude bereitend; *temulentus*, lat. = betäubend.
Beschreibung:	Die zweijährige, bis 80 cm Höhe erreichende Pflanze bildet eine spindelförmige, rötlichgelbe Wurzel. Der aufrechte Stengel ist hohl, rotgefleckt, rund, fein gefiedert und in den unteren Teilen rauh, oben anliegend behaart. Die unteren Blätter sind doppelt, die oberen 3fach fiederteilig mit scheidigen, oberseits rinnenförmigen Blattstielen der Stengelblätter. Die in 6- bis 12strahligen Dolden angeordneten weißen Zwitterblüten weisen in der Regel kleine Hüllblättchen auf. Die 5 weißen Staubgefäße sind etwas länger als die ebenfalls weißen Kronblätter der Blüten. Aus den beiden Fruchtblättern entwickelt sich die für die Familie typische Spaltfrucht (Diachäne).
Blütezeit:	Mai bis Juli.
Vorkommen und Verbreitung:	An Zäunen, Hecken, Gebüschen in nahezu ganz Europa anzutreffen.
Toxische Bestandteile:	Die Angaben über toxische Inhaltsstoffe sind uneinheitlich. Nachgewiesen wurden im Kraut Polyine in toxischen Konzentrationen. Außerdem sollen conniinähnliche Alkaloide, u.a. Chaerophyllin, ebenfalls im Kraut enthalten sein.
Vergiftungssymptome:	Nach bisherigen Befunden besitzt Chaerophyllin mäßige Toxizität. Es wirkt zunächst örtlich reizend sowohl äußerlich auf die Haut als auch bei Einnahme auf die Schleimhäute so daß Entzündungen des Magen-Darm-Traktes hervorgerufen werden. Nach der Resorption stellen sich Taumeln, Pupillenerweiterung und fortschreitende Lähmungen ein. Letztere erinnern stark an die durch Taumellolch (*Lolium temulentum*) ausgelösten Symptome.
Therapiemaßnahmen:	Bisher sind beim Menschen keine ernsthaften Vergiftungen bekanntgeworden. Sie müßten gegebenenfalls nach Inaktivierung des Giftes durch Gaben von Aktivkohle symptomatisch durch den Arzt behandelt werden. Dagegen wurden beim Vieh Vergiftungen beobachtet, die bis zu Lähmungszuständen führten. Nach der Giftentfernung durch Aktivkohle muß auch hier die weitere Behandlung symptomatisch erfolgen.
Geschichtliches:	Im Gegensatz zum Taumelkälberkropf ist der Knollige Kälberkropf (*Chaerophyllum bulbosum* L.) mit seinen dicken, stärkereichen Wurzelknollen, auch als Kerbelrübe oder Erdkastanie bezeichnet, eßbar und diente früher als Nahrungsmittel. Das Kraut unterscheidet sich vom geruchlosen Taumelkälberkropf durch einen angenehmen Duft. Das frische blühende Kraut von *Ch. temulum* findet noch heute in der Homöopathie Anwendung.

Chaerophyllum temulum L.

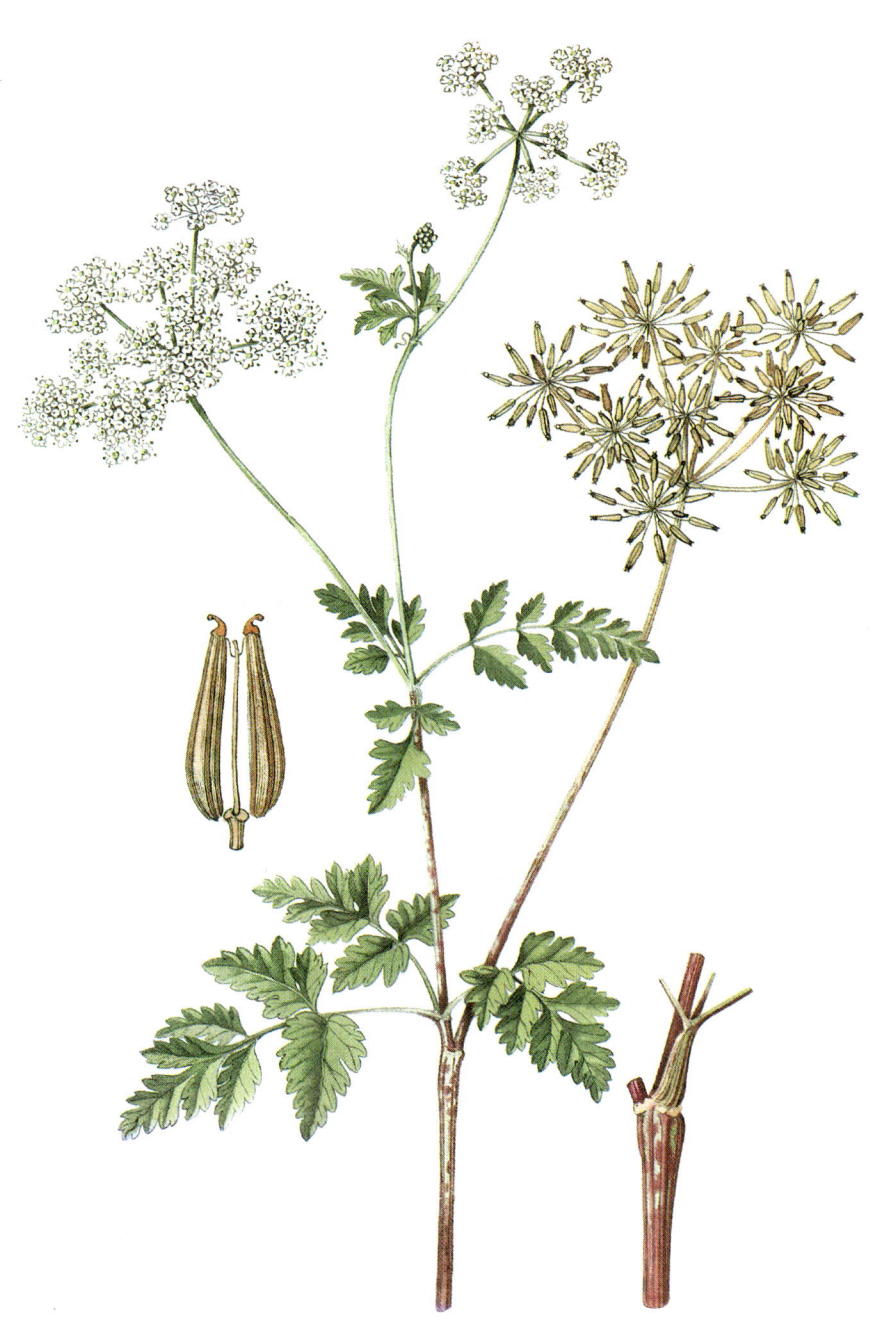

SCHÖLLKRAUT †

Familie:	Mohngewächse (Papaveraceae)
Name:	Der Name der Pflanze wurde wahrscheinlich aus dem Gattungsnamen *Chelidonium* gebildet, der vom griechischen *chelidon* (Schwalbe) abgeleitet ist. Mundartliche Bezeichnungen sind Schälkraut, Schillkraut, Blutkraut, Ogenklar, Warzenkraut, Giftblome, Wulstkraut.
Beschreibung:	Das Schöllkraut ist eine 30 bis 50 cm hohe Pflanze, die mit kurzem, ästigen Wurzelstock ausdauert. Wie alle Teile enthält auch der aufrechte, verzweigte Stengel einen orangefarbenen Milchsaft. Blattunterseite und Stengel sind hell bläulichgrün bereift. Ein Teil der zarten Laubblätter bildet eine grundständige Rosette. Die Blüten stehen in wenigblühenden Dolden (2–6 Blüten). Die Kronenblätter sind wie die zahlreichen Staubblätter leuchtendgelb. Aus dem Fruchtknoten entwickelt sich eine bis zu 5 cm lange, schalenähnliche Kapsel, die schwarze, eiförmige Samen enthält.
Blütezeit:	Mai bis September
Vorkommen:	Das Schöllkraut besiedelt vorzugsweise Standorte in der Nähe menschlicher Ansiedlungen. Häufig findet man es an Weg- und Straßenrändern, an Hecken und Zäunen, auf Schutt, in Gebüschen und sogar in Mauerritzen, wohin die Samen von Ameisen verschleppt wurden.
Verbreitung:	In Europa ist das Schöllkraut allgemein verbreitet. Nach Osten reicht das Verbreitungsgebiet bis in die gemäßigten und kältesten Teile Asiens. Im atlantischen Teil Nordamerikas ist die Pflanze nur eingeschleppt.
Sammelgut:	Kraut (Herba Chelidonii)
Sammelzeit:	April bis Juni
Sammelvorschrift:	Das vor der Blütezeit gesammelte Kraut wird entweder frisch verwendet oder schnell bei 60 bis 70°C getrocknet. Es hat einen narkotischen Geruch, der sich beim Trocknen verliert, und einen bitteren Geschmack. *Vorsicht! Die Droge ist sehr alkaloidreich, und der aus der Pflanze austretende gelbe Milchsaft wirkt stark hautreizend.*
Inhaltsstoffe:	Aus dem Milchsaft der Droge sind bisher über 20 Alkaloide isoliert worden. Hauptalkaloid ist das Chelidonin, weitere sind unter anderem Chelerythrin, Sanguinarin, Berberin, Protopin und Spartein.
Anwendung:	Die Gesamtextrakte der Droge wirken zentral beruhigend, haben krampflösende sowie gallenflußfördernde Eigenschaften und werden bei Leber- und Gallenleiden sowie bei Krämpfen im Magen-Darm-Kanal verordnet. Die Droge wurde einst auch bei Gicht, Rheuma, Angina pectoris und Nervenschmerzen benutzt. Den frischen Milchsaft gebraucht man in der Volksmedizin gegen Warzen.
Giftwirkung:	Die starke Reizwirkung äußert sich bei Vergiftung durch Brennen, Schmerzen und Blasenbildung in Mund und Schlund, Magenschmerzen, Erbrechen, blutigen Durchfällen, Nierenschädigung, Kreislaufstörungen und Tod im Kollaps.
Geschichtliches:	Das Schöllkraut wurde auch schon in der Antike verwendet.

Chelidonium majus L.

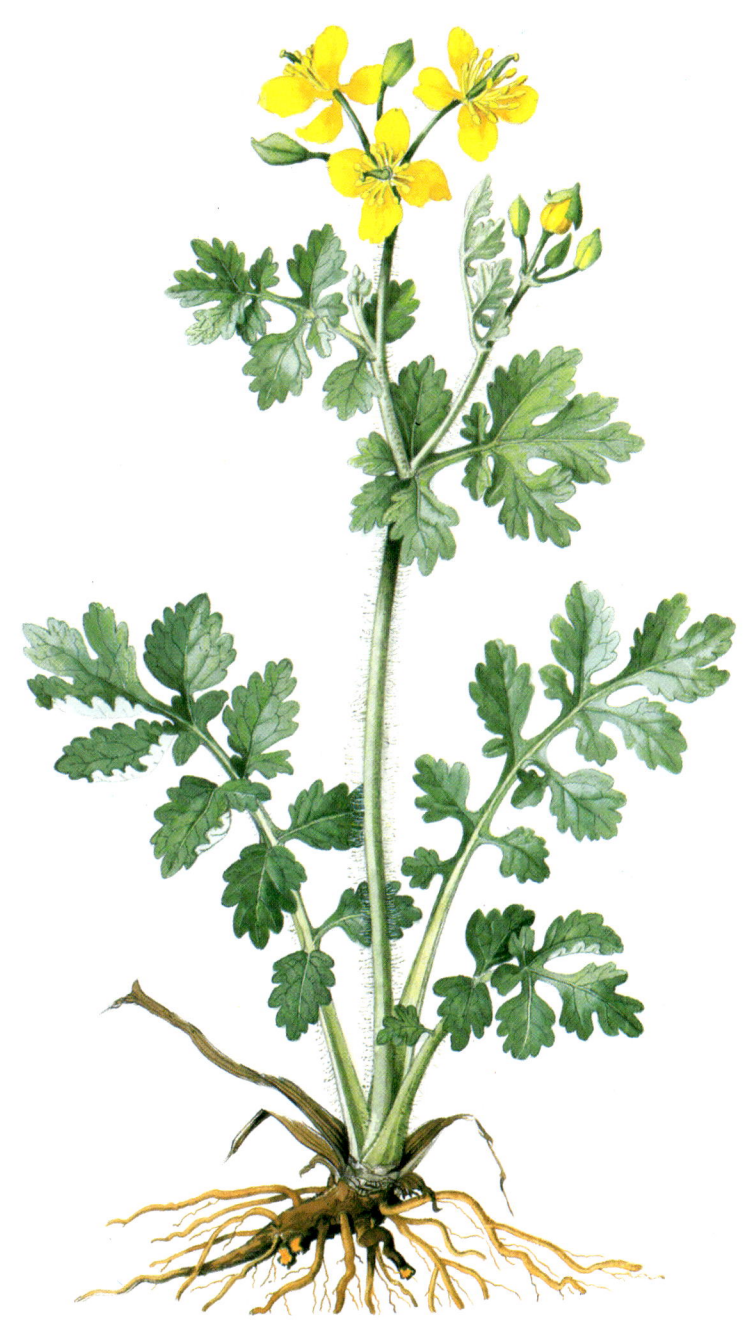

MUTTERKORN †

Klasse:	Schlauchpilze (Ascomycetes)
Name:	Der Name Mutterkorn ist sehr alten Ursprungs. Das in manchen Jahren häufige Erscheinen der dunklen »Kornzapfen« wurde auf das Wirken der Kornmutter oder -muhme zurückgeführt. Auf die Form der Mutterkörner beziehen sich Namen wie Wolfszähne, Krähenkorn, Hahnensporn; ferner wird es Hungerkorn, Tollkorn und Dürrkorn genannt.
Beschreibung:	Als Mutterkorn werden die besonders in Roggenähren vorkommenden blauen bis dunkelpurpurnen, geraden oder etwas gebogenen, wurstförmigen, bis zu etwa 4 cm langen und 3 bis 4 mm breiten Gebilde bezeichnet. Sie stecken anstelle normaler Körner zwischen den Spelzen und haben wie jene im Innern einen weißlichen Kern. Das Mutterkorn ist kein Produkt der Getreidepflanze, sondern die Dauerform (Sklerotium) eines Pilzes.
Vorkommen:	Weitaus am häufigsten findet man das Mutterkorn im Roggen. Gelegentlich kommt es aber auch in Weizen- und Gerstenähren sowie an einigen Wildgräsern vor.
Sammelgut:	Ganze Körner (Secale cornutum)
Sammelzeit:	Juni bis September
Sammelvorschrift:	Die auf Roggen gewachsenen und ausgefallenen Sklerotien werden bei trockenem Wetter gesammelt und bei gelinder Wärme getrocknet. Sie haben einen modrigen Geruch und einen faden, widerlichen Geschmack. *Vorsicht! Das Mutterkorn ist sehr giftig!*
Inhaltsstoffe:	Die wichtigsten Inhaltsstoffe des Mutterkorns sind die Alkaloide, die man in die wasserlösliche Ergometrin- oder Ergobasingruppe und in die wasserunlöslichen Ergotamin- und Ergotoxingruppen unterteilt.
Anwendung:	Infolge des schwankenden Alkaloidgehaltes, der zwischen 0,025 und 0,2% liegt, werden Drogenextrakte nicht mehr verwendet. Man benutzt heute ausschließlich die industriell isolierten Alkaloide in Form von Arzneifertigpräparaten, die unter anderem in der Geburtshilfe, ferner bei Migräne sowie in verschiedenen Kombinationspräparaten Anwendung finden.
Giftwirkung:	Vergiftungen durch das Mutterkorn treten entweder als »Brandseuche« (Ergotismus gangraenosus) auf, wobei es zu Durchblutungsstörungen der Gliedmaßen kommt, die unter heftigsten Schmerzen brandig (»Heiliges Feuer«) und dann schwarz werden und ohne Blutung abfallen, oder die Vergiftung betrifft das Nervensystem, und es kommt zur »Krampfseuche« (Ergotismus convulsivus) mit Kribbeln (Kriebelkrankheit), Durst und Heißhunger, Krämpfen der Beugemuskulatur und schließlich zum Tod.
Geschichtliches:	Früher hielt man das Mutterkorn für verbildete Getreidekörner und vermahlte sie. 1782 erkannte Johann Taube dessen Giftigkeit als Ursache der »Kriebelkrankheit«. Die Biologie des Mutterkornpilzes wurde 1852 durch Tulasne aufgeklärt.

Claviceps purpurea (L.) Tulasne

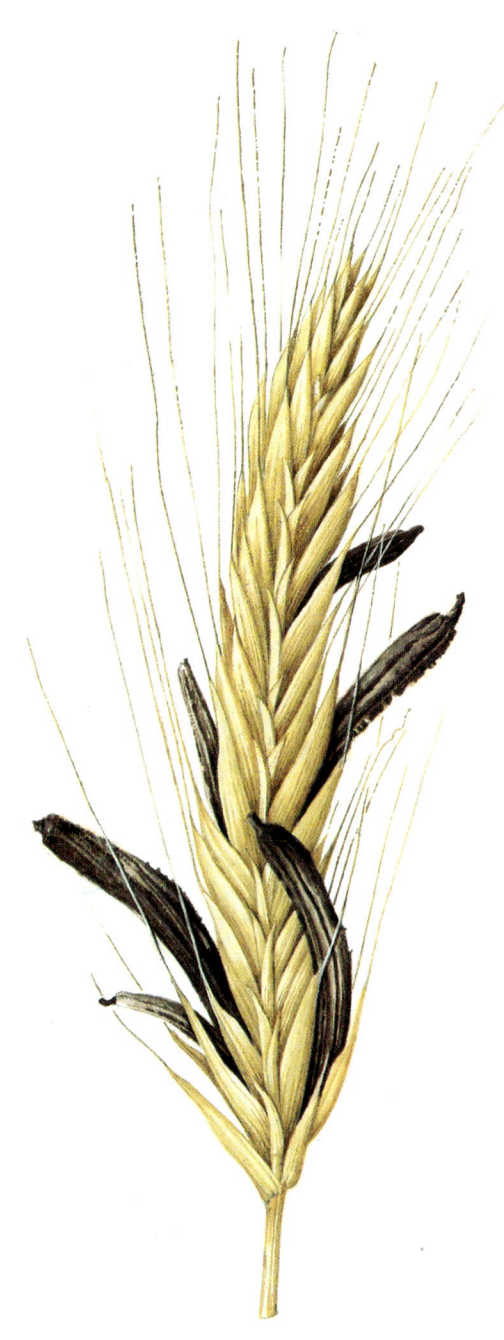

HERBSTZEITLOSE †

Familie:	Liliengewächse (Liliaceae)
Name:	Die Herbstzeitlose wird auch Wiesensafran, Michelswurz, Nackte Jungfer, Kuheuter, Kuhditzen u. a. genannt.
Beschreibung:	Die Pflanze überwintert immer mit 2 Knollen, deren eine im Sommer mit Reservestoffen gefüllt wurde. Der Seitensproß der Mutterknolle, der im Herbst schon die Blüte gebildet hatte, verdickt sich dann im Laufe des Winters zur zweiten Knolle, während die Mutterknolle abgebaut wird. Jede Pflanze entwickelt 1 bis 3 hell lilarosa, kelchlose Blüten. Die Krone ist trichterartig nach unten zu einer langen Röhre verwachsen, die bis zu der meist 15 bis 20 cm unter der Erdoberfläche befindlichen Knolle reicht. Dicht über dieser sitzt der dreifächrige Fruchtknoten, der über Winter in der Erde bleibt. Erst im Frühjahr streckt sich der zur Blütezeit sehr kurze Blütenstiel und bringt so die junge Frucht, die sich zur eiförmigen Kapsel entwickelt, über den Erdboden.
Blütezeit:	August bis Oktober
Vorkommen:	Die Herbstzeitlose bevorzugt feuchte Standorte, an denen sie gesellig anzutreffen ist, und zwar meist auf Wiesen und Auen von der Ebene bis ins Gebirge. Bei häufigem Vorkommen auf Wiesen ist sie ein gefürchtetes Unkraut.
Verbreitung:	Die Pflanze ist in Süd-, Mittel- und Westeuropa sowie im Süden Rußlands zu finden, im Norden kommt sie bis Irland, England und Südschweden vor.
Sammelgut:	Samen (Semen Colchici)
Sammelzeit:	Mai bis Juli
Sammelvorschrift:	Die Droge wird vor der Vollreife gesammelt, wenn die Kapseln eine gelbbraune Farbe annehmen, und bei gelinder Wärme im Schatten getrocknet. Dabei reifen die Samen nach und können leicht aus den geöffneten Kapseln genommen werden. Sie sind geruchlos und haben einen bitteren, scharf kratzenden, widerlichen Geschmack. *Vorsicht! Die Droge ist sehr giftig!*
Inhaltsstoffe:	Die Herbstzeitlose enthält im Samen 0,2 bis 0,6% Colchicin, eine alkaloidähnliche Verbindung, als Hauptinhaltsstoff, in der Knolle Demecolcin sowie Colchicosid.
Anwendung:	Medizinisch verwendet werden Drogenextrakte, Colchicin, häufiger aber das weniger giftige Demecolcin sowie halbsynthetische Colchicinderivate bei Gicht, besonders im akuten Anfall. Ihre Wirksamkeit wird auf ihren Eingriff in den Purinstoffwechsel zurückgeführt. Demecolcin wird aufgrund seiner zytostatischen Wirksamkeit vereinzelt bei Leukämien und äußerlich bei Zellwucherungen auf der Haut eingesetzt. In der Pflanzenzüchtung wird Colchicin zur Erzielung polyploider Rassen verwendet.
Giftwirkung:	Bei Vergiftungen treten erst nach Stunden Kratzen und Brennen im Rachen, choleraähnliche Durchfälle, Lähmungen des Zentralnervensystems und Tod infolge Atemlähmung auf. 20 mg Colchicin oder 5 g Samen gelten als tödliche Dosis.
Geschichtliches:	Die Pflanze wird seit Anfang des 17. Jahrhunderts in der Heilkunde verwendet.

Colchicum autumnale L.

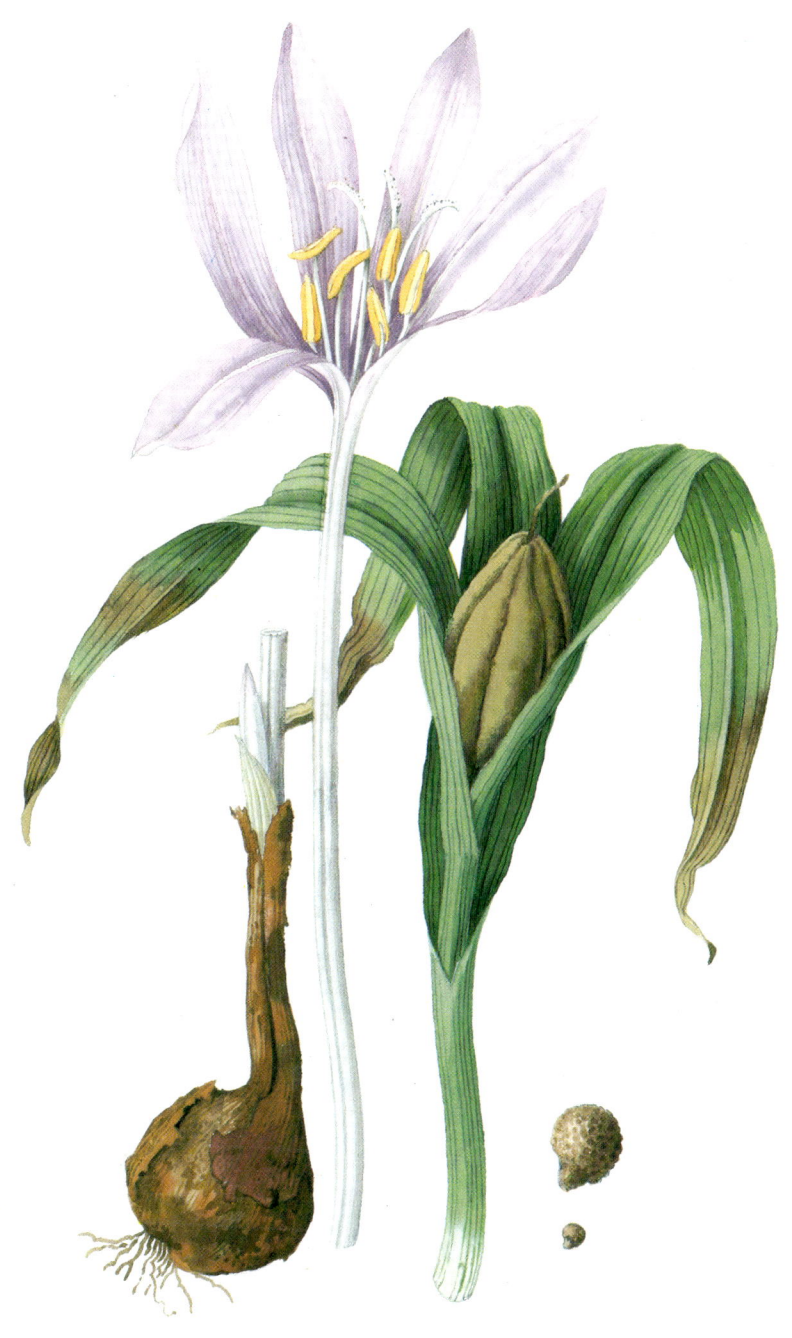

GEFLECKTER SCHIERLING †

Familie:	Doldengewächse (Apiaceae (Umbelliferae))
Name:	Vielleicht rührt der Name vom althochdeutschen scern = Schirm (wegen der großen Blütendolden) her. Andere Bezeichnungen sind Mitscherling, Scharnpiepen, Dallkrut und Stinkkraut.
Beschreibung:	Die ein- bis zweijährige Pflanze hat einen widerlichen Geruch. Ihre weißliche Wurzel ist spindelförmig bis ästig. Die röhrigen, $1/2$ bis $2^{1}/_{2}$ m hohen, aufrechten Stengel sind fein gerillt und mit einem bläulichen, abwischbaren Reif überzogen. Im unteren Teil sind sie meist rotfleckig. Die dunkel- bis graugrünen, fiederschnittigen Blätter sind ziemlich schlaff. Von den flachen, kurzgestielten Blütendolden werden die endständigen etwas von den seitenständigen übergipfelt. Fast doppelt so lang wie die 5 Kronenblätter der weißen Blüten sind die Staubblätter.
Blütezeit:	Juni bis September
Vorkommen:	Der Schierling ist vorwiegend in der Nähe menschlicher Siedlungen anzutreffen, so in Hecken, an Mauern, Zäunen und Wegen, auf Äckern und Brachland.
Verbreitung:	Das Verbreitungsgebiet des Schierlings reicht von Mitteleuropa bis Norwegen und Finnland, in Asien bis zum Altai und Baikalgebiet, in Nordafrika bis Äthiopien. Im Orient ist er vorwiegend Gebirgspflanze. Der Schierling hat sich auch im östlichen Nordamerika sowie in Mittel- und Südamerika eingebürgert.
Sammelgut:	Kraut mit Blüten (Herba Conii)
Sammelzeit:	Juli bis August
Sammelvorschrift:	Die Blätter und blühenden Stengelspitzen werden gesammelt und müssen rasch getrocknet werden. Die Droge riecht unangenehm wie Mäuseharn und schmeckt widerlich und scharf bitter. *Vorsicht! Alle Teile der Pflanze, besonders aber die Früchte, sind stark giftig!*
Inhaltsstoffe:	Die Droge enthält Alkaloide vom Piperidintyp mit dem Hauptalkaloid Coniin.
Anwendung:	Die Droge, die früher zuweilen als krampflösendes und schmerzstillendes Mittel eingesetzt wurde, findet heute aufgrund der hohen Toxizität und damit geringen therapeutischen Breite keine medizinische Anwendung mehr.
Giftwirkung:	Vergiftungen können durch Verwechslung der Wurzel mit Meerrettichwurzeln, der Blätter mit Petersilienkraut oder der Früchte mit Anis oder Fenchel vorkommen. Die Alkaloide wirken schnell, wobei die motorischen Nervenendigungen gelähmt werden. 0,5 bis 1 g Coniin gelten als tödliche Dosis.
Geschichtliches:	Im Altertum wurde der Schierling zur Vollstreckung von Todesurteilen (Sokrates), aber auch, mit Opium vermischt, als staatlich abgegebenes Selbstmordgift verwendet. Durch Lähmung der Atemmuskulatur tritt der Tod bei vollem Bewußtsein ein. 1831 wurde Coniin aus der Pflanze isoliert.

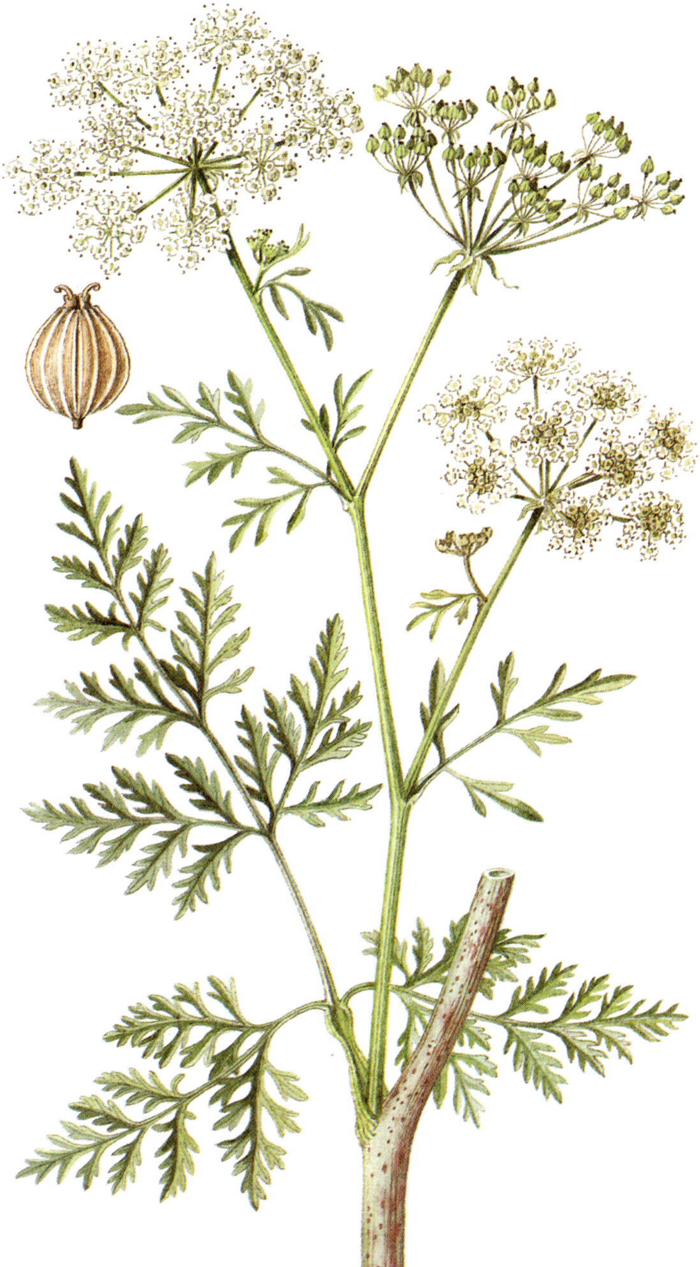

Conium maculatum L.

FELDRITTERSPORN

Familie:	Hahnenfußgewächse (Ranunculaceae)
Name:	Das spornartige Anhängsel der Blumenblätter gab der Pflanze den Namen. Auch mit einem Storchschnabel wird der Sporn verglichen, daher Adebarsnibben. Er wird auch Hornkümmel, Kreienfot und Lerchenklau genannt.
Beschreibung:	Der Feldrittersporn ist eine 20 bis 60 cm hohe, einjährige Staude mit einer kurzen, bräunlichen Pfahlwurzel. An dem aufrechten, stark verzweigten Stengel stehen die dreizähligen, doppelt bis dreifach geteilten, schmalzipfligen Laubblätter. Die blauvioletten, seltener rosa bis weißen Blüten stehen in lockeren, oft verästelten Trauben, deren Blütenstiele bedeutend länger als die Tragblätter sind, in deren Achseln sie entspringen. Die Pflanze ist eine reine »Hummelblume«, denn der Nektar, der an dem spitzen Ende des 15 mm langen Spornes abgesondert wird, ist nur für Hummeln erreichbar.
Blütezeit:	Mai bis August
Vorkommen:	Die Pflanze ist als Unkraut von der Ebene bis in die Voralpen verbreitet. Man findet sie häufig auf Äckern und Brachfeldern, an Feldrainen, in Weinbergen und auf Schuttplätzen.
Verbreitung:	Der Feldrittersporn ist in vorgeschichtlicher Zeit mit der Übernahme des Getreideanbaues aus dem Orient bei uns eingewandert und heute in fast ganz Europa bis nach Skandinavien und der Baltischen Seenplatte heimisch. Nach Osten reicht sein Verbreitungsgebiet über Kleinasien und Armenien bis zum Ural.
Sammelgut:	Blüten (Flores Calcatrippae)
Sammelzeit:	Juni bis August
Sammelvorschrift:	Die Blüten werden ohne Stiel gesammelt und an trockenen und luftigen Orten in dünner Schicht auf einer Unterlage ausgebreitet. Die Blüten dürfen nicht gedrückt werden, da sie sonst ihre Farbe verlieren. Die Droge ist geruchlos und hat einen schwach bitteren und zusammenziehenden Geschmack.
Inhaltsstoffe:	Die Blüten des Feldrittersporns enthalten das blaue Anthocyanglykosid Delphin, Kämpferol und Quercetin. Im Kraut der Pflanze ist das Alkaloid Calcatrippin, im Samen sind die Alkaloide Delsolin und Delcosin enthalten.
Anwendung:	Die Droge dient heute nur noch als »Schönungsmittel« von Teemischungen.
Nebenwirkungen:	Vergiftungen durch die Pflanze sind nicht bekannt und wegen ihres relativ geringen Wirkstoffgehaltes auch nicht zu befürchten.
Geschichtliches:	Im Mittelalter war der Feldrittersporn als Heilpflanze bekannt und wurde als mild wirkendes Wundheilmittel verwendet.

Consolida regalis S. F. Gray

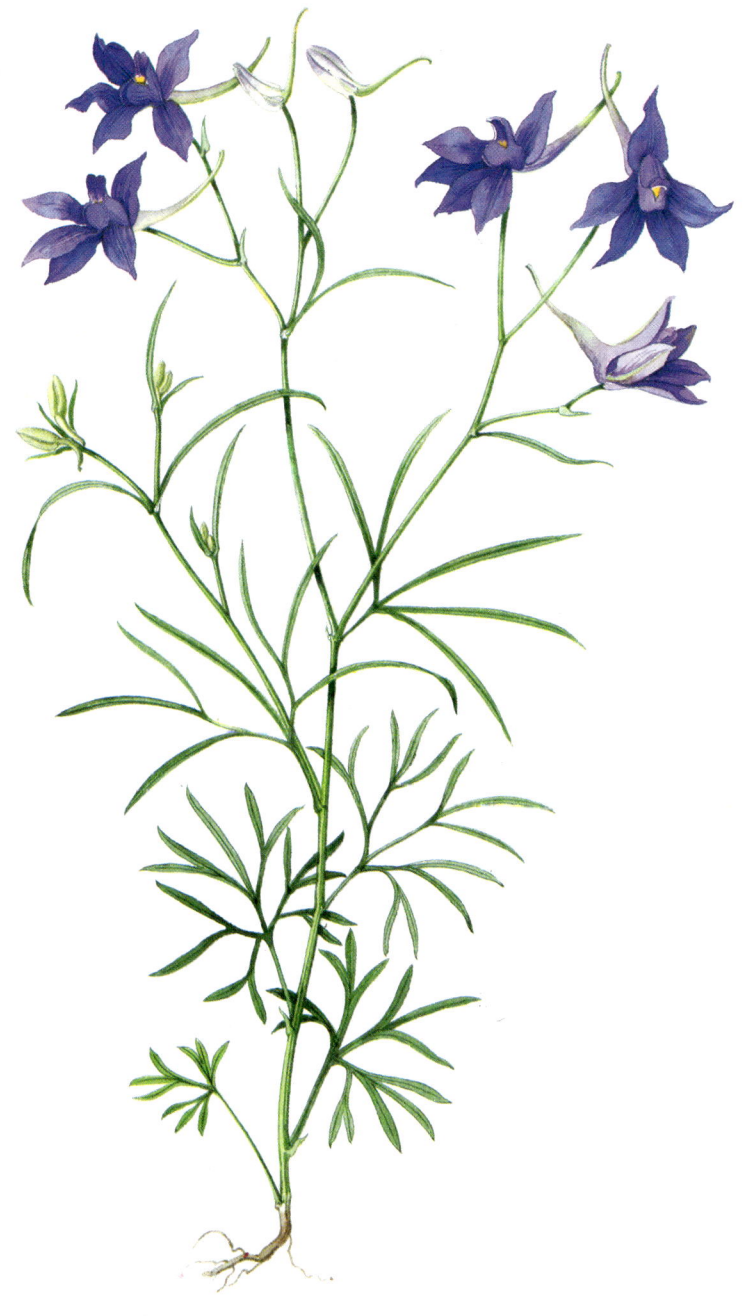

MAIGLÖCKCHEN † *

Familie:	Liliengewächse (Liliaceae)
Name:	Unser Maiglöckchen wird auch Maiblümchen, Maililjen, Maischellchen, Zäubchen u. a. genannt.
Beschreibung:	Das Maiglöckchen überwintert mit dem ausläuferartig kriechenden, verzweigten und ziemlich dünnen Wurzelstock, der im Frühjahr erst einige bald verwesende Niederblätter und dann in jedem Jahr 2 (auch 1–3) Laubblätter treibt. Der Blütenstengel ist unbeblättert, er trägt an der Spitze eine einseitswendige, fünf- bis dreizehnblütige Traube. In der Achsel der lanzettlichen Tragblätter entspringt ein bestieltes, nickendes und stark duftendes Blütchen. Ein Kelch ist nicht vorhanden. Die weißen Kronenblätter sind zu einem sechszipfligen, kugligen Glöckchen verwachsen, an dessen Grund 6 Staubblätter stehen. Aus dem Fruchtknoten entwickelt sich eine zwei- bis sechssamige, scharlachrote Beere mit kugligen, blauen Samen.
Blütezeit:	Mai bis Juni
Vorkommen:	Das Maiglöckchen ist ziemlich häufig und vorwiegend in lichten Laub-, seltener auch in Nadelwäldern sowie in Gebüschen und auf Bergwiesen anzutreffen.
Verbreitung:	Die Pflanze ist an den genannten Standorten in ganz Europa, mit Ausnahme des höchsten Nordens und einiger Gebiete im Süden, ziemlich häufig. Ihr Verbreitungsgebiet erstreckt sich durch das gemäßigte Asien bis nach Japan. Auch in Nordamerika tritt sie auf.
Sammelgut:	Kraut (Herba Convallariae)
Sammelzeit:	Mai
Sammelvorschrift:	Das Kraut mit den Blüten wird in dünner Schicht getrocknet; dabei soll es nicht umgewendet werden. Die Droge ist geruchlos und hat einen süßlichbitteren, etwas scharfen Geschmack. *Vorsicht! Die Pflanze ist sehr giftig!*
Inhaltsstoffe:	Das Maiglöckchen enthält 0,2 bis 0,6% herzwirksame Glykoside. Hauptglykoside, deren mengenmäßiger Anteil je nach Drogenherkunft sehr verschieden sein kann, sind Convallatoxol, Lokundjosid und Convallosid, aus dem beim Trocknen Convallatoxin entsteht. Weitere Inhaltsstoffe sind Saponine.
Anwendung:	Medizinische Verwendung bei Herzschwäche finden in einigen Ländern Arzneipräparate, die die Reinglykoside enthalten. Vereinzelt kommen auch noch standardisierte Drogenextrakte zur Anwendung.
Giftwirkung:	Vergiftungen sind nicht selten und können besonders durch Verzehr der Beeren, Austrinken des Blumenvasenwassers oder auch durch Überdosierung vorkommen. Sie äußern sich in Übelkeit, Erbrechen, Durchfall, Harndrang, Schwindel, Beklemmung und können zum Tod im Kollaps führen.
Geschichtliches:	Die Droge wurde erstmals im 16. Jahrhundert erwähnt und hat in der Volksheilkunde nie eine besondere Rolle gespielt.

Convallaria majalis L.

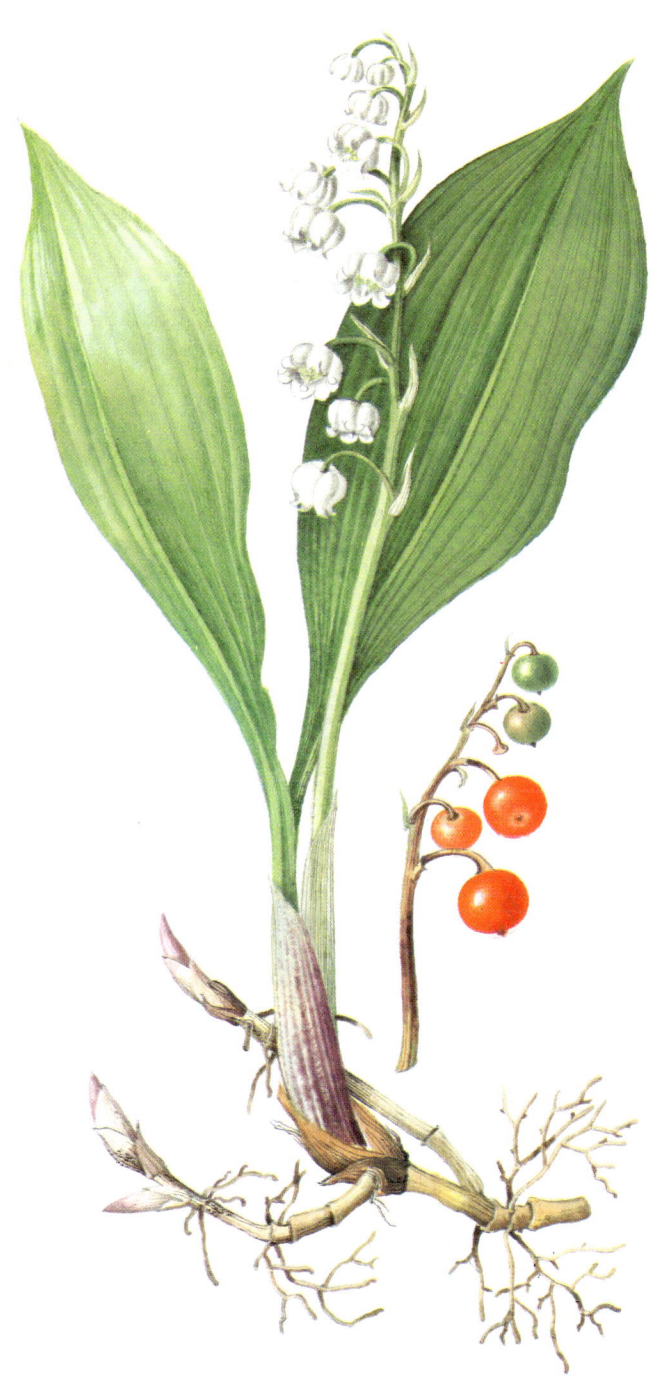

KORIANDER

Familie:	Doldengewächse (Apiaceae (Umbelliferae))
Name:	Die deutsche Bezeichnung Koriander ist von dem lateinischen *coriandrum* abgeleitet. Niederdeutsche Namen sind Klanner und Kalanner. Ihres Geruches wegen wird die Pflanze Wanzendill oder Wandläusekraut genannt, ferner mancherorts Schwindelkraut.
Beschreibung:	Aus dünner, spindelförmiger Pfahlwurzel treibt die einjährige Pflanze einen aufrechten, etwa 20 bis 50 cm langen Stengel, der sich oberwärts verästelt. Die grundständigen Laubblätter sterben zeitig ab. Die Dolden sind langgestielt und drei bis fünfstrahlig, sie stehen endständig oder blattachselständig. Die Kronenblätter sind weiß oder rötlich. Die kugelige Frucht hat einen Durchmesser von 2 bis 5 mm. Sie ist bei der Reife braun bis strohgelb und besteht aus 2 fest zusammenhängenden Teilfrüchten.
Blütezeit:	Juni bis Juli
Vorkommen:	Heute ist diese alte Kulturpflanze nur noch auf Kulturland, besonders in Saatfeldern als Unkraut, anzutreffen. In neuerer Zeit wird ihr Anbau wieder im großen betrieben, vor allem in der Gegend von Kölleda (Thüringen), jedoch liegen die Hauptanbaugebiete in Süd- und Westeuropa, in Äthiopien, China und Japan.
Verbreitung:	Die Heimat des Korianders ist wahrscheinlich das östliche Mittelmeergebiet. Dort ist er auch heute noch sehr häufig als Saatunkraut anzutreffen. Er tritt aber auch in Ostasien sowie in Nord- und Südamerika verwildert auf.
Sammelgut:	Früchte (Fructus Coriandri)
Sammelzeit:	Juni bis Juli
Sammelvorschrift:	Die Früchte werden gesammelt, wenn sie braun werden. Dann schneidet man aus der Pflanze die entsprechenden Dolden heraus und breitet sie zum Trocknen auf einer Unterlage aus. Nach dem Ausreifen fallen die Früchtchen ab. Die Droge riecht würzig und schmeckt süßlich, beim Kauen der Früchte brennend.
Inhaltsstoffe:	Die Droge enthält etwa 1% ätherisches Öl mit Linalool, Geraniol, Borneol, Cymol, Pinen und Phellandren.
Anwendung:	Die Korianderfrüchte werden, allerdings nur noch selten, wie die Kümmelfrüchte wegen ihres Gehaltes an ätherischem Öl als Magenmittel sowie als blähungstreibendes und krampflösendes Mittel benutzt. Weiterhin gebraucht man sie zur Geschmacksverbesserung schlecht schmeckender Arzneien und häufig als Gewürz, so als Bestandteil des Currypulvers, als Küchengewürz und in der Likörindustrie.
Nebenwirkungen:	Es sind keine Nebenwirkungen bekannt.
Geschichtliches:	Der Koriander ist eine uralte Kulturpflanze, deren Anbau bis 1000 v. Chr. nachgewiesen ist. Korianderfrüchte wurden in ägyptischen Gräbern, die aus dieser Zeit stammen, gefunden. In den alten Schriften der Mittelmeervölker ist die Pflanze oft aufgeführt. Auch im »Capitulare« Karls des Großen und in den Kräuterbüchern des Mittelalters wird der Koriander erwähnt. Das aus den Früchten gewonnene Öl führt 1574 die Spezereitaxe der Stadt Berlin.

Coriandrum sativum L.

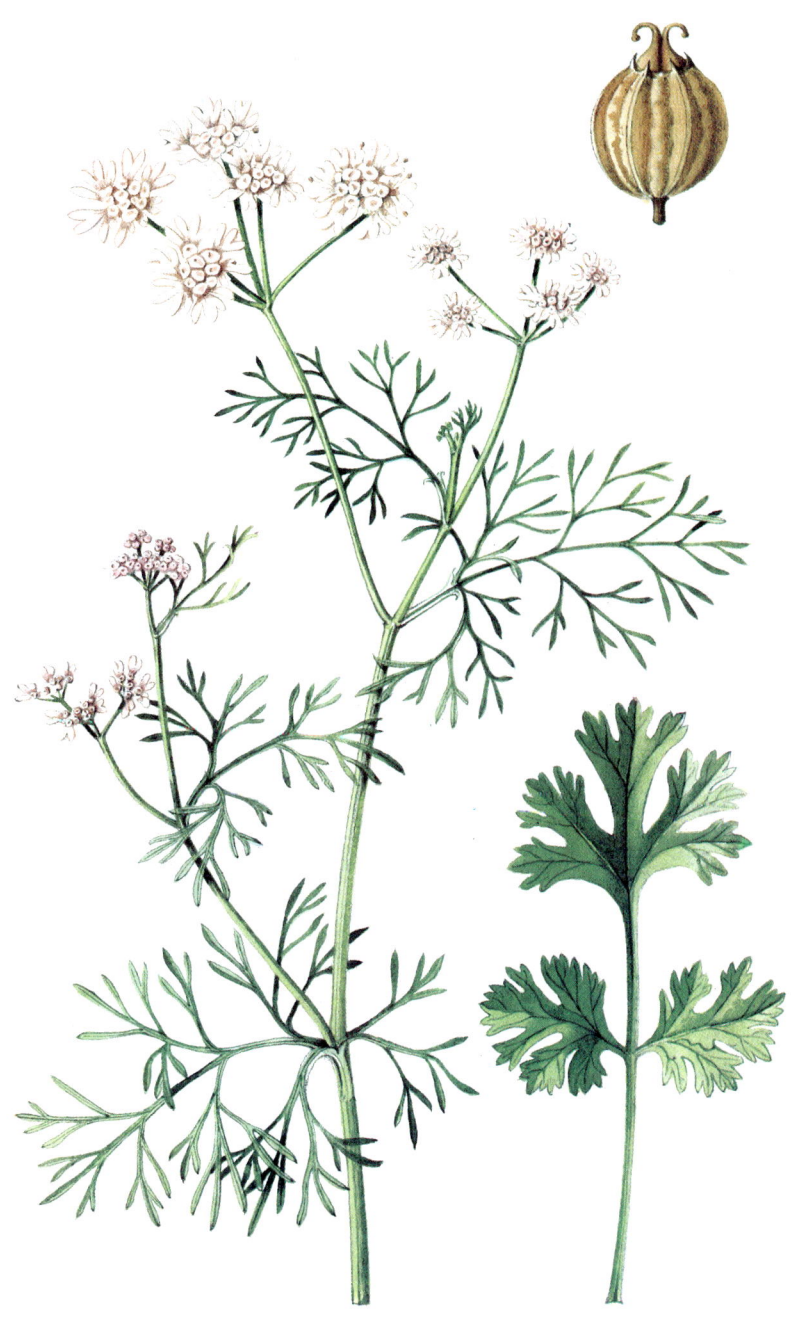

ZWEIGRIFFLIGER WEISSDORN

Familie:	Rosengewächse (Rosaceae)
Name:	Blütenfarbe und dornige Zweige gaben dem Strauch den Namen. Wegen seiner mehligen Früchte wird er auch Mehlfäßchen genannt. Weitere volkstümliche Benennungen sind Hagdorn, Haynerholz, Heinzerleinsdorn, Mehlbaum, Mehlbeerbusch, Wittdörn u. a.
Beschreibung:	Der Zweigriffige Weißdorn ist meist ein $2^{1}/_{2}$ bis 3 m hoher Strauch, seltener baumförmig. Er hat zähes, hartes Holz, aschgraue, glatte Rinde und meist bedornte Zweige. Die Blüten stehen in reichblütigen, aufrechten Doldenrispen. Die sehr kurz genagelten Kronenblätter sind weiß oder rosa. Die Staubblätter tragen rote Staubbeutel. In einer Blüte befinden sich meist 2 Griffel. Die rote Scheinfrucht wird von den Resten der Kelchblätter gekrönt. Sie birgt etwa 2 bis 3 einsamige Steine.
Blütezeit:	Mai
Vorkommen:	Der Zweigriffige Weißdorn kommt häufig von der Ebene bis in Gebirgslagen auf humosem und mineralischem, selbst ziemlich trockenem Boden vor. Besonders üppig gedeiht er auf schwerem Lehmboden. Er ist in Laub- und Kiefernwäldern, lichten Gebüschen und Hecken sowie in Gärten zu finden.
Verbreitung:	Der Strauch wächst noch in Lagen bis zu 900 m Höhe. Im Norden reicht sein Verbreitungsgebiet über Süd- und Mittelschweden nach Norwegen, wo er wahrscheinlich nur verwildert vorkommt.
Sammelgut:	Früchte (Fructus Crataegi), Blüten (Flores Crataegi)
Sammelzeit:	Früchte August bis Oktober, Blüten Mai bis Juni
Sammelvorschrift:	Die Blüten werden während des Aufblühens mit den Blättern von den Zweigen abgestreift. Fleckige Früchte sind nicht zu sammeln. Das Sammelgut wird zunächst in dünner Schicht an der Luft und dann bei künstlicher Wärme, die 70°C nicht übersteigen darf, nachgetrocknet. Blüten, die sich braun verfärbt haben, sind zu entfernen; Blüten und Früchte sind geruchlos und schmecken bitter, die Früchte auch säuerlich.
Inhaltsstoffe:	Die Drogen enthalten vor allem Flavonoide, unter anderem Hyperosid, Vitexin, Vitexin-4-rhamnosid und Rutin sowie Triterpene.
Anwendung:	Weißdornzubereitungen werden erst seit wenigen Jahrzehnten als Heilmittel verwendet. Die Drogen üben eine spezifische Wirkung auf das Herz aus, und zwar besonders auf das Alters- und Belastungsherz. Sie erweitern die Herzkranzgefäße und stärken den Herzmuskel, wirken regulierend auf die Herztätigkeit und sind blutdrucksenkend. Verordnet werden sie in Form der standardisierten Drogenextrakte besonders nach Infektionskrankheiten als Herztonikum, außerdem als blutdrucksenkendes Mittel. Empfohlen werden sie zuweilen bei mangelnder Hirndurchblutung.
Nebenwirkungen:	Nebenwirkungen durch die Drogen sind auch bei Dauergebrauch nicht zu befürchten.
Geschichtliches:	Weißdornfrüchte hatten früher lediglich als billiges Obst Bedeutung und wurden in Notzeiten zu Mus verarbeitet.

Crataegus laevigata (Poiret) Dc.

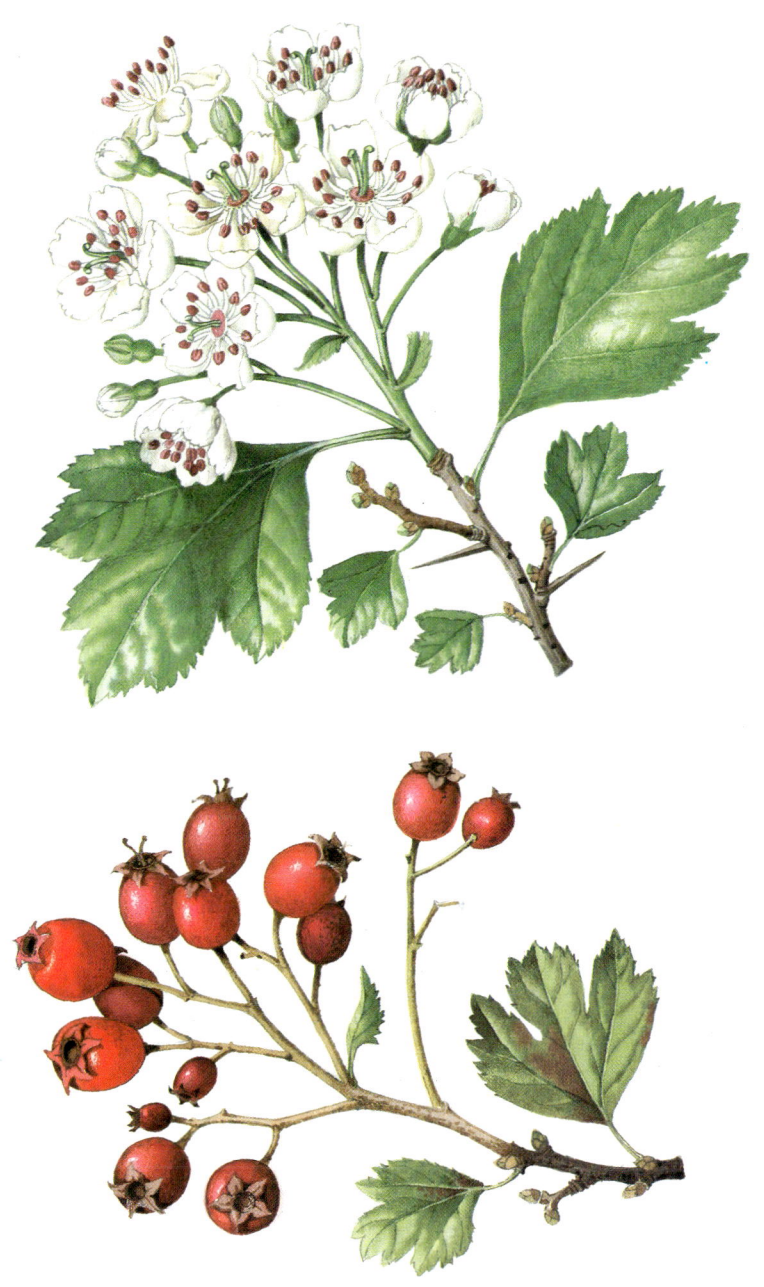

GARTENKÜRBIS

Familie:	Kürbisgewächse (Cucurbitaceae)
Name:	Das Wort Kürbis ist dem lateinischen *cucurbita* entlehnt. Im Volksmund heißt er auch Kerbes, Kirbes, Körwitz, Flaske, Fleisch.
Beschreibung:	Der Kürbis ist eine einjährige, niederliegende oder mit mehrspaltigen Ranken kletternde, krautige Pflanze, die eine Länge von 10 m erreichen kann. Ihre kantigen, dicken Stengel sind mit steifen Haaren besetzt, ebenso die wechselständigen, gestielten, meist fünflappigen Laubblätter. Die Blüten sind einhäusig getrennt geschlechtig, d. h., männliche und weibliche kommen auf derselben Pflanze vor. Die glockige, leuchtend goldgelbe Blumenkrone ist etwa 7 bis 10 cm breit. Die großen, orangefarbenen bis grünlichen, runden bis länglichen Früchte mit etwa 15 bis 40 cm Durchmesser besitzen eine derbe, ledrige Schale und fasriges, festes Fleisch. In ihnen entwickeln sich die zahlreichen ovalen, flachen Samen mit deutlichem Rand.
Blütezeit:	Juni bis August
Vorkommen:	Der Gartenkürbis wird in zahlreichen Sorten auf dem Feld und in Gärten, vielfach auf dem Komposthaufen kultiviert.
Verbreitung:	Die Heimat des Gartenkürbisses ist wahrscheinlich das tropische Mittelamerika. Seine Verbreitung über Eurasien erfolgte erst nach der Entdeckung Amerikas. Schon lange zuvor wurden von den Indianern verschiedene Kürbisarten bis zu den kanadischen Seen hinauf angebaut.
Sammelgut:	Samen (Semen Cucurbitae)
Sammelzeit:	Oktober
Sammelvorschrift:	Die Kürbissamen werden aus dem Fruchtfleisch gelöst, auf einer Unterlage ausgebreitet und an der Luft oder auf einer Heizung getrocknet, bis sie keine Feuchtigkeit mehr abgeben. Sie sind geruchlos und haben einen mandelähnlichen Geschmack.
Inhaltsstoffe:	Die Droge enthält außer den üblichen für Samen typischen Reservestoffen vor allem die sogenannten Cucurbitacine.
Anwendung:	Die Samen von *Cucurbita pepo, C. maxima* und *C. moschata,* die heute keine gebräuchliche Droge mehr bilden, besitzen eine spezifische Wirkung auf Eingeweidewürmer. Diese wird auf die Cucurbitacine zurückgeführt. Die Droge diente daher früher als Mittel gegen Spulwürmer und wurde auch als Bandwurmmittel verwendet.
Nebenwirkungen:	Die Droge hat keine Nebenwirkungen.
Geschichtliches:	Die uns bekannten Überlieferungen der griechischen und römischen Heilkunde wie auch die Kräuterbücher des Mittelalters lassen keine sicheren Schlüsse auf die Verwendung des Kürbisses als Heilmittel zu.

Cucurbita pepo L.

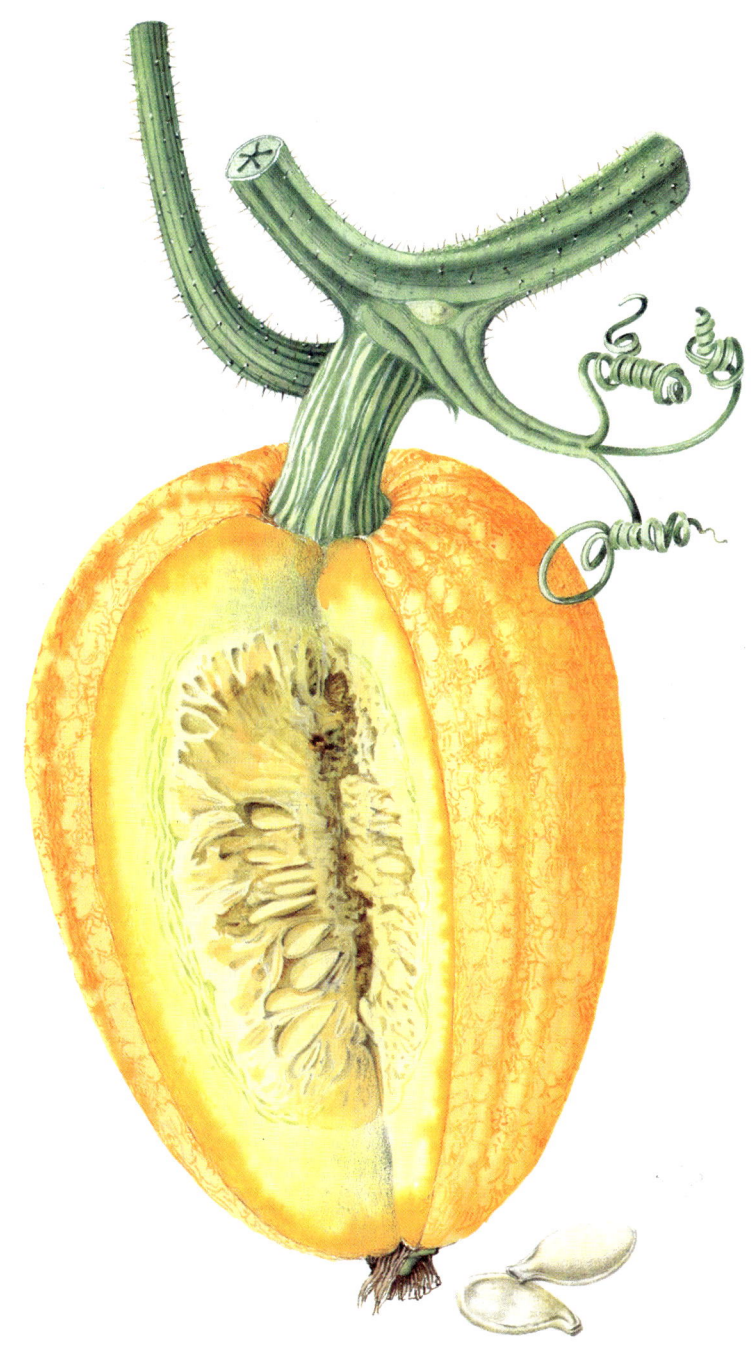

WILDES ALPENVEILCHEN †

Familie:	Primelgewächse (Primulaceae)
Name:	Der Gattungsname *kyklos*, griech. = Kreis, Scheibe bezieht sich auf die Form der Knollen, *purpurascens*, lat. = purpurn werdend, nach der Blütenfarbe. Der deutsche Name bringt das Vorkommen in den Alpen zum Ausdruck.
Beschreibung:	Die ausdauernde, 5-15 cm hohe, immergrüne Pflanze besitzt ein 1,5-5 cm dickes, allseitig bewurzeltes, knollig verdicktes Rhizom. Die Vegetationsspitze, aus der sich die Blätter entwickeln, befindet sich in einer Einsenkung oben auf der Knolle. Die oberseits glänzenden, silbrig gefleckten, nieren- bis herzförmigen Blätter sind unterseits rötlich und weisen dort stark hervortretende Nerven auf. Der Blattrand ist schwach gezähnt, der Blattstiel kahl und rötlich. Einzeln am blattlosen Blütenstengel bildet sich die etwa 1,5-2 cm lange, karminrote, stark duftende Blumenkrone mit rückwärts gerichteten Zipfeln.
Blütezeit:	Juli bis September.
Vorkommen und Verbreitung:	Die kalkliebende Pflanze kommt im südlichen Mitteleuropa in Bergwäldern, insbesondere in Buchen- und Tannenwäldern, vor (u.a. in Tschechien, der Slowakei, Bayern, Österreich und in der Schweiz).
Toxische Bestandteile:	Saponine vom Triterpentyp, insbesondere Cyclamin, mit hoher hämolytischer Aktivität.
Vergiftungssymptome:	Vergiftungen wurden wiederholt beim Verzehr der Knollen beobachtet, mitunter bei der früher mißbräuchlichen Anwendung als Abführ- oder Abtreibungsmittel. Bereits 0,3 g lösen beim Menschen heftige örtliche Reizwirkungen aus. Größere Mengen, z.B. 8,0 g bei einer Abkochung, bewirken heftige Reizerscheinungen des Magen-Darm-Traktes, Schweißausbrüche und Krämpfe; bei tödlichem Verlauf kommt es zur Atemlähmung.
Therapiemaßnahmen:	Auslösen von Erbrechen und Gaben von Aktivkohle zur Bindung des Giftes als Erste-Hilfe-Maßnahmen. Bei Aufnahme größerer Mengen sind Magenspülung sowie weitere Behandlungen, die symptomatisch durch den Arzt erfolgen, erforderlich.
Geschichtliches:	Das knollig verdickte Rhizom (»Erdscheibe«) diente früher unter der Bezeichnung Rhizoma Cyclaminis oder Tuber Cyclaminis als drastisches Abführmittel sowie bei Menstruationsbeschwerden. Wegen der hohen Toxizität kommt es als Arzneidroge nicht mehr zur Anwendung. Lediglich in der Homöopathie findet die im Herbst gesammelte frische Knolle, u.a. bei Gicht, Rheuma, Migräne und Hämorrhoiden Verwendung. Wegen der hohen Toxizität für Fische benutzte man die Knolle im Mittelmeergebiet, u.a. auf Sizilien, mißbräuchlich zum Fischfang. Die gedämpften Knollen finden mitunter noch als Schweinefutter Verwendung, da Schweine für Saponine angeblich unempfindlich sind.

Cyclamen purpurascens MILL.

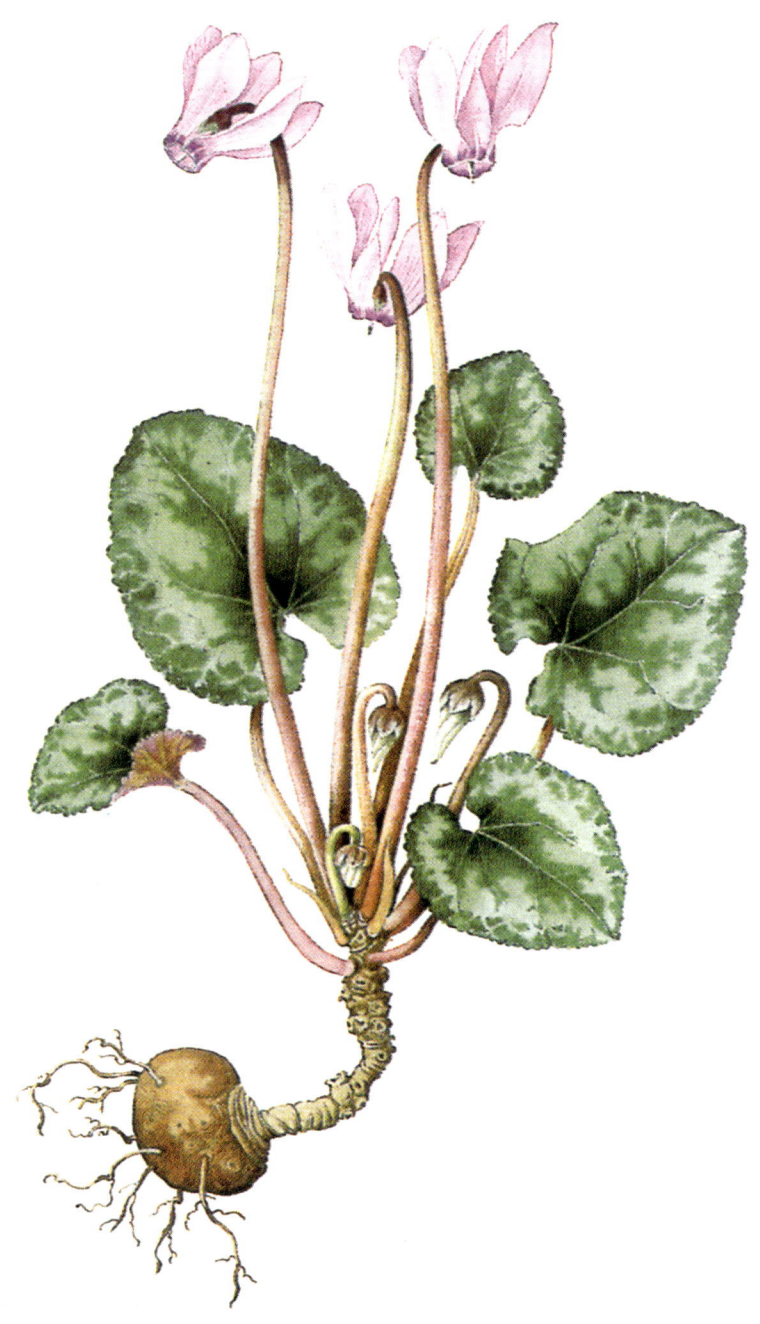

WEISSE SCHWALBENWURZ

Familie: Seidenpflanzengewächse (Asclepiadaceae)
Name: Der Gattungsname *Cynanchum* leitet sich vom griechischen *kyon* = Hund und *ancho* = würgen ab, da nach damaliger Ansicht die Pflanze Hunde und Wölfe töten könne. Daher auch die deutsche Bezeichnung Hundswürger. Der Artname *vincetoxicum* stammt von *vincere*, Lat. = besiegen, überwinden und *toxikon*, griech. = Gift; er bedeutet Giftbesieger, da die Pflanze als Gegengift bei Schlangenbissen angesehen wurde.
Beschreibung: Die ausdauernde Pflanze bildet aus einem Wurzelstock zahlreiche aufrechte, krautige, etwa 0,30-1,20 m hohe, hohle und flaumig behaarte Stengel. Die Blätter sind gegenständig, etwa 8-12 cm lang, herz-eiförmig, die oberen lineal-lanzettlich und zugespitzt. Die 5zähligen, gelblichweißen, trichterförmigen, radiären, zwittrigen Blüten mit 5 lanzettlichen Kelchblättern stehen knäuelig gehäuft in blattwinkelständigen, gestielten Trugdolden. Die Frucht ist eine hülsenähnliche, vielsamige, 5-7 cm lange Kapsel, die 6-7 cm lange, scharfrandige Samen mit weißem Haarschopf enthält. Sie ähnelt nach der Öffnung einer fliegenden Schwalbe, daher der deutsche Name Schwalbenwurz.
Blütezeit: Mai bis August
Vorkommen und Verbreitung: In sonnigen Gebüschen, auf warmen Steinschuttfluren und Trockenrasen in Mittel- und Südeuropa, im westlichen Asien und in Nordafrika heimisch.
Toxische Bestandteile: Vermutlich stellt das in der Droge enthaltene Steroidglycosidgemisch (Vincetoxin), das Saponineigenschaften besitzt, das giftige Prinzip der Pflanze dar. Da von ihr verschiedene Sippen existieren, sind auch Abweichungen in der Zusammensetzung der Inhaltsstoffe denkbar.
Vergiftungssymptome: Ein aus der Wurzel bereiteter Auszug hat in geringer Dosierung eine gewisse Wirkung auf den Herzrhythmus, in höherer Dosierung überwiegen aconitinähnliche Eigenschaften, die wahrscheinlich durch das Vincetoxin ausgelöst werden. Nach Durchfall, Blasen- und Nierenreizung folgen Herzschlagverlangsamungen, die bis zur Atemlähmung führen können.
Therapiemaßnahmen: Behandlung der Vergiftung mit Aktivkohle und viel Flüssigkeit sowie Abführmitteln. Nach Einnahme größerer Mengen sollten Magenspülung durch den Arzt und stationäre Beobachtung erfolgen.
Geschichtliches: Arzneiliche Verwendung fand die Wurzel, deren Auszüge in der Volksheilkunde als harn- und schweißtreibendes Mittel und auch bei Schlangenbissen (s. Erklärung des Namens) zur Anwendung kamen. Heute werden die frischen Blätter gelegentlich noch in der Homöopathie u. a. als harntreibendes Mittel, bei hohem Blutdruck und zur Resistenzerhöhung bei fieberhaften Infekten benutzt.

Cynanchum vincetoxicum (L.) PERS.

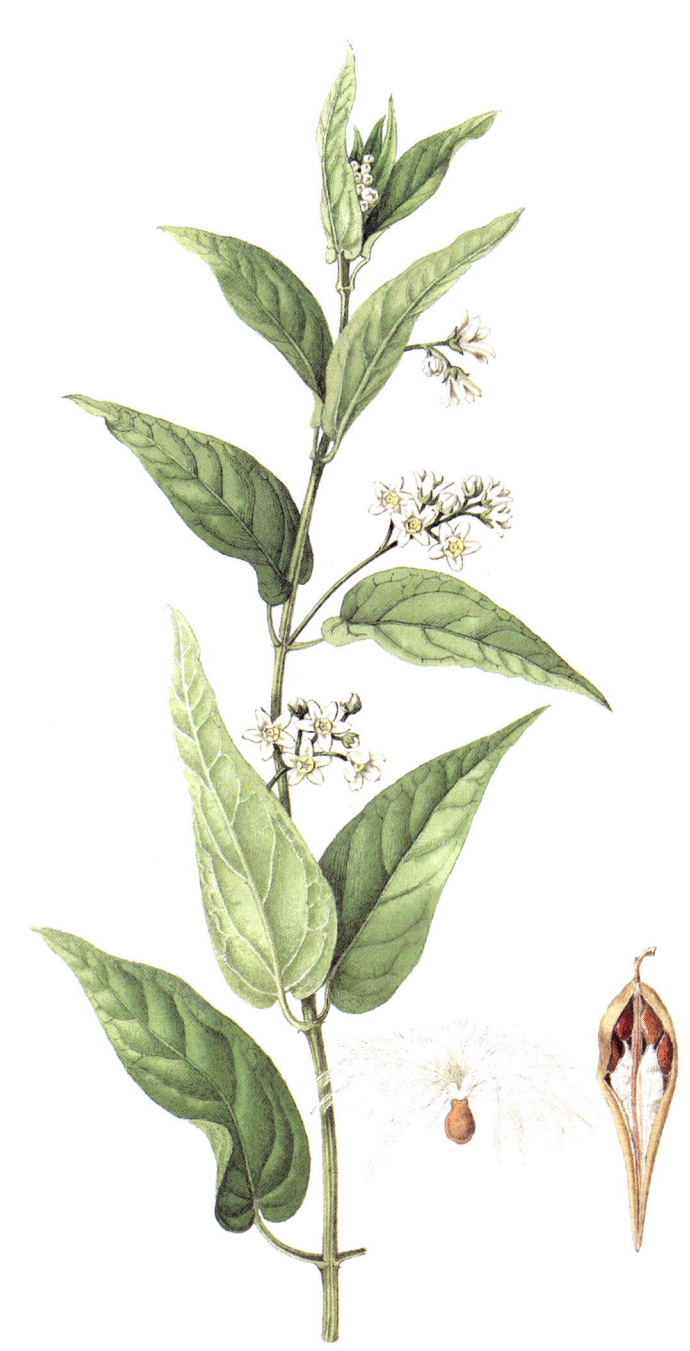

GEMEINER SEIDELBAST † *

Familie:	Seidelbastgewächse (Thymelaeaceae)
Name:	Wahrscheinlich leitet sich der Name Seidelbast von Zeidler (Bienenzüchter) ab, da die zahlreichen stark duftenden Blüten des Strauches von den Bienen im zeitigen Frühjahr aufgesucht werden. Die Benennung Kellerhals kommt vom mittelhochdeutschen keln (quälen), weil die Beeren in Mund und Hals brennen.
Beschreibung:	Der Seidelbast ist ein sommergrüner Strauch von etwa 30 bis 150 cm Höhe. Seine Äste sind sehr zäh und nur an den Zweigenden beblättert. Die anfangs rosavioletten, später etwas verbleichenden, selten fast weißen Blüten stehen in ungestielten, seitenständigen Büscheln in den Achseln der abgefallenen vorjährigen Laubblätter. Sie brechen im allgemeinen noch vor den Laubblättern hervor und strömen einen starken Duft aus. Der Fruchtknoten entwickelt sich zu einer leuchtendroten Beere.
Blütezeit:	März bis April (in hohen Lagen bis Juni)
Vorkommen:	Meist ist der Seidelbast in etwas schattigen Laubwäldern, seltener in Nadelwäldern zu finden. Er bevorzugt Waldränder, Schluchten und Ufergebüsche. Besonders liebt er Kalkboden.
Verbreitung:	Der Seidelbast ist in fast ganz Europa bis Ost- und Nordnorwegen anzutreffen, ferner in Sibirien, im Kaukasus und in Kleinasien. Seine Nordwestgrenze liegt auf der Linie Köln-Hannover-östliches Schleswig-Holstein, er fehlt aber in Brandenburg ganz.
Sammelgut:	Rinde (Cortex Mezerei)
Sammelzeit:	März
Sammelvorschrift:	Die Rinde vom Stamm und von den dickeren Zweigen wird vor dem Aufblühen der Pflanze gesammelt. Nach dem Trocknen rollt man die Rinde mit nach außen gekehrtem Bast ein. Durch längeres Lagern wird die Droge wirkungslos. Sie ist geruchlos, ihr Geschmack nach längerem Kauen brennend scharf. *Vorsicht! Beeren und Rinde des Seidelbastes sind giftig!*
Inhaltsstoffe:	Die Droge enthält unter anderem das ungiftige Glykosid Daphnin, Umbelliferon und scharf schmeckendes Mezereumharz (früher Mezerein oder Mezereinsäureanhydrid genannt; auch Daphnin und die im Samen enthaltene giftige Verbindung wurden als Mezerein bezeichnet).
Anwendung:	Der Seidelbast, früher mitunter bei chronischen Hautleiden, Gicht und Rheumatismus gebraucht, wird heute nicht mehr arzneilich verwendet.
Giftwirkung:	Äußerlich verwendet kommt es zu Blasenbildung und Abstoßung der Epidermis, bei größeren Dosen zu geschwürigem Zerfall der Haut. Entsprechend sind die Erscheinungen bei der innerlichen Anwendung, die ernste Schädigungen von den Lippen bis zum Darm hervorrufen. Neben der örtlichen Reizwirkung kommen noch Vergiftungserscheinungen durch die Resorption der Gifte, die das Zentralnervensystem, den Kreislauf und die Nieren schädigen, hinzu. Schon durch den Verzehr von 10 bis 12 Beeren kann es zu tödlicher Vergiftung kommen.
Geschichtliches:	Seidelbast wurde bereits im Altertum verwendet.

Daphne mezereum L.

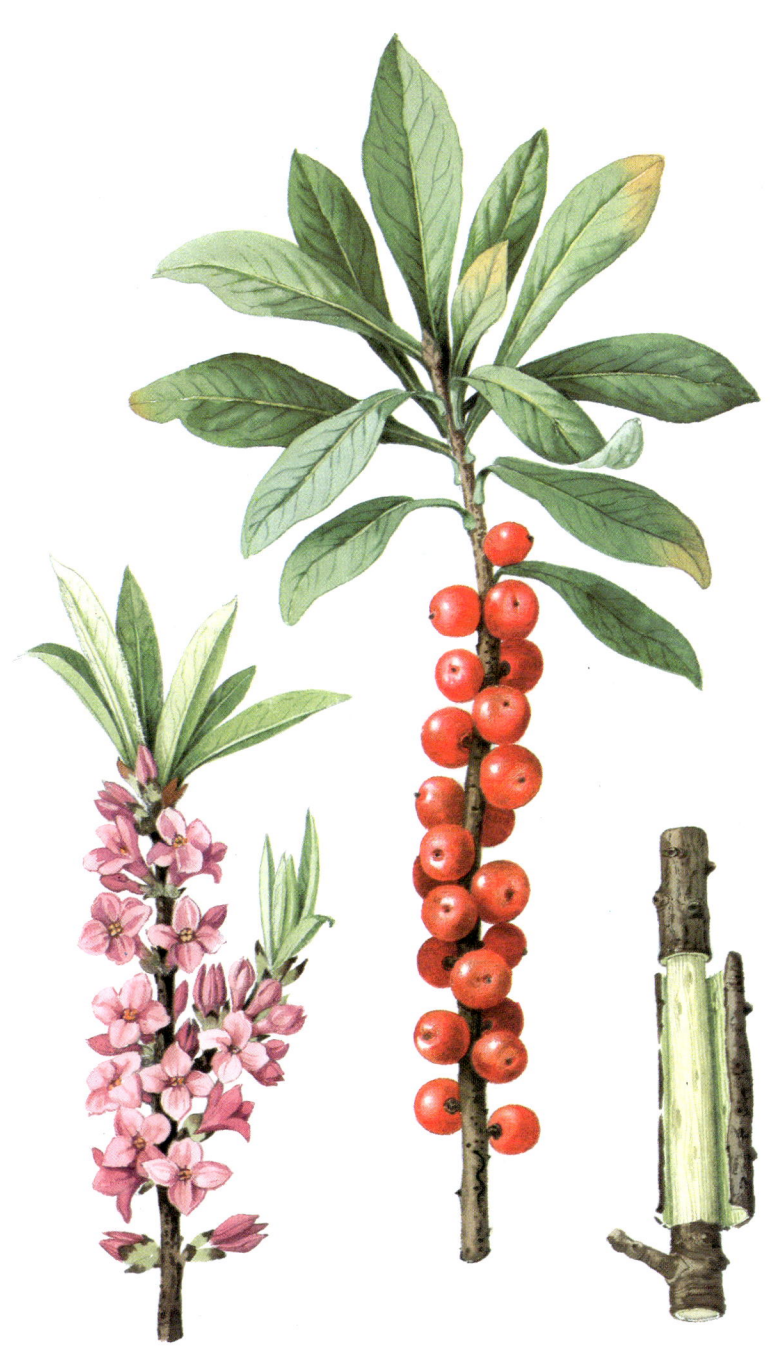

WEISSER STECHAPFEL †

Familie:	Nachtschattengewächse (Solanaceae)
Name:	Die stachlige Frucht gab der Pflanze den Namen, die wegen ihrer Giftigkeit mancherorts auch Düpelsappel, Pferdegift und Dollkraut heißt.
Beschreibung:	Die etwa 30 bis 120 cm hohe, einjährige Staude hat eine spindelförmige, weiße, ästig verzweigte Wurzel. Der aufrechte, kahle Stengel ist einfach oder gabelästig. Die Laubblätter sind langgestielt, die unteren über 20 cm lang und bis zu 15 cm breit. Die kurzgestielten Blüten stehen aufrecht in den Astgabeln und an der Spitze der Äste. Der bis zu 4,5 cm lange, röhrige Kelch fällt nach dem Verblühen bis auf den ringförmigen Kelchgrund ab. Die trichterförmige, weiße Blumenkrone hat einen gefalteten, fünfzipfligen Saum und eine bis zu 7,5 cm lange Kronenröhre. Die Frucht ist eine bis zu 5 cm lange, eiförmige Kapsel, an der Außenseite mit derben Stacheln besetzt und bei der Reife fast bis zum Grund vierklappig aufspringend. Sie enthält zahlreiche platte, braunschwarze Samen.
Blütezeit:	Juni bis Oktober
Vorkommen:	Auf Schutt, an Ackerrändern und in Weinbergen kommt der Weiße Stechapfel nicht selten, aber oft nur unbeständig vor.
Verbreitung:	Die Heimat des Stechapfels und seine Einwanderungsgeschichte in Mittel- und Osteuropa sind noch unklar. Heute ist er nahezu überall in den gemäßigten und warmen Zonen anzutreffen.
Sammelgut:	Kraut (Herba Stramonii), Samen (Semen Stramonii)
Sammelzeit:	Kraut Juni bis September, Samen September bis Oktober
Sammelvorschrift:	Das Kraut wird bei trockenem Wetter gesammelt und nach Abtrennen dickerer Stengelteile bei Temperaturen von 50 bis 60°C getrocknet. Die Drogen sind geruchlos und schmecken stark bitter und salzig. *Vorsicht! Sämtliche Pflanzenteile sind giftig!*
Inhaltsstoffe:	Die Drogen enthalten 0,2 bis 0,6% Alkaloide. Hauptalkaloid ist L-Hyoscyamin, daneben kommen Atropin und L-Scopolamin vor.
Anwendung:	Die Wirkung der Drogen beruht auf deren Alkaloidgehalt und ist der der Tollkirsche ähnlich. Während die Samen vorzugsweise zur Gewinnung der Alkaloide dienen, wird das Kraut zur Herstellung von Asthmazigaretten oder als Asthmaräucherpulver verwendet. Die Alkaloide haben dabei eine Bronchialkrampf lösende Wirkung.
Giftwirkung:	Vergiftungen sind nicht selten und meist durch Verwechslungen oder übermäßiges Rauchen von Asthmazigaretten bedingt. Die Vergiftungserscheinungen sind denen der Tollkirsche ähnlich.
Geschichtliches:	Der Stechapfel wurde 1577 aus Amerika nach Spanien eingeführt und seit 1762 als Arzneimittel verwendet. Die in den Kräuterbüchern von Fuchs und Bock beschriebenen Pflanzen stellten südasiatische und südafrikanische Stechapfelarten dar.

Datura stramonium L.

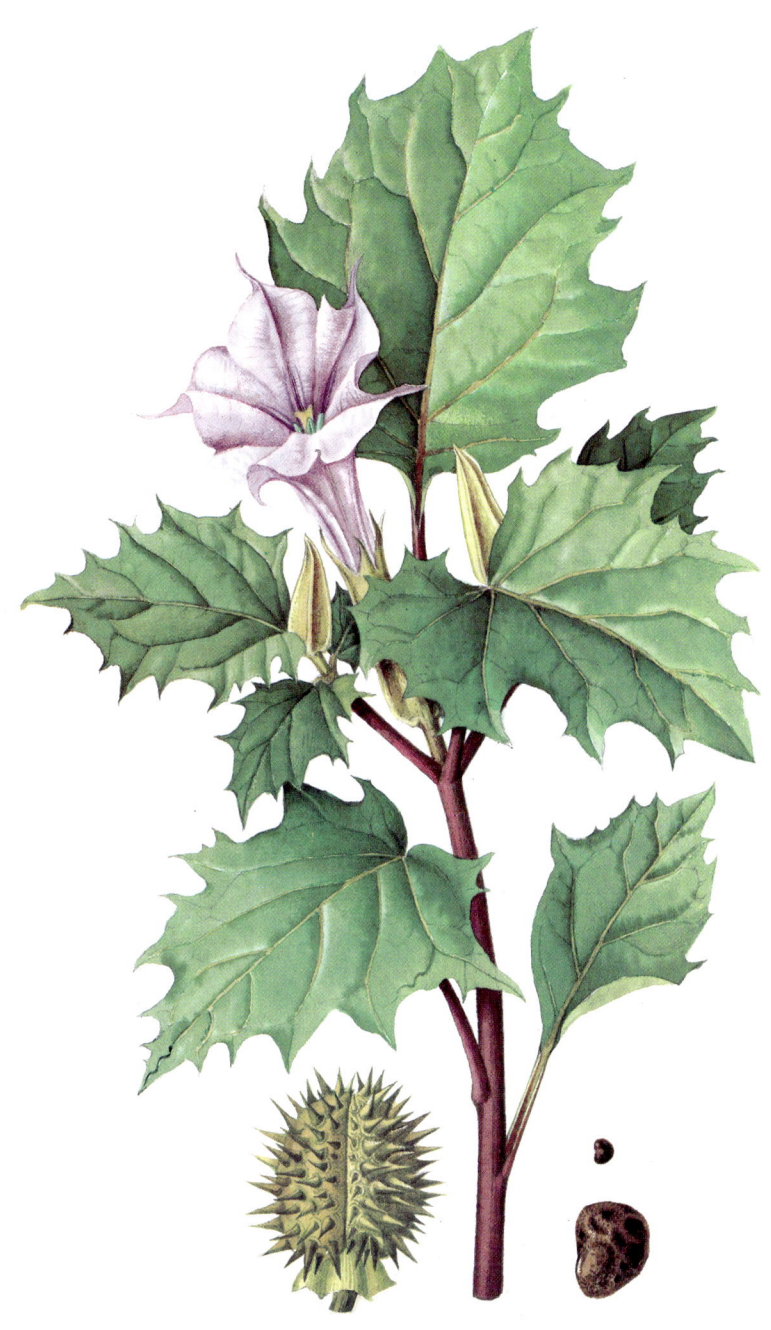

ROTER FINGERHUT · WOLLIGER FINGERHUT †

Familie:	Braunwurzgewächse (Scrophulariaceae)
Name:	Die Blüten ähneln Fingerhüten. *Digitalis* bedeutet fingerdick; *purpureus*, lat. = purpurrot; *lanatus*, lat. = wollig.
Beschreibung:	Der Rote Fingerhut entwickelt im ersten Jahr eine Blattrosette mit grundständigen Blättern, und erst im zweiten Jahr bildet sich ein bis 1,50 m hoher Stengel. Charakteristisch sind die filzige, samtartige Behaarung der Unterseite der Blätter- sowie ihr vielmaschiges Adernetz. Die weißen bis roten Blüten hängen in einer einseitswendigen Traube. Die Früchte sind eiförmige, viele kleine, braune Samen enthaltende Kapseln.
	Auch beim Wolligen Fingerhut wird im ersten Jahr nur eine Rosette grundständiger Blätter gebildet. Erst im zweiten Jahr entwickelt sich der bis 1,20 m hohe Stengel, der besonders oberwärts drüsig-flaumig behaart ist. Die am Stengel sitzenden Laubblätter sind kahl. Die Blüten mit röhrigglockiger Blumenkrone stehen in einer lockeren, allseitswendigen Traube. Die 2fächrigen Fruchtkapseln entlassen hellrotbraune, grubig punktierte Samen.
Blütezeit:	Juni bis August (*D. purpurea*) bzw. Juli bis August (*D. lanata*).
Vorkommen und Verbreitung:	Der Rote Fingerhut ist eine typische atlantische Pflanze, deren östliche Verbreitungsgrenze den Harz und Thüringer Wald erreicht.
	Der Wollige Fingerhut ist in Südosteuropa und Südwestasien heimisch; im nordöstlichen Nordamerika eingebürgert.
Toxische Bestandteile:	Glycosidische Stoffe, u.a. Digitoxin (*D. purpurea*) und Lanatosid C (*D. lanata*), die in entsprechender Dosierung wertvolle Arzneimittel bei bestimmten Herzerkrankungen mit allerdings geringer therapeutischer Breite darstellen. So liegt bei den Digitalispräparaten die toxische Dosis nur um 50-60% höher als die therapeutische. 2-3 g der getrockneten Blätter gelten als letale Dosis für einen Menschen.
Vergiftungssymptome:	Zunächst treten Übelkeit und Erbrechen sowie Farbsehstörungen auf, die u.U. tagelang anhalten können, später Herzrhythmusstörungen als Folge des Verlustes an zellulären Kaliumionen. Außerhalb des Herzens sind u.a. das Zentralnervensystem und das Atmungssystem betroffen. Bei tödlichem Verlauf kommt es zum systolischem Herzstillstand.
	Vergiftungen sind meist medizinal bedingt, d.h. durch Überdosierung bzw. falsche Einnahme. Schwere Vergiftungsfälle kommen jedoch selten vor, da meist spontanes Erbrechen erfolgt, bevor größere Glycosidmengen resorbiert werden.
Therapiemaßnahmen:	Erbrechen auslösen, falls dies nicht ohnehin eingetreten ist. Verabreichung von Aktivkohle, der weitere symptomatische Maßnahmen durch den Arzt folgen müssen.
Geschichtliches:	Von den griechischen und römischen Schriftstellern wird der Fingerhut noch nicht erwähnt. Die Einführung des Roten Fingerhuts als Arzneidroge erfolgte 1785 durch den schottischen Arzt W. Withering.

Digitalis purpurea   L. · Digitalis lanata   EHRH.

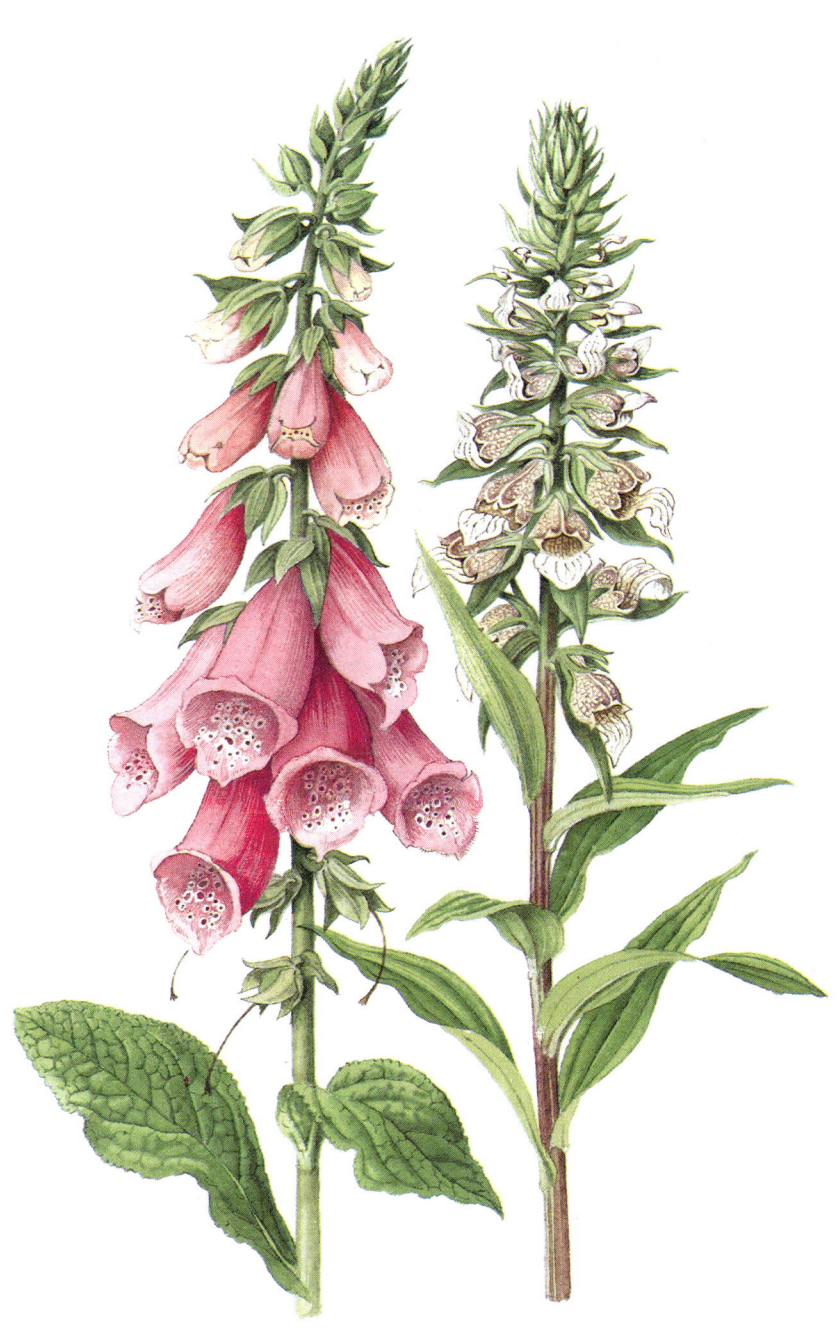

GEMEINER WURMFARN †

Familie:	Schildfarngewächse (Aspidiaceae)
Name:	Der Pflanzenname weist auf die altbekannte Verwendung des Wurzelstockes als Wurmmittel hin. Volkstümliche Benennungen sind Farnkraut, Faren, Waldfar, Flöhkraut, Wanzenkraut, Schawel.
Beschreibung:	Der ungegliederte, stärkereiche Wurzelstock (Rhizom) erreicht Fußlänge und ist etwa fingerdick, mit den Wedelstielresten kann er bis faustdick werden. Die 50 bis 100 cm hohen, doppelt gefiederten Blätter bilden einen Trichter. Sowohl Blattstiel als auch Blattspreite sind mit braunen, glänzenden Spreuschuppen besetzt. Die ziemlich derben Wedel gehen erst bei strengen Frösten zugrunde. Die Fruchthäufchen (Sori) mit nierenförmigem Schleier stehen auf der Unterseite der Wedel.
Sporenreife:	Juni bis September
Vorkommen:	Der Wurmfarn wächst in Wäldern, an Waldrändern, Hecken, steinigen Abhängen und feuchten Felsen. Er kommt von der Ebene bis in die alpine Region meist häufig vor.
Verbreitung:	Der Wurmfarn ist außer in der arktischen Zone sowie in Afrika und Australien über die ganze Erde verbreitet.
Sammelgut:	Wurzelstock (Rhizoma Filicis)
Sammelzeit:	September bis Oktober
Sammelvorschrift:	Von der ausgegrabenen Pflanze werden die Wurzeln abgeschnitten und die Wedel bis auf 3 cm entfernt sowie alle abgestorbenen Teile des Wurzelstockes beseitigt. Die Droge wird an der Luft vorgetrocknet und dann bei Wärme vollständig getrocknet. Sie hat einen widerlichen Geruch und schmeckt unangenehm süßlich, zusammenziehend und kratzend.
Inhaltsstoffe:	Die Droge enthält als wirksame Inhaltsstoffe die Butanonphloroglucide Filmaron, Filicin, Flavaspidin, Albaspidin, Flavaspidsäure und Aspidinol.
Anwendung:	Wurmfarn galt noch vor wenigen Jahrzehnten als das wirksamste Mittel gegen Bandwürmer. Die Wirkstoffe der Droge sind jedoch relativ toxisch und wenig stabil. Die Droge wurde daher in der Folgezeit durch in der Haltbarkeit stabilere und in der Wirkung zuverlässigere synthetische Präparate verdrängt.
Giftwirkung:	Bei Resorption der Drogeninhaltsstoffe durch den Darm kommt es zu Erbrechen, Benommenheit, Leibschmerzen, Krämpfen, Kreislaufschädigung, Leberschädigung und selten zu Erblindung oder Tod durch Krämpfe oder Atemlähmung.
Geschichtliches:	Theophrast erwähnt die Droge zuerst. Während sie im Mittelalter wenig verwendet wurde, besann man sich im 18. Jahrhundert wieder ihrer Heilwirkung. 1835 wurde der ätherische Auszug in die Therapie eingeführt.

Dryopteris filix-mas (L.) Schott

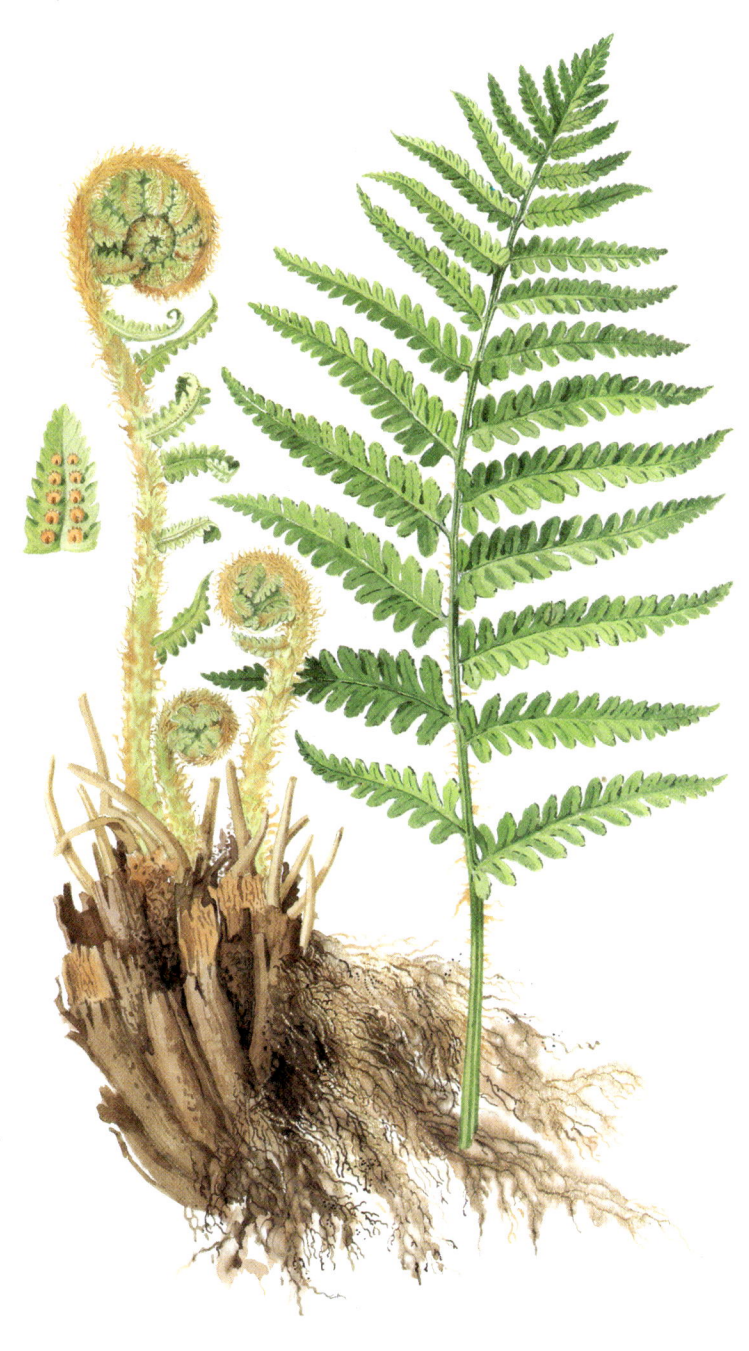

ACKERSCHACHTELHALM

Familie:	Schachtelhalmgewächse (Equisetaceae)
Name:	Schachtelhalm oder Schafthalm heißt die Pflanze wegen der schaftartigen Stengelglieder, ferner Pipenstal (Pfeifenstiel), Hollpiepen, Katzenschwanz, Rattenschwanz, Fuchszagel. Weil mit den harten Schachtelhalmen wegen ihres Gehaltes an Kieselsäure besonders Zinn geputzt wurde, nannte man sie Zinn-, Kannen- und Scheuerkraut.
Beschreibung:	Tief im Boden kriecht weithin die Grundachse des Schachtelhalmes, mit der er überwintert. Aus dieser Grundachse wachsen meist einjährige, schon im Herbst unter der Erdoberfläche angelegte Sprosse, die ihre Glieder im Frühjahr strecken. Diese Sprosse, die kein Blattgrün führen, tragen je eine endständige Ähre, die von zahlreichen Sporangienträgern gebildet wird. Diese fruchtenden Sprosse sterben nach der Sporenreife bald ab; danach treibt der Wurzelstock zahlreiche unfruchtbare, grüne, quirlig verzweigte Sprosse bis zu 40 cm Höhe.
Sporenreife:	März bis April
Vorkommen:	Der Ackerschachtelhalm tritt häufig auf Äckern als fast unausrottbares Unkraut auf. Er ist auch an Wegrändern und in Gebüschen zu finden und bevorzugt nicht zu nasse Lehm- und Sandböden. Er wächst vom Tiefland bis in die alpine Region (2500 m).
Verbreitung:	Die Pflanze ist über den größten Teil der Nordhalbkugel verbreitet. In Amerika reicht ihr Verbreitungsgebiet weit nach Süden bis über den Äquator.
Sammelgut:	Kraut (Herba Equiseti)
Sammelzeit:	Juni bis September
Sammelvorschrift:	Die trockene Pflanze wird ohne Wurzel gesammelt; schadhafte Pflanzenteile werden entfernt. Sie wird in dünner Schicht getrocknet und dabei häufig umgewendet. Die Droge ist nahezu geruchlos, schmeckt schwach salzig und zusammenziehend; sie knirscht beim Kauen.
Inhaltsstoffe:	Die Droge enthält bis zu 10% z. T. wasserlösliche Kieselsäure, Saponine und Flavonglykoside.
Anwendung:	Der Schachtelhalm wird wegen seines Gehaltes an Flavonoiden und Saponinen als harntreibendes Mittel bei Nieren- und Blasenerkrankungen, Blasenkatarrh und Wassersucht verordnet. Aufgrund ihres Gehaltes an löslicher Kieselsäure diente die Droge einst zur Unterstützung der Tuberkulosetherapie. Äußerlich wird sie zuweilen zur Behandlung schlecht heilender Wunden und Geschwüre, zu Mundspülungen und als Gurgelmittel verwendet.
Nebenwirkungen:	Die Droge besitzt keine Nebenwirkungen.
Geschichtliches:	Es ist nicht sicher, ob die Droge im Altertum verwendet wurde. Im 16. Jahrhundert hat man vor allem ihre blutstillende Wirkung gerühmt. Kneipp empfahl den Schachtelhalm bei Blasenkrankheiten und Blutungen.

Equisetum arvense L.

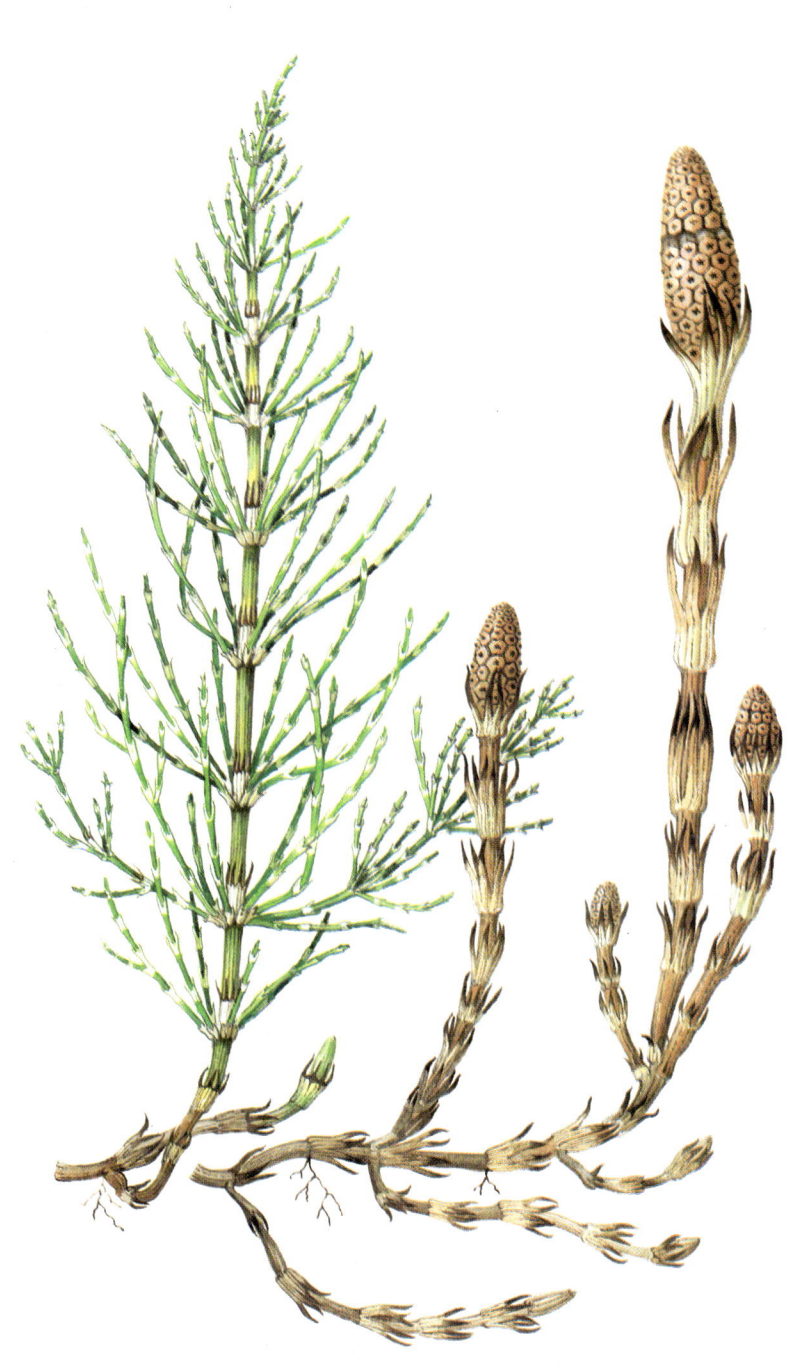

BLEICHER SCHOTENDOTTER, Gänsesterbe †

Familie:	Kreuzblütengewächse (Brassicaceae)
Name:	Der Gattungsname *Erysimum* ist der griechische Pflanzenname für Schöterich, wie die Pflanze auch bezeichnet wird. Der Artname stammt von *Krepis* (griech.) ab, d.h., die Pflanze besitzt grundständige Blätter wie *Crepis*, der Pippau, ein Korbblütengewächs.
Beschreibung:	Die zwei-, mitunter auch mehrjährige Pflanze erreicht eine Höhe von etwa 0,15-0,60 m. Die ungeteilten Laubblätter sind buchtig ausgerandet, an der Spitze meist zurückgebogen und nicht stengelumfassend. Die 4 Kronblätter der hellschwefelgelben, geruchlosen, bis 8 mm breiten Blüten werden jeweils etwa 10-16 mm lang und 2-4 mm breit. Die Blütenstiele sind kürzer als der Kelch. Es bilden sich gleichfarbig graugrüne, stumpfkantige Schotenfrüchte.
Blütezeit:	April bis Juli.
Vorkommen und Verbreitung:	An Abhängen, auf Wegen, besonders auf Kalk- und Silikatfelsfluren und -trockenrasen zerstreut in Mittel- und Südeuropa vorkommend.
Toxische Bestandteile:	Die Pflanze enthält herzwirksame Glycoside vom Cardenolidtyp, u.a. Erysimin. Uneinheitliche Angaben existieren über den Gehalt des Bitterstoffes Erysimipicin. Dieser soll im Kraut in Mengen von etwa 2% und in der Wurzel von 0,6% vorliegen. Er soll maßgebend an der Giftwirkung beteiligt sein. Dagegen ist das früher als Wirkstoff vermutete Crepidin in der Pflanze nicht enthalten.
Vergiftungssymptome:	Vergiftungen durch die Pflanze sind beim Menschen bisher nicht bekanntgeworden. Dennoch muß vor ihrer Verwendung, z.B. als Gemüse, wegen der herzwirksamen Glycoside gewarnt werden. Sie wird allerdings bevorzugt von Gänsen gefressen und hat unter diesen schon verschiedentlich zum Massensterben geführt, da bereits wenige Blätter für eine Vergiftung ausreichen. Auch einige andere Tierarten, z.B. Mäuse, Meerschweinchen und Kaninchen, reagieren sehr empfindlich auf die Pflanze, obwohl dies nicht bei allen, z.B. Hühnern der Fall ist. Letztere können sie unbeschadet fressen. Die Vergiftung bei Gänsen äußert sich schon wenige, höchstens 30 Minuten nach der Einnahme in Erregungszuständen, Krämpfen und anschließenden Lähmungen. Der Tod erfolgt durch Herzversagen.
Therapiemaßnahmen:	Bei empfindlichen Tieren ist eine Behandlung meist nicht mehr möglich. Soweit diese noch erfolgen kann, sind Aktivkohle oder Tannin zu geben. Auch bei einer Vergiftung des Menschen wären Gaben von Aktivkohle angezeigt. Die weitere Behandlung müßte hier symptomatisch durch den Arzt erfolgen.

Erysimum crepidifolium REHB.

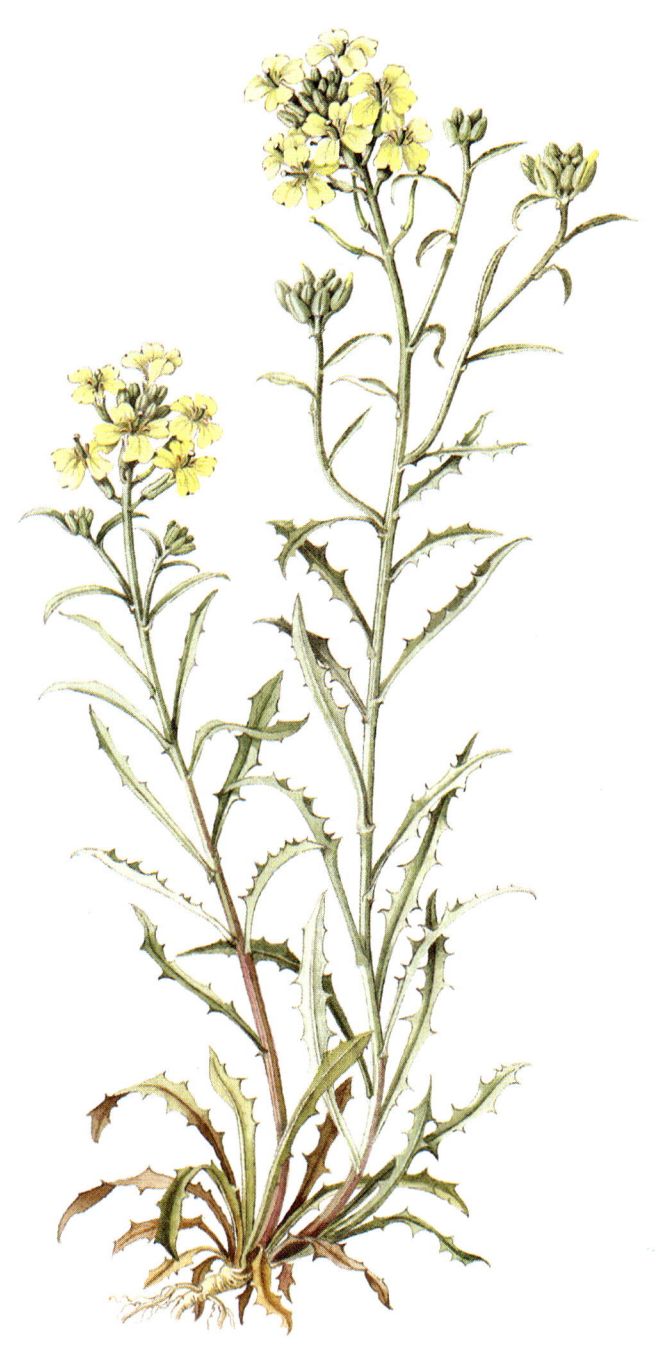

EUROPÄISCHES PFAFFENHÜTCHEN, Spindelstrauch †

Familie:	Spindelbaumgewächse (Celastraceae)
Name:	Der Gattungsname (*eu*, griech. = gut, *onoma* = Name) soll in ironischer Weise auf die Giftigkeit und den üblen Geruch hinweisen; *europaea* = in Europa heimisch. Der deutsche Name weist auf die Ähnlichkeit mit den 4eckigen Hütchen der katholischen Geistlichen (Pfaffen) hin.
Beschreibung:	Bis 3 m hoher Strauch oder Baum mit abgerundeten 4kantigen Zweigen und eiförmig-elliptischen bis länglichen, fein gekerbten, bis etwa 8 cm langen Blättern. Die 4zähligen, grünlichgelben Blüten sind unscheinbar und in Trugdolden angeordnet. Die 4teiligen, rosafarbenen bis roten Kapseln springen ab August auf und entlassen die in den Fächern befindlichen, von einem orangeroten Samenmantel umgebenen Samen, die an Fäden heraushängen.
Blütezeit:	Mai bis Juni.
Vorkommen und Verbreitung:	In Wäldern und Gebüschen besonders in West-, Mittel- und Südeuropa bis Südostasien vorkommend.
Toxische Bestandteile:	Die Pflanze, insbesondere der Samen, enthält herzwirksame Steroidglycoside, u. a. Evonosid. Außerdem liegen in den Samen etwa 0,1% Alkaloide, u. a. Evonin, vor.
Vergiftungssymptome:	Die auffällig geformten, roten Kapselfrüchte verlocken besonders Kinder zum Verzehr und sind Ursache von Vergiftungsfällen. Nach mehrstündiger Latenzzeit, oft erst nach 12-18 Stunden treten Reizerscheinungen des Magen-Darm-Traktes mit Übelkeit, Koliken, Kreislaufstörungen und evtl. auch Krämpfen auf. Sie verlaufen in der Regel relativ harmlos, jedoch gelten etwa 36 Früchte bereits als tödliche Dosis für einen Menschen. Auch sind Leber- und Nierenschädigungen nach Abklingen der Vergiftung nicht auszuschließen. Bei tödlichem Verlauf erfolgt der Tod durch Bewußtlosigkeit nach vorangegangenen schweren Krämpfen. Beim Bearbeiten (Drechseln) des Holzes soll es auch durch den entstehenden Staub zu Vergiftungen gekommen sein, die sich in Übelkeit und Erbrechen äußerten.
Therapiemaßnahmen:	Als Erste-Hilfe-Maßnahmen sind Erbrechen auszulösen sowie Aktivkohle zu geben, um die Giftstoffe zu entfernen bzw. zu inaktivieren. Weitere Maßnahmen, einschließlich Magenspülung, müssen symptomatisch durch den Arzt bzw. in der Klinik erfolgen.
Geschichtliches:	Gepulverte Pfaffenhütchensamen dienten früher gegen Krätzemilben und Läuse. Für diese Wirkung sind vermutlich die in ihnen enthaltenen Alkaloide verantwortlich. Auch das fette Öl der Samen kam einst als Mittel gegen Ungeziefer zum Einsatz. Eine Abkochung der Früchte benutzte man sogar als Diuretikum.

Euonymus europaea L.

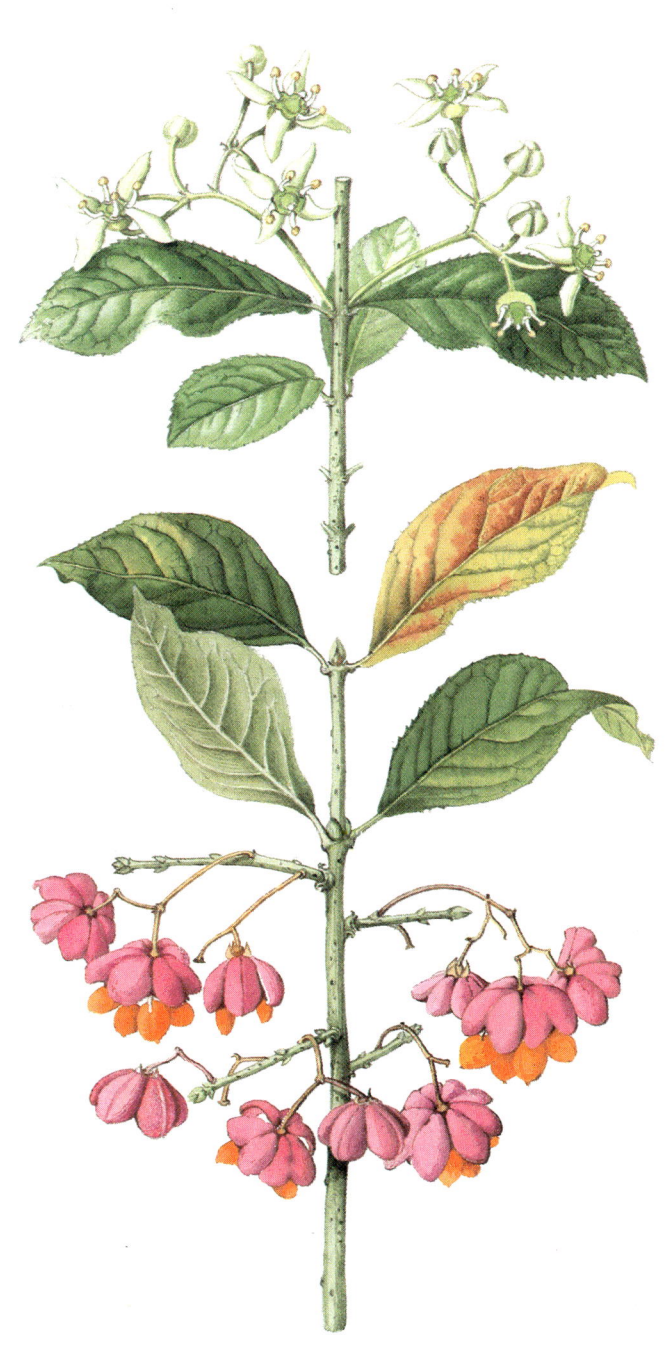

GEMEINER AUGENTROST

Familie:	Braunwurzgewächse (Scrophulariaceae)
Name:	Ihrer Heilwirkung bei Augenkrankheiten verdankt die Pflanze den Namen. Da sie als Halbschmarotzer den Graswuchs auf Wiesen beeinträchtigt, heißt sie auch Ohmdfresser, Heuschelm, Wiesenwolf, Weiddieb. Andere Namen sind Augste Bluest, Herbstblümel, Heideln.
Beschreibung:	Die Pflanze ist ein einjähriger, meist 5 bis 10 cm hoher Halbschmarotzer, dessen Wirtspflanzen besonders Gräser sind. Der Augentrost ist durch Saugfüße mit den Wurzeln der Wirtspflanze verbunden. Der aufsteigende Stengel ist einfach oder ästig verzweigt und mit feinen Härchen besetzt. Alle Laubblätter haben auf der Unterseite kurze, borstige Haare. Die Blüten stehen an den Zweigen in endständigen Ähren. Die Blumenkrone ist weiß, selten lila, die Oberlippe violett und die Unterlippe durch einen gelben Schlundfleck und dunkle Striche gezeichnet. Die große Veränderlichkeit dieser Art führte zur Aufstellung einiger Unterarten.
Blütezeit:	Mai bis Oktober
Vorkommen:	Der Gemeine Augentrost ist die bei uns am häufigsten vorkommende Art dieser Gattung. Er wächst auf Wiesen und Heiden, in Mooren und lichten Wäldern von der Ebene bis in die Alpen.
Verbreitung:	Die Pflanze ist in ganz Mitteleuropa verbreitet. Im Westen kommt sie von Frankreich bis England, im Norden bis Südskandinavien, im Süden über das nördliche Italien ostwärts bis zur nördlichen Balkanhalbinsel und in Rußland vor.
Sammelgut:	Blühendes Kraut (Herba Euphrasiae)
Sammelzeit:	Juli bis Oktober
Sammelvorschrift:	Das Kraut wird ohne die unteren Stengelteile gesammelt und getrocknet, wobei sich die Farben nicht verändern sollen. Die Droge ist geruchlos, schmeckt etwas bitter und schwach salzig.
Inhaltsstoffe:	Die Pflanze enthält das Glykosid Aucubin, ferner etwas ätherisches Öl, Bitterstoffe, Gerbstoff, Harz und Flavonoide.
Anwendung:	Wie schon der Name sagt, wurde die Droge bei Augenleiden, besonders bei Bindehaut- und Hornhautentzündungen, bei Lidrandentzündung und, zusammen mit Kamillenblüten, bei Gerstenkorn verwendet. Auch bei Überanstrengung der Augen und Erschlaffung der Augenlider wird sie benutzt. Außerdem gebrauchte man die Pflanze bei Husten und Schnupfen.
Nebenwirkungen:	Es sind keine Nebenwirkungen bekannt.
Geschichtliches:	Den Augentrost kannte man bereits in der Antike. Dioskurides erwähnt in seinen Schriften, daß die Droge zu Augenwässern verwendet wurde. Auch im Mittelalter war die Heilwirkung der Pflanze bekannt.

Euphrasia officinalis L.

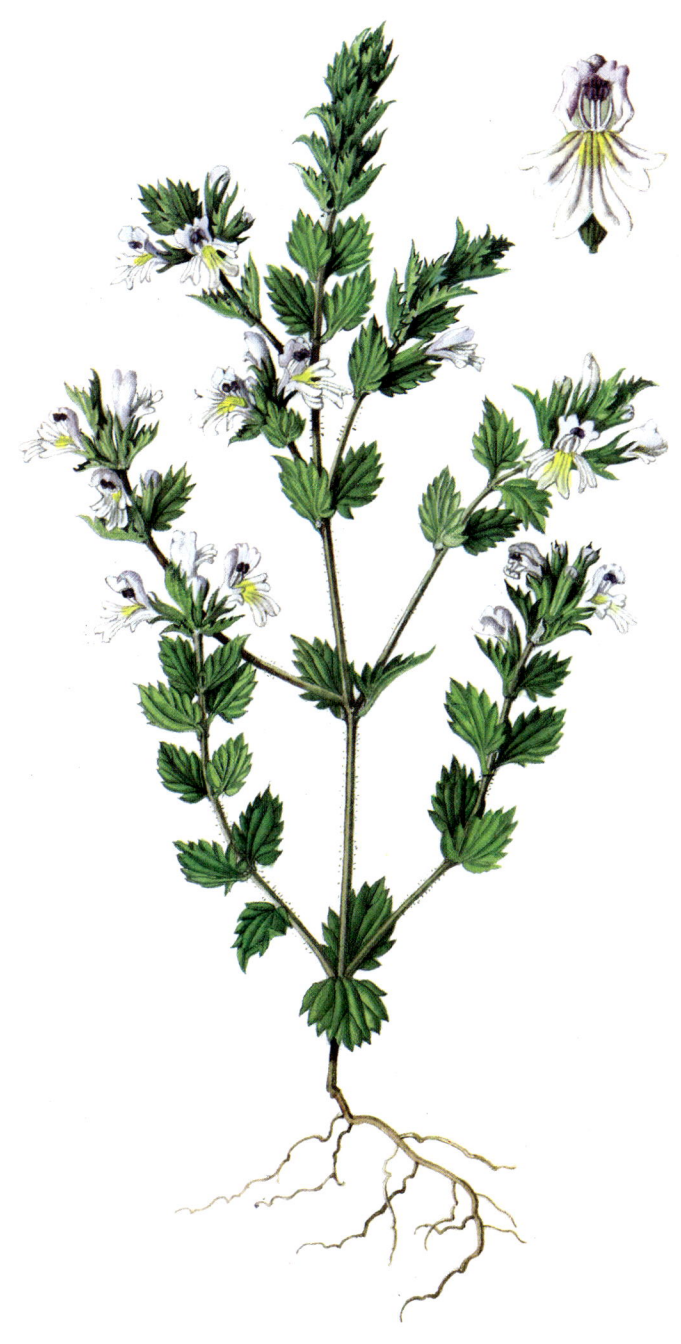

ROTBUCHE

Familie:	Buchengewächse (Fagaceae)
Name:	Wahrscheinlich wegen des rötlich wirkenden Holzes erhielt der Baum den Namen Rotbuche.
Beschreibung:	Die Rotbuche ist ein bis über 30 m hoher, aufrechter Baum. Der gerade Stamm ist walzenförmig rund, die häufig mit Krustenflechten bedeckte Rinde besonders bei jüngeren Bäumen ziemlich glatt und silbergrau. Schon frühzeitig erscheinen aus langen, gestielten Knospen zugleich Blätter und Blüten. Die rötlichbraunen Nebenblätter fallen frühzeitig ab. Die Blütenstände stehen in den Achseln der Laubblätter, die männlichen, langgestielten tiefer als die weiblichen. Die Blüten befinden sich in einer weich-stachligen, braunen Hülle, die später zum verholzten, vierspaltigen Fruchtbecher wird. Dieser enthält gewöhnlich 2 Früchte, die als einsamige, dreikantige, rotbraune, glänzende Nüsse (Bucheckern) ausgebildet sind.
Blütezeit:	Ende April bis Mai
Vorkommen:	Die Rotbuche ist ein Charakterbaum des ozeanischen Klimas. Sie kommt von der Ebene bis in die Mittelgebirge und Voralpen (bis 1700 m) vor und bildet oft große, reine Bestände.
Verbreitung:	Rotbuchen sind im größten Teil Europas und in den Kaukasusländern anzutreffen. Im Norden sind sie unter dem Einfluß des Golfstromes bis nach Bergen (Norwegen), im Osten von Südschweden über die Mündung der Wisła und Südpolen bis zur Krim verbreitet.
Verwendung als Heilmittel:	In der Medizin wird lediglich der Buchenholzteer (Pix Fagi) verwendet. Die Rinde dient als Gerbmaterial, die Blätter wurden als Tabakersatz und Tee gebraucht, aus den Früchten wird Speiseöl gewonnen. Im Preßrückstand der Bucheckern ist Oxalsäure enthalten, die Magenbeschwerden, Übelkeit und Erbrechen hervorruft.
Gewinnung:	Pix Fagi wird durch trockene Destillation der Stämme und Zweige der Rotbuche gewonnen. Buchenholzteer ist eine schwarzbraune, ölige, etwas körnige und durchscheinende Flüssigkeit. Sie hat einen eigentümlichen, brenzligen Geruch und einen widerlich bitteren und brennenden Geschmack.
Inhaltsstoffe:	Buchenholzteer enthält Phenole, Kresole, Kreosot, Guajakol, Kohlenwasserstoffe, Fettsäuren und Fettsäureester. Nach Ausschütteln mit Natronlauge wird durch Destillation das Kreosot gewonnen.
Anwendung:	Äußerlich wird der Buchenholzteer wegen seines Gehaltes an Phenolen und Kohlenwasserstoffen, die antiseptisch, pilztötend und juckreizstillend wirken, bei Hautleiden, wie Ekzemen, Flechten und Krätze, verwendet. Das Kreosot, dessen Hauptbestandteile Guajakol ist, gebraucht man bei Bronchialkatarrhen. Guajakol ist Bestandteil von Hustensäften.
Nebenwirkungen:	Unverdünnter Buchenholzteer übt auf die Haut und auf die Schleimhaut eine örtliche Reizwirkung aus, die bei längerer Verwendung zu entzündlichen Veränderungen führen kann.
Geschichtliches:	Das Buchenöl wurde 1713 erstmals in England gewonnen und als Ersatz des Olivenöls empfohlen.

Fagus sylvatica L.

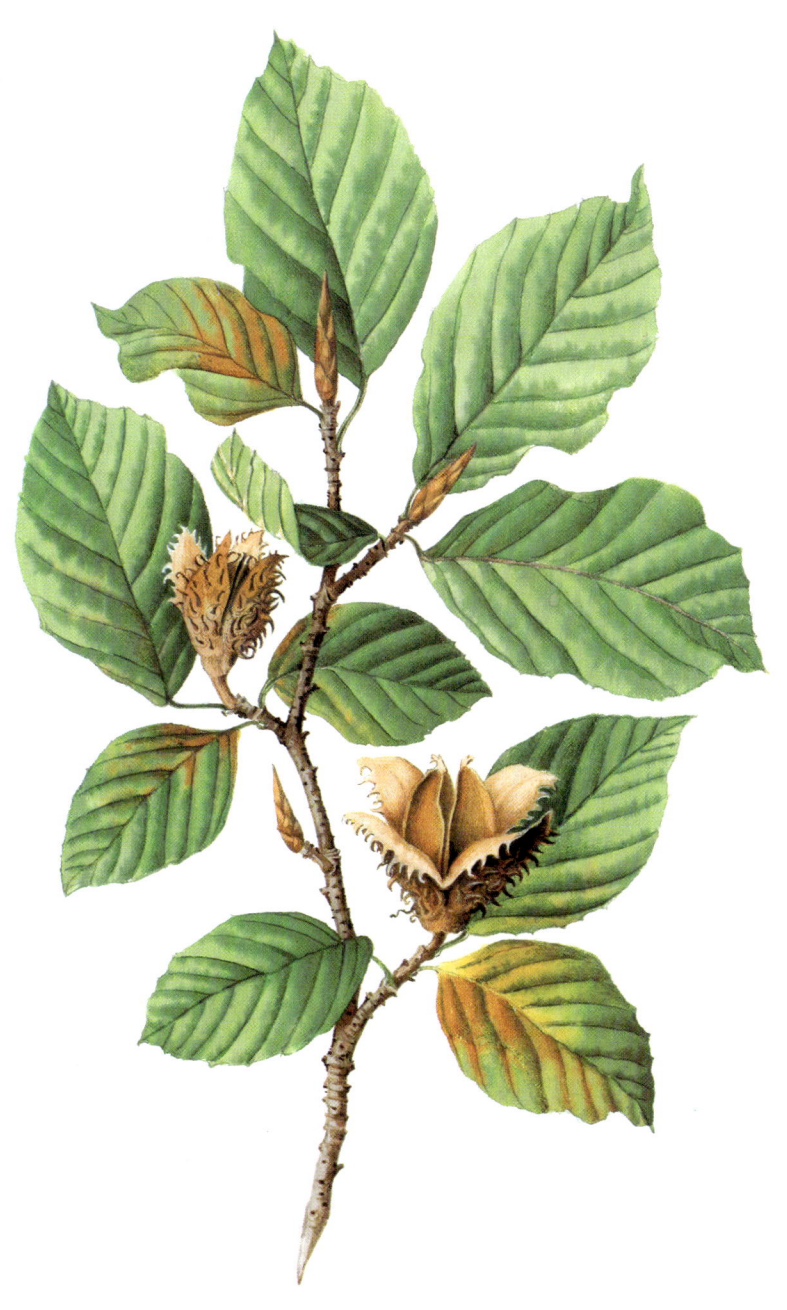

ECHTES MÄDESÜSS

Familie:	Rosengewächse (Rosaceae)
Name:	Die Blüten des Mädesüß wurden als Zusatz zu Getränken genommen. Mundartliche Bezeichnungen sind Mälkraut, Mädeföht, Mäsöt, Metkraut, Rüsterstaude, Johanniswedel, Wiesengeißbart.
Beschreibung:	Das Echte Mädesüß ist eine Staude von 1 bis 1½ m Höhe, die mit einem unterirdisch kriechenden Wurzelstock überwintert. Dieser treibt jedes Jahr neben einer Rosette grundständiger Blätter einen aufrechten, nur im oberen Teil verzweigten, beblätterten Stengel. Die oberseits kahlen, unterseits behaarten Laubblätter sind stets gefiedert. Die vielblütigen, doldig-rispigen Blütenstände stehen an den Enden der Haupt- und Seitentriebe. Die stark duftenden Blüten haben 5 bis 6 weiße, 2 bis 5 mm lange Kronenblätter.
Blütezeit:	Juni bis Juli
Vorkommen:	Die Pflanze kommt sowohl auf kalkarmen wie auf kalkreichen Böden vor. Sie bevorzugt jedoch nährstoffreiche Unterlagen. Vor allem befindet sie sich an den Ufern fließender und stehender Gewässer, in feuchten Wiesen und Straßengräben und meist gesellig im Röhricht und in Auengehölzen.
Verbreitung:	Das Verbreitungsgebiet des Echten Mädesüß erstreckt sich von Großbritannien durch ganz Europa und das westliche Asien bis zum Altai und zu der Mongolei. Die Nordgrenze verläuft von Island über das Nordkap nach Nordsibirien. Im Süden ist es bis zum Mittelmeer, zu den nördlichen Balkanländern und nach Kleinasien verbreitet.
Sammelgut:	Blüten (Flores Spiraeae)
Sammelzeit:	Mai bis Juli
Sammelvorschrift:	Die Blüten werden ohne Stengelteile gesammelt und getrocknet. Die Droge riecht nach bittern Mandeln. Sie hat einen leicht aromatischen und zusammenziehenden Geschmack.
Inhaltsstoffe:	Hauptinhaltsstoffe der Pflanze sind Salicylsäureverbindungen. Sie enthält Gaultherin und dessen Aglykon Salicylsäuremethylester, Spiraein und dessen Aglykon Salicylaldehyd sowie freie Salicylsäure, weiterhin Gerbstoff und etwas ätherisches Öl.
Anwendung:	Die Wirkung der Droge beruht auf ihrem Gehalt an Salicylsäurederivaten, so daß sie, wie auch die Weidenrinde, als vegetabilisches Salicylsäurepräparat bezeichnet wird. Salicylsäuremethylester wird äußerlich als Rheumamittel verordnet.
Nebenwirkungen:	Salicylsäuremethylester ist giftig. Vergiftungen durch die Pflanze sind aber wegen des geringen Wirkstoffgehaltes nicht zu befürchten.
Geschichtliches:	Die Droge wurde erst spät als Heilmittel verwendet und durch die Salicylsäuresynthese (Kolbe 1859) verdrängt. Die Weltjahresproduktion der 1898 als Schmerzmittel eingeführten Acetylsalicylsäure (Aspirin) liegt gegenwärtig bei etwa 3000 t.

Filipendula ulmaria (L.) Maxim.

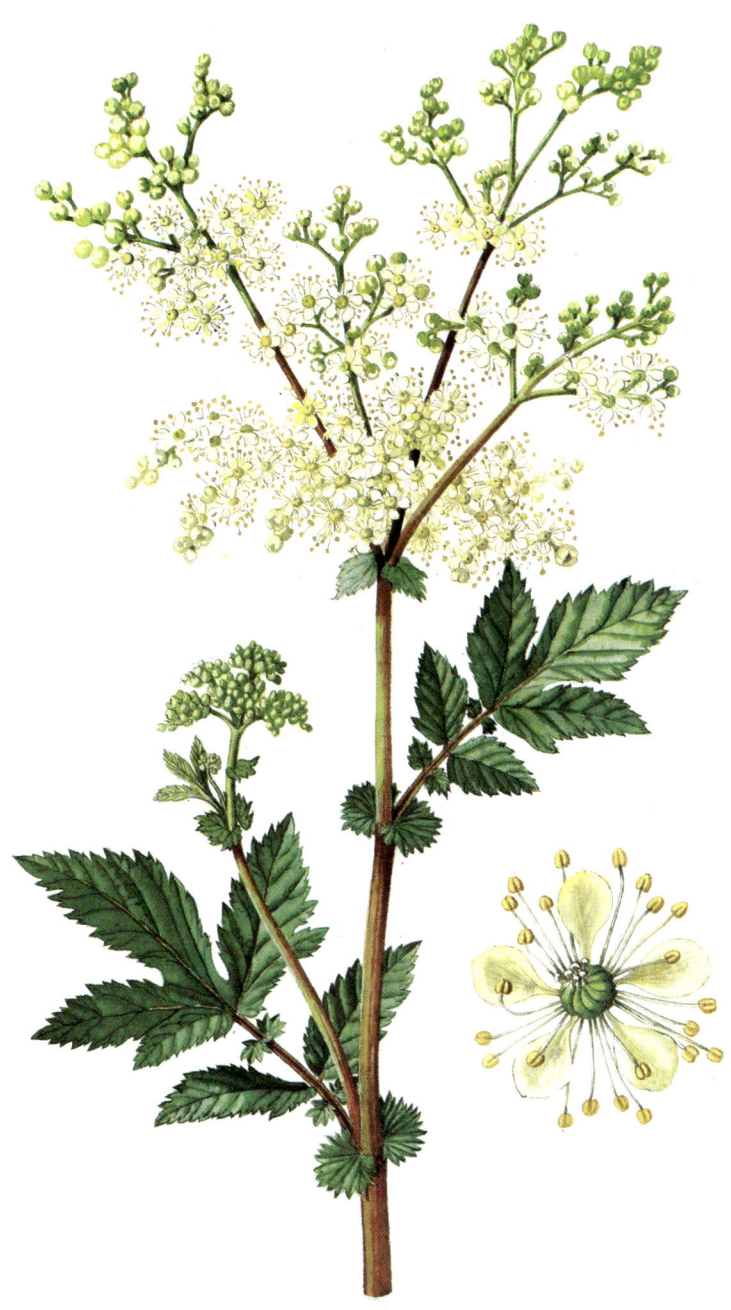

FENCHEL

Familie:	Doldengewächse (Apiaceae (Umbelliferae))
Name:	Die Pflanze wird auch Fehnkol, Finke Fennekel und Fenicht genannt.
Beschreibung:	Der Fenchel ist eine zwei- und auch mehrjährige Pflanze mit fingerdicker, spindelförmiger Wurzel. Sie treibt im zweiten Jahr einen aufrechten, nach oben ästigen, mannshohen Stengel. Die ganze Pflanze riecht stark würzig. Im unteren Teil sind die fiederschnittigen Laubblätter gestielt. Die ziemlich kleinen Blüten stehen in 4 bis 25 Döldchen, die meist ungleich lange Stiele (Strahlen) haben und eine Dolde mit einem Durchmesser bis zu 15 cm bilden. Die 5 goldgelben Kronenblätter werden von den Staubblättern mit ihren zitronengelben Staubbeuteln überragt. Aus dem Fruchtknoten geht eine länglich-eiförmige Spaltfrucht hervor, deren Teilfrüchte durch Ölstriemen gerillt sind.
Blütezeit:	Juli bis September
Vorkommen:	Die Pflanze ist nur im Mittelmeergebiet heimisch, sonst wird sie als Gemüse-, Gewürz- und Arzneipflanze großflächig angebaut.
Verbreitung:	Der Fenchel kommt im Mittelmeergebiet wild oder angebaut vor und ist bis Ostindien anzutreffen. Auch in West- und Mitteleuropa, Afrika, China, Japan, Nord- und Südamerika wächst er.
Sammelgut:	Früchte (Fructus Foeniculi)
Sammelzeit:	August bis September
Sammelvorschrift:	Am gehaltvollsten sind die im September gesammelten Mitteldolden. Sie werden an einem schattigen, luftigen Ort getrocknet. Die Droge hat einen angenehm würzigen Geruch und einen anfangs süßen, später leicht brennenden Geschmack.
Inhaltsstoffe:	Fenchelfrüchte enthalten als Wirkstoffe etwa 2,5 bis 6% ätherisches Öl mit Anethol, dem bitter und campferartig schmeckenden Fenchon, Pinen, Methylchavicol, Limonen und Foeniculin als charakteristischen Bestandteilen.
Anwendung:	Der Fenchel wird als schleimlösendes und auswurfförderndes Mittel in Form von Fenchelsirup und Fenchelhonig besonders in der Kinderheilkunde verwendet. Die Droge regt die Flimmerepithelien der Atemwege an und wird bei Husten, Bronchitis und Asthma verordnet. Sie wirkt auch appetitanregend, verdauungsfördernd, krampflindernd und blähungstreibend und wird bei Verdauungsbeschwerden wie auch bei Nierensteinleiden gebraucht. Das ätherische Öl besitzt eine erregende Wirkung auf die Darmmuskulatur und wird Abführmitteln zugesetzt, um einer Erschlaffung des Darmes entgegenzuwirken. Fenchel hat auch milchflußfördernde Wirkung, wurde früher äußerlich bei Augenbindehautentzündung verordnet und dient als Gewürz. Auch in der Likörindustrie wird die Droge verwendet.
Nebenwirkungen:	Große Dosen Fenchelöl wirken zentral-erregend.
Geschichtliches:	Fenchel wurde von den Ägyptern und Griechen gebraucht. Karl der Große verfügte 812 seinen Anbau, um 1500 beschrieb man erstmals die Gewinnung des Fenchelöls durch Wasserdampfdestillation. 1574 wird das Öl in der Arzneitaxe der Stadt Berlin aufgeführt.

Foeniculum vulgare Mill.

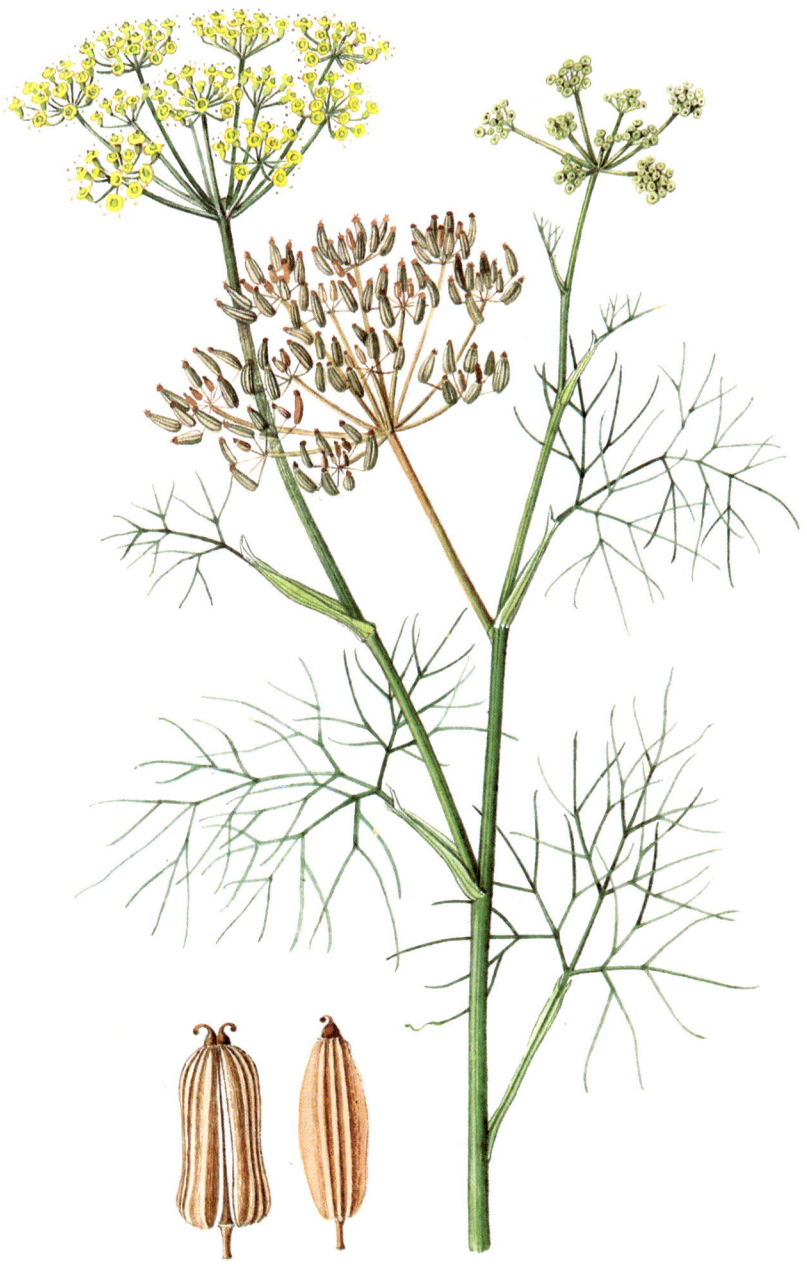

WALDERDBEERE

Familie:	Rosengewächse (Rosaceae)
Name:	Aus dem althochdeutschen ertberi leitet sich der Name Erdbeere ab. Mundartliche Bezeichnungen sind Ardbeeren, Ihrbeer, Knickbeeren u. a.
Beschreibung:	Die Walderdbeere überwintert mit kurzem Wurzelstock (Rhizom), der mit den Resten der abgestorbenen Blätter bedeckt ist. Aus den Achseln der Grundblätter entspringen oberirdisch kriechende, an den Knoten wurzelnde Ausläufer. Die Laubblätter sind dreizählig und alle Einzelblättchen grob gesägt. Die Blüten stehen in armblütigen Trugdolden auf langen Blütenstielen. Neben den 5 grünen Kelchblättern weisen sie noch einen Kreis von 5 grünen, schmalen Blättchen außerhalb des Kelches (Außenkelches) auf. Die Blüte hat 5 weiße Kronenblätter und etwa 20 Staubblätter. Bei der Fruchtreife wächst der gewölbte Blütenboden zu der saftigen, aromatischen roten Erdbeere heran. Diese ist eine Scheinfrucht, denn die eigentlichen Früchte sitzen auf ihr als kleine Nüßchen.
Blütezeit:	Mai bis Juni
Vorkommen:	Die Walderdbeere wächst auf allen Bodenunterlagen von der Ebene bis zur oberen Waldgrenze. Sie bevorzugt lichte Stellen auf nährstoffreichen Böden unserer Laub- und Nadelwälder sowie Hecken und Waldränder.
Verbreitung:	Die Walderdbeere kommt fast in ganz Europa und im größten gemäßigten Teil des asiatischen Kontinents bis zum Baikalsee vor. In vielen Teilen der Erde wurde die Pflanze wahrscheinlich erst durch den Menschen eingeschleppt.
Sammelgut:	Blätter (Folia Fragariae)
Sammelzeit:	Mai bis Juni
Sammelvorschrift:	Die Blätter werden mit den Stielen gepflückt und in dünner Schicht an einem luftigen und schattigen Ort zum Trocknen ausgebreitet. Während des Trocknungsprozesses entfernt man mißfarbene Stücke. Die Droge ist geruchlos und hat einen leicht zusammenziehenden Geschmack.
Inhaltsstoffe:	Die Erdbeerblätter enthalten Gerbstoff, Vitamin C, Flavonoide und ätherisches Öl.
Anwendung:	Die Droge wirkt wegen ihres Gerbstoffgehaltes zusammenziehend, was ihre Verwendung bei Durchfall begründet. Die jüngeren Blätter dienen als Ersatz für schwarzen Tee.
Nebenwirkungen:	Es sind keine Nebenwirkungen bekannt.
Geschichtliches:	Die Erdbeere ist schon in den ältesten Schriften zu finden, und die Beschreibungen ihrer Frucht sind zahlreich. Aus der Pfahlbauzeit liegen Funde von den in der Frucht enthaltenen Nüßchen vor. Auch die Äbtissin Hildegard von Bingen erwähnt die Erdbeere in ihren Schriften.

Fragaria vesca L.

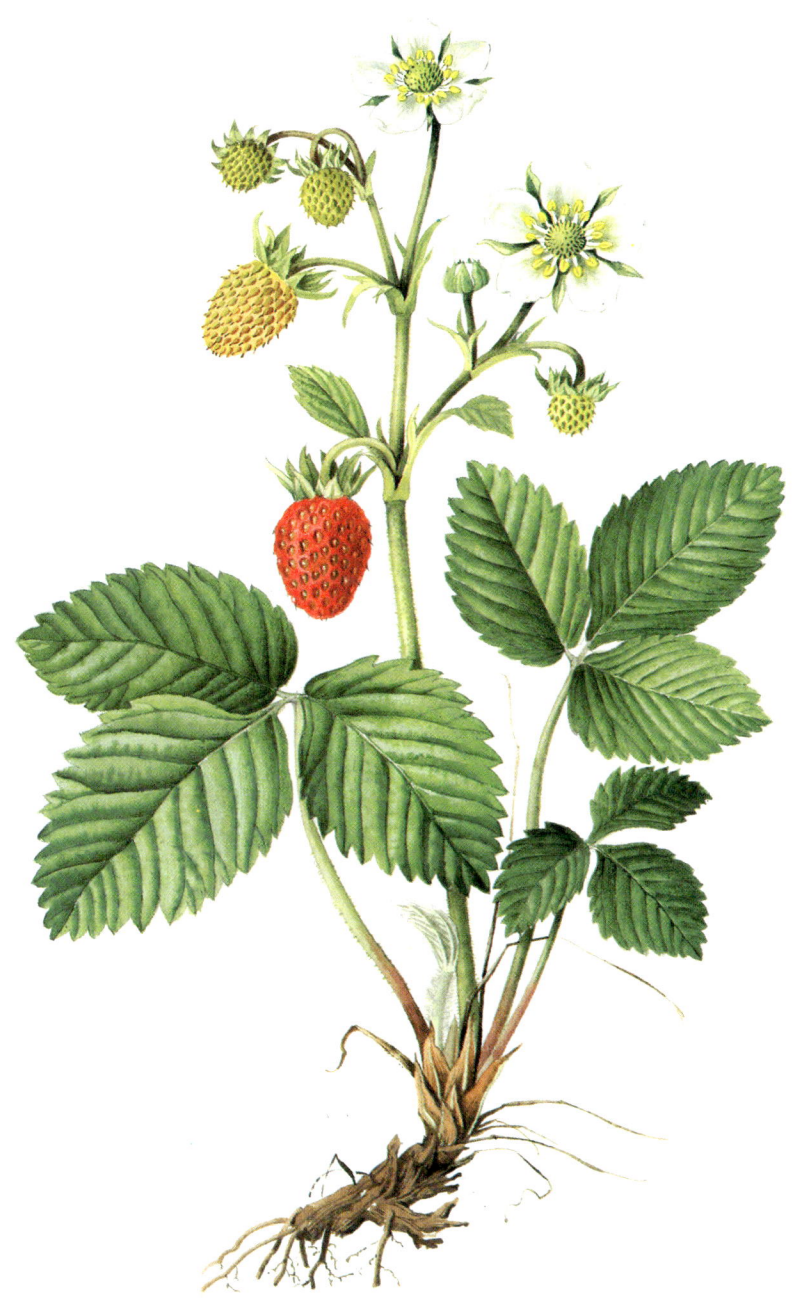

FAULBAUM

Familie:	Kreuzdorngewächse (Rhamnaceae)
Name:	Auf den fauligen Geruch der Rinde bezieht sich der Name Faulbaum oder auch Stinkboom. Ferner wird der Strauch Amselkirschbaum, Gichtholz, Knitschelbeerbaum und Mäusebaum genannt.
Beschreibung:	Der Faulbaum ist gewöhnlich ein $2^{1}/_{2}$ bis $3^{1}/_{2}$ m hoher Strauch, seltener wächst er baumförmig. Seine in der Jugend grüne oder dunkel überlaufene Rinde wird später graubraun, wobei die hellen, langen Lentizellen charakteristisch sind. Die dünnhäutigen Blätter sind in Größe und Gestalt sehr verschieden, in der Jugend sind sie stets behaart. Die fünfzähligen, grün-weißen Blüten stehen gestielt in zwei bis zehnblütigen, blattachselständigen Trugdolden. Die Frucht, eine beerenartige, zwei- bis dreisamige Steinfrucht, ist anfangs grün, später rot und bei der Reife schwarz.
Blütezeit:	Mai bis Juni
Vorkommen:	Der Faulbaum kommt von der Ebene bis in die untere Bergstufe vor und wächst an kahlen, sonnigen Hängen, in Gebüschen, lichten Wäldern, an Wasserläufen und auf Mooren. In den Alpen gedeiht er noch bis zu einer Höhe von über 1000 m.
Verbreitung:	Der Strauch ist fast über ganz Europa verbreitet, im Norden bis Mittelnorwegen und -schweden, südwärts bis Mittelspanien, Italien und Nordgriechenland, weiter östlich über Kleinasien bis Kaukasien. Auch in Nordamerika ist er anzutreffen.
Sammelgut:	Rinde (Cortex Frangulae)
Sammelzeit:	April bis Juni
Sammelvorschrift:	Von den Sträuchern werden die Seitenäste abgeschnitten und dann runde Einschnitte, durch Längsschnitte verbunden, angebracht; schließlich wird die Rinde abgeschält. Sie kann in der Sonne getrocknet werden, darf aber erst nach einjähriger Lagerung als Arzneimittel verwendet werden. Die Droge hat einen fauligen Geruch und einen bitteren, widerlichen Geschmack.
Inhaltsstoffe:	Die frische Faulbaumrinde enthält Anthron- und Anthranolderivate, die Brechreiz erregen. Bei längerem Lagern oder Erhitzen der Droge entstehen durch Oxydation daraus die abführend wirkenden Anthrachinonderivate, unter anderem Glucofrangulin A und B, die unter Glucoseabspaltung leicht in die entsprechenden Franguline übergehen. Durch Hydrolyse erhält man daraus Emodin und Rhamnose. Die Droge enthält außerdem Gerbstoffe.
Anwendung:	Zubereitungen der Droge wirken erst nach Stunden auf den Dickdarm durch direkte Reizwirkung, wodurch reflektorisch Entleerungskontraktionen ausgelöst werden. Abgelagerte Faulbaumrinde wirkt mild und ohne Nebenwirkungen und wird bei chronischer Verstopfung auch Schwangeren verordnet; man gebraucht sie auch bei Gallen- und Magenbeschwerden.
Nebenwirkungen:	Der Gerbstoffgehalt kann Magenreizung verursachen; ständiger Gebrauch kann durch verringerte Kaliumresorption Muskellähmung hervorrufen.
Geschichtliches:	Die Droge wird seit dem 14. Jahrhundert als Abführmittel verwendet.

Frangula alnus MILL.

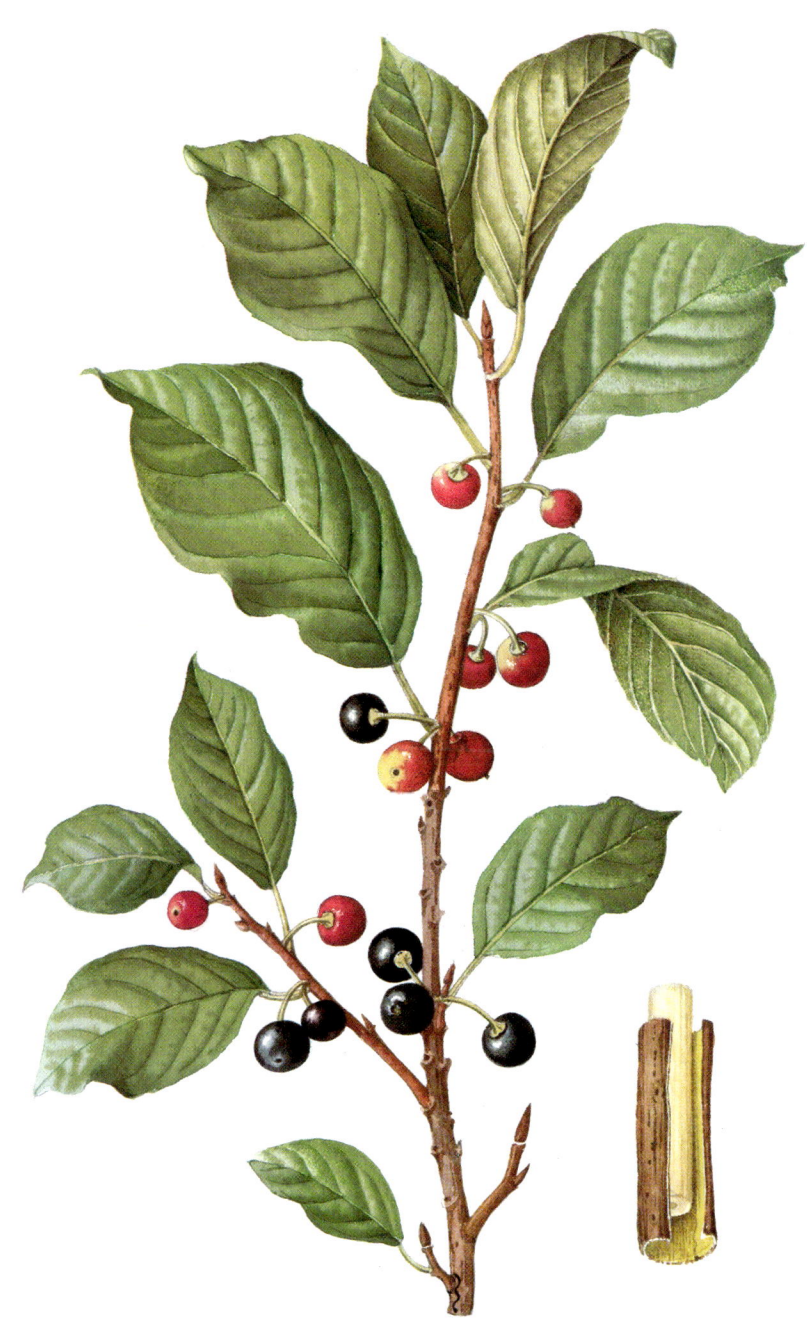

GEMEINER ERDRAUCH

Familie:	Erdrauchgewächse (Fumariaceae)
Name:	Das Wort Erdrauch ist gleichbedeutend mit dem lateinischen Gattungsnamen *Fumaria*, der sich von *fumus* = Rauch, ableitet. Der Volksmund gab dieser unscheinbaren Pflanze Namen wie Erdraute, Feldraute, Brutkraut, Ful Greet, Taubenkerbel, Sperrmäuler, Katzekirwel u. a.
Beschreibung:	Die meist 10 bis 30 cm hohe, einjährige, blaugrün bereifte Pflanze ist ein- oder mehrstenglig. Der etwas gerillte Stengel ist aufrecht oder aufsteigend und trägt wechselständige Blätter. Die zarten, gestielten Laubblätter haben eine doppelt gefiederte Spreite. Die Blüten sind in mehreren aufrechten, reichblütigen Trauben angeordnet, die den Laubblättern gegenüberstehen. Von den beiden äußeren purpurroten, an der Spitze tief dunkelroten bis schwarzen Kronenblättern hat das obere Kronenblatt einen kurzen stumpfen Sporn, während die beiden inneren gleichgestalteten Kronenblätter an der Spitze verwachsen und dort wie die äußeren tief dunkelrot bis schwarz sind. Von anderen Erdraucharten ist der Gemeine Erdrauch leicht durch seine Kelchblätter zu unterscheiden, die schmaler als die Krone und ohne Sporn ein Drittel so lang sind.
Blütezeit:	April bis Oktober
Vorkommen:	Der Gemeine Erdrauch ist ein typischer Kulturbegleiter und häufig auf Äckern, Gartenland, Schutt und Mauern sowie an Straßenrändern und in Weingärten zu finden.
Verbreitung:	Mit Ausnahme der arktischen Gebiete ist die Pflanze, die ursprünglich nur im Mittelmeergebiet heimisch war, in ganz Europa sowie im westlichen und gemäßigten Asien und in Nordafrika verbreitet. Von hier aus wurde sie durch den Menschen über die ganze Erde verschleppt.
Sammelgut:	Kraut (Herba Fumariae)
Sammelzeit:	Mai bis August
Sammelvorschrift:	Die Pflanze wird während der Blütezeit gesammelt und getrocknet. Sie ist nahezu geruchlos und hat einen unangenehm bitteren, etwas salzigen Geschmack.
Inhaltsstoffe:	Die Droge enthält die Alkaloide Fumarin (Protopin), Cryptocavin, Aurotensin, Stylopin und Sinactin, ferner Fumarsäure, Harz, Schleim und Bitterstoffe.
Anwendung:	Der Erdrauch wirkt wegen seines Alkaloidgehaltes gallenregulierend, d. h., eine übermäßige Gallensekretion wird verringert und eine zu geringe Gallenabsonderung angeregt.
Nebenwirkungen:	Vergiftungen durch die Pflanze sind nicht bekannt.
Geschichtliches:	Ob die Droge in der Medizin der Antike verwendet wurde, ist nicht sicher. Man nimmt aber an, daß Galen die Pflanze benutzte. Im Mittelalter war die Droge in Gebrauch.

Fumaria officinalis L.

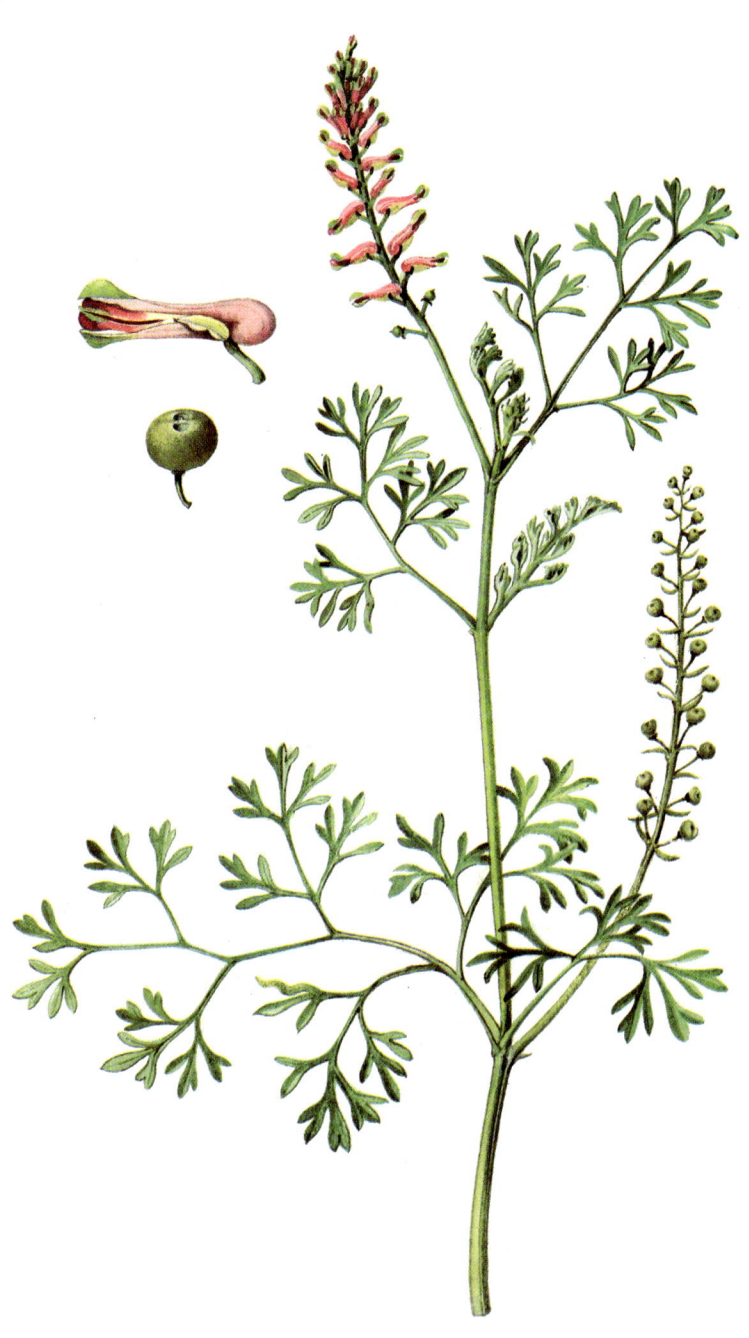

ECHTE GEISSRAUTE

Familie:	Schmetterlingsblütengewächse (Fabaceae (Papilionaceae))
Name:	Der Name Geißraute ist wahrscheinlich auf die alte lateinische Bezeichnung *Ruta capraria (ruta* = Raute; *capra* = Ziege) zurückzuführen und bedeutet soviel wie den Ziegen angenehmes Futter. Eine alte deutsche Bezeichnung ist Geistraudt. Die Pflanze wird auch Geißklee, Ziegenraute, Fleckenkraut und Pestilenzkraut genannt.
Beschreibung:	Die Geißraute ist eine kräftige, lebhaft grüne Staude mit zahlreichen aufrechten, etwa 40 bis 100 cm hohen, ästigen Stengeln. Der mehrköpfige Wurzelstock hat Fasern und treibt bei ausgewachsenen Pflanzen eine größere Anzahl aufrechter Stengel. Die kurzgestielten Laubblätter sind unpaarig gefiedert. Die blattachselständigen langgestielten Blütentrauben überragen oft weit die tragenden Laubblätter. Sie setzen sich aus zahlreichen, etwa 1 cm langen, etwas nickenden, bläulich-weißen Blüten zusammen. Die Kronenblätter haben einen kurzen Nagel. Die Fahne ist ebenso lang wie das Schiffchen.
Blütezeit:	Juli bis August
Vorkommen:	Die Pflanze wächst auf sumpfigen Wiesen, an Ufern und in Gräben.
Verbreitung:	Wirklich einheimisch ist die Geißraute in Italien, den Balkan- und Donauländern sowie an der Wolga. Nördlich geht sie bis in die Karpaten und Sudeten, östlich über das südliche Polen bis nach Rußland, dann bis zum Kaukasus, über Kleinasien bis zum Irak und Iran. Auf der Iberischen Halbinsel und in Südfrankreich ist sie wohl nur eingebürgert. Die ursprünglichen Grenzen der Verbreitung sind wegen der alten Kultivierung der Geißraute kaum sicher zu bestimmen.
Sammelgut:	Blühendes Kraut (Herba Galegae)
Sammelzeit:	Juli bis August
Sammelvorschrift:	Das aus den oberirdischen Teilen der Pflanze bestehende Sammelgut ist an einem warmen und luftigen Ort zu trocknen. Die geruchlose Droge hat einen bitteren, etwas herben und zusammenziehenden Geschmack. Beim Kauen des Krautes färbt sich der Speichel gelbgrün.
Inhaltsstoffe:	Das Kraut der Geißraute enthält Galegin, ferner Saponine, Gerbstoffe, Bitterstoffe, Luteolin und Galuteolin.
Anwendung:	Das Guanidinderivat Galegin besitzt blutzuckersenkende Eigenschaften, indem es vermutlich über das vegetative Nervensystem auf die inkretorisch wirkenden Teile der Bauchspeicheldrüse, die Langerhansschen Inseln, einwirkt. Wegen der Giftigkeit, aber auch wegen der unsicheren und nicht insulinähnlichen Wirkung ist seine Verwendung gefährlich.
Nebenwirkungen:	Toxische Dosen der Pflanze können bei Weidetieren unter Krämpfen zum Tode führen; Traubenzuckerinfusionen sind wirkungslos.
Geschichtliches:	Die Droge wird seit dem 16. Jahrhundert verwendet.

Galega officinalis L.

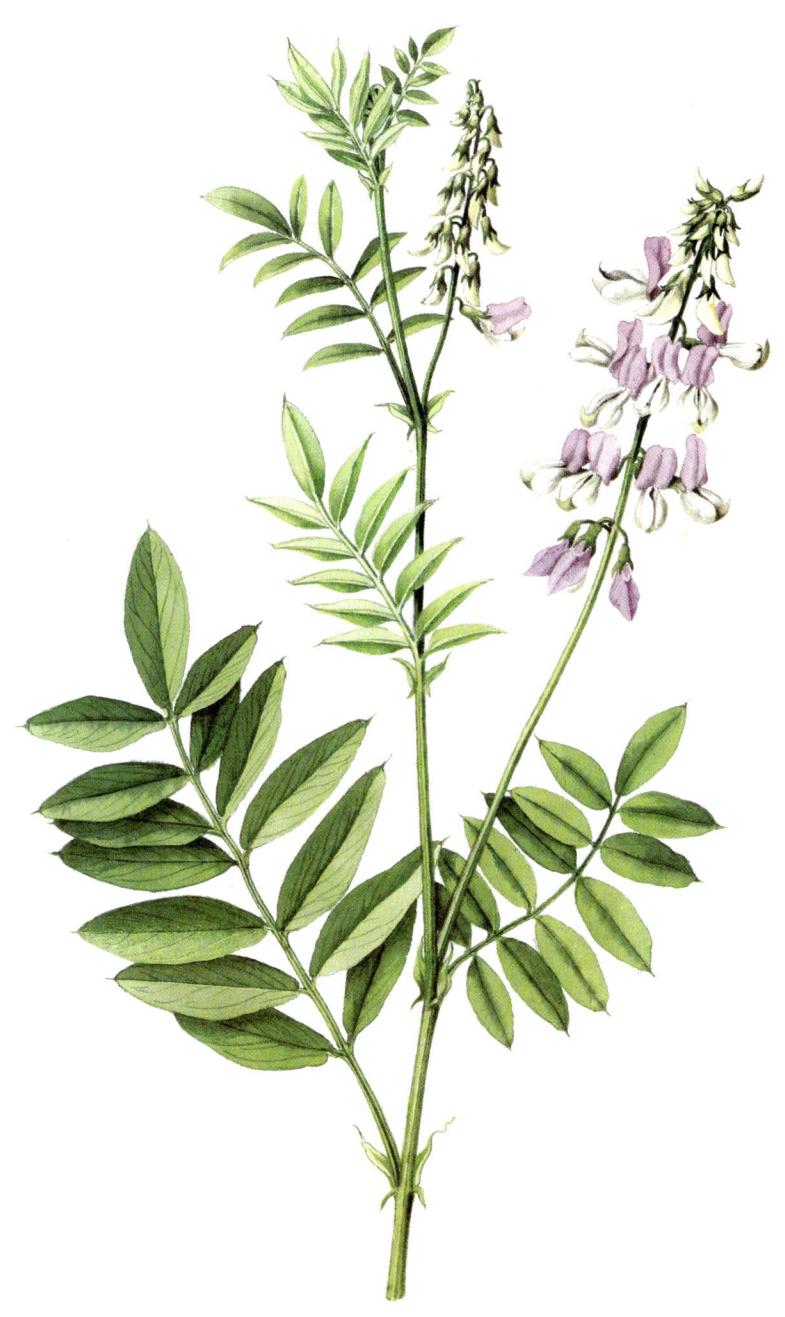

SAATHOHLZAHN

Familie:	Lippenblütengewächse (Lamiaceae (Labiatae))
Name:	Die für die Gattung typischen Hohlzähne am Eingang zur Blütenkronenröhre gaben der Pflanze den Namen. Andere Bezeichnungen sind Bleiche Hanfnessel, Dahnnessel, Dahndistel und Dornnessel.
Beschreibung:	Die einjährige Pfahlwurzel treibt einen aufrechten, etwa 50 cm hohen, ästigen, kurzflaumig behaarten Stengel, der an den Knoten nicht verdickt ist. Im unteren Teil ist der Stengel oft rot überlaufen und wie die Laubblätter und Kelche seidig behaart. Es kommen bis zu 4 Scheinquirle übereinander vor, die meist vier- bis achtblütig sind. Die meist schwefelgelbe, weichbehaarte Blütenkrone streckt sich aus dem Kelch weit hervor. Die Oberlippe der Blüten ist in der Mitte fein gezähnelt, die herabgeschlagene Unterlippe hat einen kräftig gelben, öfter mit rotvioletter Zeichnung versehenen Schlundfleck. Charakteristisch sind 2 hohle, zahnförmige Höcker am Grund der Unterlippe.
Blütezeit:	Juli bis August
Vorkommen:	Der Saathohlzahn ist einer der wenigen rein atlantischen, streng kalkfliehenden Lippenblütler. Man findet ihn auf Sand, Kies, Geröll und Äckern, in Gebüschen, an Wegrändern und in Steinbrüchen.
Verbreitung:	Die Pflanze ist im atlantischen Europa ziemlich weit verbreitet und wird nach Osten zu selten. In Deutschland ist sie noch verhältnismäßig häufig, besonders in den Sandgebieten, in Holstein, Niedersachsen und dem Schwarzwald. Östlich reicht das Verbreitungsgebiet etwa bis zum fränkischen Buntsandsteingebiet und Thüringen.
Sammelgut:	Kraut (Herba Galeopsidis)
Sammelzeit:	Juli bis August
Sammelvorschrift:	Die oberirdischen Teile der Pflanze werden während der Blütezeit gesammelt und an einem schattigen und luftigen Ort getrocknet. Die Droge hat einen schwachen, uncharakteristischen Geruch und einen bitteren und schwach salzigen, schleimigen Geschmack.
Inhaltsstoffe:	Das Hohlzahnkraut enthält bis zu 0,9% Kieselsäure, von der bis zu 0,2% wasserlöslich sind. Weitere Inhaltsstoffe sind 5 bis 10% Gerbstoff, ein glykosidischer Bitterstoff, Saponine, ätherisches Öl und Stachydrin.
Anwendung:	Die Droge wirkt wegen ihres Gerbstoffgehaltes als zusammenziehendes Mittel, durch den Saponingehalt auswurffördernd und wohl auch harntreibend. Aufgrund des Kieselsäuregehaltes diente sie früher zur Unterstützung der Behandlung der Lungentuberkulose.
Nebenwirkungen:	Es sind keine Nebenwirkungen bekannt.
Geschichtliches:	Man nimmt an, daß das Hohlzahnkraut bei Lungenkrankheiten in der älteren Heilkunde verwendet wurde. Die erste verbürgte Nachricht, in der über seine Verwendung bei Schwindsucht berichtet wird, stammt aus dem Jahre 1792. Zu Beginn des 19. Jahrhunderts wurde die Droge unter dem Namen »Liebersche Auszehrungskräuter« als Geheimmittel gegen Lungentuberkulose zu teuren Preisen vertrieben. Durch Aufnahme der Pflanze in das österreichische Arzneibuch wurde dem ein Riegel vorgeschoben.

Galeopsis segetum NECKER

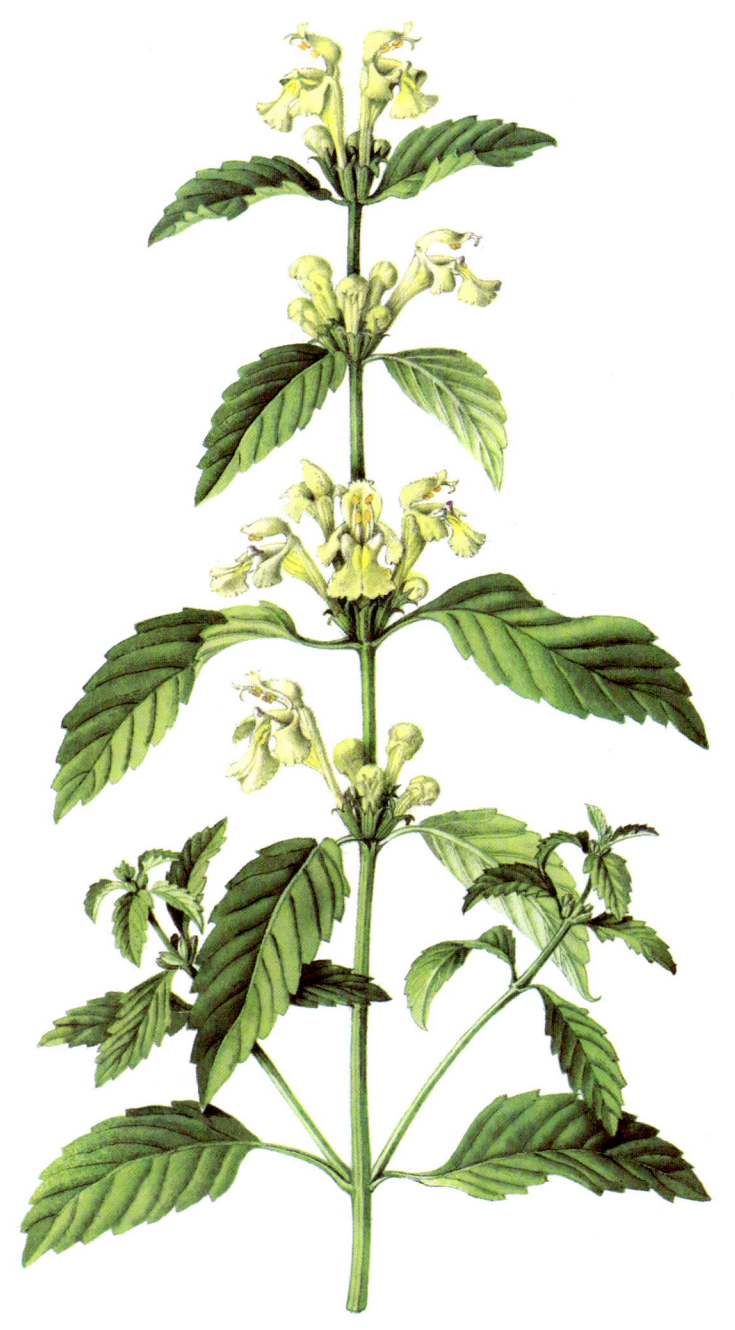

WALDMEISTER

Familie:	Labkraut- oder Rötegewächse (Rubiaceae)
Name:	Der Waldmeister heißt im Volksmund auch Waldmännlein, Meister, Meeske, Meserich, Meusch, Möseke, Mäsch, Herzfreudeli, Gliederkraut, Halskräutlein, Maiblume, Maikraut.
Beschreibung:	Die bis zu 60 cm hohe Pflanze überdauert mit dünnem, walzenförmigem, kriechendem Wurzelstock. Dieser treibt im Frühjahr einen quirlig beblätterten, vierkantigen Stengel. Die Blattquirle setzen sich jeweils aus 6 bis 9 Blättchen zusammen. Der reichverzweigte, doldenähnliche Blütenstand befindet sich am Ende des Stengels. In den Achseln winziger Tragblätter stehen die gestielten Blüten, deren Kelch fast völlig rückgebildet ist. Die Kronen bilden kleine, blütenweiße Töchter. Der Fruchtknoten ist unterständig und zerfällt bei der Reife in 2 einsamige, dicht mit winzigen, hakigen Borsten besetzte Teilfrüchtchen. Diese heften sich leicht an Mensch und Tier an und können so weit verbreitet werden. Die ganze Pflanze hat einen besonders im welken Zustand starken, angenehmen Duft, durch den sie von anderen, ähnlichen Gewächsen unterschieden werden kann.
Blütezeit:	Mai bis Anfang Juni
Vorkommen:	Die Pflanze wächst vorzugsweise in lichten Wäldern. Sie ist ein typischer Buchenbegleiter, kommt aber auch in lichten Nadelwäldern vor. Sie liebt hier feuchte, nicht zu schattige Standorte.
Verbreitung:	Der Waldmeister ist in Nord- und Mitteleuropa bis zur nördlichen Balkanhalbinsel heimisch. Von hier aus verläuft das Verbreitungsgebiet bis nach Sibirien und über die Gebirge Italiens nach Nordafrika.
Sammelgut:	Kraut (Herba Asperulae)
Sammelzeit:	April bis Juni
Sammelvorschrift:	Die Droge wird kurz vor der Blüte oder während der Blütezeit gesammelt und getrocknet. Die frische Pflanze ist geruchlos, getrocknet schmeckt sie würzig, etwas bitter und zusammenziehend.
Inhaltsstoffe:	Der Waldmeister enthält das Glykosid Asperulosid, Gerbstoff, Bitterstoffe sowie Cumarin, das beim Verwelken der Pflanze aus einer glykosidischen Vorstufe gebildet wird und ihr den charakteristischen Geruch des Cumarins verleiht.
Anwendung:	Die Inhaltsstoffe des Waldmeisters wirken krampflösend, beruhigend, erweitern die peripheren Gefäße, wirken Ödemen entgegen und sind entzündungswidrig. Die Droge wurde früher als Aromatikum, bei Gallen- und Steinleiden sowie äußerlich zu Umschlägen gebraucht. Aufgrund der relativ hohen Toxizität wird die Droge heute therapeutisch nicht mehr genutzt.
Nebenwirkungen:	Cumarin verursacht in höheren Dosen Benommenheit und heftige Kopfschmerzen; diese können schon durch den Geruch von stark duftendem Heu verursacht werden. Die innerliche Verwendung soll zu Leberschäden führen.
Geschichtliches:	Erstmalig wird die Droge mit ihren Heilwirkungen im späten Mittelalter erwähnt. Während der Zeit des Hexen- und Aberglaubens gebrauchte man sie zur Abwehr böser Geister.

Galium odoratum (L.) Scop.

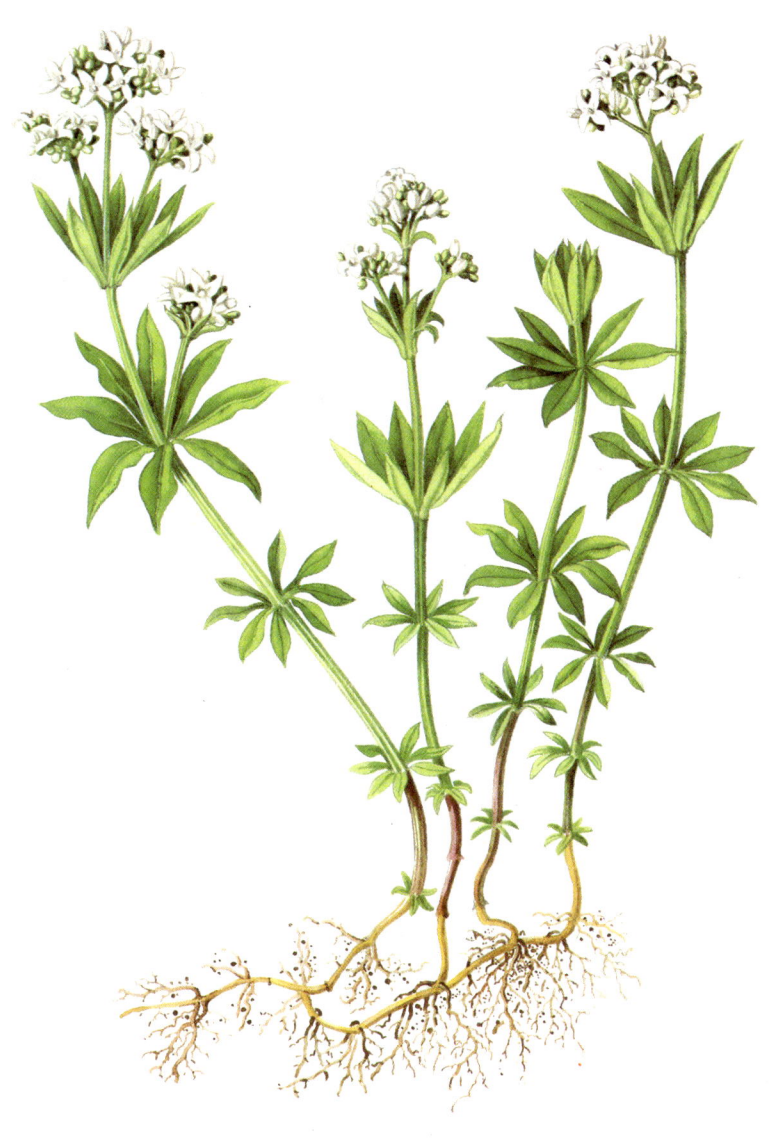

FÄRBERGINSTER †

Familie:	Schmetterlingsblütengewächse (Fabaceae)
Name:	Der Gattungsname ist lateinischen Ursprungs, der Artname *tinctoria* weist auf die Verwendung der Pflanze zum Färben hin. Auch weitere Namen, z. B. Farbkraut, Farbblume, Farbchrut, lassen sich auf die Färbeeigenschaften der Pflanze zurückführen. Als Goldkraut wird die Pflanze mitunter wegen der gelben Blütenfarbe bezeichnet.
Beschreibung:	Die stets dornenlose, etwa 30-60 cm hohe Pflanze bildet einen Halbstrauch mit gefurchten, grünen, rutenförmigen, dornenlosen Zweigen. Die dunkelgrünen Blätter sind ungeteilt, lanzettlich und haben kurze, linealpfriemliche Nebenblätter. Die 1-1,5 cm langen, gelben Schmetterlingsblüten stehen in endständigen Trauben. Die Früchte sind kahle, etwa 2 cm lange und 2-3 mm breite, lineale Hülsen mit welligem Rand und enthalten 6-10 dunkle, rundliche Samen.
Blütezeit:	Juni bis August.
Vorkommen und Verbreitung:	Besonders in Europa und im westlichen Asien vorkommend. Die mäßig anspruchsvolle Pflanze bevorzugt Trockenrasen, Heiden und lichte, wärmeliebende Wälder.
Toxische Bestandteile:	Bei den Giftstoffen handelt es sich um Alkaloide, u.a. Cytisin, Anagyrin, Methylcytisin und Lupanin, sowie – besonders in den Blüten – um Flavonoide (u.a. Luteolin und Genistein).
Vergiftungssymptome:	Vergiftungen sind vornehmlich durch die Alkaloide zu erwarten. So wirkt Cytisin auf das Zentralnervensystem, besonders auf das Sprech-, Vasomotoren- und Atemzentrum, zunächst erregend, dann lähmend. Nach einer anfänglichen Blutdrucksteigerung kommt es zur Blutdrucksenkung. Vergiftungen wurden vereinzelt nach Verzehr der Hülsen durch spielende Kinder beobachtet. Dabei kann es zum Erbrechen, u.U. mit Krämpfen, Lähmungen und Kreislaufstörungen, kommen.
Therapiemaßnahmen:	Als Erste-Hilfe-Maßnahmen sofort Erbrechen auslösen, Aktivkohle geben und reichlich Tee oder Fruchtsaft trinken lassen. Soweit weitere Behandlungsmaßnahmen erforderlich sind, müssen sie symptomatisch durch den Arzt erfolgen.
Geschichtliches:	Bereits im 16. Jahrhundert belegten Clusius und Dodonaeus die Pflanze mit ihrem Namen, und vermutlich hat sie bereits der Italiener Benedetta Rinio in seinem 1415 erschienenen »Liber de simplicibus« von den anderen Ginsterarten unterschieden. Im 17. und 18. Jahrhundert wird über die Verwendung des Krautes (Herba Genistae tinctoriae) bei Wassersucht berichtet, und die Verwendung der Pflanze in der Volksheilkunde als harntreibendes Mittel, bei Harnwegsinfektionen sowie bei Rheuma und Gicht blieb noch bis in unser Jahrhundert hinein erhalten. Außerdem diente die Pflanze zur Gewinnung der Flavonoide, die für Färbezwecke, und zwar zum Gelbfärben, zur Herstellung des sogenannten Schüttgelbes, benutzt wurden.

Genista tinctoria L.

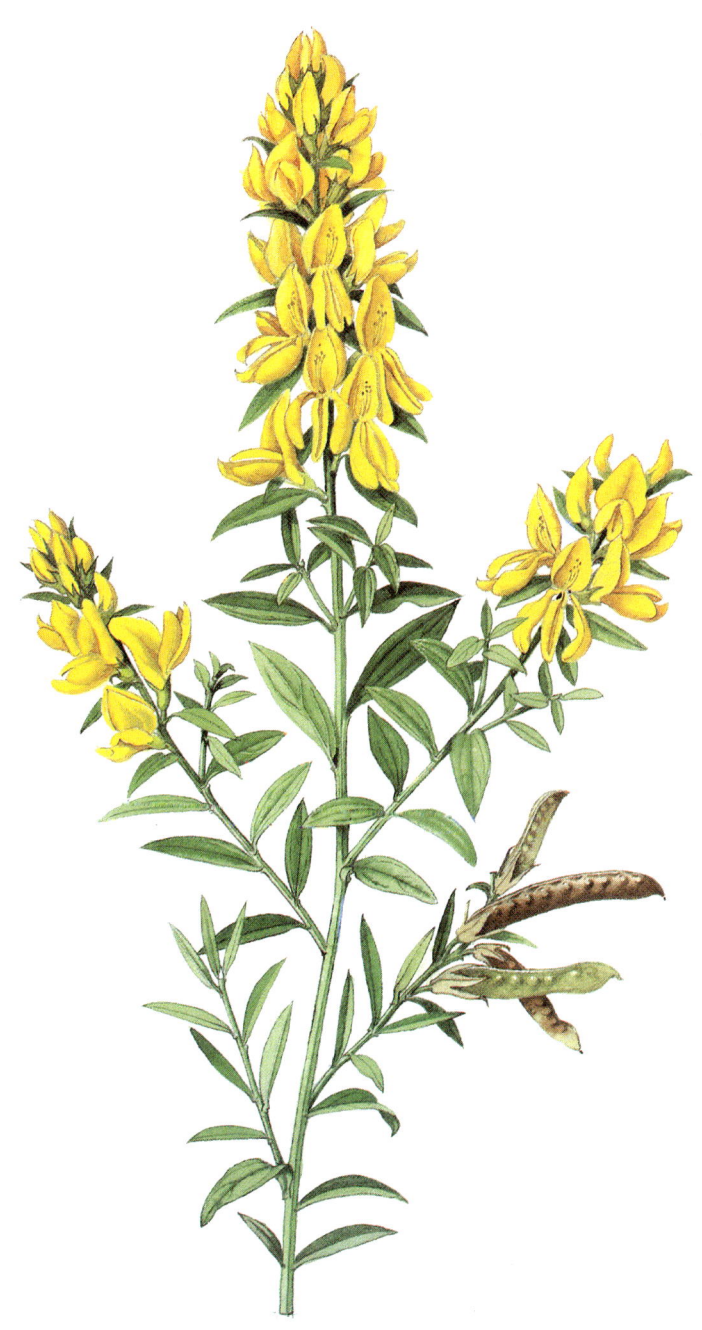

GELBER ENZIAN *

Familie:	Enziangewächse (Gentianaceae)
Name:	Enzian ist abgeleitet vom lateinischen *gentiana*. Mundartliche Benennung sind Enze, Genstrinswortl, Hermer, Hochwurz, Zinzalwurz.
Beschreibung:	Der Gelbe Enzian ist eine ausdauernde, stattliche Staude von etwa 50 bis 140 cm Höhe. Die mehrköpfige, wenig verzweigte Pfahlwurzel kann bis armdick werden. Der aufrechte, stielrunde Stengel ist unverzweigt, wird bis etwa fingerstark und ist im oberen Teil gerieft. Die bläulichgrünen Blätter werden etwa 30 cm lang und 15 cm breit. Sie stehen kreuzweise gegenständig und sind im oberen Teil der Pflanze zu schalenförmigen Tragblättern umgebildet, in deren Achseln sich etwa 3 bis 10 langgestielte Blüten zu Trugdolden vereinigen. Der blaugelbe Kelch ist einseitig aufgeschlitzt. Goldgelb leuchtet die radförmige Krone, deren Zipfel zuletzt sternförmig ausgebreitet sind. Die Frucht ist eine bis zu 6 cm lange, spitzkegelförmige Kapsel, die zahlreiche Samen enthält.
Blütezeit:	Juni bis August
Vorkommen:	Der Gelbe Enzian kommt meist gesellig und mit Vorliebe auf Kalkboden vor. Gern steht er im lichten Unterwuchs beschatteter Berghänge oder auf Schutthalden und auf ungedüngten Weiden.
Verbreitung:	Die Pflanze ist in den südlicheren europäischen Hochgebirgen (bis zu 2500 m), selten in Mittelgebirgen von der Pyrenäenhalbinsel bis Kleinasien verbreitet.
Sammelgut:	Wurzel (Radix Gentianae)
Sammelzeit:	September bis Oktober
Sammelvorschrift:	Die Wurzelstöcke werden ausgegraben, gut gewaschen und unter Anwendung künstlicher Wärme getrocknet. Die Droge besteht vorwiegend aus den Wurzeln von *Gentiana lutea*, aber auch aus denen anderer *Gentiana*-Arten. Sie riecht schwach süßlich und gewürzhaft und schmeckt anfangs süßlich, dann sehr bitter.
Inhaltsstoffe:	Hauptinhaltsstoffe der Droge sind die Bitterstoffe Amarogentin (0,04% – Bitterwert 58 000 000) und Gentiopicrosid (4,5% Bitterwert 12 000).
Anwendung:	Eine halbe Stunde vor den Mahlzeiten gegeben, fördern die Bitterstoffe der Droge die Sekretion im Magen-Darm-Kanal und werden als appetitanregendes Mittel bei Verdauungsstörungen verordnet. Der Magen wird dabei besser durchblutet, schneller entleert, und die Nahrungsstoffe werden besser resorbiert, so daß die Droge als Stärkungsmittel wirkt. Die fermentierte Droge findet in der Likörindustrie (Enzianschnäpse) Anwendung.
Nebenwirkungen:	Bei Verwendung größerer Dosen der Droge kann es zu Magenbeschwerden, eventuell zum Erbrechen kommen. Vergiftungen sind nicht bekannt.
Geschichtliches:	Dioskurides und Plinius erwähnen den Enzian und berichten über die Benennung der Pflanze nach dem Fürsten Genthius; sie gebrauchten die Wurzel als Bittermittel.

Gentiana lutea L.

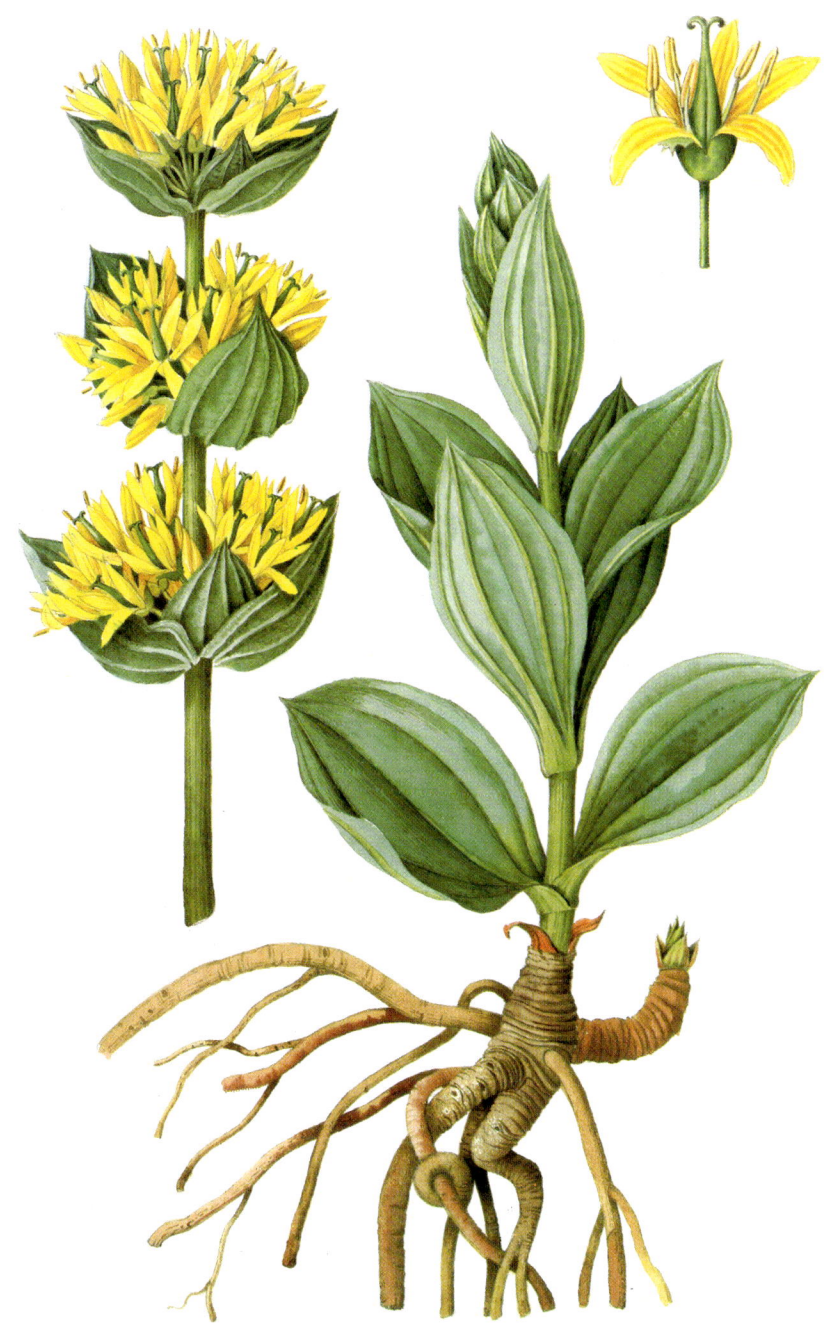

RUPRECHTSKRAUT

Familie:	Storchschnabelgewächse (Geraniaceae)
Name:	Da der heilige Ruprecht oder Robert den medizinischen Gebrauch der Pflanze gelehrt haben soll, wurde sie Ruprechts- oder Robertskraut genannt. Andere Bezeichnungen sind Gottesgab und des Gottesgnadenkraut; wegen des unangenehmen Geruches heißt sie auch Stinkerkraut, Wanzenblume und Kopfwehblume, wegen der schnabelförmigen Früchte Adebarsnavel, Storkenschnabel, Hahnenblume.
Beschreibung:	Das Ruprechtskraut, eine einjährige, auch überwinternde Pflanze mit schwacher verzweigter Pfahlwurzel, bildet zunächst eine Blattrosette aus, deren Blätter nach dem Austreiben des Stengels meist bald vertrocknen. Der 20 bis 60 cm lange. sparrig verzweigte Stengel mit zahlreichen Drüsenhaaren ist niederliegend bis aufrecht und oft, wie auch die Blätter, leuchtend karminrot. Aus den Achseln der Laubblätter entspringen die Achsen des Blütenstandes, die neben 4 kleinen Hochblättern je 2 gestielte Blüten tragen, deren Kronenblätter eine hell- bis lebhaft-rote Färbung mit häufig 3 helleren Längsstreifen haben. Die ganze Pflanze hat einen unangenehmen Geruch.
Blütezeit:	Mai bis Oktober
Vorkommen:	Das Ruprechtskraut ist in erster Linie ein Bewohner schattiger, feuchter und nährstoffreicher Böden unserer Laub- und Mischwälder, wächst aber auch an sonnigen, trockenen Standorten.
Verbreitung:	Die Pflanze ist fast in ganz Europa (außer den nördlichsten Gebieten) anzutreffen. Von hier aus erstreckt sich ihr Verbreitungsgebiet ostwärts bis Japan und südlich bis Zentralafrika. In Amerika ist sie wohl nur im atlantischen Nordamerika ursprünglich.
Sammelgut:	Blühendes Kraut (Herba Ruperti)
Sammelzeit:	Mai bis Oktober
Sammelvorschrift:	Das blühende Kraut wird ohne Früchtchen an trockenen Standorten gesammelt und getrocknet. Frisches Ruprechtskraut hat einen zusammenziehenden Geschmack und einen widerlichen Geruch, der beim Trocknen vollständig verschwindet.
Inhaltsstoffe:	Die Droge enthält vornehmlich Gerbstoffe.
Anwendung:	Das Ruprechtskraut wurde früher wegen seines Gerbstoffgehaltes als Adstringens verwendet.
Nebenwirkungen:	Es sind keine Nebenwirkungen bekannt.
Geschichtliches:	Die Droge wurde während des gesamten Mittelalters als Heilpflanze bei vielen Leiden angewendet. Paracelsus empfahl, das getrocknete und gepulverte Kraut aufs Brot zu streuen. Nach seinen Angaben sollte das Pulver auch das Herz kräftigen und depressive Stimmungen beheben.

Geranium robertianum L.

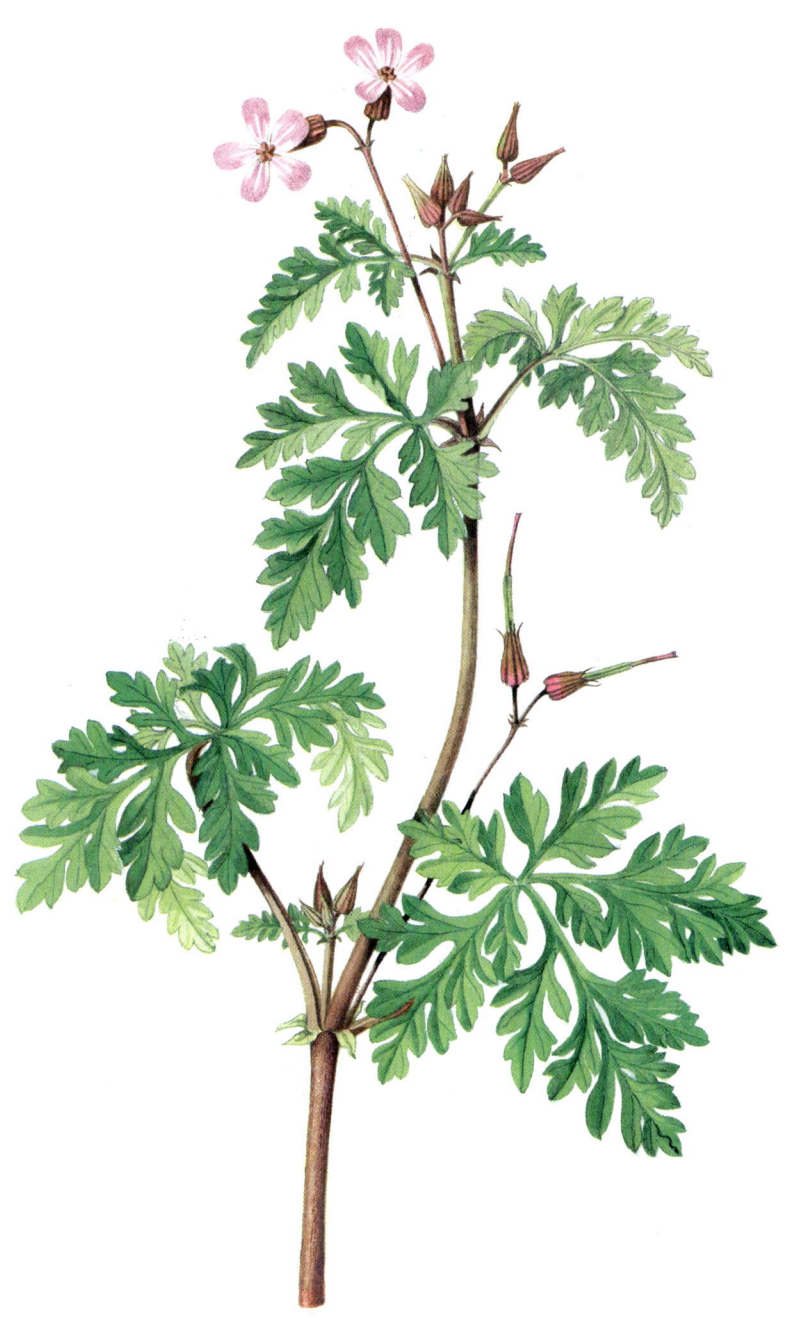

GUNDERMANN

Familie:	Lippenblütengewächse (Lamiaceae (Labiatae))
Name:	Da der Gundermann gegen Eiterungen angewandt wurde, ist die Herkunft des Namens vom althochdeutschen gund (Eiter) wahrscheinlich. Hans Sachs nennt die Pflanze in einem Schwank gunrebe. Sie heißt volkstümlich auch Gundelkraut, Gundelrebe, Kollermann, Buldermann.
Beschreibung:	Der Gundermann ist ein ausdauerndes, würzig riechendes Kraut. Er hat einen kriechenden, auch im Winter belaubten Hauptsproß, dessen untere Knoten bewurzelt sind. Die 20 bis 40 cm langen Sprosse steigen vorn auf. Die Laubblätter sind unterseits oft rotviolett überlaufen. Nach der Blütezeit treibt die Pflanze zahlreiche oberirdische, bis zu 1 m lange, beblätterte Ausläufer. Die deutlich gestielten Blüten stehen meist zu zweit oder dritt in den Achseln der Laubblätter. An der aus 5 Blättern zu einer geraden Röhre verwachsenen, blauvioletten Blütenkrone ist die Zweilippigkeit der Blüte deutlich sichtbar.
Blütezeit:	April bis Juni
Vorkommen:	Auf Brachäckern, unter Bäumen und Sträuchern, in Hecken, auf Wiesen und in Laubwäldern ist der Gundermann auf nährstoffreichen, etwas feuchten Böden bei uns allgemein verbreitet und wegen seiner Ausläufer stets in größeren Beständen anzutreffen.
Verbreitung:	Der Gundermann kommt im größten Teil Europas und in den gemäßigten Gebieten Asiens bis Japan vor. In Europa erstreckt sich sein Areal vom Mittelmeer bis ins nördliche Skandinavien, in Amerika ist er mit der Besiedlung heimisch geworden.
Sammelgut:	Kraut (Herba Glechomae)
Sammelzeit:	April bis Juni
Sammelvorschrift:	Die oberirdischen Teile der Pflanze werden während der Blütezeit gesammelt und an einem geschützten und schattigen Ort getrocknet. Die Droge hat sowohl im frischen als auch im getrockneten Zustand einen schwach würzigen, aromatischen Geruch und einen gewürzhaften, bitteren und herben Geschmack, der ein kratzendes Gefühl hinterläßt.
Inhaltsstoffe:	Der Gundermann enthält 0,03 bis 0,06% ätherisches Öl, 3 bis 7% Gerbstoffe, den Bitterstoff Glechomin, Saponin, Harz und Wachs.
Anwendung:	Der relativ hohe Gehalt an Gerbstoffen erklärt die Wirkung der Droge bei Durchfall.
Nebenwirkungen:	Dem Glechomin wird die giftige Wirkung der Pflanze zugeschrieben, die besonders für Pferde tödlich sein kann.
Geschichtliches:	Der Gundermann ist eine alte Heilpflanze, die auch im Aberglauben und Hexenwahn des Mittelalters eine Rolle spielte.

Glechoma hederacea L.

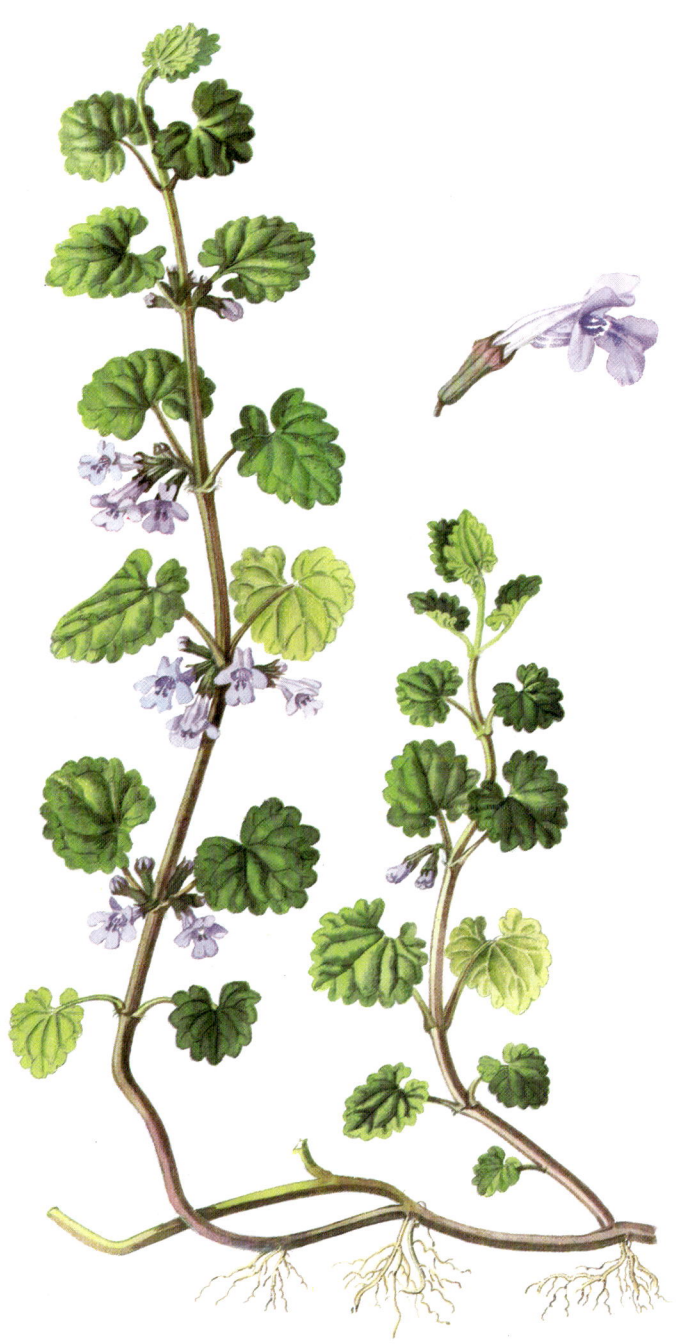

GOTTESGNADENKRAUT †

Familie:	Braunwurzgewächse (Scrophulariaceae)
Name:	Wegen ihrer früher viel gerühmten Heilwirkung wurde die Pflanze Gottesgnadenkraut genannt, auch Gottesgnade und Gotteshilfe sowie Magenkraut, Niesekraut, Gichtkraut, Gallenkraut, Laxierkraut.
Beschreibung:	Die Pflanze überdauert mit kriechendem, gegliedertem Wurzelstock. Der etwa 15 bis 30 cm hohe, aufrechte, hohle Stengel ist einfach oder wenig verzweigt. Die kreuzweise gegenständigen, bis zu 5 cm langen Blätter sitzen mit halbstengelumfassender Basis. Die 8 bis 10 mm lange, zweilippige Blumenkrone ist weiß bis rötlich überlaufen und rötlich geädert. Ihre weite, innen mit Haaren besetzte Röhre endet in einem fünfspaltigen Saum mit flachen Lappen, von denen 2 flache, runde die Oberlippe und 3 tiefer eingeschnittene die Unterlippe bilden.
Blütezeit:	Juni bis August
Vorkommen:	Die Pflanze ist an feuchten Standorten sowie an nassen Stellen und Gräben, in Tümpeln und auf Sumpfwiesen ziemlich verbreitet. Sie fehlt jedoch streckenweise – wie z. B. in den höheren Alpentälern – und kommt besonders in der Ebene vor.
Verbreitung:	Das Gottesgnadenkraut ist von Mittel- und Südeuropa bis West- und Nordasien verbreitet und auch in Nordamerika heimisch.
Sammelgut:	Kraut (Herba Gratiolae)
Sammelzeit:	Juni bis August
Sammelvorschrift:	Die oberirdischen Teile der Pflanze werden während der Blütezeit gesammelt und sind an einem schattigen und luftigen Ort gut zu trocknen. Die Droge ist nahezu geruchlos und hat einen sehr bitteren brennenden Geschmack. *Vorsicht! Die Pflanze ist giftig!*
Inhaltsstoffe:	Die Droge enthält die Glykoside Gratiosid (Gratiolin) und Gratiotoxin, das Triterpenderivat Gratiolon, weiterhin Harz, Gerbsäure und ätherisches Öl.
Anwendung:	Die örtliche Reizwirkung der Droge wird dem Gratiosid zugeschrieben. Das Gratiotoxin besitzt digitalisartige Wirkung. Die Droge wurde früher als drastisches Abführmittel sowie bei Gicht, als harntreibendes Mittel und bei chronischen Hautleiden verwendet. Die Pflanze wird heute nicht mehr gebraucht.
Giftwirkung:	Die Inhaltsstoffe der Droge verursachen in höheren Dosen blutige Durchfälle, bei Schwangeren Abort, starkes Erbrechen, Krämpfe, Störungen der Herztätigkeit und Lähmung der Atmung mit tödlichem Ausgang, besonders bei Abtreibungsversuchen.
Geschichtliches:	Im Mittelalter war die Droge ein geschätztes Heilmittel, das in allen Kräuterbüchern geführt wurde.

Gratiola officinalis L.

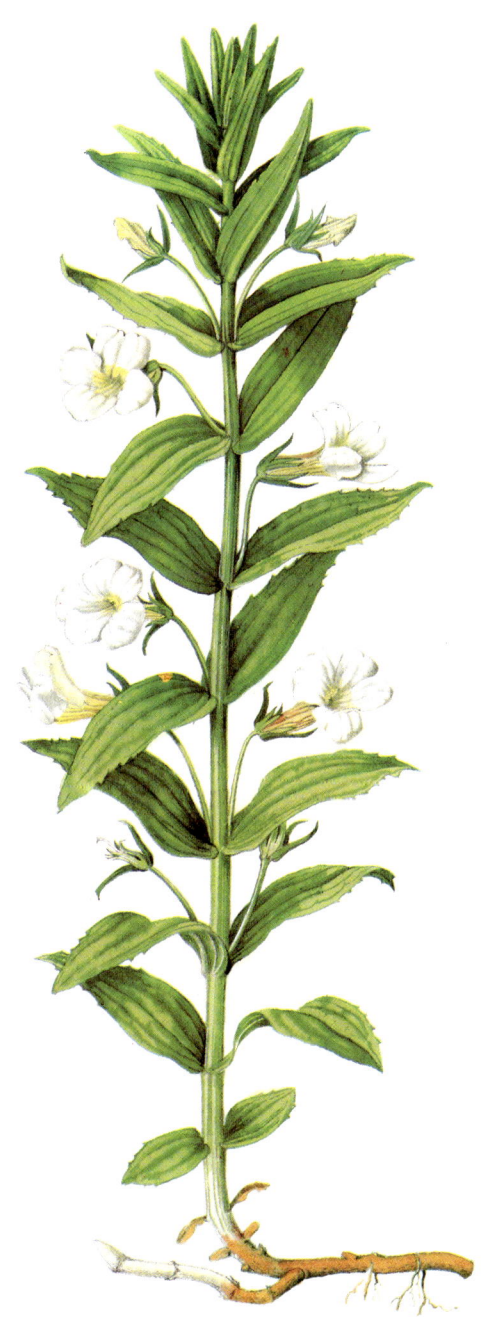

EFEU †

Familie:	Araliengewächse (Araliaceae)
Name:	Der Gattungsname ist von *hedra*, griech. = das Sitzen abgeleitet und bezieht sich auf das Haften an der Unterlage (z.B. an Baumstämmen); *helix*, lat. = gewunden, als Wurzelkletterer gedeihend.
Beschreibung:	Das immergrüne, mit Hilfe von Haftwurzeln kletternde Holzgewächs kann Höhen bis zu 20 m erreichen. Die dunkelgrünen, ledrigen, glänzenden und in der Jugend behaarten Laubblätter sind bei den blühenden Sprossen eiförmig-lanzettlich, bei den nichtblühenden 3- bis 5lappig (Heterophyllie). Wenn die Pflanze über ihre Unterlage hinauswächst bzw. ein bestimmtes Alter erreicht, bildet sie rundliche Blätter aus und entwickelt jährlich kleine, zwittrige, grünlichgelbe Blüten, die in einfachen Dolden angeordnet sind. Die erbsengroßen Beerenfrüchte enthalten 3-5 nierenförmige Samen. Die bitteren und ungenießbaren Früchte reifen erst im Winter. Sie sind zunächst rötlich-violett, danach dunkelbraun und zur Reifezeit im Frühjahr blauschwarz. Sie bleiben auch über den Sommer in halbkugligen doldigen Fruchtständen stehen.
Blütezeit:	September bis November.
Vorkommen und Verbreitung:	Im gesamten Europa, nur im hohen Norden fehlend, insbesondere in Laubwäldern, an Felsen, Mauern und Zäunen anzutreffen.
Toxische Bestandteile:	Glycosidische Verbindungen, besonders ein Komplex von Saponinen, u.a. Hederasaponin C und α-Hederin, sowie Sesquiterpene, u.a. Germacren B. Als besonders toxisch gilt das Fruchtfleisch der Beeren.
Vergiftungssymptome:	Bei Aufnahme kleiner Mengen, z.B. Verzehr von Beeren durch Kinder, kommt es zu Reizerscheinungen des Magen-Darm-Traktes mit Übelkeit, Erbrechen und Kopfschmerzen. Es kann auch ein scharlachartiger Ausschlag auftreten, der zunächst an den Beinen beginnt, dann aber auch das Gesicht und den Rücken befällt. Größere Mengen der Pflanze führen zu Brechdurchfällen und Krämpfen, die lebensbedrohlich sein können.
Therapiemaßnahmen:	Als Erste-Hilfe-Maßnahme ist die Bindung des Giftes durch Gaben von Aktivkohle (etwa 10,0 g) erforderlich. Die weitere Behandlung, gegebenenfalls auch Magenspülung, muß symptomatisch durch den Arzt bzw. in der Klinik erfolgen.
Geschichtliches:	Die Blattdroge wurde früher in der Volksheilkunde als hustenlösendes Mittel sowie bei Gicht, Rheuma und Skrofulose angewendet. Efeuextrakte (Fertigpräparate) dienen auch heute in therapeutischen Dosen als krampflösendes Mittel bei Erkrankungen der Atmungsorgane insbesondere in der Kinderheilkunde. In der Homöopathie findet die aus den frischen Schossen bereitete Essenz u.a. bei Bronchialasthma Anwendung.

Hedera helix L.

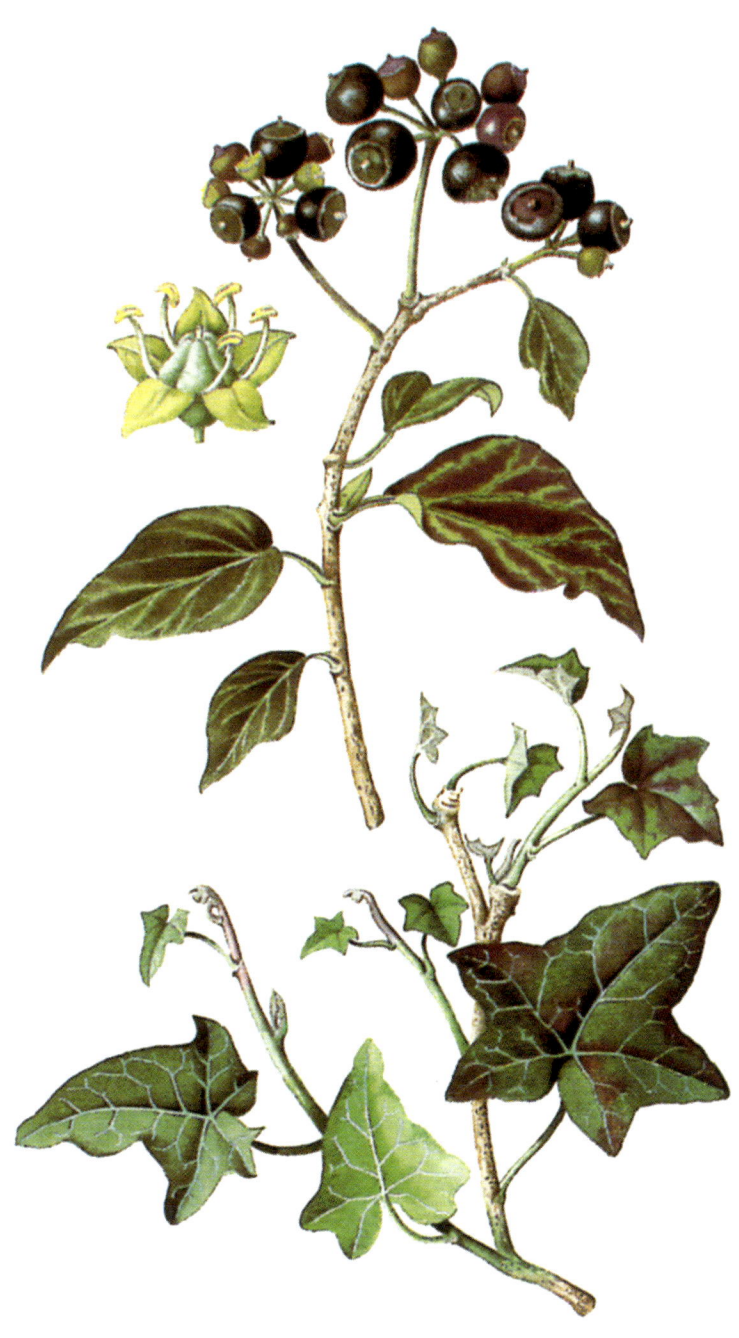

SANDSTROHBLUME

Familie:	Korbblütengewächse (Asteraceae (Compositae))
Name:	Wegen der strohigen Beschaffenheit ihrer Blüten und des Standortes erhielt die Pflanze ihren Namen. Sie wird auch Immortelle, Engelblümchen, Honigblümel, Immerschön, Kattenpoten, Augustblume, Reinblume, Schabenkraut, Schnitterblume und Sonnengold genannt.
Beschreibung:	Die etwa 10 bis 30 cm hohe Pflanze überdauert mit spindelförmiger, mehrköpfiger, verholzter Wurzel, die im Frühjahr nichtblühende Sprosse und einfach beblätterte Blütenstengel treibt. Etwa 3 bis 20 Blütenköpfchen stehen in dichten endständigen Doldentrauben beisammen. Die kugligen Köpfchen sind mit zahlreichen regelmäßig dachig angeordneten, trockenhäutigen, zitronengelben bis orangefarbenen, selten weißen Hüllschuppen umgeben. Die Früchte haben eine der Verbreitung dienende Haarkrone (Pappus). Beim Zerreiben entströmt den Blüten ein gewürzartiger Geruch.
Blütezeit:	Juli bis August
Vorkommen:	Die Sandstrohblume kommt fast nur in der Ebene und auf kalkarmem Sandboden sehr gesellig vor, teilweise auch auf Gips und Dolomit, und zwar auf sandigen Halden, in Sandsteppen und Dünen sowie in trockenen Kiefernwäldern.
Verbreitung:	Das Verbreitungsgebiet der Pflanze reicht in Mitteleuropa von Nordbaden und dem Rheinland westlich bis Holland und Belgien. Im Norden verläuft die Grenze über Dänemark; weiter östlich kommt sie bis zum nördlichen und mittleren Teil Rußlands und zum Kaukasusgebiet vor. Im Südosten ist sie noch bis zum mittleren Balkan anzutreffen.
Sammelgut:	Blütenköpfchen (Flores Stoechados)
Sammelzeit:	Juli bis August
Sammelvorschrift:	Vor dem vollständigen Aufblühen werden die Blütentrauben abgezupft, wobei man die Stengel mit einer Hand festhält. Beim Trocknen muß die gelbe Farbe der Blütenköpfchen erhalten bleiben. Die Droge riecht schwach aromatisch und schmeckt etwas bitter und gewürzhaft.
Inhaltsstoffe:	Die Blütenköpfchen von *Helichrysum arenarium* enthalten Isosalipurosid, Flavonglykoside des Naringenins, des Kämpferols und des Apigenins, Phthalide sowie den antibiotisch wirksamen Arenarinkomplex.
Anwendung:	Die Droge, die wegen ihres Flavonglykosidgehaltes gallenflußfördernd und harntreibend wirkt, wurde früher bei chronischer Gallenblasenentzündung verwendet. Sie regt auch die Magensaft- und Bauchspeicheldrüsensekretion an und wirkt appetitanregend. Sie soll gegen Motten wirksam sein und dient zur Schönung von Teemischungen.
Nebenwirkungen:	Das ungiftige Arenarin fördert den Pflanzenwuchs und erhöht den Ertrag an Früchten.
Geschichtliches:	Die Strohblumenarten wurden im Altertum und im Mittelalter als »Ruhrkräuter« verwendet.

Helichrysum arenarium (L.) Moench

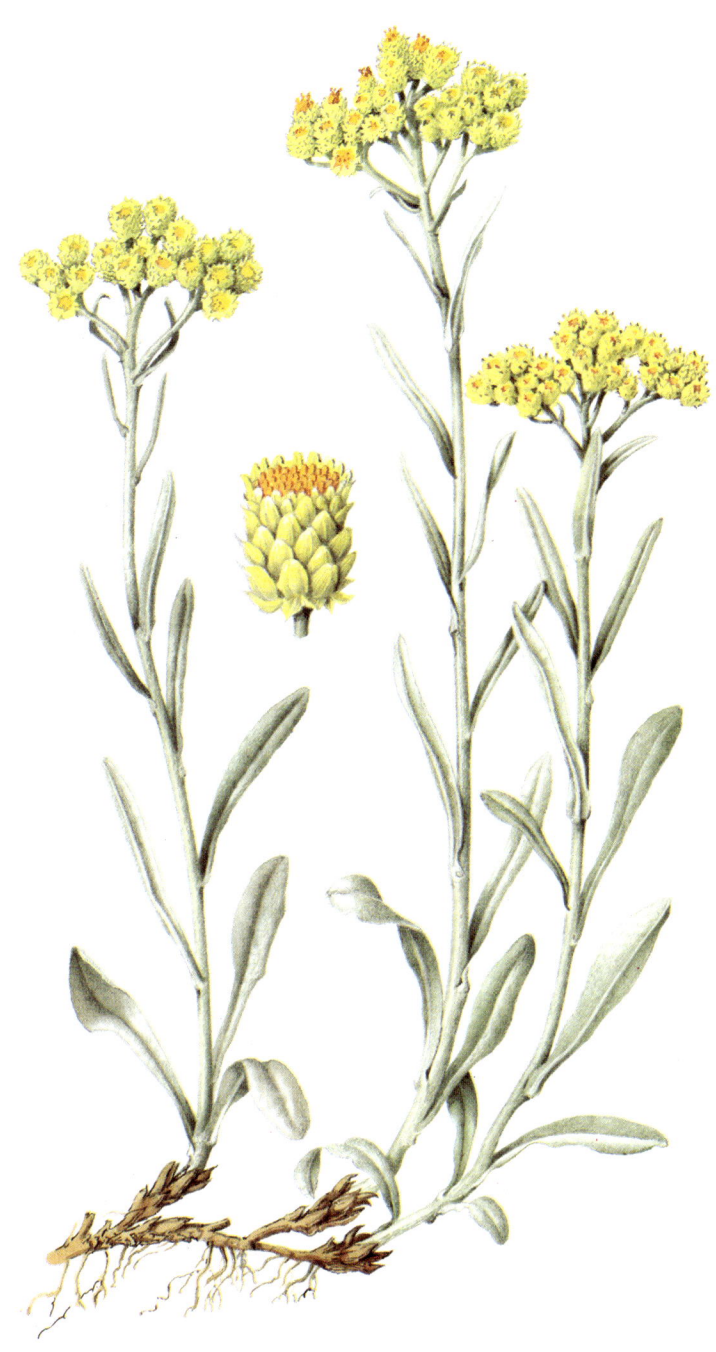

SCHWARZE NIESWURZ †

Familie:	Hahnenfußgewächse (Ranunculaceae)
Name:	Nieswurz heißt die Pflanze, weil die pulverisierte Wurzel zu Nies- und Schnupfenpulver verwendet wurde. Die wegen ihrer schwarzen Wurzel als Schwarze Nieswurz bezeichnete Art wird auch Schnee- oder Christrose und Christblume genannt, da sie vereinzelt schon zur Weihnachtszeit blüht.
Beschreibung:	Die Schwarze Nieswurz ist eine bis zu etwa 35 cm hohe Staude, die mit schwarzbraunem, kurzem Wurzelstock überwintert und einen oder mehrere Stengel treibt. Die überwinternden, grundständigen Blätter sind ledrig und meist dunkelgrün glänzend. Meist steht eine Blüte auf einem aufrechten, dicken Blütenstiel. Die endständigen Blüten erreichen einen Durchmesser von etwa 7 cm. Die Blütenblätter entsprechen den Kelchblättern der meisten Blütenpflanzen und sind zuerst weiß oder schwachrosa, später werden sie grün oder purpurrot. Die ähnliche Grüne Nieswurz (Helleborus viridus L.) hat grasgrüne Blüten.
Blütezeit:	Januar bis April, manchmal schon im Dezember
Vorkommen:	Die Nieswurz ist eine Pflanze der Bergregion, bevorzugt lichte Wälder oder Gebüsche und besiedelt fast ausschließlich Kalkboden. Sie ist auch eine beliebte Gartenpflanze.
Verbreitung:	Das Hauptzentrum der Verbreitung liegt in den Alpen. Von hier aus strahlt das der Grünen Nieswurz bis nach Nordwestfrankreich, in das südliche Mitteleuropa und nach Ungarn aus, während die Schwarze Nieswurz nur noch in den Apenninen und Karpaten auftritt. Im nördlichen Mitteleuropa kommen beide Arten lediglich verwildert vor.
Sammelgut:	Wurzelstock (Rhizoma Hellebori nigri)
Sammelzeit:	März
Sammelvorschrift:	Die Wurzelstöcke werden von Erdresten befreit, dicke Stücke längs gespalten und auf einer Leine getrocknet. Die Droge hat einen schwachen, widerlichen Geruch und einen anfangs süßlichen, später scharf beißenden Geschmack. *Vorsicht! Alle Teile der Pflanze sind giftig!*
Inhaltsstoffe:	Die Droge enthält das bitter schmeckende Glykosid Hellebrin, das Saponin Helleborin, Aconitsäure und Spuren ätherischen Öls, aber im Gegensatz zur Grünen Nieswurz keine Alkaloide.
Anwendung:	Zubereitungen der Wurzel verwendete man bei Herzinsuffizienz und als harntreibendes Mittel. Das Helleborin bedingt die brechenerregende, drastisch abführende und narkotische Wirkung der Droge.
Giftwirkung:	Bei Resorption größerer Dosen der Drogeninhaltsstoffe kommt es erst zur Erregung, dann zur Lähmung des Zentralnervensystems.
Geschichtliches:	Theophrast und Dioskurides verweisen auf die Giftigkeit der Pflanze, die auch in den Kräuterbüchern des Mittelalters unter Hinweis auf ihre Heilwirkungen erwähnt wurde.

Helleborus niger L.

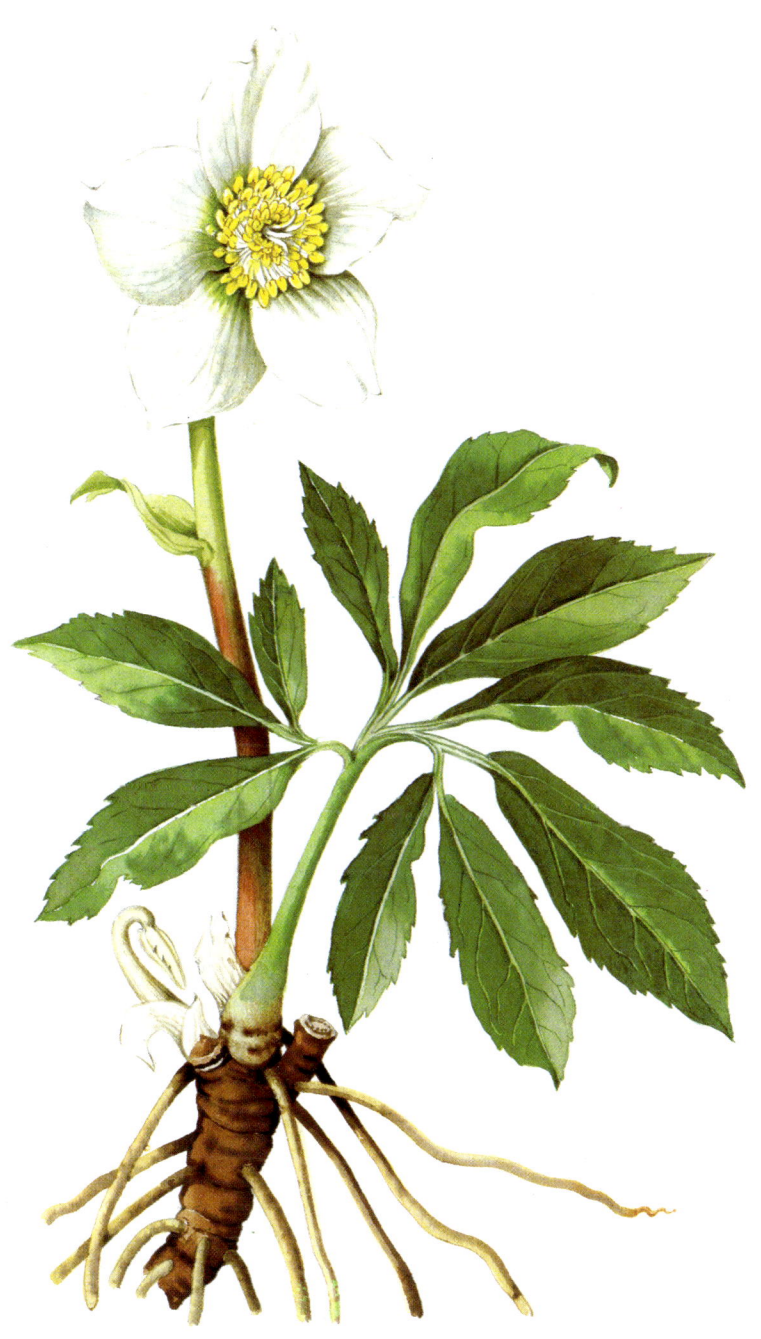

LEBERBLÜMCHEN †

Familie:	Hahnenfußgewächse (Ranunculaceae)
Name:	Das 3lappig geformte Blatt ähnelt den Leberlappen. Nach der Signaturlehre des Mittelalters wurden deshalb der wissenschaftliche und deutsche Name gebildet; *hepaticus* = die Leber betreffend, *nobilis* = edel oder vornehm. Der frühere Name war *Anemone hepatica* L.
Beschreibung:	Ausdauernde Staude mit kurzem, fasrigem, dunkelbraunem, häufig gegabeltem Wurzelstock, aus dem sich nach der Blüte zahlreiche grundständige, langgestielte, überwinternde Blätter entwickeln. Sie haben anfangs, wie ihre rötlichen Stiele, unterseits eine weißseidige Behaarung, während die grüne Oberseite oft weißliche Flecken aufweist. Am natürlichen Standort sind die Blütenblätter meist himmelblau, ausnahmsweise rosa oder weiß. In Gärten zieht man auch gefüllte rote und weiße Formen, so z.B. das Leberblümchen Siebenbürgens (*Hepatica transsylvanica*) mit 5lappigen Blättern. Die Beutel der zahlreichen Staubgefäße sind weißlich, wodurch sie sich von den Blütenblättern scharf abheben. Gegen Abend schließen sich die Blüten und nehmen eine nickende Stellung ein; bei schlechtem Wetter bleiben die Blüten geschlossen. Die Früchte entwickeln sich schnell zu einsamigen, länglichen Nüßchen mit einem fleischigen Anhang, der von Ameisen gefressen wird und so für die Verbreitung sorgt.
Blütezeit:	März bis April.
Vorkommen und Verbreitung:	Die typische Halbschattenpflanze kommt in lichten, krautreichen Eichen- und Buchenwäldern, aber auch in Mischwäldern mit Fichten vor. Sie wächst in der Ebene und im Mittelgebirge, erreicht in den Alpen über 1500 m Höhenlagen und bevorzugt lockere, humose Kalk- sowie Lehmböden. Verbreitung in fast ganz Europa bis zum 65. Breitengrad. Ähnliche Formen gibt es auch in Asien (Südmandschurei, Korea, Japan) und im gemäßigten Nordamerika.
Toxische Bestandteile:	Insbesondere Protoanemonin und Anemonin sowie Saponine. Erstere sind vorwiegend in der frischen Pflanze enthalten und werden beim Trocknen zu weniger wirksamen Verbindungen abgebaut.
Vergiftungssymptome:	Brechdurchfall, Schwindel, Erregung mit Krämpfen, die in schweren Fällen bis zur Atemlähmung führen können. Auch Schleimhautschädigungen der Luftwege sind möglich.
Therapiemaßnahmen:	Als Erste-Hilfe-Maßnahmen Auslösen von Erbrechen, Gaben von Aktivkohle, evtl. Natriumsulfatlösung als Abführmittel, reichlich warmen Tee trinken. Die weitere Behandlung muß symptomatisch durch den Arzt erfolgen.
Geschichtliches:	Schon 1565 empfiehlt Hieronymus Bock in seinem berühmten »Kreutterbuch« das Leberblümchen gegen »verstopfte« Leber. Man glaubte im Mittelalter, daß die für ein bestimmtes Organ heilsamen Pflanzen eine diesem ähnliche Gestalt, z.B. ähnliche Blattform, besitzen (Signaturlehre). So diente in der Volksheilkunde das getrocknete Kraut gegen Leber- und Gallenleiden, die frische, zerquetschte Pflanze äußerlich als Wundheilmittel.

Hepatica nobilis MILL.

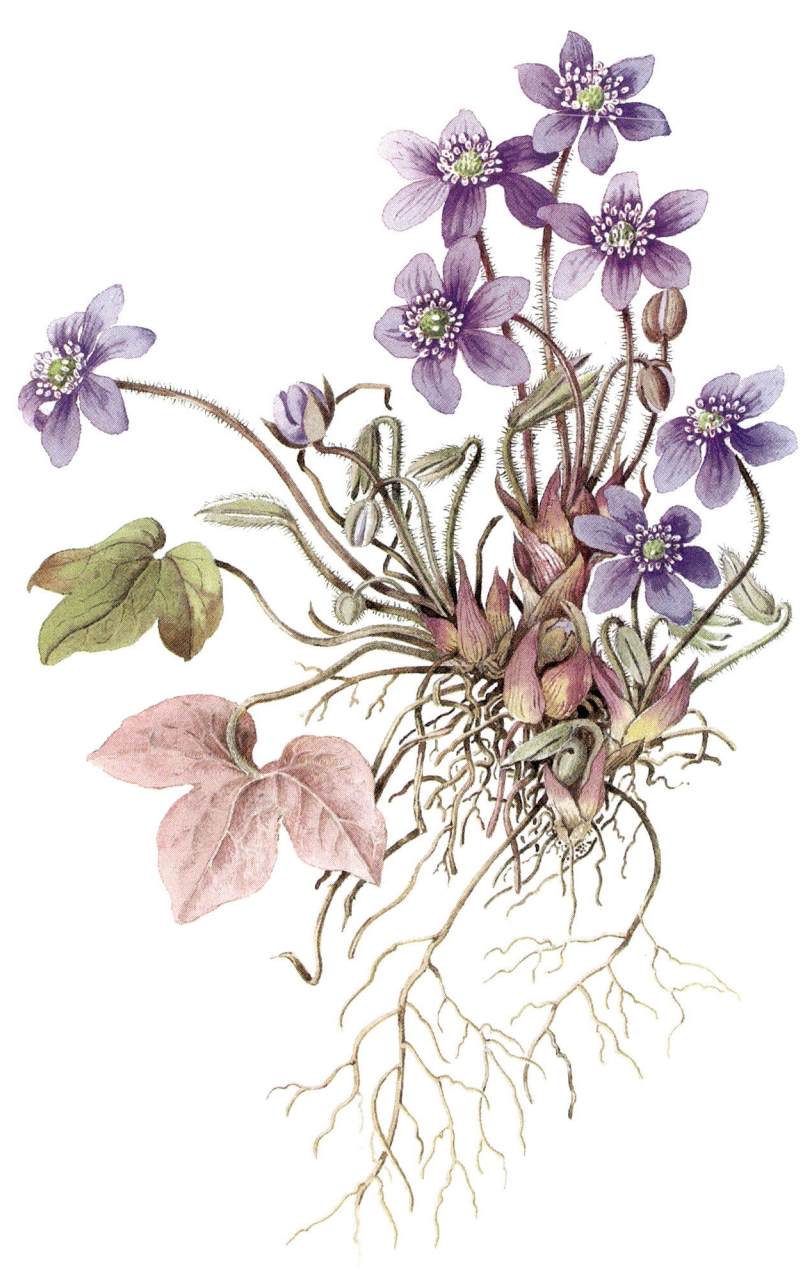

GEMEINE BÄRENKLAU, Wiesenbärenklau †

Familie:	Doldengewächse (Apiaceae)
Name:	Der Gattungsname wurde nach Herakles (Herkules) gewählt, der die Heilkraft der Pflanze entdeckt haben soll. Der deutsche Name bezieht sich auf die Gestalt der rauhhaarigen Blätter.
Beschreibung:	Die etwa 0,5-1,5 m hohe Pflanze kommt zweijährig oder ausdauernd vor. Ihre bis 60 cm großen, borstig behaarten Grundblätter können ungeteilt oder bis 9zählig fiederschnittig sein. Der kantige Stengel ist gefurcht, meist borstig behaart und weist bauchig aufgeblasene Blattscheiden auf. Die zahlreichen radiären, weißen oder grünlichgelben Blüten stehen in Doppeldolden mit ungleich langen Doldenstrahlen. Die abgeflachten, meist elliptischen Früchte sind 6- 10 mm lang. Der zur gleichen Gattung gehörende Riesenbärenklau s. S. 228.
Blütezeit:	Juni bis September.
Vorkommen und Verbreitung:	In ganz Europa und darüber hinaus verbreitet, besonders auf Uferstaudenfluren, Fettwiesen und in Auwäldern vorkommend.
Toxische Bestandteile:	Der Wiesenbärenklau enthält in allen Teilen, besonderes in den Wurzelstöcken und Früchten, neben ätherischem Öl vor allem sogenannte Furanocumarine, u.a. Xanthotoxin (8-Methoxypsoralen), Bergapten und Imperatorin. Sie haben phototoxische Wirkungen.
Vergiftungssymptome:	Bei Kontakt mit dem Saft der Pflanzen kommt es – besonders bei empfindlichen Personen – zur Photosensibilisierung. Es tritt die sogenannte Wiesendermatitis auf, die sich durch Rötung der Haut, Schwellungen, Blasenbildungen und verstärkte Pigmentation auszeichnet. Oft ist auch Fieber zu verzeichnen. Durch intensive Belichtung und hohe Luftfeuchtigkeit kann der Entzündungsprozeß noch verstärkt werden. Dabei reagieren wenig pigmentierte Teile der Haut besonders empfindlich. Gefährdet sind vor allem Kinder. Allerdings existieren mehrere Unterarten des Wiesenbärenklaus mit z.T. sehr abgeschwächter Phototoxizität.
Therapiemaßnahmen:	Die Behandlung der Erkrankung kann durch lindernde Maßnahmen mit abschwellenden und entzündungswidrigen Mitteln rein symptomatisch nach Konsultation des Hautarztes erfolgen. Obwohl nach dem Eintrocknen der Blasen die Beschwerden verschwinden, dauert es längere Zeit bis zur vollständigen Normalisierung der Haut.
Geschichtliches:	In der Volksheilkunde diente die Wurzeldroge (Radix Heraclei sphondylii) gelegentlich als Mittel gegen Verdauungsbeschwerden, die Krautdroge (Herba Heraclei sphondylii) bei Entzündungen des Rachens, des Kehlkopfes und der Atemwege. In der Homöopathie finden Zubereitungen aus der frischen Krautdroge mitunter bei Hauterkrankungen Anwendung.

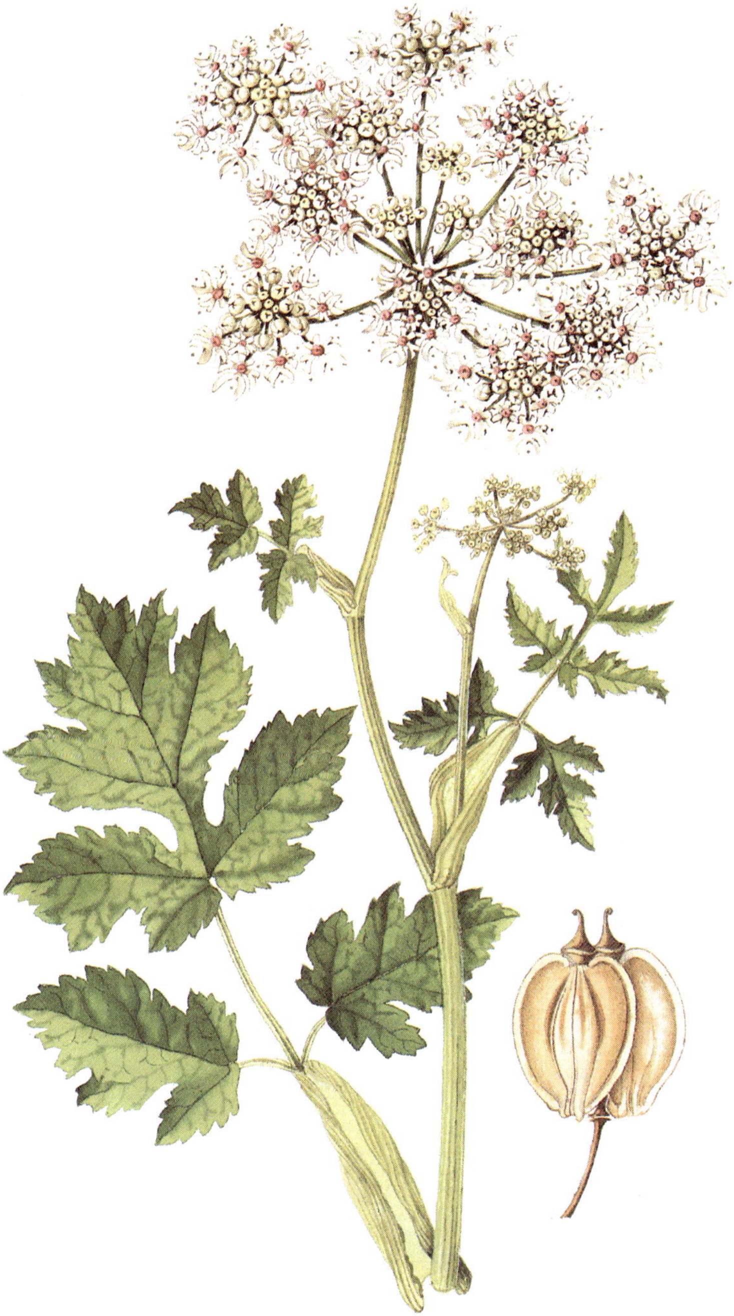

Heracleum sphondylium L.

KAHLES BRUCHKRAUT

Familie:	Nelkengewächse (Caryophyllaceae)
Name:	Das Wort Bruchkraut ist eine Übersetzung des lateinischen herniaria = Bruch, da die Pflanze früher bei Bruchleiden Anwendung fand. Im Volksmund heißt sie auch Dürrkraut, Hendleinweiß, Jungferngras, Jungferntrost, Krötengras, Stopsloch, Kleiner Wegetritt u. a.
Beschreibung:	Das Kahle Bruchkraut ist ein dem Boden flach aufliegendes, kleines, unscheinbares Pflänzchen. Es treibt zahlreiche am Boden kriechende, reichverzweigte, bis zu 30 cm lange Stengel, die vielfach einen dichten Rasen bilden. Die sehr kleinen Blüten sind fünfzählig. Sie stehen in zehnblütigen, knäuelartigen Blütenständen. Die Kelchblätter überragen noch alle anderen Blütenteile, auch die 5 weißen, unscheinbaren Kronenblätter. Das ebenfalls als Droge verwendete Behaarte Bruchkraut *(Herniaria hirsuta)* zeichnet sich gegenüber dem Kahlen Bruchkraut vor allem durch die starke Behaarung der Blätter aus.
Blütezeit:	Juli bis September
Vorkommen:	Beide Arten sind auf trockenem Sandboden, in Heidegebieten, an Wegrändern und auf den oberflächlich trockenen Schwemmsandflächen unserer Flußufer nicht selten, werden aber wegen ihres unscheinbaren Aussehens oft übersehen.
Verbreitung:	Beide Arten sind in Mittel- und Südeuropa, Nordafrika und im gemäßigten Asien bis nach Sibirien heimisch. Das Kahle Bruchkraut ist im Norden bis Schottland und Skandinavien anzutreffen, das Behaarte Bruchkraut dagegen außer in Nordafrika auch in Äthiopien, dem Kapland und auf den Kanarischen Inseln.
Sammelgut:	Kraut (Herba Herniariae)
Sammelzeit:	Juli bis September
Sammelvorschrift:	Die oberirdischen Teile der Pflanze werden während der Blütezeit am späten Nachmittag gesammelt und im Schatten getrocknet. Die Droge riecht angenehm cumarinartig und schmeckt etwas kratzend.
Inhaltsstoffe:	Die Droge enthält als Hauptinhaltsstoffe die Oxycumarine Umbelliferon und Herniarin, ferner Saponine, Flavonglykoside, Gerbstoff und etwa 0,6% ätherisches Öl.
Anwendung:	Das Bruchkraut hat eine geringe krampflösende, zusammenziehende und desinfizierende Wirkung auf die ableitenden Harnwege und wurde deshalb bei Blasenerkrankungen verwendet.
Nebenwirkungen:	Es sind keine Nebenwirkungen bekannt.
Geschichtliches:	Die Droge spielte in der Heilkunde des Altertums und Mittelalters keine Rolle. Bemerkenswert ist ihre Verwendung in der Volksmedizin bei Bruchleiden, die auf die Signaturenlehre des Paracelsus zurückgeführt werden muß.

Herniaria glabra L.

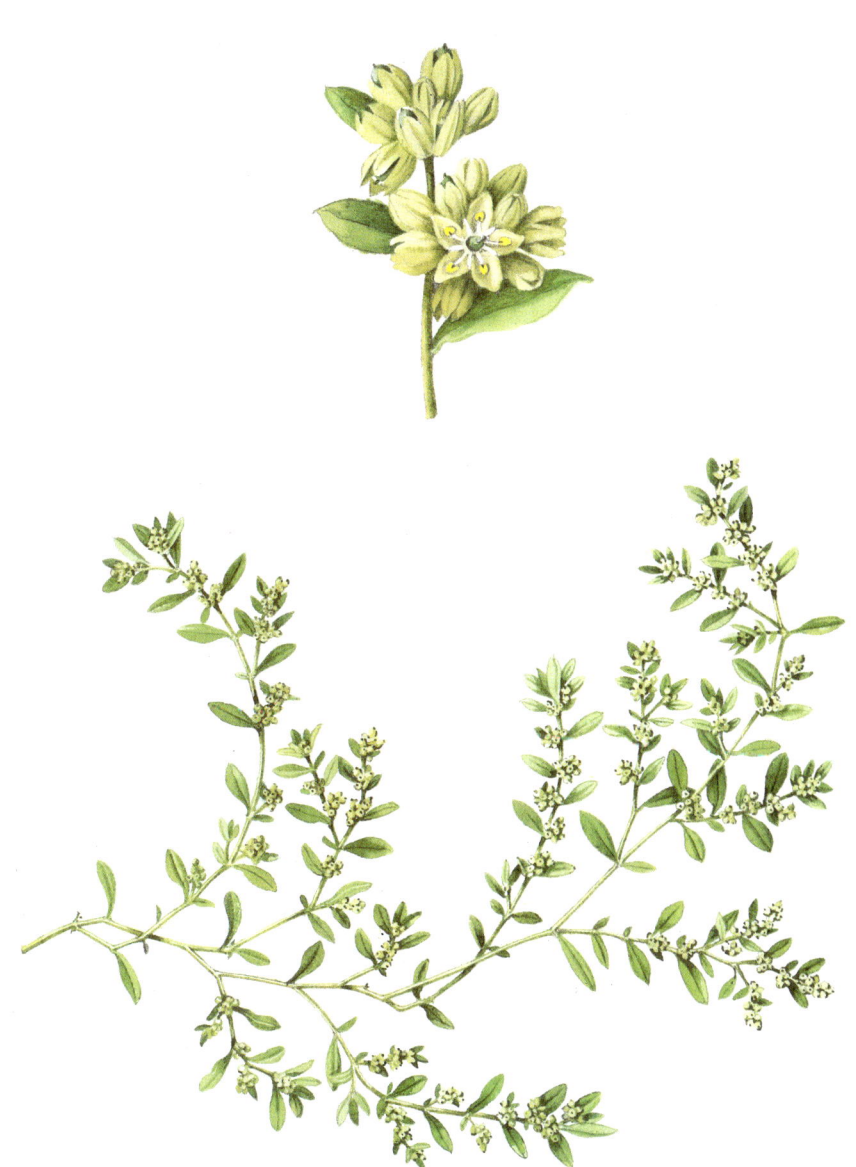

GEMEINER HOPFEN

Familie:	Hanfgewächse (Cannabaceae (Cannabinaceae))
Name:	Erst im 11. bis 12. Jahrhundert tritt das Wort Hopfen als hopfo auf, das mundartlich in Hop, Hoppen und Hupf abgewandelt wurde.
Beschreibung:	Der Hopfen ist ein 3 bis 6 m langes, krautiges Schlinggewächs, das mit starker, weit verzweigter Wurzel überdauert. Seine rechtswindenden, bis federkielstarken Stengel sind mit zahlreichen kleinen Klimmhaken besetzt. Die Laubblätter sind langgestielt und meist tief drei- bis fünfspaltig. Die Blüten der zweihäusigen Pflanzen stehen in Blütenständen. Die männlichen Blütenstände sind rispenartige Trugdolden, die weiblichen dichtblütige Scheinähren. Ihre Blüten vergrößern sich später zu eiförmigen Fruchtständen. Die zuerst gelbgrünen, später gelbbraunen Fruchtschuppen sind am Grund mit Harzdrüsen besetzt, der Fruchtknoten entwickelt sich zu einer bis zu 6 cm langen, hellen Nuß. Für den Anbau wurden zahlreiche Kultursorten gezüchtet.
Blütezeit:	Juli bis August
Vorkommen:	Der Hopfen ist eine Pflanze feuchter Standorte. Man findet ihn an Hecken und Zäunen, Waldrändern sowie in Auenwäldern. Wegen des aromatischen Geschmackes der weiblichen Blütenstände (»Hopfendolden«) und ihrer Verwendung in der Bierbrauerei wird der Hopfen (stets nur die weibliche Pflanze) an zahlreichen Orten angebaut, in Mitteleuropa schon seit dem 8. Jahrhundert.
Verbreitung:	Der Hopfen ist in der gemäßigten Zone Eurasiens und Amerikas verbreitet.
Sammelgut:	Früchte (Fructus Humuli)
Sammelzeit:	August bis September
Sammelvorschrift:	Die weiblichen Fruchtstände werden bei Reifebeginn, wenn sie noch nicht braun sind, gesammelt und bei 40 bis 50°C getrocknet. Dabei entfalten sich die Blütenstände, und die Hopfendrüsen (Glandulae Lupuli), die das gelbe, klebrige Hopfenmehl (Lupulin) ergeben, fallen heraus. Die Droge riecht aromatisch und schmeckt würzig schwach bitter.
Inhaltsstoffe:	Hopfenfrüchte enthalten 15 bis 30% Harz und etwa 0,14% ätherisches Öl, die Drüsen etwa 80% Harz und 1 bis 3% ätherisches Öl. Hauptbestandteil der Harzfraktion mit 50% sind die α-Hopfenbittersäuren Humulon, Cohumulon und Adhumulon sowie die β-Hopfenbittersäure Lupulon; weiterhin sind etwa 10% Xanthohumol enthalten.
Anwendung:	Die Hopfenbitterstoffe haben beruhigende, antibiotische und östrogene Wirksamkeit. Die Droge wird als mildes Einschlaf- und Beruhigungsmittel, bei nervösen Magenbeschwerden, bei sexueller Erregung und gelegentlich als harntreibendes Mittel verordnet. Die Wirkstoffe dienen als aromatisierender und konservierender Zusatz zum Bier.
Nebenwirkungen:	Frische Hopfenfrüchte können Schlafsucht und Erbrechen, Schweißausbrüche und Erregungszustände, besonders aber Hauterkrankungen hervorrufen (Hopfenpflückerinnenkrankheit).
Geschichtliches:	Die Droge wird seit etwa 200 Jahren verwendet.

Humulus lupulus L.

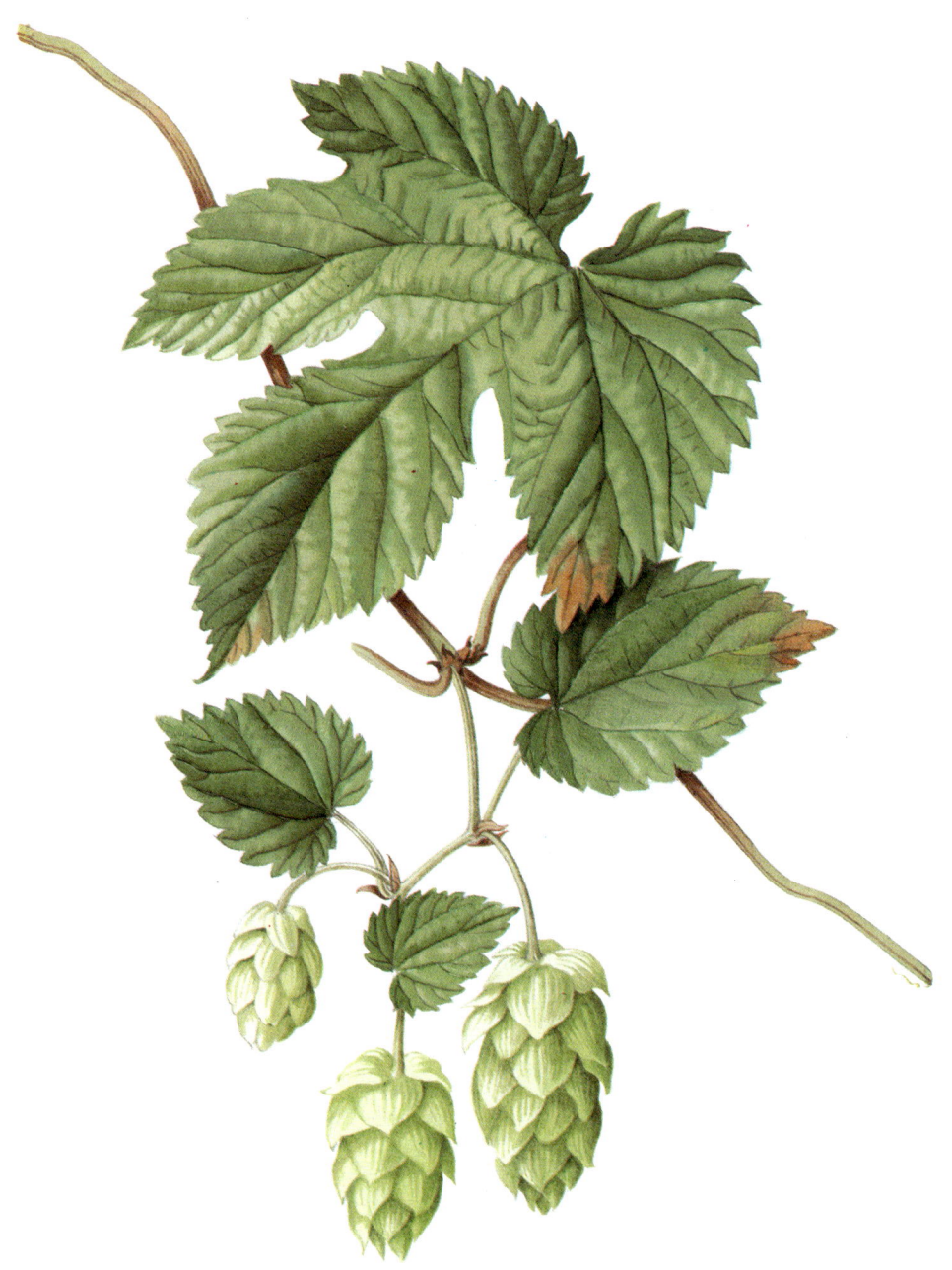

BILSENKRAUT †

Familie:	Nachtschattengewächse (Solanaceae)
Name:	Das Wort Bilsenkraut geht auf das althochdeutsche bilisa, belisa, keltisch belinuntja, russisch belena zurück, denen die Wurzel bat (töten) gemeinsam ist. Bilsem, Bilselsamen, Billerkraut, Belsen, Binselkraut, Bülsen oder Dollkraut sind weitere Benennungen.
Beschreibung:	Aus der sowohl ein- als auch zweijährigen, ästigen Wurzel kommt ein 20 bis 80 cm hoher Stengel, der wie die Laubblätter und Kelche klebrig-zottig ist. Die einzelnen, in den Blattachseln fast sitzenden Blüten bilden eine lange einseitige Ähre. Der krugförmige Kelch ist in 5 stachelspitzige Zähne zerspalten. Dunkelviolette Adern durchziehen netzförmig die glockige, fünflappige, schmutziggelbe Blütenkrone, deren Schlund meist rotviolett, selten einfarbig weißlichgelb ist. Die Staubbeutel sind violett.
Blütezeit:	Juni bis Oktober
Vorkommen:	Das Bilsenkraut ist häufig bis zerstreut auf Schutt, an Wegrändern und Dorfstraßen anzutreffen.
Verbreitung:	Ursprünglich ist das Bilsenkraut nur im Mittelmeergebiet und in den Trockengebieten Zentral- und Ostasiens. In Mitteleuropa kommt es von der Ebene bis in die Voralpenstufe vor. In Europa ist die Pflanze weit verbreitet und kommt bis zu 63° nördlicher Breite, nach Osten bis Nord- und Westasien und Indien, im Süden bis Nordafrika vor. In Ostasien, Nordamerika und Australien ist sie z. T. eingebürgert.
Sammelgut:	Kraut (Herba Hyoscyami)
Sammelzeit:	Juli
Sammelvorschrift:	Die Droge wird während der Blütezeit nach einigen regenfreien Tagen gesammelt, von älteren Stengelteilen befreit und schnell bei Temperaturen bis zu 60°C getrocknet. Sie riecht frisch stark narkotisch; getrocknet ist sie fast geruchlos und schmeckt bitterlich und scharf. *Vorsicht! Die Droge ist sehr giftig!*
Inhaltsstoffe:	Das Bilsenkraut enthält 0,03 bis 0,17% Alkaloide. Hauptalkaloide sind L-Hyoscyamin und L-Scopolamin, Nebenalkaloide, deren Racemate (Atropin bzw. Atroscin) sowie Cuskhygrin.
Anwendung:	Drogenextrakte wirken wegen ihres Gehaltes an L-Hyoscyamin bzw. Atropin wie die Tollkirschenpräparate pupillenerweiternd, krampflösend, sekretionshemmend und gegen Erbrechen sowie in kleinen Dosen erregend, in großen lähmend auf das Zentralnervensystem. L-Scopolamin (Hyoscin) hat die gleichen Eigenschaften, wirkt aber am Großhirn nur dämpfend und wird bei Erregungszuständen und zur Erzeugung von Dämmerschlaf bei Geisteskrankheiten gebraucht. Hauptanwendungsgebiet der in Kombinationspräparaten von Arzneispezialitäten vorliegenden Alkaloide sind Krämpfe der glatten Muskulatur im Bereich des Verdauungs-, Harn- und Atemtraktes.
Giftwirkung:	Es kommt zu Pupillenerweiterung, Unruhe, Verwirrung und langem, tiefem Schlaf; bereits 5 mg der Alkaloide wirken tödlich.
Geschichtliches:	Das Bilsenkraut wurde schon in der Antike verwendet, spielte im Aberglauben und Hexenwahn des Mittelalters eine große Rolle und diente auch als Narkosemittel.

Hyoscyamus niger L.

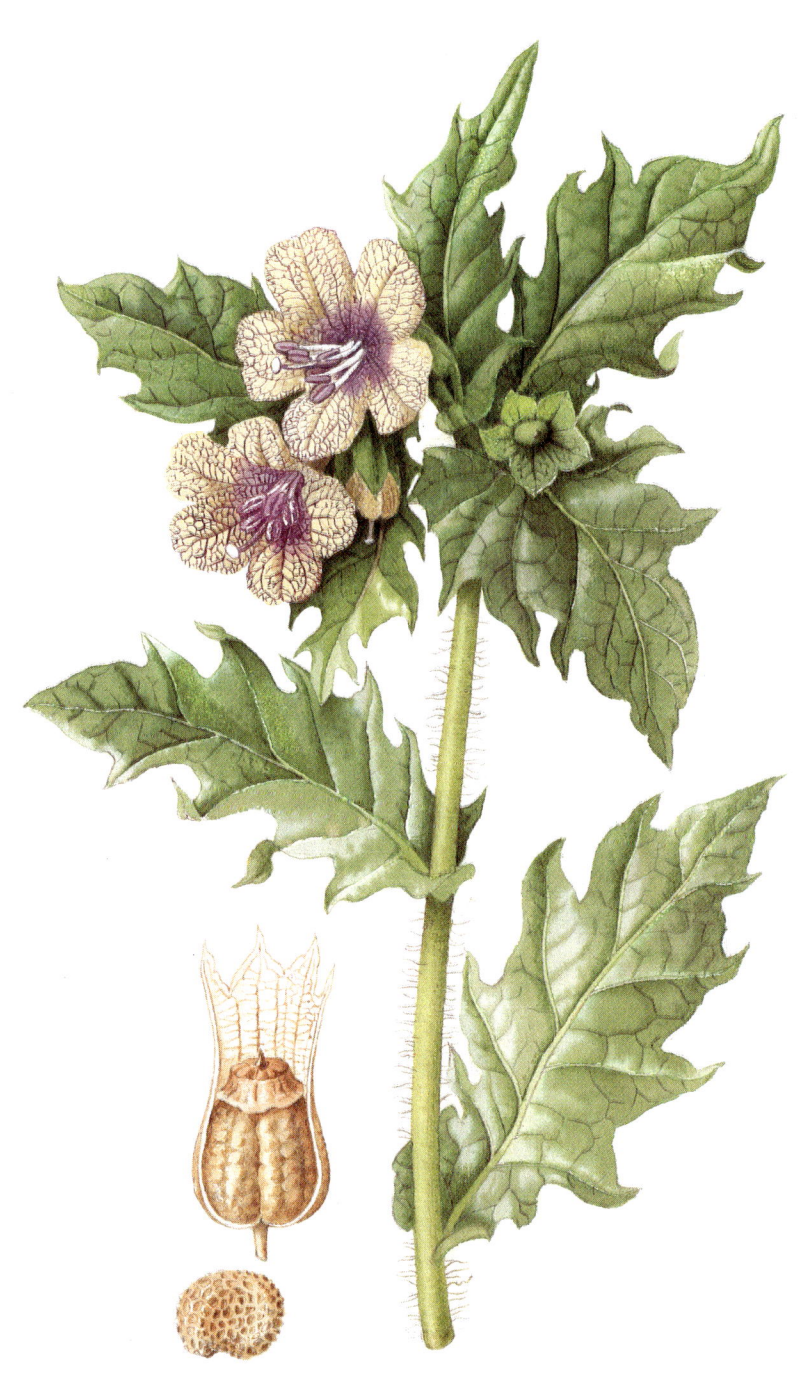

TÜPFELHARTHEU, JOHANNISKRAUT

Familie:	Hartheugewächse (Hypericaceae)
Name:	Die harten Stengel brachten der Pflanze den Namen Hartheu ein. Sie wird auch Johanniskraut, Johannisblut (sie blüht um Johanni), Blutkraut, Herrgottsblut, Hexenkraut, Teufelsflucht u. a. genannt.
Beschreibung:	Das Tüpfelhartheu überdauert mit weitverzweigtem Wurzelstock, der im Frühjahr besonders bei kräftigen Exemplaren ein großes Büschel aufrechter, meist 40 bis 50 cm hoher Stengel mit 2 Kanten treibt. Die gegenüberstehenden Blätter haben eine durchscheinende Punktierung, die durch im Blattgewebe vorhandene Ölzellen verursacht wird. Die Blüten stehen in endständigen, rispenähnlichen Blütenständen und haben 5 goldgelbe, freie Kronenblätter. Der Fruchtknoten entwickelt sich zu einer mit 3 Klappen aufspringenden Kapsel. Das Tüpfelhartheu ist von anderen Hartheuarten durch seine kahlen, mit 2 Längsleisten versehenen Stengel und die ganzrandigen oder nur schwach gezähnten Kelchblätter leicht zu unterscheiden.
Blütezeit:	Juni bis August
Vorkommen:	Die Pflanze besiedelt mit Vorliebe trockene Böden, so in lichten Wäldern, auf Wiesen und Weiden, in Heidegebieten, besonders aber an Bahndämmen, Wegrändern und auf Brachäckern.
Verbreitung:	Das Tüpfelhartheu ist in Europa weit verbreitet, im Norden bis Mittelskandinavien und zu der Karelischen Halbinsel, im Osten bis zum Altai und China. Im Süden kommt es sogar bis Nordafrika vor. In Australien, Nord- und Südamerika wurde es durch den Menschen eingeschleppt.
Sammelgut:	Kraut (Herba Hyperici)
Sammelzeit:	Juli bis August
Sammelvorschrift:	Wenn die Pflanze zu blühen beginnt, wird das Kraut abgeschnitten und in Bündeln, auf einer Schnur aufgereiht, getrocknet. Die Droge hat einen schwach aromatischen Geruch und einen bitteren, schwach zusammenziehenden Geschmack.
Inhaltsstoffe:	Tüpfelhartheu enthält bis zu 1% ätherisches Öl, etwa 10% Catechingerbstoffe, die Flavonolglykoside Hyperosid, Rutin und Quercitrin sowie etwa 0,1% der rot fluoreszierenden Farbstoffe Hypericin und Pseudohypericin.
Anwendung:	Der Droge wird bei äußerlicher Anwendung eine entzündungswidrige und wundheilungsfördernde Wirkung zugesprochen. Weiterhin verwendete man sie als harntreibendes wie auch als gallentreibendes Mittel sowie bei Depressionen (»Arnika der Nerven«). Diese Wirkungen schreibt man insbesondere dem Hypericin zu.
Nebenwirkungen:	Aus dem Hypericin entstehen bei Lichteinwirkung auf die Haut toxische Substanzen, die beim Menschen und bei Albinos zur Lichtkrankheit führen. Es kommt zu Blasenbildung und Temperaturabfall; Todesfälle wurden bei weißen Mäusen beobachtet.
Geschichtliches:	Die Pflanze wird von Dioskurides erwähnt und in den Kräuterbüchern des Mittelalters geführt. Die Farbstoffabsonderung und das Aussehen der Blätter erklären ihre Rolle im Aberglauben.

Hypericum perforatum L.

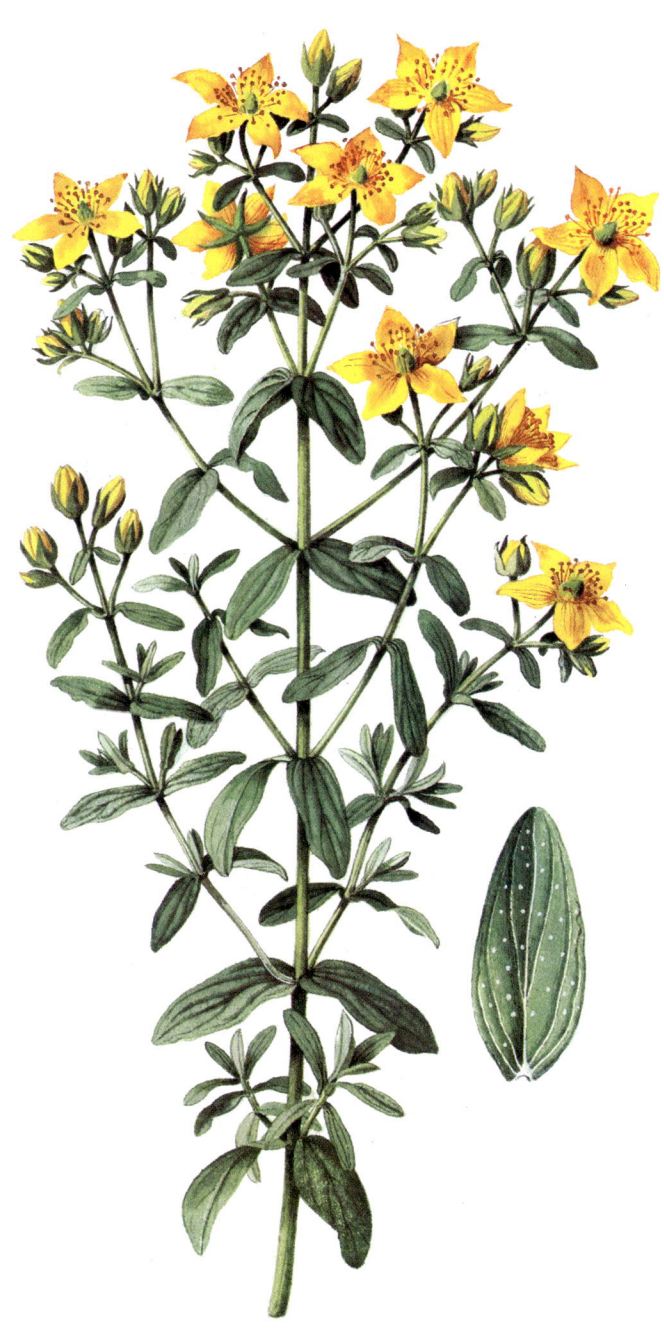

YSOP

Familie:	Lippenblütengewächse (Lamiaceae (Labiatae))
Name:	Vom Gattungsnamen *Hyssopus* leitet sich die Bezeichnung Ysop ab. Weitere Benennungen sind Esope, Eisop, Heisop, Eisewig, Weibische, Zischbe, Ischbe, Eisenkraut, Josefskraut.
Beschreibung:	Der etwa 20 bis 60 cm hohe Halbstrauch treibt aus der senkrechten Pfahlwurzel mehrere aufrechte oder aufsteigende, mehr oder weniger verzweigte Stengel, die am Grund verholzt und von mattbrauner, abblätternder Borke bedeckt sind. Zahlreiche eingesenkte Drüsenschuppen verursachen beim Reiben der Pflanze einen scharfen aromatischen Geruch. An den Knoten gehen teils längere Äste oder Kurztriebe ab, weshalb hier die Laubblätter scheinbar quirlig angeordnet sind. Die 3 bis 7 Blüten stehen in den Achseln der gegenständigen Blätter dicht zusammen. Mehrere Scheinquirle sind übereinander angeordnet und bilden einen bis zu 10 cm langen, ährigen Blütenstand. Die meist violette, blaue, selten rosafarbene oder weiße Krone bildet eine Röhre, die von 4 Staubblättern weit überragt wird.
Blütezeit:	Juli bis Oktober
Vorkommen:	Der Ysop kommt meist gesellig an trockenen, sonnigen Fels- und Schutthängen vor. In Mitteleuropa wurde er früher häufig angebaut. An einigen günstigen Orten, so am Ober- und Mittelrhein, Neckar u. a., hat sich die Pflanze auch eingebürgert.
Verbreitung:	Der Ysop ist vom Altai und südlichen Sibirien über die Länder um das Kaspische und Schwarze Meer, weiter über Bulgarien, das frühere Jugoslawien, Südfrankreich bis Spanien verbreitet. In Algerien ist er wie in Mitteleuropa (bis Südnorwegen) nur verwildert.
Sammelgut:	Kraut (Herba Hyssopi)
Sammelzeit:	Juli bis August
Sammelvorschrift:	Die oberirdischen Teile der Pflanze werden gesammelt und getrocknet. Die Droge riecht würzig, campferartig und hat einen würzigen, bitteren Geschmack.
Inhaltsstoffe:	Das Kraut des Ysop enthält 0,3 bis 1% ätherisches Öl, 5 bis 8% Gerbstoffe, die Flavonoidglykoside Hesperidin und Diosmin, den Bitterstoff Marubiin, Harz, Zucker und Gummi.
Anwendung:	Der Ysop hat ähnliche Heilwirkungen wie der Salbei. Äußerlich dient die Droge als Gurgelmittel bei Halsentzündungen und Heiserkeit, innerlich bei chronischer Bronchitis und Bronchialasthma. Die Pflanze wird auch als Gewürzkraut benutzt und zur Herstellung von Kräuterlikören verwendet.
Nebenwirkungen:	Ysopöl wirkt in größeren Dosen krampferregend.
Geschichtliches:	Der Ysop kam im 9. und 10. Jahrhundert aus dem Mittelmeergebiet durch die Benediktiner nach Mitteleuropa und wurde in den Klostergärten angebaut. Bei dem von Dioskurides als Heilpflanze erwähnten Ysop dürfte es sich um Dostarten handeln. Auch der Ysop der Bibel ist mit unserer Pflanze nicht identisch. Das ätherische Öl wurde bereits 1574 in der Arzneitaxe von Berlin geführt.

Hyssopus officinalis L.

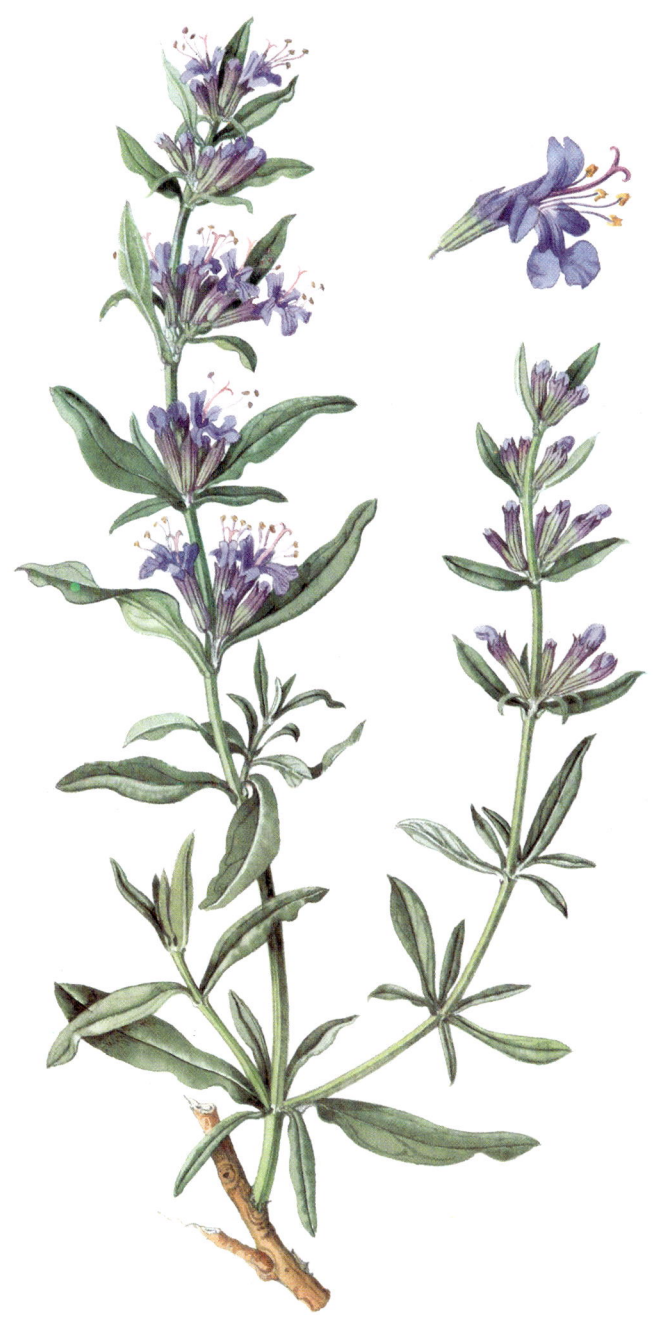

STECHPALME, Hülse †

Familie:	Stechpalmengewächse (Aquifoliaceae)
Name:	Stechpalme, weil man das Grün am Palmsonntag zu Schmuckzwecken verwendete. Der Name Hülse hängt wahrscheinlich mit dem altdeutschen Wort huli oder hus zusammen. *Ilex* hieß bei den Römern die Immergrüne Eiche oder Steineiche (*Quercus ilex* L.), deren Blätter der Stechpalme ähneln. Mit *aquifolium* wurde früher die Stechpalme bezeichnet.
Beschreibung:	Im Freistande bis 10 m, im Mischwald bis zu 15 m hoher Baum mit lederartigen, immergrünen dornig gezähnten Blättern. Alte Bäume haben aber oft reduzierte Blattstacheln oder auch ganzrandige, eiförmige Blätter. Die weißen Blüten stehen in 2- bis 3blütigen Trugdolden. Sie sind fast immer zweihäusig verteilt, d. h. es gibt meist Pflanzen mit nur weiblichen und andere mit nur männlichen Blüten. Die Früchte stellen rote, kuglige, beerenartige Steinfrüchte mit 4-5 Samen dar.
Blütezeit:	Mai bis Juni.
Vorkommen und Verbreitung:	Die Stechpalme stellt weniger an die Bodenart als vielmehr an das Klima hohe Ansprüche und kann unter günstigen Bedingungen bis zu 300 Jahre alt werden. Strauchartig findet man sie vor allem in Mischwäldern, in den Alpen z.B. bis zu 1800 m Höhe, sonst vor allem in Westeuropa, den Gebirgen Südeuropas und Nordafrikas. Als beliebtes Gehölz wird sie in England in zahlreichen grün- und buntblättrigen Spielarten kultiviert. In strengen Wintern erfrieren in Mitteleuropa alle oberirdischen Teile. Der Wurzelstock schlägt aber wieder neu aus und bildet strauchartige Wuchsformen.
Toxische Bestandteile:	Als toxischer Stoff kommt in erster Linie ein cyanogenes Glycosid in Frage. Den höchsten Anteil davon enthalten die reifen Früchte, wesentlich weniger auch Blätter und Holzteile.
Vergiftungssymptome:	Das Verzehren der Früchte, das wegen ihres leuchtendroten Aussehens nicht selten durch Kinder erfolgt, führt zu schweren Erkrankungen des Magen-Darm-Traktes mit Erbrechen und heftigen Durchfällen. Todesfälle sind nur aus der älteren Literatur bekannt, jedoch kann die Einnahme von mehr als 2 Früchten bei Kindern Erbrechen hervorrufen, und etwa 20-30 Beeren führen bei ihnen bereits zu lebensbedrohlichen Brechdurchfällen.
Therapiemaßnahmen:	Erste-Hilfe-Maßnahmen sind bei Genuß kleiner Mengen in der Regel nicht nötig. Nach Aufnahme größerer Mengen (ab 10 Beeren) ist die unverzügliche Behandlung durch den Arzt notwendig. Im Vordergrund einer Behandlung stehen die Giftentfernung durch Magenspülung, Gaben von Aktivkohle und salinischen Abführmitteln, z.B. von Glaubersalz. Danach sollten reichlich Flüssigkeit, insbesondere schleimige Zubereitungen gegeben werden. Gegebenenfalls sind auch kreislaufunterstützende Maßnahmen nötig.
Geschichtliches:	Die Früchte der Stechpalme wurden früher in der Volksheilkunde als Abführmittel und die Blätter als fiebersenkende und harntreibende Droge verwendet. Vor einer solchen Anwendung ist nachdrücklich zu warnen. Auch bei der Verwendung von Stechpalmenzweigen in weihnachtlichen Gestecken ist Vorsicht geboten.

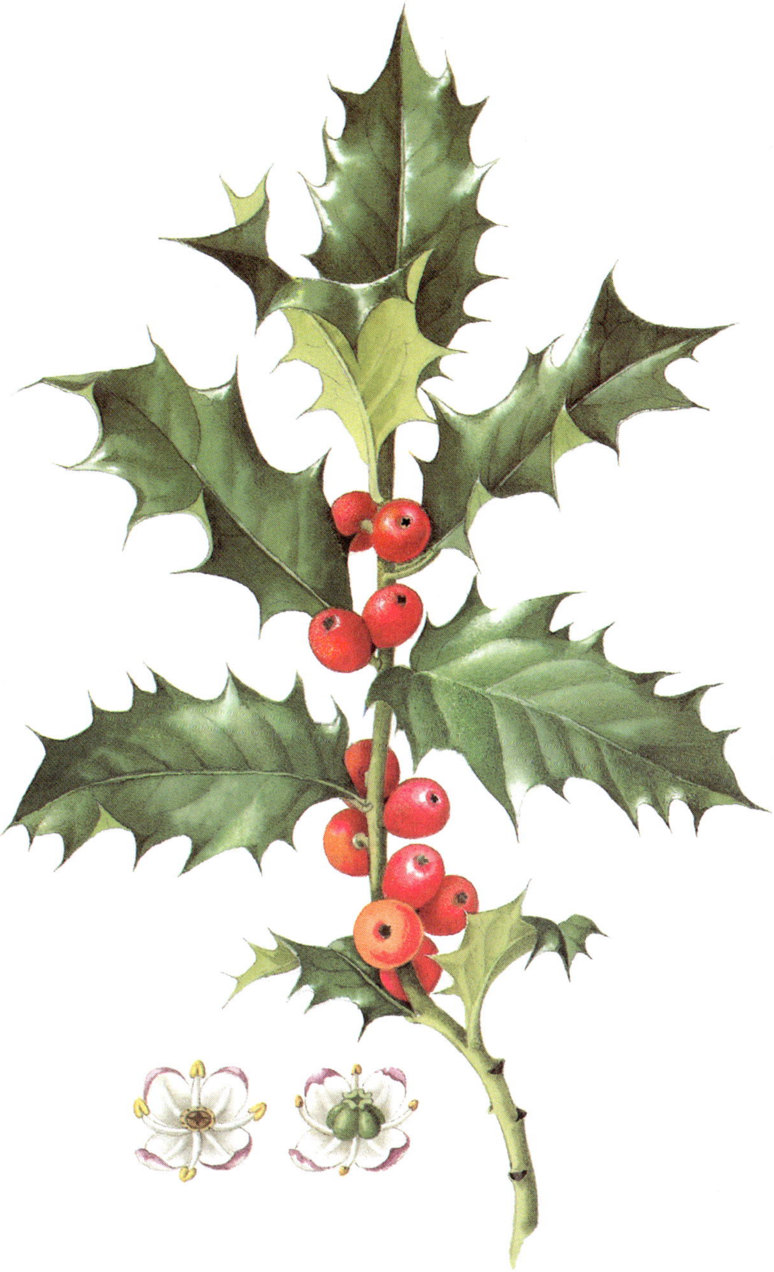

Ilex aquifolium L.

ECHTER ALANT

Familie:	Korbblütengewächse (Asteraceae (Compositae))
Name:	Die Ableitung des Wortes Alant ist ungewiß. Im Volksmund heißt er unter anderem Oltwurz, Olat, Odenskopf, Glockenwurz, Großer Heinrich.
Beschreibung:	Der Echte Alant ist eine hohe Staude, die mit kräftigem Wurzelstock überwintert. Dieser treibt im Frühjahr außer einigen grundständigen Blättern einen etwa 50 bis 150 cm hohen, zottig behaarten, aufrechten Stengel, der sich im oberen Teil verzweigen kann. Die großen, wechselständigen Laubblätter sind unterseits dicht und graufilzig behaart. Die 6 bis 7 cm großen, gelben Blütenköpfe haben einen flachen Blütenboden. Sie stehen einzeln in den Blattachseln und häufig zu mehreren am Stengelende. Die zahlreichen Scheibenblüten weisen neben einem länglichen, unterständigen Fruchtknoten einen aus zahlreichen Haaren bestehenden Kelch auf, der auch an der Frucht als Flugorgan (Pappus) erhalten bleibt. – Von der Telekie *(Telekia speciosa),* der unsere Pflanze zum Verwechseln ähnelt, unterscheidet sich der Echte Alant durch den kahlen Blütenboden, der bei der Telekie mit vielen kleinen Blättchen (Spreuschuppen) besetzt ist.
Blütezeit:	Juli bis August
Vorkommen:	Der Echte Alant wächst an feuchten Standorten, besonders in Ufergebüschen, Hecken, Parkanlagen und Wiesengräben sowie an Waldwegen und -rändern. Früher wurde er besonders auf dem Lande als Zier- oder Heilpflanze in Gärten gezogen und ist daraus verwildert.
Verbreitung:	Die Pflanze ist wahrscheinlich in Zentralasien heimisch und in ganz Europa, in Kleinasien, Nordamerika und Japan nur verwildert.
Sammelgut:	Wurzelstock mit Wurzeln (Radix Helenii)
Sammelzeit:	September bis Oktober
Sammelvorschrift:	Gesammelt wird der Wurzelstock der zwei- bis dreijährigen Pflanze. Er kann geschält oder ungeschält getrocknet werden. Größere Stücke der Hauptwurzel werden längs gespalten. Die Aufbewahrung der Droge soll an einem trockenen Ort in Holzkästen erfolgen; in Blechgefäßen scheidet die Wurzel Alantcampfer aus und wird unansehnlich. Sie riecht veilchenartig, schmeckt bitter und würzig.
Inhaltsstoffe:	Die Alantwurzel enthält 1 bis 3% ätherisches Öl mit 3 leicht kristallisierenden Lactonen, deren Gemisch als Helenin oder Alantcampfer bezeichnet wurde. Weiterhin enthält sie bis zu 45% Inulin, Bitterstoff und Pektine.
Anwendung:	Die Inhaltsstoffe des ätherischen Öles sind antibiotisch wirksam. Helenin hat bei gleichzeitig krampflösenden Eigenschaften dämpfende Wirkung auf Reizhusten. Die Droge fand daher bei Erkrankungen der Atmungsorgane, wie chronischer Bronchitis, Keuchhusten und Tuberkulose, Anwendung. Heute verwendet man sie wegen ihres hohen Inulingehaltes in Diabetikernährmitteln.
Nebenwirkungen:	Es sind keine Nebenwirkungen bekannt, die Wurzel kann jedoch mit der der Tollkirsche verwechselt werden!
Geschichtliches:	Im Altertum wurde der Alant den Speisen als Gewürz zugesetzt, im Mittelalter jedoch häufig zu Heilzwecken verwendet.

Inula helenium L.

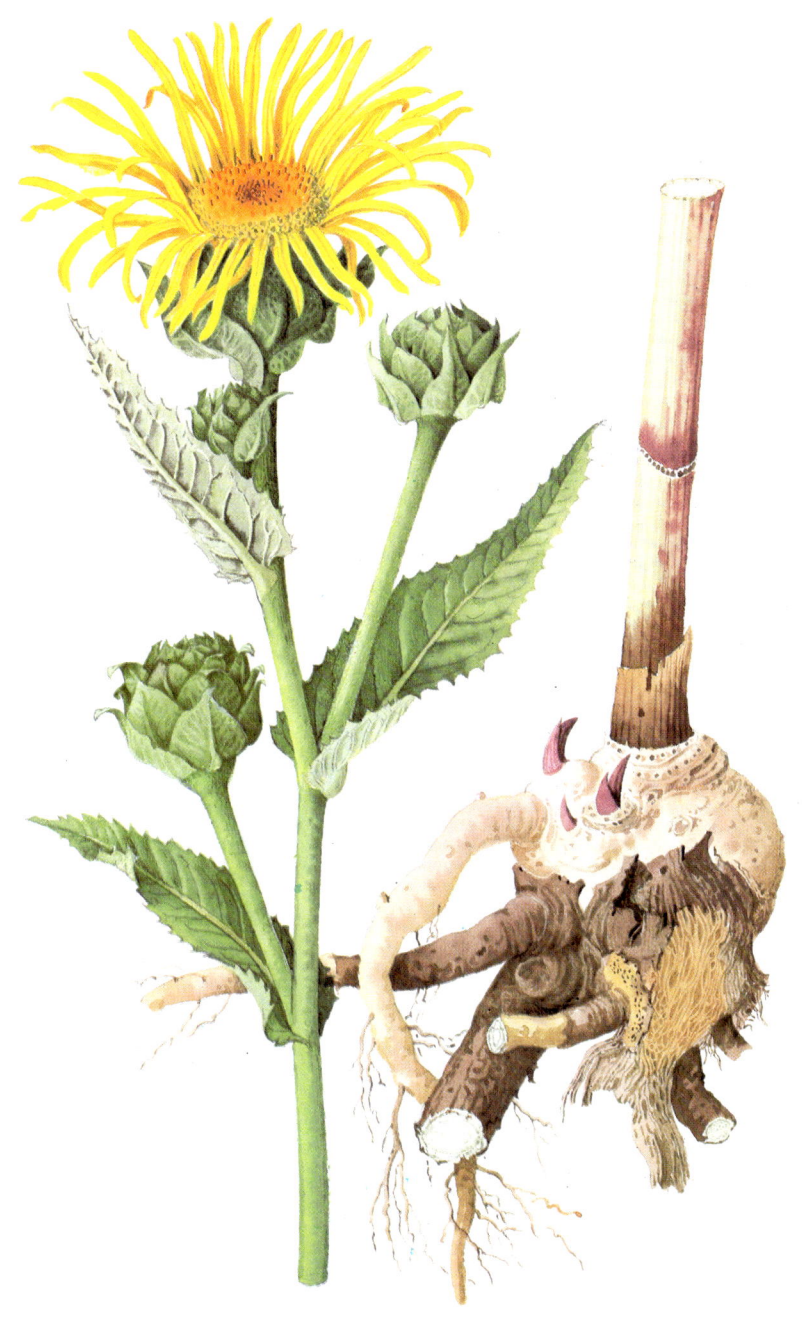

DEUTSCHE SCHWERTLILIE

Familie:	Schwertliliengewächse (Iridaceae)
Name:	Die schwertförmigen Blätter gaben der Pflanze den Namen. Nach der Blütenfarbe wird sie Blaue Lilie, Blauer Lüling genannt und wegen der großen, flatternden Blüten Fledermaus.
Beschreibung:	Die etwa 30 bis 100 cm hohe Staude überdauert mit kurzem, rundlichem Wurzelstock (Rhizom). Die kräftigen Stengel überragen die Blätter, sie sind ungefähr von der Mitte an verzweigt. Die Blätter sind schwertförmig und gewöhnlich sichelförmig gebogen. Von den 3 bis 5 violetten bis blauen Blüten sind die unteren lang- und die oberen kurzstielig. Die Blütenhülle besitzt gleichartige Glieder, d. h., Kelch- und Kronenblätter lassen sich nicht unterscheiden. Die 3 äußeren, etwas dunkleren haben im unteren Teil Oberseite einen gelben Bart, am Grund sind sie weiß und von breiten, dunklen Adern durchzogen. Die inneren sind heller. Die dreifächrige Fruchtkapsel ist vielsamig.
Blütezeit:	Mai bis Juni
Vorkommen:	Die Deutsche Schwertlilie ist auf steinigen, etwas beschatteten Abhängen, in Weinbergen, auf Mauern, ja, sogar auf Strohdächern anzutreffen (in Südtirol fast bis zu 1200 m Höhe). Sie ist aber überall nur aus der Kultur verwildert.
Verbreitung:	Die Pflanze ist wahrscheinlich ein im Mittelmeergebiet entstandener Bastard. Durch die schon sehr frühe Kultivierung hat sie sich an zahlreichen Stellen vollständig eingebürgert.
Sammelgut:	Wurzelstock (Rhizoma Iridis)
Sammelzeit:	August
Sammelvorschrift:	Die Wurzelstöcke von zwei- bis dreijährigen Pflanzen werden ausgegraben und sorgfältig gewaschen. Nach Entfernung der Würzelchen wird die äußerste, aus Kork bestehende Schicht abgeschabt und die Droge in der Sonne getrocknet. Sie riecht veilchenartig und schmeckt aromatisch und kratzend.
Inhaltsstoffe:	Die Droge enthält 0,1 bis 0,2% ätherisches Öl, dessen Hauptbestandteile Myristinsäure und die veilchenähnlich riechenden Irone sind, ferner Isoflavonoide, unter anderem Iridin sowie Gerbstoff und Schleim.
Anwendung:	Die Wurzel der Schwertlilie diente als schleimhauteinhüllendes Mittel und als Geschmackskorrigens bei Zahnpasten und Zahnpulvern sowie als Zusatz zu Waschmitteln. Sie wird in der Parfümindustrie und Kosmetik, in der Likörindustrie, zum Würzen von Chiantiweinen und in der Tabakindustrie gebraucht. Ihre jahrtausendealte Verwendung als Kaumittel für zahnende Kinder ist im höchsten Grade unhygienisch, da die feuchte Wurzel einen idealen Nährboden für zahlreiche Krankheitserreger darstellt, die dann bei dem Gebrauch der Wurzel unmittelbar in den Mund des Kindes gelangen.
Nebenwirkungen:	Die frische Wurzel wirkt örtlich stark reizend und brechenerregend.
Geschichtliches:	Theophrast und Plinius führen die Veilchenwurzel in ihren Schriften. Karl der Große veranlaßte den Anbau der verschiedenen Irisarten. Im Mittelalter wurde die Droge oft verwendet.

Iris germanica L.

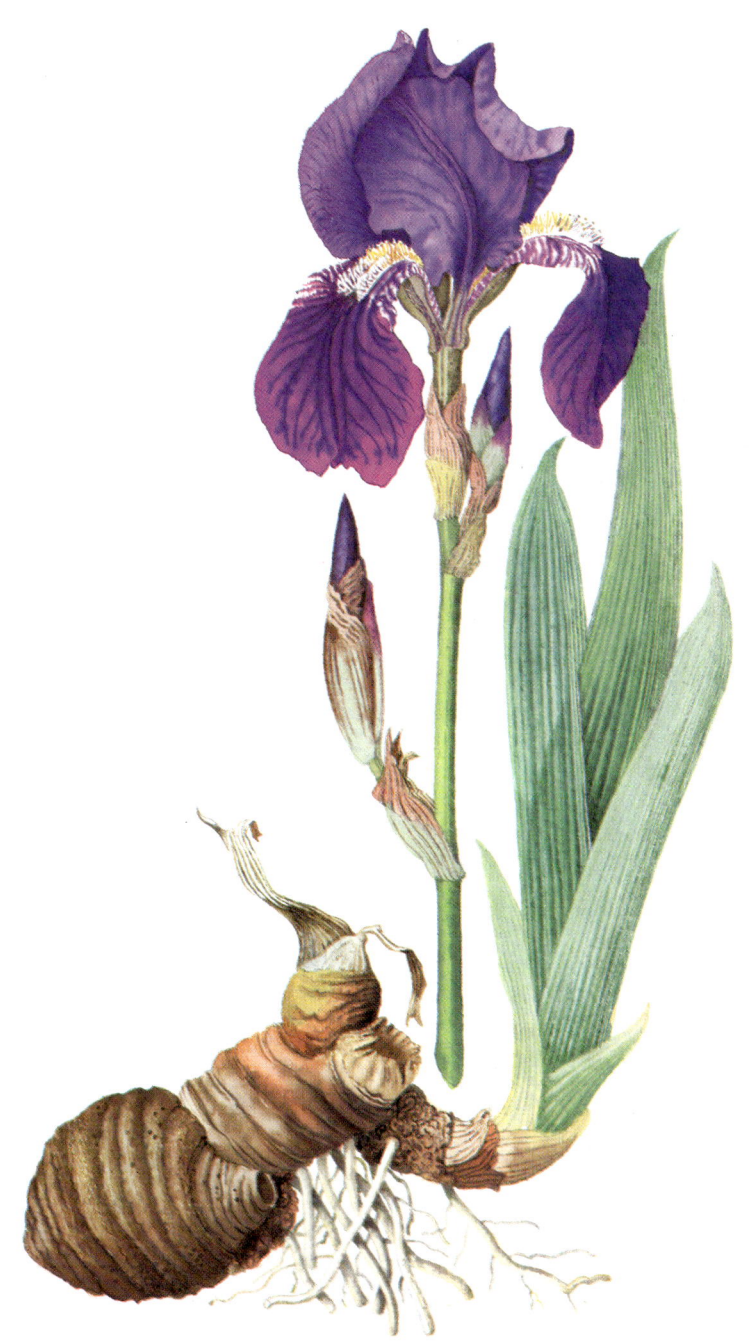

WASSERSCHWERTLILIE †

Familie:	Schwertliliengewächse (Iridaceae)
Name:	Der Gattungsname *Iris* leitet sich vom Griechischen ab und bedeutet Regenbogen, da die Blüten der Gattung vielfarbig wie der Regenbogen sind. Der deutsche Name wurde nach dem Standort und den schwertförmigen Blättern gewählt.
Beschreibung:	Die Pflanze ist eine etwa 0,5-1,0 m hohe Staude, die mit einem rundlichen Rhizom überdauert. Sie zeichnet sich durch ihre breiten, schwertförmigen Blätter aus, von denen die grundständigen etwa so lang sind wie der mehrblütige Stengel mit leuchtendgelben Blüten in den Achseln der oberen Stengelblätter. Die Blütenhülle besteht aus 3 nach außen umgeschlagenen, eiförmigen bis breit-lanzettlichen und 3 inneren, kleinen, aufrechten Blütenblättern. Zwischen letzteren befinden sich 3 blumenblattartige, 2zipflige Narbenäste. Die Frucht ist eine 3fächrige Kapsel.
Blütezeit:	Mai bis Juni.
Vorkommen und Verbreitung:	In Sümpfen, Gräben, Erlenbrüchen, an Ufern vorkommende typische Verlandungspflanze ganz Europas und Westasiens.
Toxische Bestandteile:	Stengel und Laubblätter enthalten scharf schmeckende Giftstoffe, deren Wirkung auch nach dem Trocknen erhalten bleibt. In ihrer Struktur sind diese Verbindungen bis heute nicht bekannt.
Vergiftungssymptome:	Der brennend scharf schmeckende Pflanzensaft verursacht beim Menschen starke Beschwerden im Magen-Darm-Trakt, die durch Erbrechen und mit Koliken einhergehende Durchfälle gekennzeichnet sind. In leichteren Fällen tritt nach dem Verzehr der frischen Pflanze heftiges Brennen im Mund- und Rachenraum ein. Es sind auch Vergiftungen durch Verwechslung des Rhizoms mit Kalmus bekanntgeworden. Bei Tieren kommt es nach dem Fressen von Schwertlilienblättern, z.B. wenn diese in größerer Menge im Heu enthalten sind, zu schweren blutigen Durchfällen.
Therapiemaßnahmen:	Gaben von Aktivkohle und nachfolgend schleimstoffhaltigen Zubereitungen. Die gegebenenfalls notwendige Weiterbehandlung muß symptomatisch durch den Arzt erfolgen.
Geschichtliches:	Der Saft des frischen Wurzelstockes diente früher in der Volksheilkunde äußerlich zur Wundbehandlung. Heute findet die aus dem frischen Rhizom bereitete Essenz nur noch gelegentlich in der Homöopathie Anwendung. Zuweilen nutzte man die Droge auch zum Gerben und Schwarzfärben.

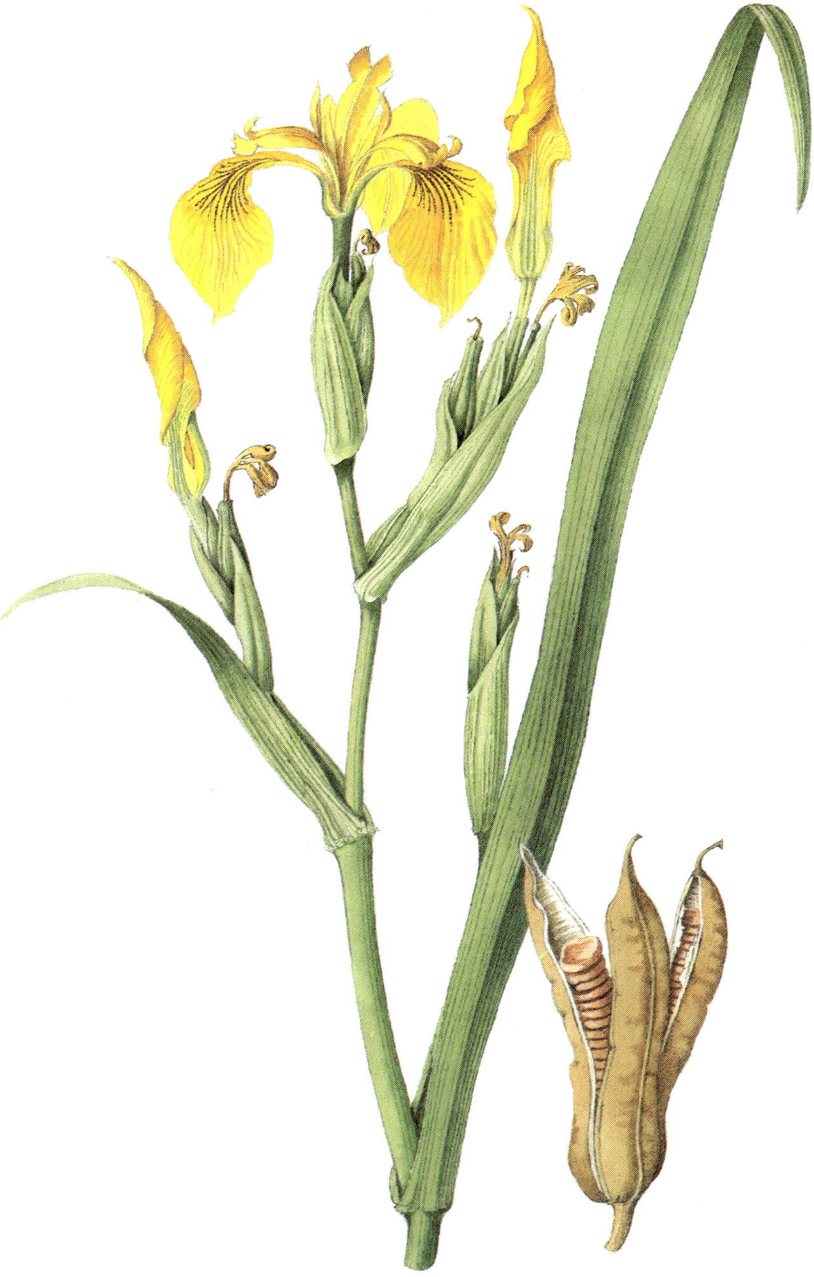

Iris pseudacorus L.

ECHTE WALNUSS

Familie:	Walnußgewächse (Juglandaceae)
Name:	Walnuß bedeutet Welsche Nuß, da eine spätlateinische Bezeichnung des Baumes *nux gallica* ist und die Gallier von den Deutschen im Mittelalter Welsche genannt wurden.
Beschreibung:	Der Walnußbaum erreicht eine Höhe von 10 bis 25 m und hat eine glatte, hellgraue bis braune Rinde, die später in eine dunkle, tiefrissige Borke übergeht und zuweilen abfällt. Die langgestielten, aromatisch riechenden, großen Laubblätter sind unpaarig gefiedert. Die Blüten sind getrenntgeschlechtig, die grünen männlichen stehen in schlaff herabhängenden, bis zu 10 cm langen, dicken Kätzchen, die weiblichen in meist ein- bis dreiblütigen, endständigen Blütenständen an den Enden der Zweige. Der aus 2 Fruchtblättern gebildete Fruchtknoten entwickelt sich zu einer einsamigen, kugligen Steinfrucht, die äußerlich von einer zuerst grünen und bei der Reife braun werdenden fleischigen äußeren Schale umgeben ist. Die innere zweiklappige, hellbraune, holzige Nußschale birgt den zwei- bis vierlappigen, ölreichen Kern.
Blütezeit:	Mai
Vorkommen:	Der seiner Nüsse und des wertvollen Holzes wegen geschätzte Baum wird in Gärten, gelegentlich auch an Straßen von der Ebene bis in die unteren Lagen der Mittelgebirge angepflanzt. Zuweilen ist er auch in lichten Wäldern und an Abhängen verwildert.
Verbreitung:	Die Heimat des Walnußbaumes sind die östliche Balkanhalbinsel und Kleinasien. In Mitteleuropa wurde er schon im 9. Jahrhundert eingeführt. Heute wächst er in fast ganz Europa.
Sammelgut:	Blätter (Folia Juglandis)
Sammelzeit:	Juni bis Juli
Sammelvorschrift:	Die Fiederblättchen werden von der Blattspindel abgestreift und getrocknet. Die Droge riecht schwach aromatisch und schmeckt etwas kratzend und bitter.
Inhaltsstoffe:	Walnußblätter enthalten Gerbstoffe, etwas ätherisches Öl, Flavonoide, Vitamin C und Hydrojuglon-4-glucosid, das sehr leicht in Juglon übergeht.
Anwendung:	Folia Juglandis wird heute nicht mehr verwendet. Wegen ihres Gerbstoffgehaltes besitzt die Droge zusammenziehende Eigenschaften. Man benutzte sie daher bei Magen- und Darmkatarrhen sowie äußerlich bei Frostbeulen. Frische Walnußblätter halten die Insekten fern. Juglon, das auf Keimlinge und Pilze giftig wirkt, wird als Farbstoff verwendet; es färbt die Haare und die Haut braun, und man setzt es Hautbräunungscremes zu.
Nebenwirkungen:	Juglon wirkt auf der Haut blasenziehend und führt nach ihrer Schwärzung zur Abhebung der Epidermis.
Geschichtliches:	In der Antike wurden hauptsächlich die Früchte und Fruchtschalen der Walnuß als Heilmittel verwendet. Galen gebrauchte auch die Blätter, die im frühen Mittelalter dann allgemein benutzt wurden.

Juglans regia L.

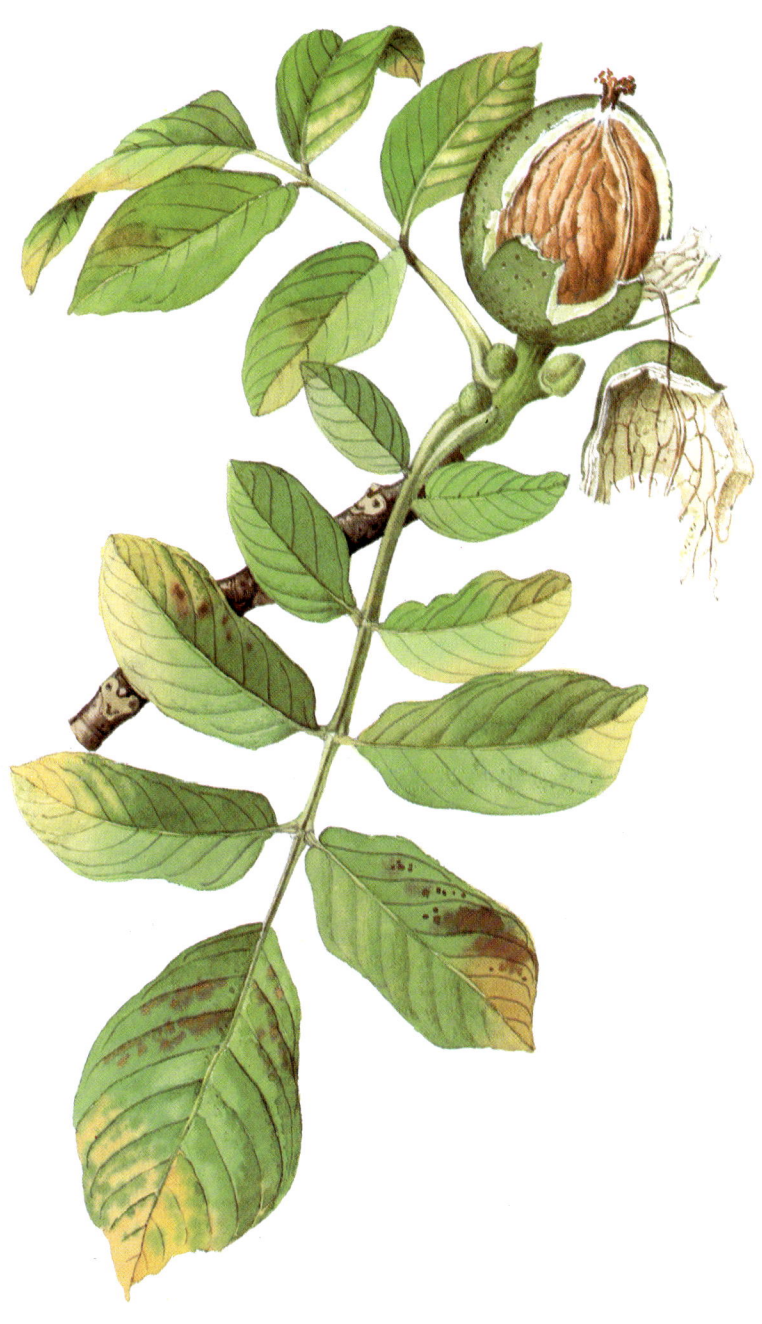

GEMEINER WACHOLDER *

Familie:	Zypressengewächse (Cupressaceae)
Name:	Vom mittelhochdeutschen wechalter leitet sich der Name Wacholder ab. Der Strauch hat eine Fülle von Namen, z. B. Wachelduren, Wachandel, Machandel, Jachelbeerstrauch, im Alemannischen Reckholder.
Beschreibung:	Der Wacholder wächst zylindrisch strauch- oder baumförmig. Meist wird er 100 bis 150 cm, selten bis zu 5 m hoch. Bei strauchartigem Wuchs setzt die Verzweigung meist schon am Grund ein. Die Rinde wird später rissig und schält sich z. T. fasrig ab. Die blaugrünen Blätter sind in dreigliedrigen Wirteln übereinander angeordnet, stechend spitz und haben meist eine Längsfurche am Kiel. Die Blüten sind zweihäusig. Die sehr kurzgestielten männlichen gelben Blüten bestehen aus mehreren Quirlen. Die weiblichen Fruchtblätter werden fleischig und schließen 3 Samen in einer kugligen Scheinbeere (Beerenzapfen) ein. Im zweiten Jahr sind die schwarzbraunen und bläulichbereiften Beeren reif. Es gibt zahlreiche in Wuchs, Nadeln und Beerenzapfen abweichende Formen.
Blütezeit:	April bis Mai
Vorkommen:	Der Wacholder wächst sowohl auf kalkhaltigem als auch auf saurem Boden an unfruchtbaren, trockenen Hängen, auf Weideflächen, Heide- und Moorboden sowie als Unterholz in lichten Nadelwäldern von der Ebene bis in die Hochalpen.
Verbreitung:	Die Pflanze ist in ganz Europa, in Nordasien bis nach Nordchina, in Nordamerika und in Nordafrika heimisch.
Sammelgut:	Früchte (Fructus Juniperi)
Sammelzeit:	Ende August bis Mitte September
Sammelvorschrift:	Beim Sammeln der reifen Beeren ist darauf zu achten, daß sie nicht gedrückt und die Sträucher nicht beschädigt werden. Die Trocknung erfolgt in einem geheizten Raum. Die Droge riecht angenehm würzig, sie schmeckt würzig und süßlich.
Inhaltsstoffe:	Wacholderbeeren enthalten etwa 30% Invertzucker, Harze, Gerbstoffe und flavonoide Verbindungen sowie als Hauptinhaltsstoff 0,2 bis 2% ätherisches Öl, Oleum Juniperi, dessen wichtigste Inhaltsstoffe Terpineol, Pinen, Cadinen und Camphen sind.
Anwendung:	Die Droge wird wegen ihrer harntreibenden Wirkung, die man auf das ätherische Öl und besonders dessen Terpineolgehalt zurückführt, häufig verordnet. Sie wird bei chronischer Nierenbeckenentzündung und bei Entzündung der Harnblase als Harndesinfizienz, vorteilhaft in Kombination mit anderen harntreibenden Drogen, verwendet. Äußerlich kann die Droge auch als hautreizendes Mittel gebraucht werden. Weiterhin spielen die Wacholderbeeren als Gewürz eine Rolle und werden zur Herstellung von Wacholderschnäpsen (Steinhäger, Gin, Genever) genutzt.
Nebenwirkungen:	Die Droge wirkt stark nierenreizend und darf Nierenkranken und Schwangeren nicht gegeben werden; bei äußerlicher Anwendung kommt es zu Hautentzündungen mit Blasenbildung.
Geschichtliches:	Während die Droge in der Heilkunde der Antike nicht gebräuchlich war, wurde sie im Mittelalter vielfach verwendet.

Juniperus communis L.

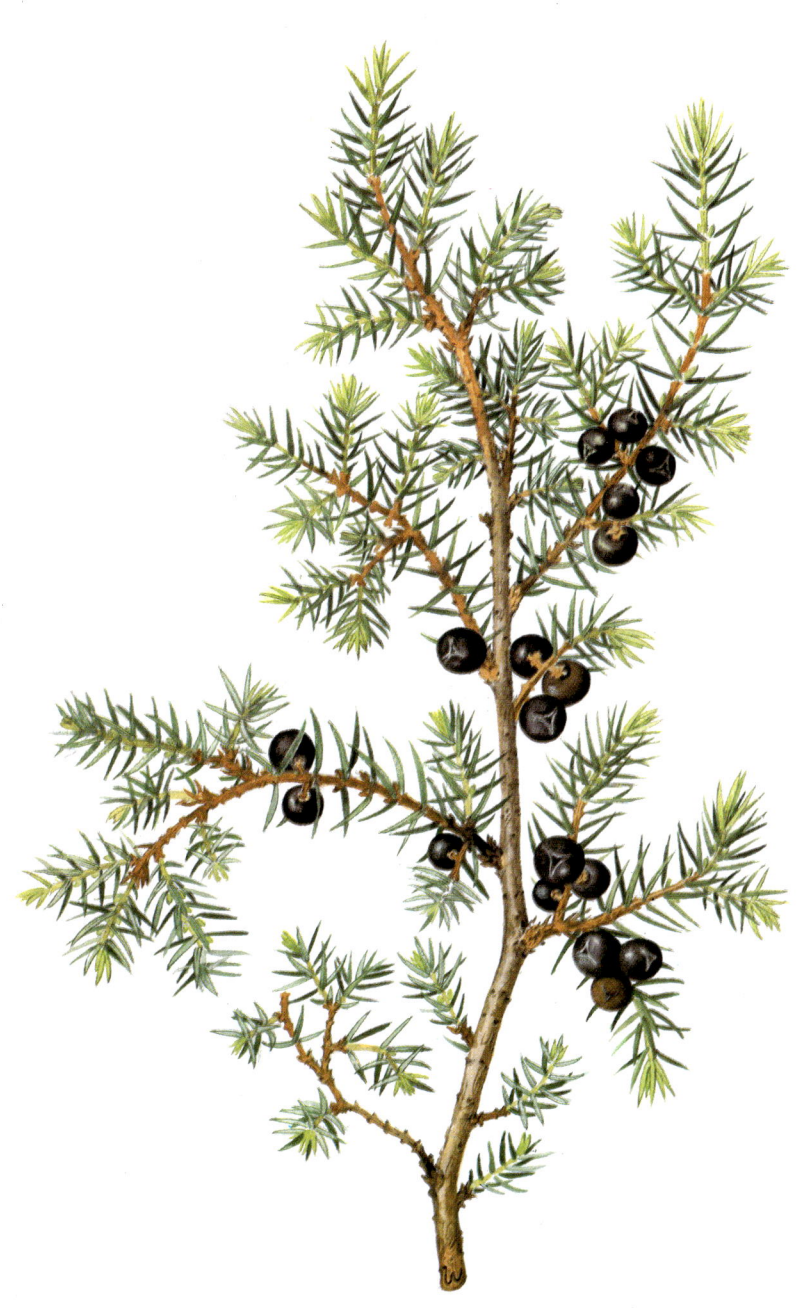

SADEBAUM †

Familie:	Zypressengewächse (Cupressaceae)
Name:	Der Name Sadebaum ist vom lateinischen *sabina* abgeleitet, ebenso die Bezeichnungen Sebenbaum und Siebenbaum. Auf den unangenehmen Geruch deuten die Namen Stinkwacholder und Stinkholz hin. Da die Pflanze auch als Abortivum angewandt wurde, bekam sie die Bezeichnungen Verbodden Buhm, Jungfern-Rosmarin, Jungfernpalme, Mägdebaum und sogar Kindermord.
Beschreibung:	Der meist 4,5 m hohe Strauch hat entweder einen schräg aufstrebenden Stamm und eine unregelmäßige Krone oder zahlreiche niederliegende, mit den Spitzen aufstrebende Äste. An jungen Zweigen ist die Rinde gelbbraun, an älteren mattglänzend und blättrig. Die Zweige sind sehr dicht und buschig. Die männlichen und weiblichen Blüten stehen am Ende der Zweiglein. Die Frucht ist ein erbsengroßer Beerenzapfen, der im folgenden Frühjahr blauschwarz wird. Der Sadebaum ist am dichtbuschigen Wuchs, an den beim Zerreiben übelriechenden Blättern und den ziemlich kleinen, nickenden Beerenzapfen kenntlich.
Blütezeit:	April bis Mai
Vorkommen:	Der Sadebaum kommt vereinzelt an warmen, sonnigen Bergabhängen und Felsen oder als Unterholz in Föhrenwäldern (bis zu etwa 2500 m) vor, in Deutschland nur in Oberbayern.
Verbreitung:	Der Strauch ist in den Gebirgen Südeuropas, den Alpen, Karpaten, in Kleinasien, im Kaukasus und südlichen Ural und sehr zerstreut auch im Flachland Rußlands und in Sibirien verbreitet.
Sammelgut:	Zweigspitzen (Summitates Sabinae)
Sammelzeit:	April bis Mai
Sammelvorschrift:	Es werden die jüngsten beblätterten Zweigspitzen gesammelt und getrocknet. Die Droge riecht stark würzig, wacholderähnlich. Der Geschmack ist widerlich, scharf würzig und bitter. *Vorsicht! Alle Teile der Pflanze sind giftig, besonders jedoch die jungen Triebe!*
Inhaltsstoffe:	Die Sadebaumspitzen enthalten 3 bis 5% ätherisches Öl mit den Hauptbestandteilen Sabinol und Sabinolacetat sowie Sabinen, Cadinen und Pinen. Weiterhin enthält die Droge Gerbstoff, Harz und das Bitterstoffglykosid Pinipikrin.
Anwendung:	In der Medizin wird die Droge wegen ihrer Giftigkeit innerlich nicht mehr verwendet. Früher zog man sie als menstruationsförderndes Mittel und mißbräuchlich als Abortivum heran.
Giftwirkung:	Das ätherische Öl des Sadebaumes ist bedeutend giftiger als das des Wacholders. Bei äußerlicher Anwendung kommt es zu schweren Hautschädigungen und zur Zerstörung der tieferen Schichten der Haut. Bei innerlicher Verwendung oder Resorption der Giftstoffe werden die Nieren und ableitenden Harnwege als Ausscheidungsorgane sehr stark geschädigt, und es kommt zu Blutungen. In 50% der Vergiftungen tritt der Tod in tiefer Bewußtlosigkeit, meist erst nach Tagen, ein.
Geschichtliches:	Die Wirkungen des Sadebaumes waren Dioskurides, Plinius und Galen bekannt. Karl der Große führt die Pflanze in seinem »Capitulare«, und auch Hildegard von Bingen erwähnt sie.

Juniperus sabina (L.) Garcke

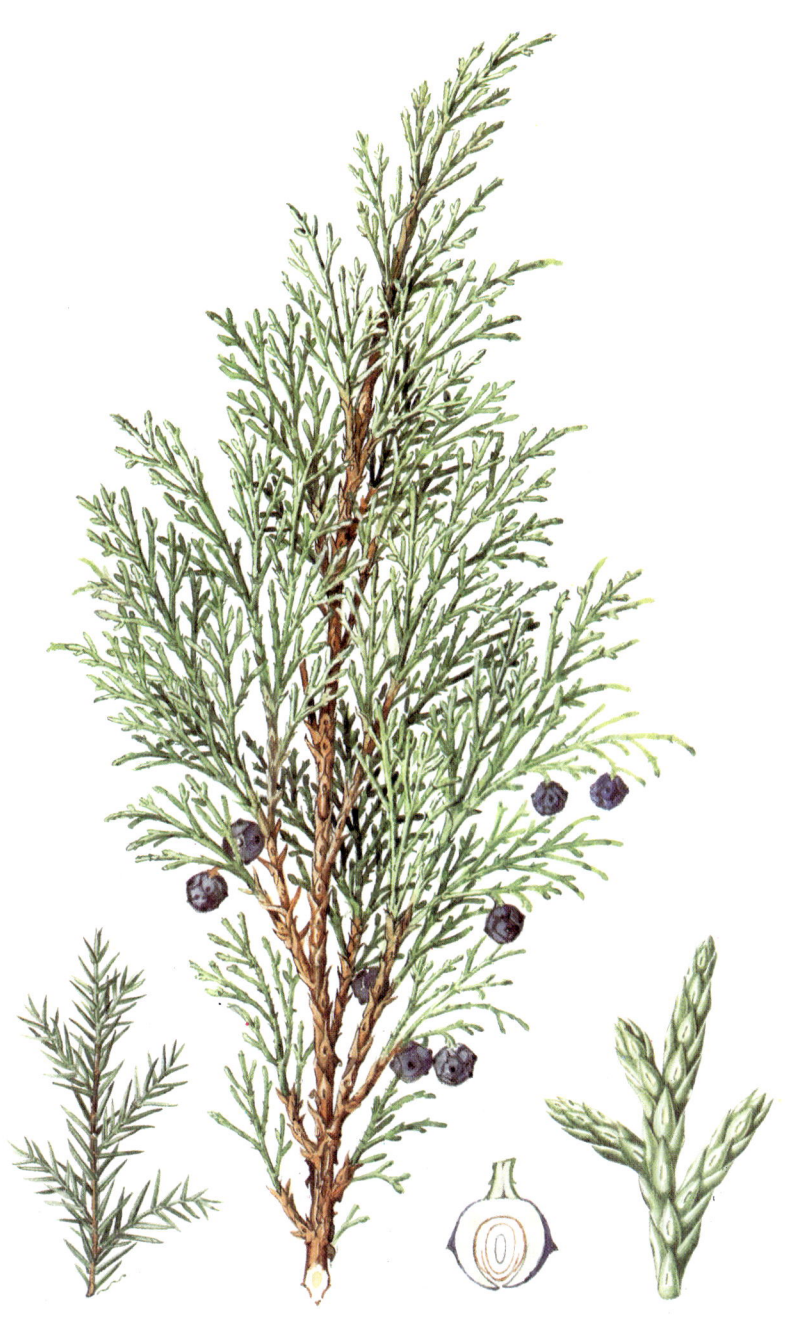

GEMEINER GOLDREGEN †

Familie:	Schmetterlingsblütengewächse (Fabaceae)
Name:	Der Gattungsname *Laburnum* wird von *alburnum* bzw. *albus*, lat. = weiß abgeleitet, *anagyroides* bedeutet, daß die Pflanze der Leguminosengattung *Anagyris* ähnlich ist.
Beschreibung:	5-6 m hoher Strauch mit glatter Rinde und graugrünen, dornenlosen, in der Jugend herabhängenden Zweigen. Die 3zähligen, dunkelgrünen Blätter sitzen auf einem langen, behaarten Stiel. Die Einzelblättchen sind kurzgestielt, ganzrandig, länglich-elliptisch, am Ende zugespitzt bzw. stachelspitzig und unterseits behaart. Die Blüten stehen in reichblütigen, herabhängenden Trauben, wobei die Einzelblüte einen glockigen Kelch mit 2zähniger Ober- und 3zähniger Unterlippe besitzt. Die 5 goldgelben Kronblätter bestehen aus einer länglichen bis eirunden Fahne, die größer als die anderen Kronblätter ist und am Grunde häufig braunrote Streifen aufweist. Die beiden Flügel sind verkehrt-eiförmig und runzlig, während das Schiffchen aus 2 an der Spitze zusammenhängenden Blättern gebildet wird. Aus den Fruchtblättern entwickeln sich knotige, bohnenartige, etwa 6 cm lange, anfangs grüne, später bräunlichgraue Hülsen mit mehreren dunkelbraunen bis schwarzen Samen.
Blütezeit:	Mai bis Juni.
Vorkommen und Verbreitung:	Der Strauch ist im südlichen Mittel- und Osteuropa und im Mittelmeergebiet heimisch und wird heute in ganz Mitteleuropa als Zierstrauch, nicht selten als Bastard (*L. anagyroides* × *L. alpinum*) gezogen.
Toxische Bestandteile:	Sämtliche Teile der Pflanze enthalten Chinolizidinalkaloide mit dem Hauptalkaloid Cytisin, das für die toxische Wirkung in erster Linie verantwortlich ist. Den höchsten Gehalt an Alkaloiden weisen die reifen Samen mit etwa 2% auf.
Vergiftungssymptome:	Bereits kurze Zeit nach der Einnahme stellen sich Übelkeit, Schwindel, Schmerzen in Mund und Rachen sowie in der Magengegend ein. Es folgen Schweißausbrüche, Kopfschmerzen und in der Regel lang anhaltendes, mitunter blutiges Erbrechen. Bei Einnahme großer Mengen kann Erbrechen ausbleiben und nach vorangehenden starken Erregungszuständen und Krämpfen der Tod durch Atemlähmung eintreten. Als tödliche Menge gelten 3-4 Hülsen bzw. 15-20 Samen oder 10 Blüten. Wegen der geringen Resorption der Alkaloide und des meist spontanen Erbrechens sind Vergiftungen mit tödlichem Ausgang selten. Vergiftungen traten besonders häufig bei Kindern auf, die Samen oder ganze Früchte wegen der Ähnlichkeit mit »Schoten« verzehrten. Bereits 2-3 Samen können bei kleinen Kindern zu Erbrechen und Durchfall führen. Der Goldregen darf deshalb nicht in Kindereinrichtungen und auf Spielplätzen stehen.
Therapiemaßnahmen:	Falls nach Einnahme kein spontanes Erbrechen erfolgt, ist dies sofort auszulösen. Außerdem gibt man Aktivkohle. Die weitere Behandlung erfolgt symptomatisch durch den Arzt.

Laburnum anagyroides MED.

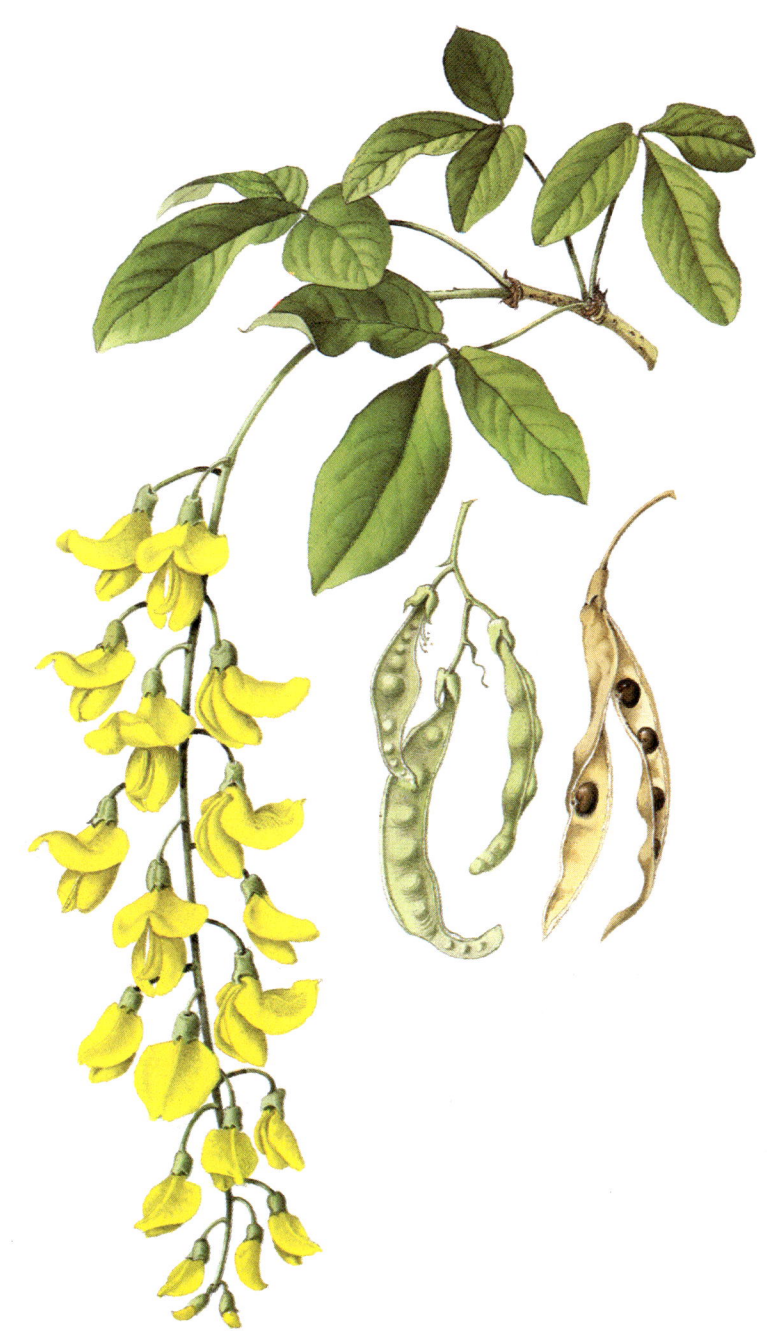

GIFTLATTICH †

Familie:	Korbblütengewächse (Asteraceae)
Name:	Der Gattungsname leitet sich von *lac., lactis*, lat. = Milch ab und bezieht sich auf den Milchsaft der Pflanze; *virosa* heißt giftsaftig (lat. *virus* = Gift). Die deutsche Bezeichnung Stinksalat weist auf den unangenehmen Geruch der Pflanze hin.
Beschreibung:	Die zweijährige, etwa 1,5-2 m hohe, milchsaftführende Pflanze bildet im ersten Jahr lediglich eine Blattrosette aus. Im zweiten Jahr entwickelt sich der hohe, runde, hohle, unten einfache, oben rispig verzweigte Stengel. Die ganzrandig oder buchtig gelappten, zerstreut sitzenden, stengelumfassenden Blätter mit pfeilförmigem Grund stehen waagerecht und sind in der Mittelrippe borstig behaart. Die Blütenköpfchen werden ausschließlich aus mehr als 5 hellgelben, zungenförmigen Zwitterblüten gebildet, die länger als die Hüllblätter sind. Sie stehen in großen Blütenständen. Die schwärzlichen, gerippten Früchte weisen einen schmal flügelartigen Rand auf.
Blütezeit:	Juli bis September.
Vorkommen und Verbreitung:	Die im Mittelmeergebiet heimische Pflanze ist an trockenen, sonnigen, felsigen Stellen in Süd- und Mitteleuropa z. T. verwildert anzutreffen.
Toxische Bestandteile:	Der Milchsaft der Pflanze enthält Bitterstoffe, u.a. Lactucin und Lactupicrin, die chemisch sogenannte Sesquiterpenlactone darstellen und für die Giftwirkung verantwortlich sind.
Vergiftungssymptome:	Vergiftungen durch den Genuß der Blätter als Salat oder infolge Überdosierung der früher verwendeten Droge Lactucarium (Lactucarium germanicum, Giftlattichsaft), bei der es sich um den eingetrockneten Milchsaft handelte, waren nicht selten. Sie äußern sich in Schweißausbruch, Beschleunigung der Atem- und Herztätigkeit, Pupillenerweiterung, verbunden mit Sehstörungen, Schlafneigung mit gelegentlichen Aufregungszuständen. In besonders schweren Fällen erfolgt der Tod durch Herzstillstand.
Therapiemaßnahmen:	Als Erste-Hilfe-Maßnahme ist die sofortige Entfernung bzw. Inaktivierung des Giftes durch Auslösen von Erbrechen und Gaben von Aktivkohle vorzunehmen. Gegebenenfalls kann noch Glaubersalzlösung als Abführmittel gegeben werden. Die symptomatische Weiterbehandlung muß durch den Arzt erfolgen.
Geschichtliches:	Trotz ihrer Gefährlichkeit wurde die Pflanze bereits im alten Rom als diätetisches Heilmittel (vor allem beruhigendes Mittel) benutzt. Die auch später u.a. als Beruhigungs- und Hustenmittel verwendete Droge Lactucarium hat heute wegen ihrer Unzuverlässigkeit als Heilmittel und der leichten Vergiftungsgefahr keine arzneiliche Bedeutung mehr. Sie wird nur noch in der Homöopathie in der o.g. Indikation eingesetzt.

Lactuca virosa L.

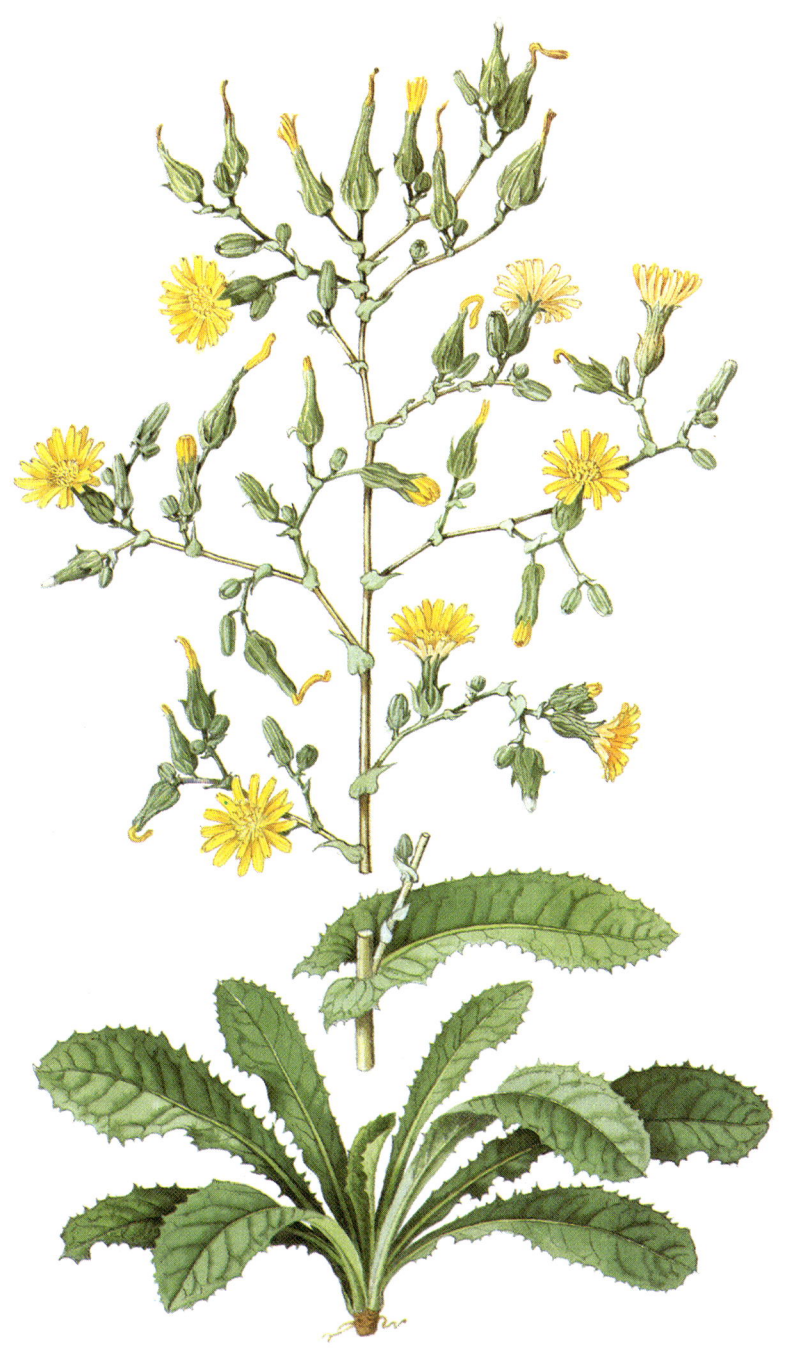

WEISSE TAUBNESSEL

Familie:	Lippenblütengewächse (Lamiaceae (Labiatae))
Name:	Taubnessel heißt die Pflanze, weil die der Brennessel ähnlichen Blätter nicht brennen. Sie wird auch Nettel, Daunettel, Zahme Essle, Bienensaug, Bienenhütel, Sugblom und Honigblom genannt.
Beschreibung:	Der unterirdische Wurzelstock überwintert und treibt im Frühjahr zahlreiche Blütensprosse sowie neue unterirdische, sich bewurzelnde Ausläufer. Der etwa 20 bis 40 cm hohe, vierkantige, locker behaarte Stengel ist im unteren Teil häufig rotviolett überlaufen. Die gegenständigen Laubblätter sind beiderseits behaart. Die Blütenstände setzen sich aus 3 bis 6 Scheinquirlen zusammen, die jeweils etwa 6 bis 16 Blüten tragen. Die schmutzigweiße Krone ist wie bei allen Lippenblütlern aus 5 Kronenblättern verwachsen. Die 4 dunkelbraunen, weißzottigen Staubbeutel liegen dicht unter der Oberlippe. Der lange Griffel hat eine zweispaltige Narbe.
Blütezeit:	April bis Oktober
Vorkommen:	Die Weiße Taubnessel besiedelt Schuttflächen, sie ist auch an Wegen, Zäunen und Hecken zu finden. Oft trifft man sie, mit der Brennessel vergesellschaftet, an Dunghaufen und Viehweiden an.
Verbreitung:	Die Pflanze ist im größten Teil des gemäßigten Europas und Asiens von Frankreich bis Japan verbreitet und im Himalaja ebenso heimisch wie in den Alpen. In Nordamerika wurde sie eingeschleppt.
Sammelgut:	Blüten (Flores Lamii albi)
Sammelzeit:	Mai bis Juli
Sammelvorschrift:	Die weißen Lippenblüten werden bei trockenem Wetter vorsichtig aus den Kelchen herausgelöst und in dünner Schicht möglichst schnell getrocknet, um eine braune Verfärbung zu vermeiden. Die gelblichweißen Blüten haben einen schwach honigartigen Geruch und schmecken süßlich und schleimig.
Inhaltsstoffe:	Die Droge enthält biogene Amine, unter anderem Cholin, Histamin, Tyramin und Methylamin, weiterhin die Flavonoide Quercimeritrin, Kämpferol-3-diglucosid, Lamiosid und Rutin, ferner Gerbstoffe und Schleim.
Anwendung:	Taubnesselblüten wurden bei Störungen im Verdauungstrakt wegen ihres Schleimgehaltes und ihrer zusammenziehenden Eigenschaften bei Magen- und Darmkatarrhen verordnet. Außerdem verwendete man die Droge bei Menstruationsbeschwerden.
Nebenwirkungen:	Es sind keine Nebenwirkungen bekannt.
Geschichtliches:	Über die Verwendung der Taubnesselblüten im Altertum ist nichts bekannt. Im Mittelalter wurde die Droge jedoch häufig benutzt und in allen Kräuterbüchern geführt. Man verwendete sie damals fast ausschließlich bei Harnverhaltung, jedoch auch zum Gelbfärben der Haare.

Lamium album L.

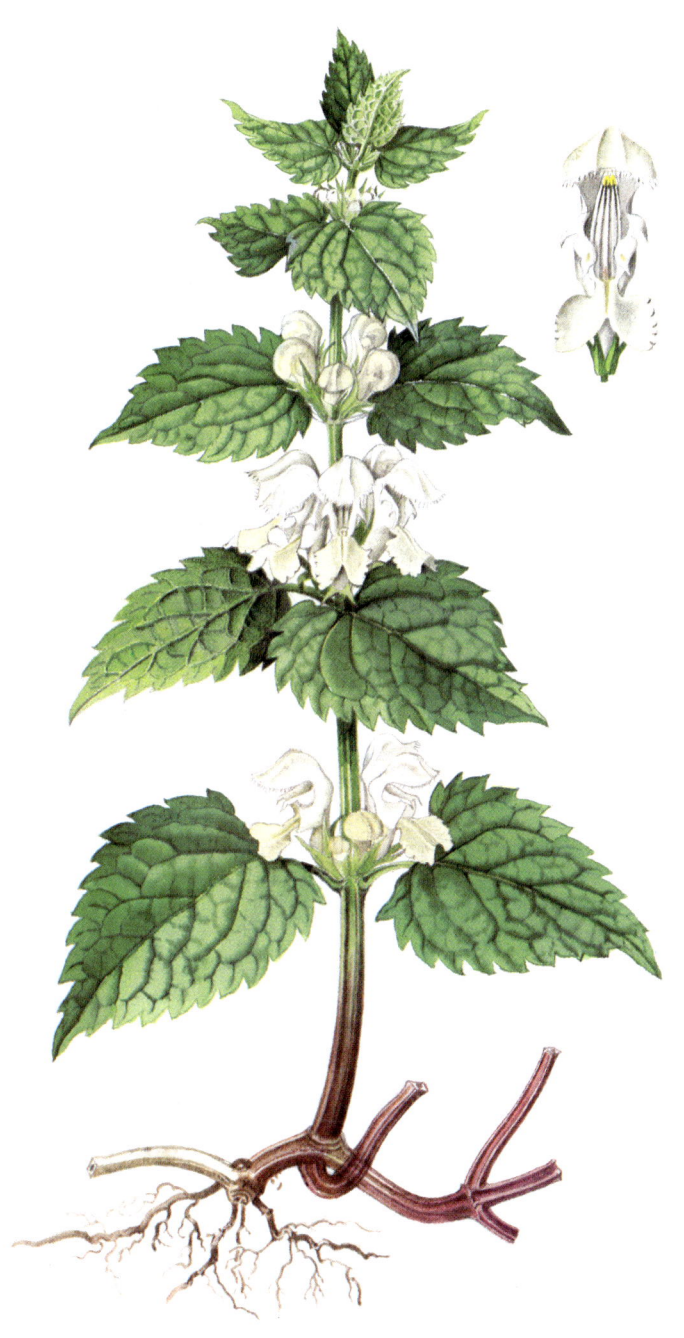

WANDELRÖSCHEN †

Familie:	Eisenkrautgewächse (Verbenaceae)
Name:	Der Gattungsname leitet sich vermutlich von *lentare*, lat. = biegen ab und weist damit wie der deutsche Name auf die Farbänderungen der Blütenblätter während des »Blühens« hin.
Beschreibung:	Die buschige, bis etwa 30 cm hohe oder als Bäumchen bis etwa 1 m hohe Pflanze wächst aufrecht. An dem 4kantigen Stengel sitzen die länglich-herzförmigen, zugespitzten, am Rande gesägten Blätter, die unterseits oft grauweiß behaart sind. Die häufigen, an langen Stielen doldenähnlich angeordneten Blüten weisen eine 5spaltige, verwachsene, von Weiß oder Gelb nach Rot oder Lila ändernde Blumenkrone auf (Wandelröschen). Es gibt auch andersgefärbte Hybriden. Die beerenartigen Früchte mit einem großen Steinkern sind zunächst grün und werden bei der Reife blauschwarz.
Blütezeit:	Juni bis September.
Vorkommen und Verbreitung:	Die ursprünglich im tropischen Amerika heimische Pflanze ist auch in anderen tropischen, z. T. auch subtropischen Gebieten, insbesondere im tropischen Sekundärwald, verbreitet. In Mitteleuropa wird sie als Zierpflanze im Sommer auf dem Balkon oder auch im Freiland gehalten. Die kultivierten Arten der Gattung *Lantana*, die etwa 150 Arten umfassen, sind meistens Hybriden.
Toxische Bestandteile:	Es handelt sich vor allem um Ester von Triterpensäuren, u. a. das Lantaden A.
Vergiftungssymptome:	Die in der Pflanze enthaltenen Triterpenester wirken icterogen, d. h., sie verursachen eine Schädigung der Leber, indem sie u. a. eine Störung des Gallenabflusses in den Gallenkapillaren bewirken und die Aktivität zahlreicher Enzyme in Leber und Blut verändern. Die vorherrschenden Symptome einer Lantana-Vergiftung sind daher Gelbsucht und Photodermatosen (durch Lichtstrahlen hervorgerufene Hautentzündungen). Vergiftungen werden vor allem beim Weidevieh in den Verbreitungsgebieten der Pflanze, aber auch bei Kindern durch Verzehr der unreifen Früchte beobachtet. In Mitteleuropa sind Lantana-Vergiftungen allerdings außerordentlich selten.
Therapiemaßnahmen:	Unmittelbar nach der Einnahme sollte die Giftentfernung durch Auslösen von Erbrechen, Gaben von Aktivkohle bzw. eine Magenspülung durchgeführt werden. Die weitere Behandlung durch den Arzt – wenn erforderlich in der Klinik – erfolgt u. a. mit Nebenrindenhormonpräparaten. Ein spezifisches Gegengift (Antidot) existiert nicht.
Geschichtliches:	In den Heimatländern, in Brasilien, aber auch in afrikanischen Gebieten diente das Wandelröschen als Aromatikum und als Mittel gegen Husten.

Lantana camara L.

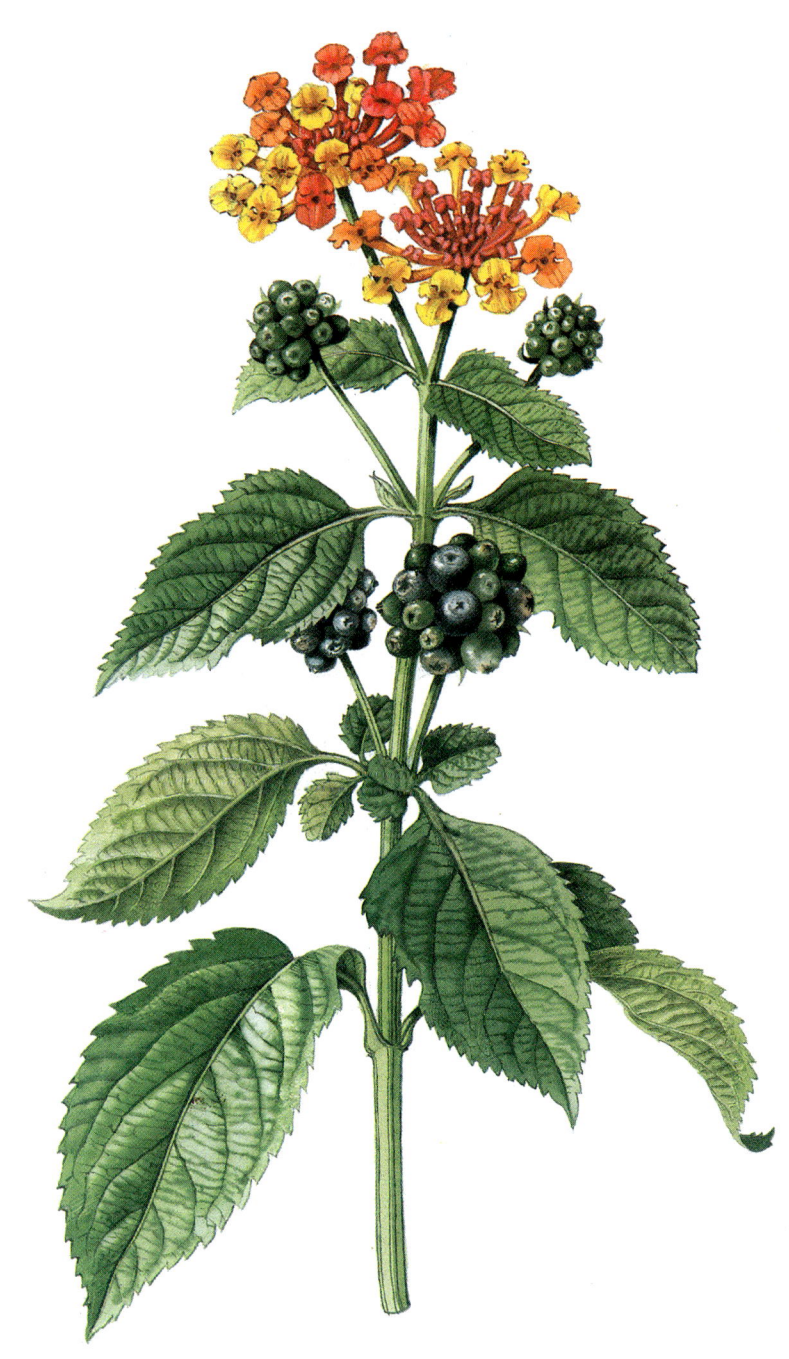

LAVENDEL

Familie:	Lippenblütengewächse (Lamiaceae (Labiatae))
Name:	Das Wort Lavendel ist dem lateinischen *lavandula* entlehnt. Alemannisch heißt die Pflanze Lavander, fränkisch Blafendel.
Beschreibung:	Der kleine Halbstrauch von etwa 15 bis 60 cm Höhe besitzt aufrechte oder aufsteigende, stark verzweigte Äste, von denen steife, aufrechte Zweige abgehen, die z. T. kleine Kurztriebe haben. Im Mai treiben die Äste an den Spitzen neue, aufrecht gerichtete Triebe mit gegenständigen, 2 bis 5 cm langen Blättern. Bis zu etwa 60 cm hoch werden die Blütentriebe, die nur unten beblättert sind. Die Blütenstände setzen sich meist aus 4 bis 5 Scheinquirlen mit 6 bis 10 Blüten zusammen. Die violette Blütenkrone wird ungefähr 1 cm lang, ist innen drüsigflaumig und außen weißfilzig. Die ganze Pflanze hat einen angenehmen Duft.
Blütezeit:	Juli bis August
Vorkommen:	Den Lavendel findet man bei uns meist nur in Bauerngärten.
Verbreitung:	Die Heimat des Lavendels ist das westliche Mittelmeergebiet, wo er an trockenen, warmen Hängen bis Dalmatien und Griechenland weit verbreitet ist und vereinzelt bis zur Waldgrenze (in den Seealpen bis zu 1700 m) vorkommt. Der Halbstrauch ist völlig eingebürgert am »Lavendelberg« zwischen Bingen und Kreuznach, ferner bei Jena, Rudolstadt und Bad Blankenburg. Auch von anderen Orten ist schon über längere Zeit sein Ausdauern bekannt.
Sammelgut:	Blüten (Flores Lavandulae)
Sammelzeit:	Juli bis August
Sammelvorschrift:	Die Blüten mit Kelch werden ohne Blatt- und Stengelanteile vor ihrer vollständigen Entfaltung gesammelt und in lockerer Schicht getrocknet. Sie haben einen angenehm aromatischen Geruch und einen bitteren Geschmack.
Inhaltsstoffe:	Die getrockneten Lavendelblüten enthalten etwa 12% Gerbstoff sowie bis zu 3% ätherisches Öl (Oleum Lavandulae). Hauptbestandteile des ätherischen Öles sind Linalylacetat und Linalool; auch Cumarin ist enthalten. Es riecht eigentümlich und hat einen stark würzigen, etwas bitteren Geschmack. Echtes Lavendelöl enthält im Gegensatz zum Spiköl keinen Campfer.
Anwendung:	Die Blüten werden als beruhigendes Mittel bei nervösen Herzleiden und Schlafstörungen sowie als gallenflußförderndes, harntreibendes und blähungstreibendes Mittel verwendet. Äußerlich benutzt man die Blüten, besonders aber das ätherische Öl, hauptsächlich als Hautreizmittel in Form von Einreibungen oder als Badezusatz, häufig auch als Geruchskorrigens.
Nebenwirkungen:	Wegen des Cumaringehaltes kann es in Ausnahmefällen zu Kopfschmerzen kommen.
Geschichtliches:	Im Altertum wurden die Blüten von *Lavandula stoechas* den Bädern zugesetzt. Echter Lavendel kam erst im Mittelalter in Gebrauch und wurde als Augenmittel und gegen Motten angewendet. Früher nutzte man alle Lavendelarten zur Ölgewinnung, das als Spiköl bezeichnet wurde. Erst im 16. Jahrhundert wurde Oleum Lavandulae destilliert, es ist 1582 in der Arzneitaxe Frankfurts enthalten.

Lavandula angustifolia Mill.

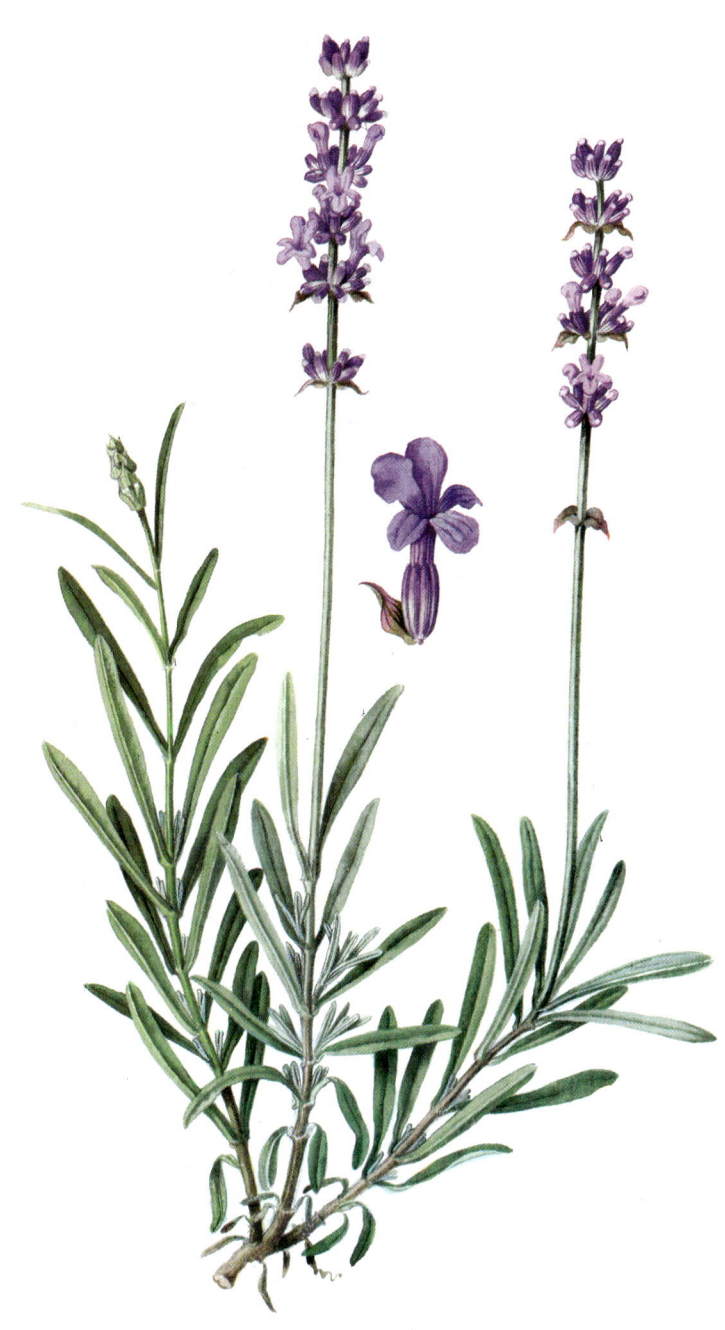

HERZGESPANN

Familie:	Lippenblütengewächse (Lamiaceae (Labiatae))
Name:	Da man die Pflanze früher besonders gegen Herzklopfen anwandte, wurde sie Herzgespann genannt. Weitere Bezeichnungen sind Herzkraut, Engeltrank, Andorn, Wolfstopa.
Beschreibung:	Der kräftige, ästige, ausdauernde Wurzelstock treibt eine Anzahl aufrechter, vierkantiger, meterhoher, oft rotvioletter Stengel. Die meist beiderseits weich behaarten, etwas herabhängenden Blätter sind 7 bis 14 cm lang und dreilappig bis dreispaltig. Die reichblütigen Scheinquirle stehen zu etwa 10 bis 20 in kurzen Abständen übereinander an den Hauptstengeln und sind zu etwa 15 bis 30 cm langen, dichtbeblätterten Scheinähren vereinigt. Die Blütenkrone ist fleischrosa, zottig behaart und wenig länger als der Kelch. Die Oberlippe ist außen dicht mit weißen Haaren besetzt, die Unterlippe kürzer und besteht aus 3 braunrot gezeichneten Lappen.
Blütezeit:	Juni bis September
Vorkommen:	Das Herzgespann wurde bei uns früher als Heilpflanze in Bauerngärten kultiviert. Jetzt ist es nur noch vereinzelt auf Schutt an Dorfangern, Zäunen, Hecken und auf trockenen Weiden anzutreffen.
Verbreitung:	Die Pflanze ist im gemäßigten Asien bis zum Himalaja und östlichen Sibirien verbreitet. In Europa wurde sie wahrscheinlich nur eingebürgert und kommt bis Mittelskandinavien und südlich bis zum Mittelmeer vor; südlich der Alpen ist sie jedoch selten. Auch in Nordamerika wurde sie eingeschleppt.
Sammelgut:	Kraut (Herba Leonuri cardiacae)
Sammelzeit:	Juli bis September
Sammelvorschrift:	Das Kraut des Herzgespanns wird während der Blütezeit je nach der Größe in mehr oder minder großer Entfernung vom Erdboden abgeschnitten und gut getrocknet. Die Droge ist geruchlos und schmeckt herb, bitter sowie zusammenziehend.
Inhaltsstoffe:	Die Droge enthält Bitterstoffe, unter anderem Leonurin, Gerbstoffe, Harz, organische Säuren, wenig ätherisches Öl, Alkaloide (Stachydrin, Betonicin und Leonurin) sowie Flavonoide.
Anwendung:	Die Droge soll herzwirksam sein. In der Volksheilkunde diente sie als Beruhigungsmittel bei nervösen und funktionellen Herzbeschwerden sowie als menstruationsförderndes Mittel.
Nebenwirkungen:	Es sind keine Nebenwirkungen bekannt.
Geschichtliches:	Das Herzgespann wurde bereits von Theophrast und Dioskurides erwähnt. Auch im Mittelalter kannte man die Heilwirkungen der Pflanze; sie ist in den Kräuterbüchern enthalten.

Leonurus cardiaca L.

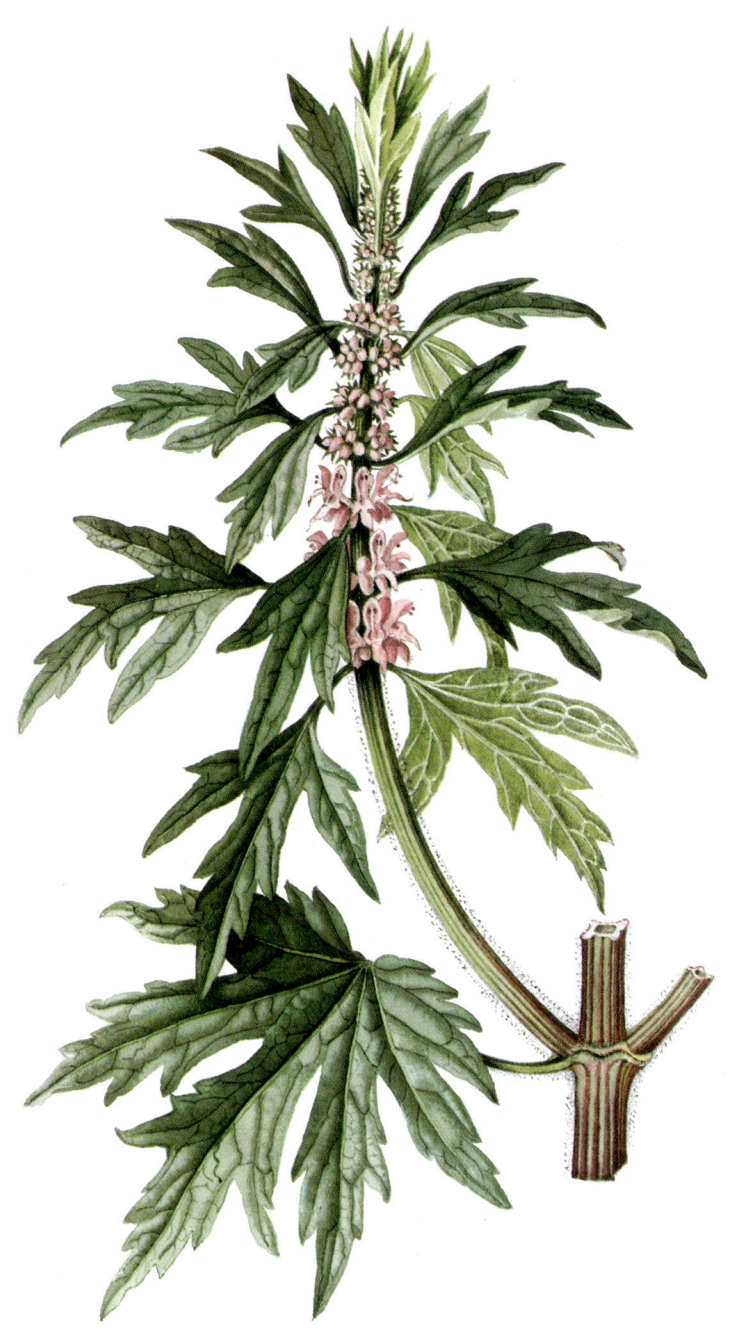

LIEBSTÖCKEL

Familie:	Doldengewächse (Apiaceae (Umbelliferae))
Name:	Aus dem lateinischen *Levisticum* wurde althochdeutsch lubistechal, mittelhochdeutsch liebesticke, liebstucke und später Liebstöckel. Im Volksmund heißt es auch Lefestick, Lübstock, Lewerstock, Lichtstöckel, Liebrohr, Leibstückle, Ladstock u. a.
Beschreibung:	Das Liebstöckel ist eine ausdauernde Staude mit dickem, ästigem, geringeltem Wurzelstock. Aus der grundständigen Blattrosette, die dieser im Frühjahr als erstes treibt, wächst der 1 bis 2 m hohe Stengel, der am Grund bis zu 4 cm dick wird. Er ist rührig, oberwärts gerieft und hat aufrecht abstehende Äste. Die unteren Laubblätter können bis zu 70 cm lang und 65 cm breit werden, sie sitzen auf engröhrigem Stiel und sind zwei- bis dreifach fiedrig zerteilt. Die Blüten stehen in zehn- bis zwanzigstrahligen Dolden am Ende der Zweige. Den ziemlich kleinen, gelbgrünen Zwitterblüten fehlt der Kelch. Die gesamte Pflanze hat einen starken Maggigeruch.
Blütezeit:	Juli bis August
Vorkommen:	Das Liebstöckel wird besonders als beliebte Gewürzpflanze in Bauerngärten angebaut, aus denen es vorübergehend verwildert.
Verbreitung:	Die Pflanze wird in weiten Teilen Europas und Nordamerikas angepflanzt und ist hier auch verwildert. Direkt wildwachsend ist sie nirgends mit Sicherheit bekannt. Als die Heimat unseres Liebstöckels sieht man die Gebirge des Iran an.
Sammelgut:	Wurzel (Radix Levistici)
Sammelzeit:	Oktober
Sammelvorschrift:	Zwei- bis dreijährige Wurzeln werden geerntet, gereinigt, gegebenenfalls längs gespalten und bei Temperaturen bis zu 40°C getrocknet. Die Droge muß in dicht schließenden Gefäßen aufbewahrt werden. Sie riecht durchdringend gewürzhaft und schmeckt anfangs süßlich, später würzig und schließlich bitter.
Inhaltsstoffe:	Die Liebstöckelwurzel enthält 0,6 bis 1% ätherisches Öl, das zu 70% aus Phthaliden besteht, weiterhin Harz, Gummi, Säuren und Cumarin.
Anwendung:	Die Droge besitzt eine pharmakologisch bewiesene stark harntreibende Wirkung und wird in den Arzneibüchern als Bestandteil von wasserausschwemmenden Teemischungen geführt. In der Volksmedizin wurde Liebstöckelwurzel auch als Magenmittel gebraucht. Man verwendet sie ebenfalls als Gewürz und in der Likörindustrie.
Nebenwirkungen:	Bei Verwendung der Droge kann es zur Nierenreizung kommen, weshalb sie bei Nierenerkrankungen nicht benutzt werden darf.
Geschichtliches:	Schon Dioskurides erwähnt die Wirkungen der Droge, die auch im »Capitulare« Karls des Großen gewürdigt wird. Vom Mittelalter bis heute hat die Pflanze ihre Stellung in der Heilkunde behauptet.

Levisticum officinale KOCH

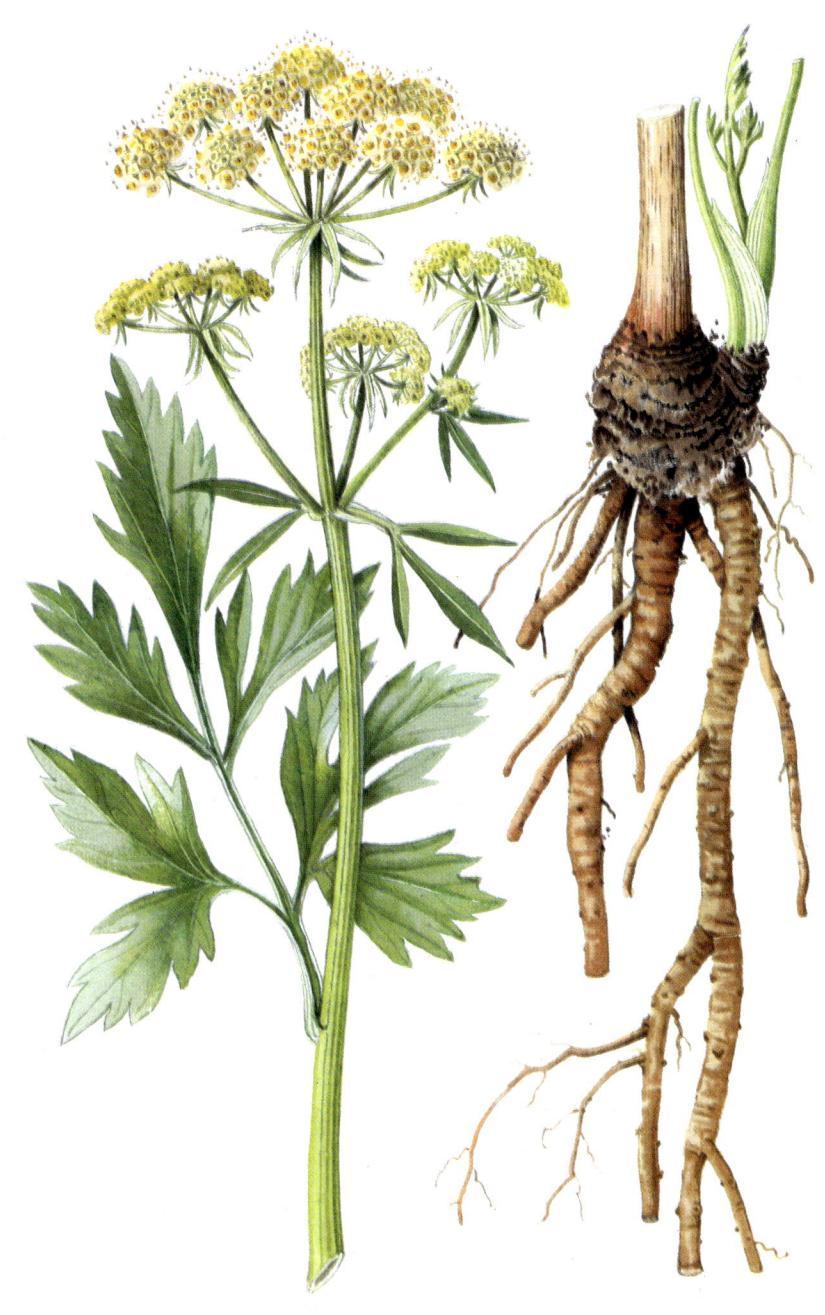

GEMEINER LIGUSTER, Rainweide, Tintenbaum †

Familie:	Ölbaumgewächse (Oleaceae)
Name:	Der Pflanzenname ist lateinischen Ursprungs. Er kann von *ligare*, lat. = binden, flechten abgeleitet werden.
Beschreibung:	Der etwa 1-5 m hohe Strauch verzweigt sich in der Regel stark. Die oberseits dunkelgrünen, unterseits hellgrünen Blätter sind gegenständig angeordnet, kurzgestielt, ganzrandig, kahl, variieren leicht, haben jedoch meist eine länglich-lanzettliche Form. Der Laubfall setzt spät ein, in der Regel nach den ersten Frösten, nach milden Wintern erst während der Entwicklung der neuen Laubblätter im Frühjahr. Die stark duftenden Blüten stehen in bis zu etwa 8 cm langen Rispen. Die 4zählige, radiäre Einzelblüte mit flach ausgebreiteten Kronzipfeln ist weiß und an der Spitze grünlich. Die auffallenden, glänzendschwarzen, 5-10 mm langen, kugeligen Beerenfrüchte bilden dichte, rispige Fruchtstände. Sie enthalten 2 violette Samen und verbleiben den Winter über oft am Strauch.
Blütezeit:	Juni bis Juli.
Vorkommen und Verbreitung:	In Süd-, West- und Mitteleuropa, Nordafrika und dem westlichen Asien heimisch. Der heckenbildende Strauch wird häufig als Zierpflanze angebaut und ist wärme- sowie kalkliebend.
Toxische Bestandteile:	Die Giftstoffe sind nicht eindeutig bekannt. Möglicherweise kommen sogenannte Lignanglycoside, Saponine, evtl. auch Bitterstoffe, u.a. Ligustron, das auch als Syringopicrin bezeichnet wird, aus der Reihe der sogenannten Seco-Iridoide in Frage.
Vergiftungssymptome:	Vergiftungen treten insbesondere nach dem Genuß der Beerenfruchte durch Kinder auf. Sie äußern sich in Erkrankungen des Magen-Darm-Traktes mit Erbrechen und Durchfall. Auch Todesfälle, die angeblich durch Genuß der Ligusterbeeren eingetreten sind, wurden bekannt, wobei die Todesursache nicht immer ganz eindeutig war. Bei diesen Fällen, die sehr lange Zeit zurückliegen, wird von heftigem Erbrechen, starken Diarrhöen mit Krämpfen und Kreislauflähmung berichtet. Liguster gehört auch zu den Pflanzen mit stark hautreizender Wirkung. So kann beim Umgang mit der Pflanze, z.B. beim Schneiden von Hecken, das Ligusterekzem auftreten. Vermutlich handelt es sich dabei um die gleichen Wirkstoffe, die die Giftwirkung bei innerlicher Anwendung hervorrufen.
Therapiemaßnahmen:	Auslösen von Erbrechen, das aber wegen der zu erwartenden schweren Darmreizung nur erfolgen sollte, wenn es unmittelbar nach der Einnahme des Giftes möglich ist, sonst Gaben von Aktivkohle. Bei Aufnahme größerer Mengen der Pflanze sind Magenspülung durch den Arzt bzw. in der Klinik erforderlich. Auch eine weitere symptomatische Behandlung muß durch den Arzt erfolgen.
Geschichtliches:	Ligusterblätter (Folia Ligustri) dienten früher als wäßrige Aufgüsse zur Spülung bei Mund- und Racheninfektionen, besonders in einigen nordafrikanischen Ländern. Die Früchte (Fructus Ligustri) benutzte man zur Weinfärbung.

Ligustrum vulgare L.

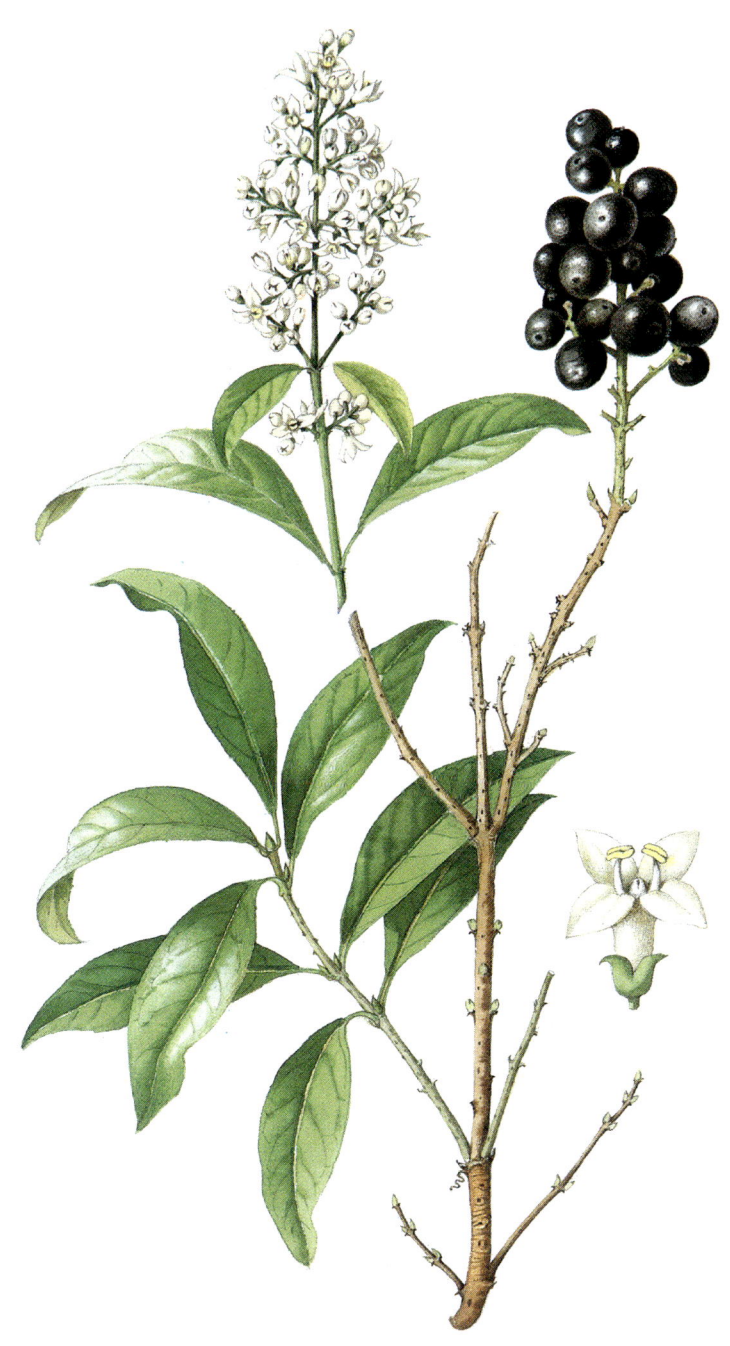

GEMEINES LEINKRAUT

Familie:	Braunwurzgewächse (Scrophulariaceae)
Name:	Wegen der Ähnlichkeit der Blätter mit denen des Flachses (Lein) heißt die Pflanze Leinkraut. Sie wird auch Flachskraut, Frauenflachs, Wille Flas, Marienflachs und Jungfernflachs genannt. Nach den Blüten gab man ihr Namen wie Löwenmaul, Löwenrachen, Hasenmäuler. Auf Aberglauben beziehen sich Hexakraut, Wildes Teufelskraut, Beschreikräutig.
Beschreibung:	Das Gemeine Leinkraut, eine ausdauernde, krautige Pflanze, überwintert mit kriechendem, walzigem Wurzelstock, der im Frühjahr einen aufrechten selten am Grund verzweigten, wechselständig beblätterten Stengel bis zu 60 cm Höhe treibt. Die Blüten stehen dicht gedrängt in einem endständigen, traubigen Blütenstand, und jede Blüte steht in der Achsel eines Tragblattes. Die hellgelbe Krone hat einen orangefarbenen Gaumen, eine zweispaltige Ober- und dreilappige Unterlippe. Eines der Kronenblätter bildet einen Sporn aus der Nektar enthält. Die Bestäubung erfolgt meist durch Hummeln.
Blütezeit:	Juni bis September
Vorkommen:	Das Gemeine Leinkraut kann durch seine starke Vermehrung (eine Pflanze kann über 30 000 Samen haben) zu einem lästigen Unkraut werden. Es besiedelt Bahndämme, Straßenränder, Schuttplätze, Äcker, Brachfelder, Sandflächen und Flußschotter von der Ebene bis zu Höhen von 1600 m.
Verbreitung:	Die Pflanze ist über ganz Europa mit Ausnahme des höchsten Nordens und im Osten bis nach Westasien verbreitet.
Sammelgut:	Kraut (Herba Linariae)
Sammelzeit:	Juni bis August
Sammelvorschrift:	Das Kraut wird während der Blütezeit ohne die unteren Teile des Stengels gesammelt und sorgfältig getrocknet. In frischem Zustand hat die Droge einen unangenehmen Geruch; dieser verliert sich jedoch beim Trocknen. Der Geschmack ist anfangs bitter, später scharf.
Inhaltsstoffe:	Das Leinkraut enthält als biologisch aktive Stoffe Flavonoide, unter anderem Linarin, Pectolinarin und Neolinarin. Weitere Inhaltsstoffe sind unter anderem Amygdalin, Gummi und Pektine.
Anwendung:	Die Droge wird heute nicht mehr gebraucht. Früher verwendete man sie als harntreibendes Mittel und in Form von Leinkrautsalbe bei schmerzhaften Hämorrhoiden.
Nebenwirkungen:	Schon geringe Dosen der Leinkrauttinktur verursachen wäßrige Durchfälle.
Geschichtliches:	Das Leinkraut ist eine alte Heilpflanze, die früher sehr häufig angewendet wurde.

Linaria vulgaris Mill.

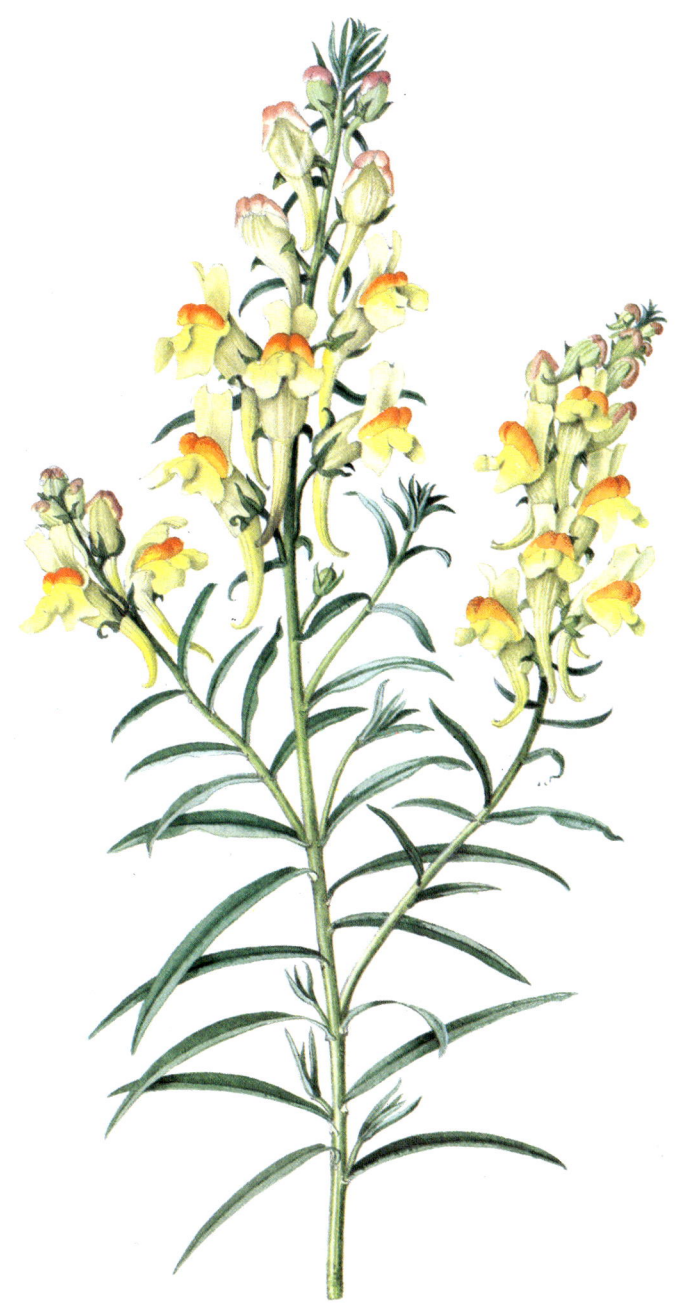

SAATLEIN, FLACHS

Familie:	Leingewächse (Linaceae)
Name:	Das Wort Flachs findet man im Englischen als flax und im Niederländischen als vlas (althochdeutsch flahs). Das Wort Lein hängt wohl mit dem keltischen lin (Faden) zusammen.
Beschreibung:	Die ein- oder zweijährige, 20 bis 100 cm hohe Pflanze hat eine dünne, spindelförmige Wurzel. Die dichtbeblätterten, z. T. oben verzweigten Stengel stehen einzeln oder zu mehreren. Die Blüten stehen am Ende der Zweige in lockeren, rispigen Blütenständen auf langen, aufrechten Stielen. Sie blühen nur einen Tag und richten sich beim Erblühen aus ihrer nickenden Stellung auf. Die himmelblauen, dunkler geaderten Kronenblätter sind unten gelblich, weiß, hellblau, hellrosa oder lila. Die Fruchtkapsel enthält meist 10 glänzende, eiförmige Samen.
Blütezeit:	Juni bis Juli
Vorkommen:	Der Saatlein wird heute weniger als früher feldmäßig angebaut. Er gedeiht von der Ebene bis in die Alpen (bis zu 1800 m). Außerdem wächst er auf Schutt, im Getreide und an Wegrändern. Er ist jedoch sehr unbeständig und hat sich nicht eingebürgert.
Verbreitung:	Die Kulturpflanze stammt von dem im Mittelmeergebiet verbreiteten Wildlein.
Sammelgut:	Samen (Semen Lini)
Sammelzeit:	August bis September
Sammelvorschrift:	Wenn sich die Kapseln braun verfärben, werden sie geerntet, und der Samen wird durch Maschinendrusch gewonnen. Die Droge ist geruchlos und hat einen mild schleimigen und öligen Geschmack.
Inhaltsstoffe:	Die Leinsamen enthalten unter anderem etwa 35% fettes Öl und etwa 0,3% der cyanogenen Glykoside Linamarin und Lotaustralin sowie das Enzym Linamarase und in der Epidermis der Samenschalen etwa 5% Schleim. Das aus den Samen durch Auspressen gewonnene fette Öl (Oleum Lini) enthält Glyceride der Linolensäure, Linolsäure und Ölsäure, sowie der Palmitin- und Stearinsäure.
Anwendung:	Die unzerkleinerten oder geschroteten Samen werden als unschädliches und mildes Abführmittel verordnet. Durch Quellung des Schleimes kommt es zu einer Volumenvergrößerung, die reflektorisch die Peristaltik des Darmes erhöht. Bei zerkleinerten Samen tritt die Gleitwirkung des austretenden Öles hinzu; die aus den cyanogenen Glykosiden in kleiner Menge freigesetzte Blausäure wirkt dabei örtlich schmerzlindernd und entzündungshemmend sowie hemmend auf das Wachstum von Fäulniserregern. Leinsamenpulver, die Preßrückstände, besonders aber das Öl, werden äußerlich angewendet. Ersteres dient zu Kataplasmen, das Öl wird bei Hautkrankheiten, wie Ekzemen, Milchschorf und Brandwunden, gebraucht.
Nebenwirkungen:	Vergiftungen durch die unzerkleinerten Samen sind nicht möglich; bei innerlicher Verwendung von 200 g des Leinsamenpulvers können tödliche Vergiftungen vorkommen.
Geschichtliches:	Der Lein wird seit etwa 5000 Jahren kultiviert.

Linum usitatissimum L.

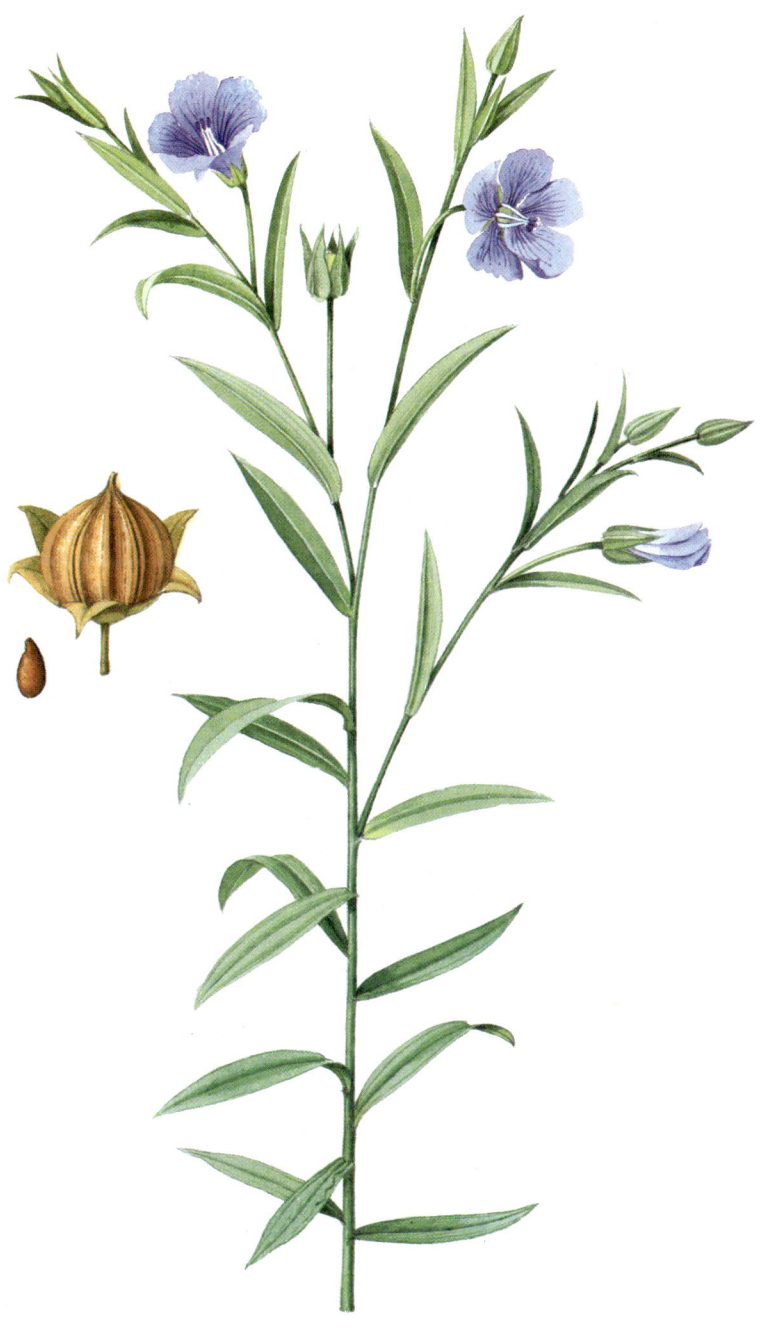

TAUMELLOLCH, Tollgerste †

Familie:	Süßgräser (Poaceae)
Name:	Der lateinische Name für ein Unkraut im Altertum wurde im 16. Jahrhundert auf *Lolium temulentum* (*temulentum* = berauschend) übertragen. Die deutschen Namen bringen die Wirkungen der Samen der Pflanze zum Ausdruck.
Beschreibung:	Einjährige, etwa 30-80 cm hohe Pflanze mit steif aufrechten, selten geknickten, scharfen, rauhen Halmen. Die bis etwa 20 cm lange, lockere Ähre besitzt eine starre, wellige Spindel. Die zweizeilig sitzenden, 5- bis 9blütigen Ährchen sind begrannt und mit der Schmalseite der rauhen Achse zugekehrt. Die seitlichen Ährchen weisen eine 7- oder 9nervige Hüllspelze auf von etwa gleicher Länge wie das Ährchen. Das Gipfelährchen besitzt 2 Hüllspelzen. Die nervige Deckspelze hat eine lange Granne, die Vorspelze ist unbegrannt. Die längliche Frucht wird von den Spelzen eingeschlossen. Im Samenkorn befindet sich fast ausnahmslos zwischen Schale und Kleberschicht ein dichtes Myzel des Pilzes *Endoconidium temulentum*. Der Pilz gelangt bereits bei der Keimung an den Vegetationspunkt und durchwächst mit ihm die ganze Pflanze bis zum Fruchtknoten.
Blütezeit:	Juni bis August.
Vorkommen und Verbreitung:	Die im Mittelmeergebiet heimische Pflanze kommt auch in Mitteleuropa und Westasien als Ackerunkraut vor, ist allerdings durch die verbesserte Saatgutreinigung sehr selten geworden.
Toxische Bestandteile:	Eine alkaloidartige toxische Substanz, das Temulin, kommt besonders reichlich in den reifen Früchten (0,05%) vor. Möglicherweise stellt sie ein Stoffwechselprodukt des o.g. Pilzes dar.
Vergiftungssymptome:	Aus früheren Zeiten und noch zu Beginn unseres Jahrhunderts sind Massenvergiftungen durch Verunreinigung des Getreides oder des Leins mit den Früchten des Taumellolchs bekanntgeworden. Die Vergiftungsmerkmale machen sich vor allem durch zentrale Störungen, die tagelang anhalten können, nämlich Schwindel und taumelnden Gang (Name!), Verwirrungszustände, aber auch durch Beschwerden des Magen-Darm-Traktes mit Erbrechen und Koliken, bemerkbar. In Ausnahmefällen sind tödliche Atemlähmungen bekanntgeworden.
Therapiemaßnahmen:	Erbrechen auslösen, Gaben von Aktivkohle als Erste-Hilfe-Maßnahmen sowie kreislaufunterstützende Maßnahmen durch den Arzt.
Geschichtliches:	Die taumelerregende Wirkung der Pflanze ist seit langem bekannt, wofür auch weitere Bezeichnungen, z.B. Taumelhafer, Schwindelhafer und Tollkraut, sprechen. In unverantwortlicher Weise hat man früher zuweilen die Früchte der Gerste zugesetzt, um das daraus bereitete Bier berauschender zu machen.

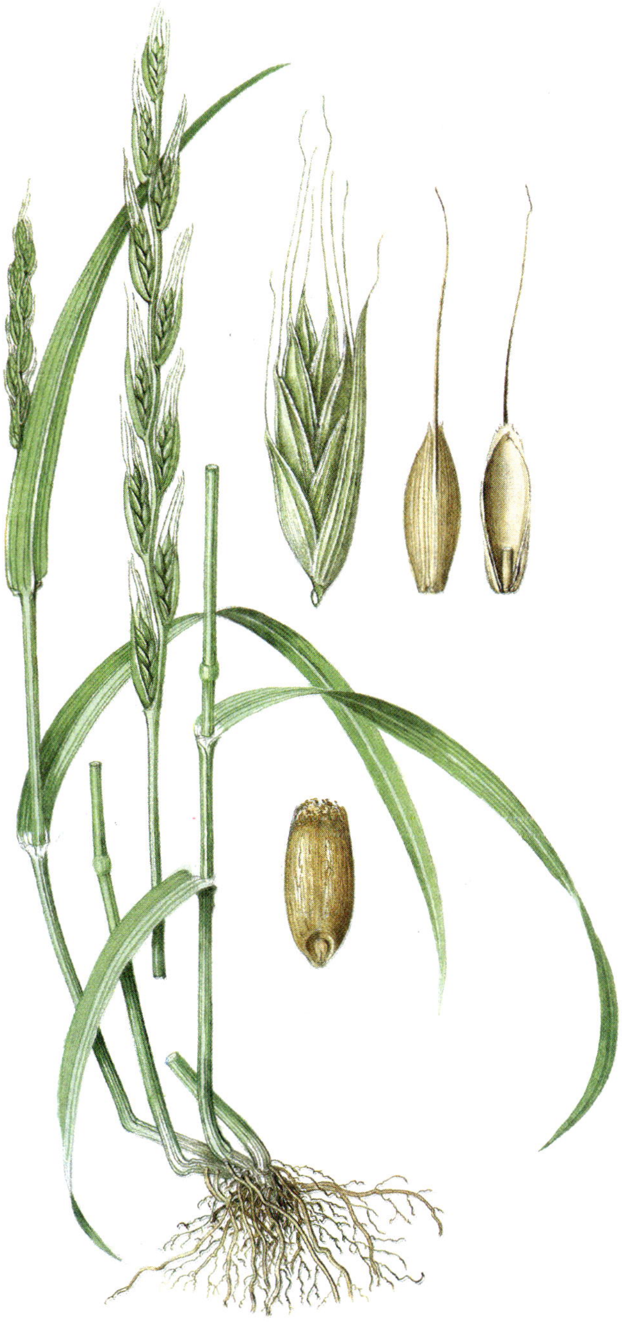

Lolium temulentum L.

ECHTES GEISSBLATT, Jelängerjelieber †

Familie:	Geißblattgewächse (Caprifoliaceae)
Name:	Der Gattungsname wurde nach dem deutschen Arzt und Botaniker A. Lonitzer (1528-1586) gewählt. Geißblatt, weil die Pflanze wie eine Geiß klettern kann.
Beschreibung:	Rechtswindender, bis etwa 4 m hoher Kletterstrauch mit hellbrauner, sich in langen Streifen von den Stämmchen lösender Borke sowie stark verzweigter, holziger Wurzel und unterirdischen Ausläufern. Die gegenständigen Blätter sind kurzgestielt, eiförmig-elliptisch stumpf und ganzrandig. Die obersten Blätter der blühenden Zweige verwachsen paarweise um den Stengel zu einem ovalen bis kreisrunden Gebilde. Die 2lippigen, großen Blüten mit anfänglich weißer, rötlich überlaufener, später gelblicher Blumenkrone stehen zu 6 in endständigen, kopfigen Quirlen und zeichnen sich besonders in den Abendstunden durch kräftigen, wohlriechenden Geruch aus. Die rotorangefarbenen oder dunkelroten, erbsengroßen Beeren sitzen bis zu 6 auf den Blattpaaren. Sie enthalten mehrere etwas zusammengedrückte, etwa 4 mm lange, gelbbraune Samen.
Blütezeit:	Mai bis Juni.
Vorkommen und Verbreitung:	Heimisch in Südosteuropa bis zum Kaukasus, im übrigen Europa eingebürgert. Wärmeliebender, meist auf Kalkboden anzutreffender Strauch in Hecken und Gebüschen sowie an Waldrändern; in Gärten zum Beranken von Lauben und Spalieren angepflanzt.
Toxische Bestandteile:	Alle Pflanzenteile, besonders aber die Früchte, sind leicht giftig. Der eigentliche Giftstoff ist allerdings in seiner chemischen Struktur bis heute nicht bekannt. Von den verschiedenen glycosidischen Verbindungen, die in der Pflanze vorkommen, könnten möglicherweise die Saponine für die toxischen Eigenschaften verantwortlich sein.
Vergiftungssymptome:	Vergiftungen treten besonders bei Kindern durch Verzehr der schönen roten Früchte auf. Sie äußern sich durch Erkrankungen des Magen-Darm-Traktes, u.a. Erbrechen und Durchfall. Außerdem wurden auch Frequenzbeschleunigung des Herzens (Tachycardie), Apathie und Gesichtsrötung festgestellt.
Therapiemaßnahmen:	Gaben von Aktivkohle. Falls erforderlich, Magenspülung. Letztere wie die weitere Behandlung müssen symptomatisch durch den Arzt erfolgen.
Geschichtliches:	In der Volksheilkunde dienten die Blüten früher als harntreibendes und schweißtreibendes Mittel. Die getrockneten Stengelteile fanden zuweilen auch als sogenannte Blutreinigungsmittel Anwendung. Ein Einsatz der Blütendroge zur Behandlung von bösartigen Tumoren entbehrt jeglicher wissenschaflichen Grundlage. Die frische Pflanze dient zur Bereitung von Essenzen in der Homöopathie.

Lonicera caprifolium L.

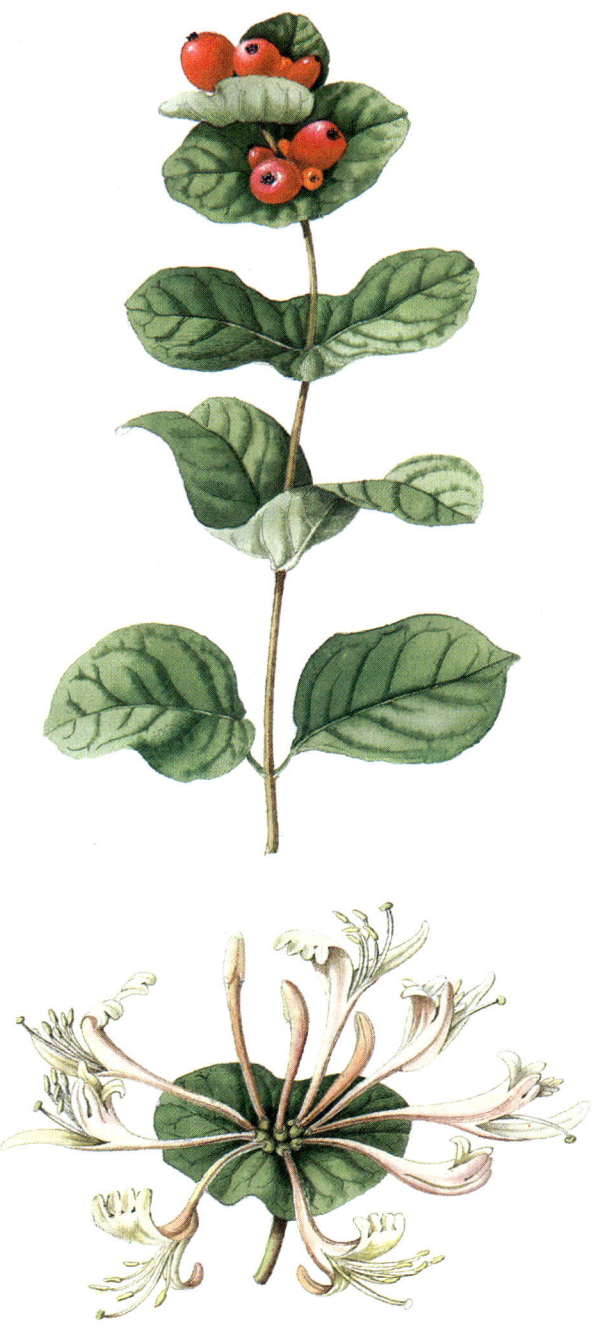

ROTE / TATARISCHE HECKENKIRSCHE †

Familie:	Geißblattgewächse (Caprifoliaceae)
Name:	Gattungsname s. *Lonicera caprifolium*. Während die Tatarische Heckenkirsche auf ihre ursprüngliche Herkunft, nämlich Innerasien, hinweist, wird die Rote Heckenkirsche wegen ihrer roten Früchte so genannt.
Beschreibung:	Die Rote Heckenkirsche bildet etwa 1-2 m hohe, reich verzweigte Sträucher mit sommergrünen, elliptischen, weich behaarten, ganzrandigen, gegenständigen Blättern an einem kurzen, behaarten Stiel. Die etwa 1-1,5 cm langen, gelblichweißen, z.T. auch rötlich überlaufenen Blüten sind 2lippig und stehen zu zweit auf einem gemeinsamen Stiel in den Blattachseln. Bei den paarweise angeordneten Früchten handelt es sich um mehrsamige, scharlachrote Beeren, die nur ausnahmsweise gelb oder weiß sein können. Die etwa 1-3 m hohe Tatarische Heckenkirsche wächst ebenfalls strauchig. Die länglich-herzförmigen Blätter haben aber einen kahlen Stiel. Die rote bis weiße Blumenkrone ist 2lippig. Die scharlachroten, mitunter auch gelben Beeren sitzen ebenfalls paarweise und aufrecht stehend.
Blütezeit:	Mai bis Juni.
Vorkommen und Verbreitung:	Die Rote Heckenkirsche ist in Europa und Westasien als Strauch verbreitet, die Tatarische Heckenkirsche wird häufig als Zierstrauch angepflanzt.
Toxische Bestandteile:	Als toxisch gelten besonders die Beeren, obwohl die Giftstoffe in ihrer chemischen Struktur noch nicht eindeutig bekannt sind. Vermutlich handelt es sich um glycosidische Verbindungen. Vergiftungen kommen insbesondere bei Kindern durch Verzehr der verlockend aussehenden roten Beeren vor.
Vergiftungssymptome:	Im Vordergrund stehen Erkrankungen des Magen-Darm-Traktes, die sich in heftigem Erbrechen, starken Leibschmerzen und blutigen Durchfällen äußern können. So wurde bereits nach dem Verzehr von 5 Beeren hohes Fieber mit den genannten Symptomen festgestellt. Ältere Quellen berichten auch von sehr schweren Fällen mit tödlichem Ausgang, wobei Krämpfe, Herzrhythmus- und Atemstörungen vorausgingen. Da die Angaben über die Giftigkeit der beiden Pflanzen sehr widersprüchlich sind, können starke Schwankungen der Wirkungen nicht ausgeschlossen werden.
Therapiemaßnahmen:	Als Erste-Hilfe-Maßnahme Gaben von Aktivkohle. Vorheriges Auslösen von Erbrechen sollte dagegen nur angestrebt werden, wenn dies unmittelbar nach Einnahme erfolgen kann, d.h., bevor durch die Giftstoffe Entzündungserscheinungen im Magen-Darm-Trakt ausgelöst werden. Zu empfehlen sind Gaben von schleimhaltigen Zubereitungen.

Lonicera xylosteum L. · Lonicera tatarica L.

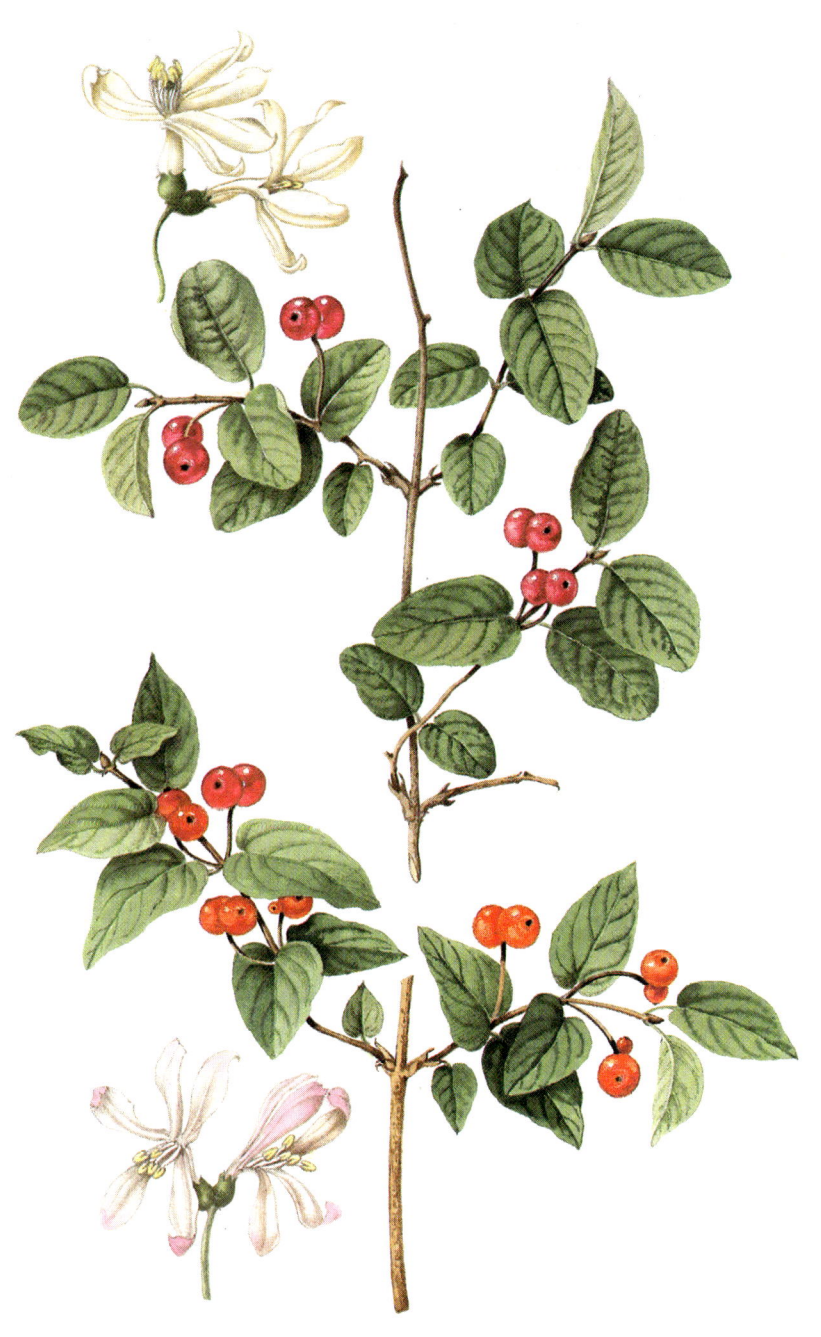

GEMEINER BOCKSDORN †

Familie:	Nachtschattengewächse (Solanaceae)
Name:	Der Gattungsname geht auf *lykion*, griech. = aus Lykien stammend zurück, auch *barbarum* bezieht sich auf die ausländische Herkunft (aus der Berberei in Nordwestafrika stammend). Die z. T. auch übliche Bezeichnung Teufelszwirn verweist auf die dünnen, verflochtenen Sprosse.
Beschreibung:	Die etwa 2-3 m hohe, ausdauernde, strauchartige Pflanze besitzt dünne, rutenförmige, anfangs aufrechte, später bogig überhängende sowie oft dornige Äste und Zweige. Die graugrünen, kurzgestielten, lanzettlichen oder elliptisch-lanzettlichen Blätter verschmälern sich allmählich keilförmig in den Stiel. Die Blüten stehen einzeln oder bis zu 3 meist langgestielt in den Blattachseln, wobei die Länge des Blütenstieles bis zu 2 cm betragen kann. Die trichterförmige, 5zipflige Blumenkrone mit ausgebreitetem Saum ist lilafarben. Die Frucht stellt eine scharlachrote, selten gelbliche, länglich-eiförmige, vielsamige Beere dar, die von August bis Oktober zur Reife gelangt.
Blütezeit:	Juni bis September.
Vorkommen und Verbreitung:	In Asien heimisch, in Europa eingebürgert, z. T. als Zierstrauch angepflanzt, häufig verwildert an Zäunen und Mauern anzutreffen, undurchdringliche Hecken bildend. Auch der dem Gemeinen Bocksdorn ähnliche, in China und Japan heimische Chinesische Bocksdorn (*Lycium chinense* Mill.), der jedoch meist dornenlose Zweige besitzt, wird in Europa als Zierstrauch gepflanzt und ist stellenweise verwildert anzutreffen.
Toxische Bestandteile:	Der Gemeine und Chinesische Bocksdorn enthalten glycosidische, z. T. stickstoffhaltige Verbindungen und auch Terpenoide. Der eigentliche Giftstoff ist allerdings bisher nicht eindeutig bekannt. Als giftig gelten alle Teile der Pflanzen einschließlich der Beeren.
Vergiftungssymptome:	Die Giftwirkung, z. B. der Beeren, ähnelt einer leichten Tollkirschenvergiftung, d. h., es tritt zunächst eine allgemeine Erregung auf, die sich von Heiterkeit bis zur Tobsucht steigert. Durstgefühl stellt sich ein. Es kommt zur Pupillenerweiterung, zu Sinnestäuschungen und schließlich nach Einnahme größerer Mengen zur Atemlähmung.
Therapiemaßnahmen:	Als Erste-Hilfe-Maßnahmen sind sofortiges Auslösen von Erbrechen und nachfolgende Gaben von Aktivkohle sowie ein salinisches Abführmittel, z. B. Glaubersalz, angezeigt. Nach Einnahme großer Mengen, die u. a. Magenspülung mit gut gleitfähigem Schlauch (wegen der trockenen Schleimhäute) und die Anwendung von Beruhigungsmitteln erfordern, ist die Behandlung durch den Arzt bzw. in der Klinik notwendig.
Geschichtliches:	Der Bocksdorn wurde früher in der Volksheilkunde auch als abführende und harntreibende Droge genutzt. Er findet heute nur noch in der Homöopathie in Form der aus dem frischen Kraut bereiteten Essenz Anwendung.

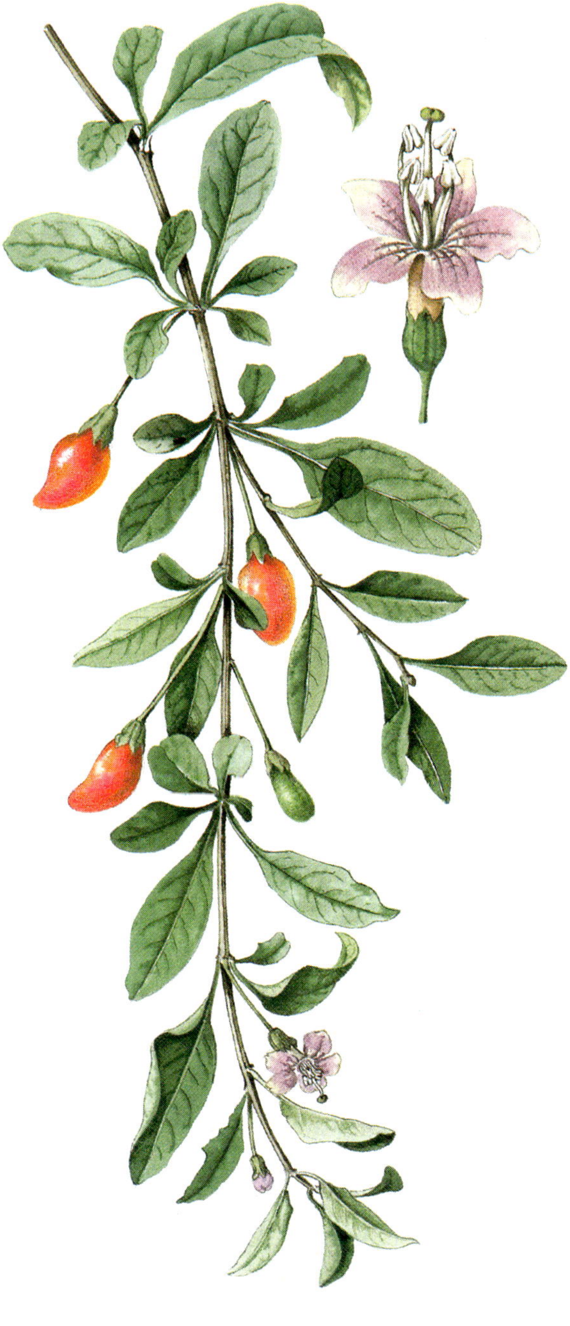

Lycium barbarum L.

KEULENBÄRLAPP *

Familie:	Bärlappgewächse (Lycopodiaceae)
Name:	Die Pflanze erhielt ihren Namen wegen der zottigen, Bärenklauen ähnlichen Sproßspitzen. Danach wird sie auch Wolfsklaue, Wolfsranke und Löwenfuß genannt sowie wegen der langen, kriechenden Zweige Schlangenwurz und Schlangengras.
Beschreibung:	Die Stengel des Keulenbärlapps kriechen bis über 1 m weit ausläuferartig. Auf der Unterseite haben sie gablig verzweigte Wurzeln. Das wie alle Bärlapparten immergrüne Gewächs gabelt sich in aufsteigende Äste und ist dicht spiralig mit kleinen, herablaufenden Blättchen besetzt. Diese sind vorn in eine feine, farblose Haarspitze ausgezogen, was ein gutes Unterscheidungsmerkmal zu anderen Arten ist. Die zapfenförmigen, etwa 2 bis 4 cm langen, aufrechten Sporophyllstände stehen meist paarweise am Ende der Sprosse. Die in ihnen enthaltenen Sporangien entlassen zahlreiche Sporen, die erst nach 6 bis 7 Jahren keimen und einen Embryo (Keimling) bilden.
Sporenreife:	Juli bis August
Vorkommen:	Der Keulenbärlapp kommt in Heiden, alten Steinbrüchen, an Bergabhängen, in trockenen Nadelwäldern, stets auf kalkarmem, vorwiegend sandigem Boden von der Ebene bis in die alpine Region (bis zu etwa 2300 m) vor.
Verbreitung:	Mit Ausnahme der Steppengebiete und der immergrünen Region des Mittelmeergebietes ist der Keulenbärlapp über ganz Europa verbreitet.
Sammelgut:	Sporen (Lycopodium)
Sammelzeit:	August bis September
Sammelvorschrift:	Zur Gewinnung der Sporen sammelt man die Fruchtähren und läßt sie an der Sonne trocknen. Dann werden sie auf einer Unterlage ausgeklopft, wobei die Sporen herausfallen, die anschließend durch Sieben von Verunreinigungen befreit werden. Die Droge ist geruch- und geschmacklos.
Inhaltsstoffe:	Die Sporen des Bärlapps, die ein sehr feines, bewegliches Pulver bilden, enthalten bis zu 50% fettes Öl, 20% Sporonin, Säuren, Harz, Gummi und Spuren von Alkaloiden.
Anwendung:	In älteren Zeiten wurde die Droge innerlich als harntreibendes Mittel verwendet. Später benutzte man sie lange Zeit als pharmakologisch wirkungsloses Mittel ausschließlich als Streupulver für Pillen. Verwendet werden *Lycopodium*-Sporen in der Technik zum Testen von Verreibungsmaschinen und als Blitzpulver im Theater.
Nebenwirkungen:	Das Kraut des Keulenbärlapps enthält mehr als 3% toxische Alkaloide.
Geschichtliches:	Im Kräuterbuch von Bock wurde die Pflanze als Beerlap abgebildet. Im 16. Jahrhundert wird über die medizinische Verwendung der Sporen erstmalig berichtet. Man bestreute damit Wunden. Seit dieser Zeit wurden auch die Pillen mit *Lycopodium*-Sporen bestreut.

Lycopodium clavatum L.

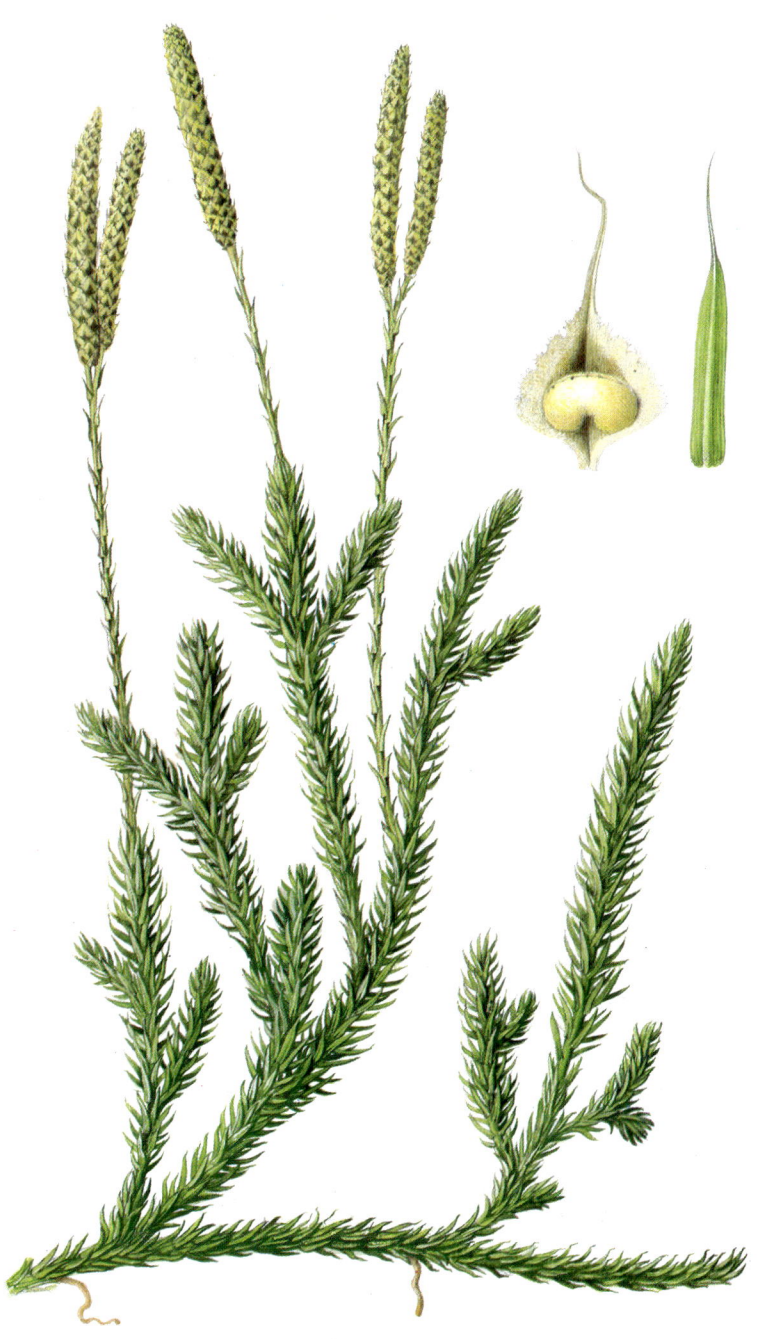

MAJORAN

Familie:	Lippenblütengewächse (Lamiaceae (Labiatae))
Name:	Im Volksmund ist der Majoran auch als Marum, Mairum, Mairal, Moseran, Maraum, Wurstkrud und Bratekräutche bekannt.
Beschreibung:	Der etwa 15 bis 40 cm hohe Halbstrauch ist bei uns meist einjährig. Die sehr ästigen Stengel sind verhältnismäßig dünn, aber zäh. Alle grünen Teile der Pflanze haben flaumige bis filzige Behaarung, so daß das Kraut graugrün bis weißlich aussieht. Oft sind die Stengel rötlich überlaufen. Die Scheinquirle des zusammengesetzten Blütenstandes sind zum größten Teil von kreisrunden Hochblättern bedeckt. Die Blüten überragen diese kaum. Die Kronen der Blüten sind weiß bis blaulila oder rosa. Die Samen sind bis zu 1 mm lange, hellbraune Nüßchen. In Mitteleuropa erfolgt die Samenreife nur in wärmsten Gegenden. Man unterscheidet verschiedene Sorten des Majorans, die sich durch Ein- oder Mehrjährigkeit, Früh- oder Spätreife und Geruchsstärke auszeichnen.
Blütezeit:	Juli bis September
Vorkommen:	Die frostempfindliche Pflanze liebt leichte Böden, sie wird gern in Gewürzgärten angebaut und landwirtschaftlich kultiviert.
Verbreitung:	Der Majoran ist von Vorderindien durch Arabien und Ägypten bis Tripolis verbreitet und im Mittelmeergebiet z. T. eingebürgert. Er wird außer in Europa auch in Amerika kultiviert.
Sammelgut:	Blühendes Kraut (Herba Majoranae)
Sammelzeit:	Juli bis September
Sammelvorschrift:	Die Pflanze wird ungefähr 20 cm über dem Erdboden abgeschnitten und in dünner Schicht getrocknet. Die Droge riecht angenehm würzig-campferartig und schmeckt bitter und gewürzhaft.
Inhaltsstoffe:	Majorankraut enthält etwa 0,7% ätherisches Öl sowie unter anderem Gerb- und Bitterstoffe.
Anwendung:	Man verwendete die Droge früher als Magen- sowie als krampflösendes und harntreibendes Mittel. Äußerlich diente sie zuweilen als Zusatz zu Einreibungsmitteln gegen Gicht und Rheuma, besonders aber als »Majoranbutter« bei Schnupfen von Kleinkindern. Weit häufiger wird Majoran als Gewürz, und zwar besonders bei der Wurstbereitung, verwendet.
Nebenwirkungen:	Das frische Kraut kann zu Haut- und Augenentzündungen führen.
Geschichtliches:	Der Majoran ist eine alte Heilpflanze. Man nimmt an, daß sie in Arabien und Ägypten angebaut und verwendet wurde. In Europa wird sie seit dem 16. Jahrhundert gebraucht.

Majorana hortensis MOENCH

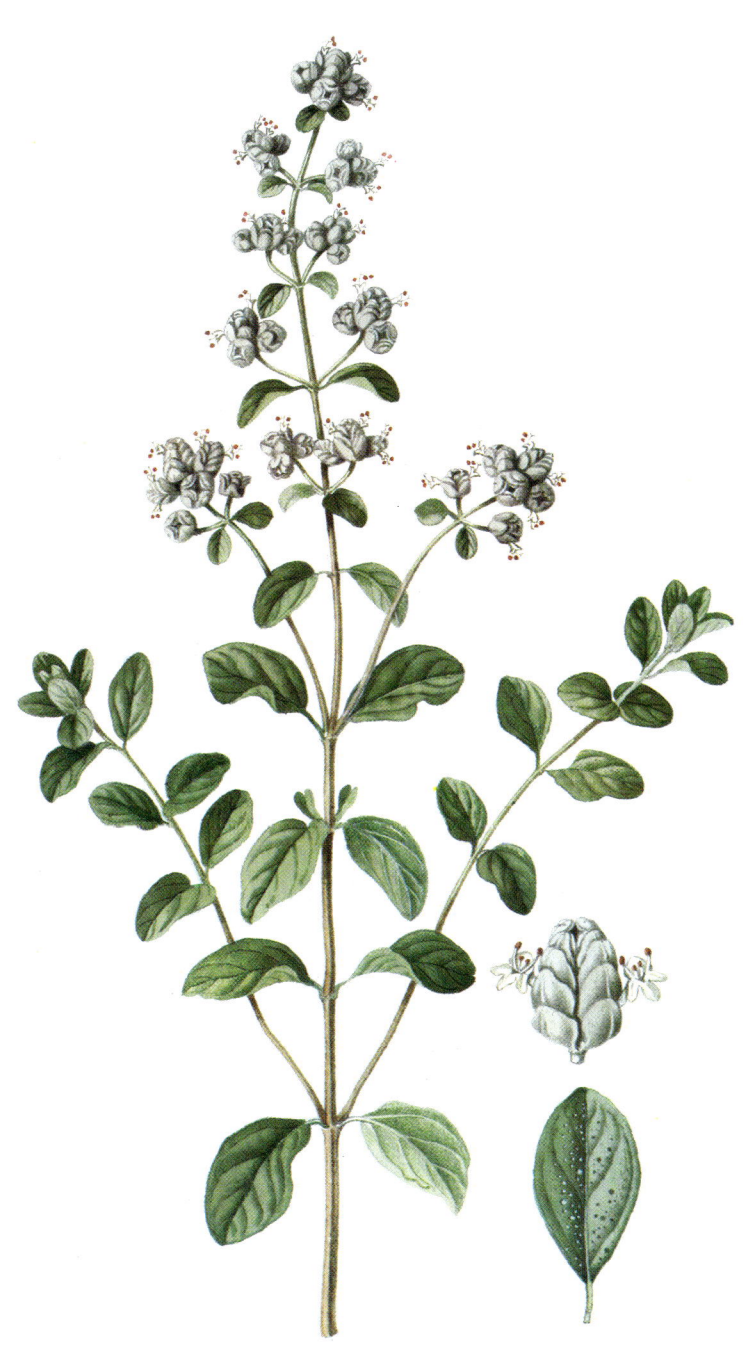

WEGMALVE

Familie:	Malvengewächse (Malvaceae)
Name:	Die Wegmalve wird auch Käsepappel, Gänsepappel, Hasenpappel und Roßpappel genannt. Die Bezeichnungen beziehen sich auf Pap, Pappe für Brei und deuten auf den Schleimgehalt der Pflanze hin.
Beschreibung:	Die Wegmalve ist eine einjährige oder ausdauernde, etwa 10 bis 45 cm lange, krautige Pflanze mit dünner Pfahlwurzel. Ihre ästigen Stengel sind meist niederliegend oder aufsteigend. Die kreisrunde bis nierenförmige, undeutlich fünf- bis siebenspaltige Blattspreite sitzt mit herzförmigem Grund am bis zu 27 cm langen Blattstiel. Die Blüten stehen einzeln oder zu mehreren in den Achseln der Laubblätter auf bis zu 4 cm langen Stielen. Die hellrosa bis fast weiße Krone überragt den Kelch um das Doppelte. Der Fruchtknoten zerfällt bei der Reife in einsamige Teilfrüchtchen.
Blütezeit:	Juni bis Oktober
Vorkommen:	Das Vorkommen der Pflanze auf Mauern, Schutt und Wegen hängt eng mit dem Einfluß des Menschen zusammen. Sie wächst von der Ebene bis in die Gebirge.
Verbreitung:	Das Verbreitungsgebiet der Wegmalve reicht in Europa bis Mittelskandinavien, Südfinnland und Südkarelien, weiter östlich verläuft die Verbreitungsgrenze von Westasien bis zum Baikalsee und Tibet nach Vorderindien. Im Süden kommt die Pflanze noch in Nordafrika vor. In Australien, Südamerika, Chile und Nordamerika wurde sie erst vom Menschen eingeschleppt.
Sammelgut:	Blätter (Folia Malvae)
Sammelzeit:	Juni
Sammelvorschrift:	Die Blätter werden gesammelt und in einem luftigen Raum in dünner Schicht getrocknet. Die Droge trocknet rasch und leicht. Sie ist geruchlos und schmeckt krautig-schleimig. Die Blätter der Wegmalve bilden zusammen mit denen der Wilden Malve *(Malva sylvestris* L.) die offizinelle Droge.
Inhaltsstoffe:	Die Blätter der Wegmalve enthalten Schleim sowie Gerbstoffe.
Anwendung:	Die Droge wird wegen ihres Schleim- und Gerbstoffgehaltes bei Katarrhen, Angina, Magen- und Darmentzündungen gebraucht.
Nebenwirkungen:	Es sind keine Nebenwirkungen bekannt.
Geschichtliches:	Der hohe Schleimgehalt der Malvenblätter lenkte bereits die Aufmerksamkeit der Ärzte des Altertums auf die Droge, die sie als einhüllendes Mittel innerlich und äußerlich gebrauchten. Sie wurde auch bei Insektenstichen empfohlen. Plinius berichtet, daß man die Blätter der Wegmalve auch als Gemüse verwendete. Während des Mittelalters standen die Malvenarten als Heilmittel in hohem Ansehen und wurden sehr häufig verordnet.

Malva neglecta WALLR.

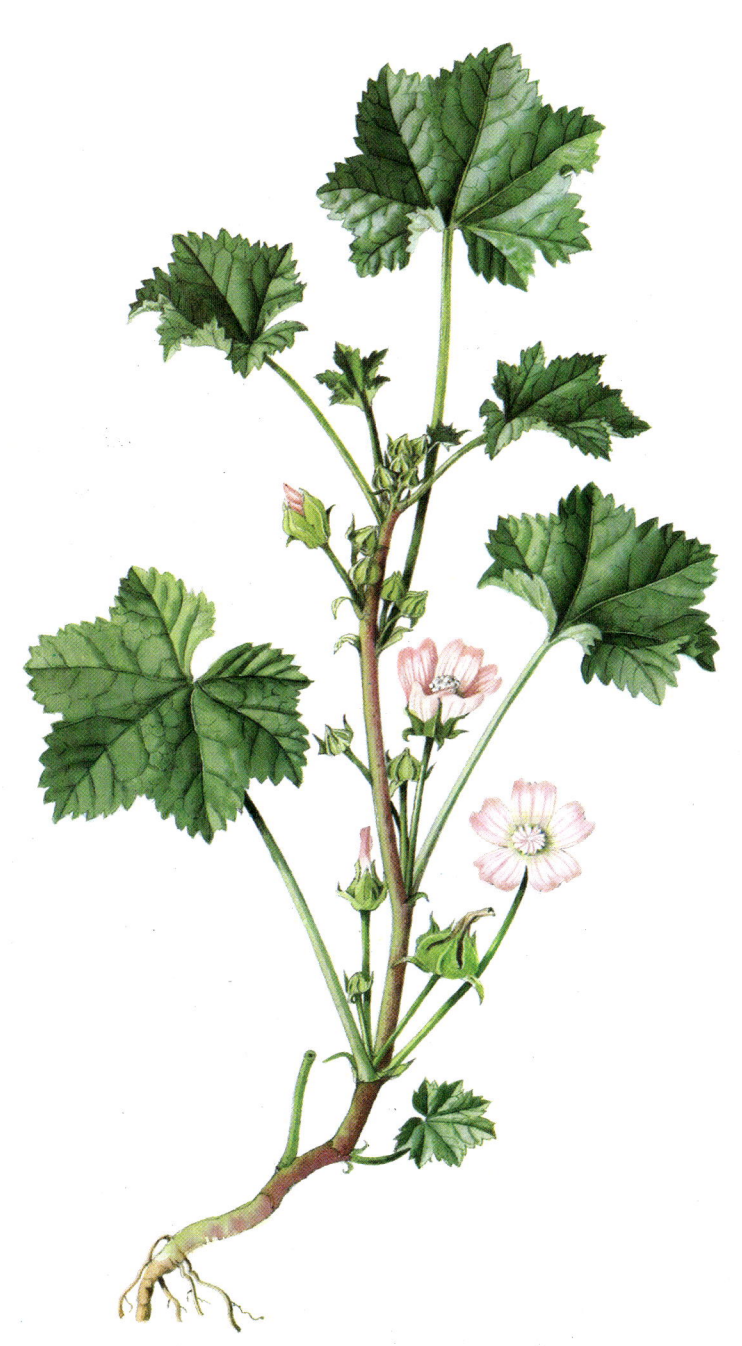

WILDE MALVE

Familie:	Malvengewächse (Malvaceae)
Name:	Im Volksmund wird diese Malve auch Pappel, Hanfpappel, Hasenpappel und Poppeln genannt.
Beschreibung:	Die Wilde Malve wird bis zu 150 cm hoch, jedoch liegt der Stengel häufig am Boden und krümmt sich am Ende aufwärts. Die Pflanze kann zweijährig bis ausdauernd sein. Die mit zahlreichen Büschelhaaren besetzten Stengel haben innen ein lockeres Mark und verholzen unten in ihren äußeren Teilen. Die grasgrünen Laubblätter sind drei- bis siebenlappig. Die Blüten stehen zu 2 bis 6 in den Blattachseln. Die rosavioletten 5 Kronenblätter haben je 3 dunklere Längsstreifen. Die zahlreichen Staubblätter sind zu einer Röhre verwachsen, aus der der Griffel hervorragt. Die scheibenförmige Frucht zerfällt bei der Reife in 9 bis 11 Teilfrüchte. Von der sehr ähnlichen Wegmalve unterscheidet sich diese Art durch die verschiedene Länge der Kronenblätter, die bei der Wilden Malve die drei- bis fünffache Länge des Kelches erreicht.
Blütezeit:	Juni bis Oktober
Vorkommen:	Bei uns ist die Wilde Malve in ihrem Vorkommen stark an die vom Menschen beeinflußten Standorte gebunden; so wächst sie auf Schutt, wüsten Plätzen, an Mauern, Wegrändern, Zäunen u. a.
Verbreitung:	Die Wilde Malve war wahrscheinlich ursprünglich im südlichen Europa und mittleren Asien verbreitet. In Indien wird sie kultiviert, in Amerika, Australien und Südafrika wurde sie durch den Menschen verbreitet.
Sammelgut:	Blüten (Flores Malvae), Blätter (Folia Malvae)
Sammelzeit:	Blüten Juli bis September, Blätter Juni bis September
Sammelvorschrift:	Die Blüten werden ohne Stiele gesammelt; sie nehmen beim Trocknen eine dunkelblaue Farbe an. Die Blätter weisen oft bräunliche Flecken auf, die von einem schmarotzenden Pilz verursacht werden. Die Drogen sind geruchlos und schmecken schleimig.
Inhaltsstoffe:	Die Blüten der Wilden Malve enthalten Schleim, Gerbstoff sowie Anthocyanfarbstoffe, unter anderem Malvin. Die Inhaltsstoffe der Blätter sind Schleim und Gerbstoffe.
Anwendung:	Die Drogen sind aufgrund ihres Schleimgehaltes gute Mittel bei Erkrankungen der Atmungsorgane und werden auch in der Kinderheilkunde verordnet. In Verbindung mit den Gerbstoffen sind sie auch bei Entzündungen des Magen-Darm-Kanals wirksam. Die blauen Blüten dienen wie die Stockrosenblüten als Färbemittel in der Lebensmittelindustrie.
Nebenwirkungen:	Es sind keine Nebenwirkungen bekannt.
Geschichtliches:	Die Pflanze wird von Hesiod bereits 700 v. Chr. erwähnt. Dioskurides empfahl sie bei Brandwunden. Karl der Große förderte den Anbau der Wilden Malve, die im Mittelalter häufig als Heilmittel verwendet wurde.

Malva sylvestris L.

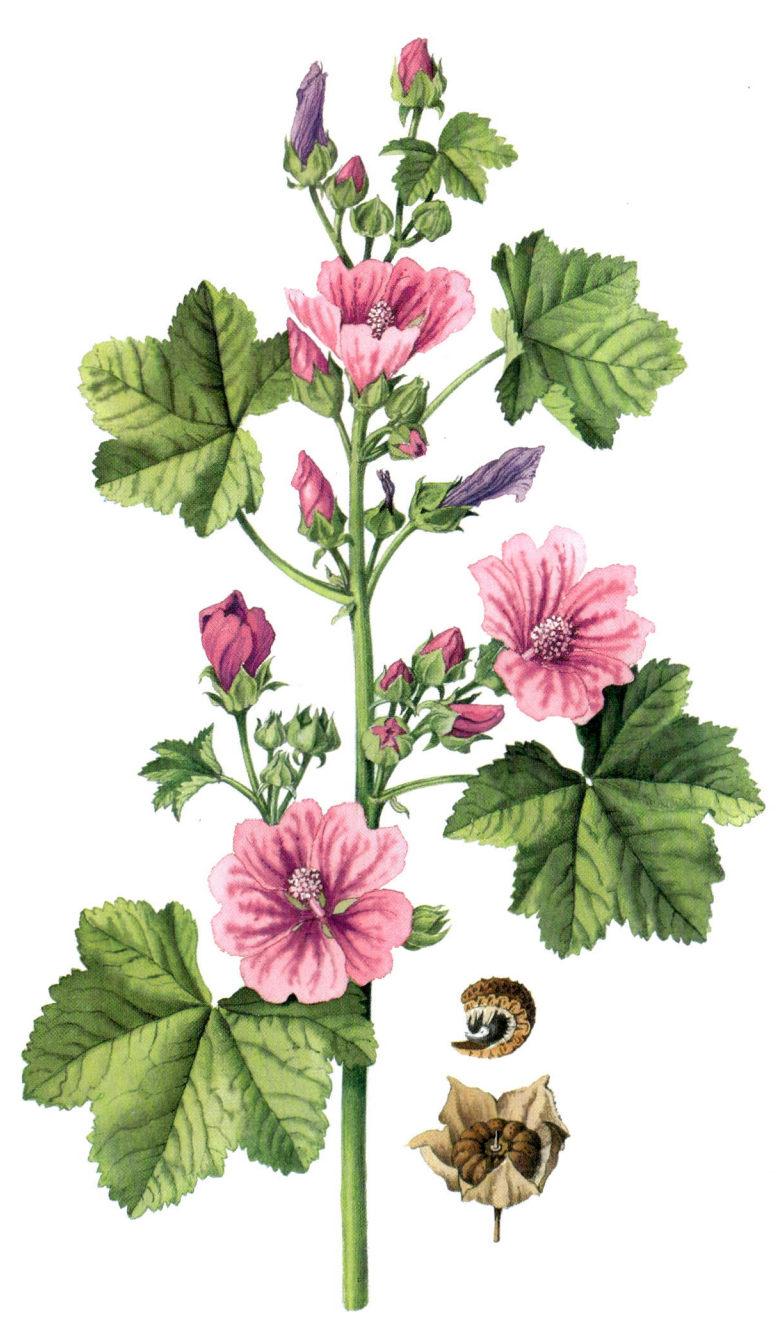

ECHTE KAMILLE

Familie:	Korbblütengewächse (Asteraceae (Compositae))
Name:	Mundartliche Bezeichnung für die beliebte Arzneipflanze sind Kamelle, Kühmelle, Apfelkraut, Haugenblum, Moderkrud u.a.
Beschreibung:	Die einjährige, bis zu 55 cm hohe Pflanze hat einen aufrechten, meist verzweigten Stengel, an dessen Enden die einzelnen Blütenköpfchen stehen. Auf dem anfangs flachen, sich später kegelförmig verlängernden, hohlen Blütenboden stehen die fünfzähligen, goldgelben Scheibenblüten, von einem Kranz weißer Zungenblüten umgeben, deren Zunge durch die Vergrößerung des Blütenbodens während der Blütezeit bald zurückgeschlagen erscheint.
Blütezeit:	Mai bis September
Vorkommen:	Die Pflanze gedeiht besonders an vom Menschen beeinflußten Standorten, wie auf Wiesen, Äckern, Brachen, Wegen, von der Ebene bis in die Alpentäler und wird auch auf landwirtschaftlichen Großflächen und in Kräutergärten kultiviert.
Verbreitung:	Die Echte Kamille ist in fast ganz Europa bis etwa um 60° nördlicher Breite anzutreffen. Über Kleinasien, den Iran und Indien kommt sie bis nach China vor. In Nordamerika und Australien wurde sie eingeschleppt.
Sammelgut:	Blütenköpfe (Flores Chamomillae)
Sammelzeit:	Mai bis August
Sammelvorschrift:	Die Blütenköpfchen werden zur Zeit der Vollblüte an sonnigen Tagen während der Mittagsstunden gesammelt und in einem luftigen Raum oder bei Temperaturen bis 40° C getrocknet; dabei soll man sie nicht wenden. Die Droge hat einen charakteristischen aromatischen Geruch und schmeckt aromatisch, etwas bitter.
Inhaltsstoffe:	Die Kamillenblüten liefern bei der Wasserdampfdestillation 0,5 bis 1,5 % durch Chamazulen blau gefärbtes ätherisches Öl; Chamazulen wird hierbei aus dem Proazulen Matricin über die Zwischenstufe Chamazulencarbonsäure gebildet. Weitere wichtige Inhaltsstoffe des Öles sind Bisabolol, die Bisabololoxide und Farnesen. Die Droge enthält außerdem Flavonglykoside, unter anderem Apigenin- und Luteolin-7-glucosid, Cumarinderivate, unter anderem Umbelliferon und Herniarin, Cholin, Polyine und Schleimstoffe.
Anwendung:	Die Anwendung der Kamille, die zu den bekanntesten Hausmitteln gehört und in nahezu allen Arzneibüchern geführt wird, ist vielseitig. An erster Stelle steht ihre entzündungswidrige Wirksamkeit, die auf die Inhaltsstoffe Bisabolol und Bisabololoxide, Chamazulen und Farnesen zurückgeführt wird. Ihre krampflösenden Eigenschaften werden außerdem noch durch die Flavonglykoside und Cumarinderivate bedingt. Die Kamillenblüten oder das ätherische Öl (Oleum Chamomillae) verordnet man äußerlich bei Entzündungen, Wunden, Verbrennungen, Furunkeln und zu Mundspülungen. Aufgüsse oder Extrakte dienen weiterhin zu Inhalationen und werden innerlich als krampflösendes und blähungstreibendes Mittel bei Gastritis und Magengeschwüren (Rollkur) gebraucht.
Nebenwirkungen:	Es sind keine Nebenwirkungen der Droge bekannt.
Geschichtliches:	Kamillenblüten werden seit dem Altertum häufig verwendet. 1588 wird das Kamillenöl erstmalig erwähnt.

Matricaria chamomilla L.

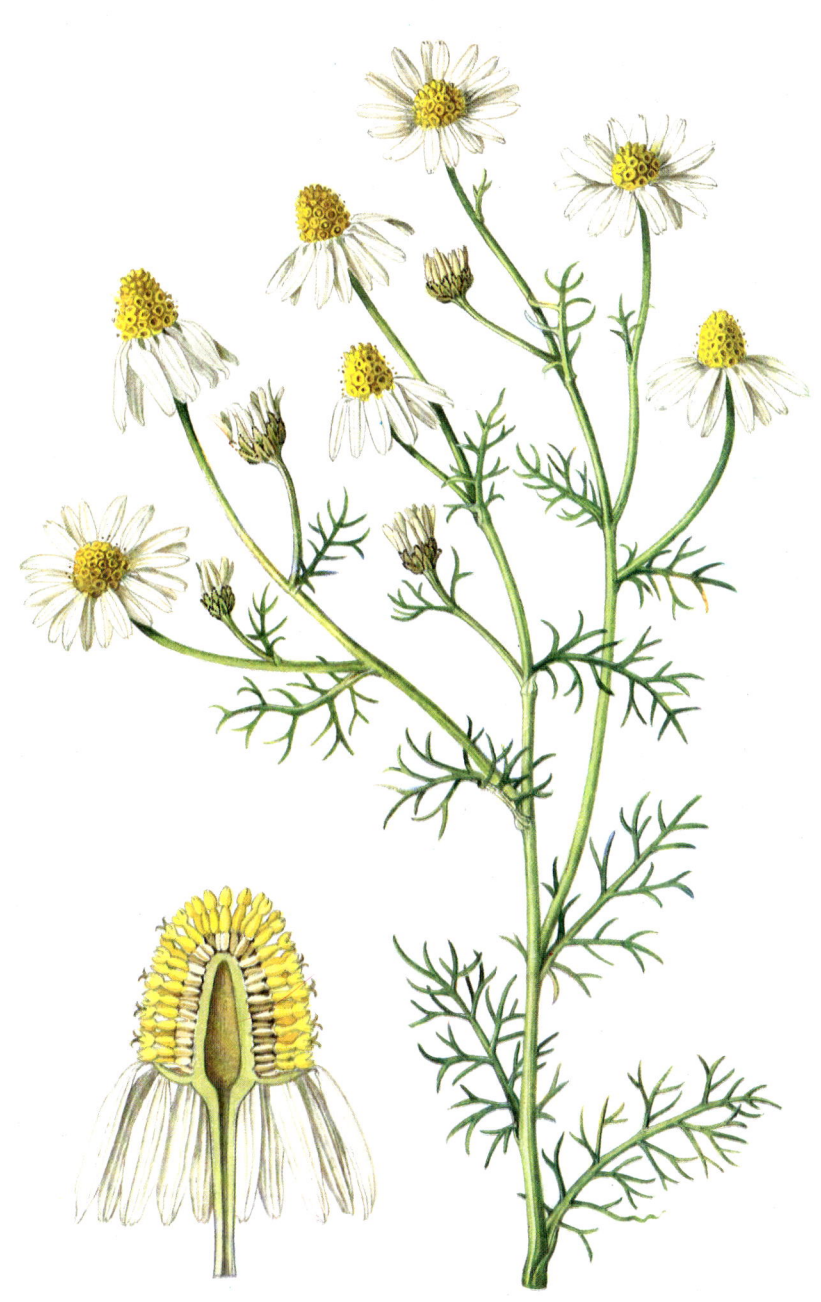

HOHER STEINKLEE

Familie:	Schmetterlingsblütengewächse (Fabaceae (Papilionaceae))
Name:	Der Hohe Steinklee wird wegen der oft feuchten Standorte auch Sumpfsteinklee genannt, ferner Ackerhonigklee und Bienenkraut.
Beschreibung:	Der Hohe Steinklee ist eine zweijährige Pflanze mit kräftiger Pfahlwurzel. Diese treibt meist nur einen aufrechten, verzweigten, bis zu 150 cm hohen Stengel. Dieser trägt im oberen Teil in den Achseln der dreigeteilten Laubblätter je einen traubigen, vielblütigen Blütenstand. An der leuchtendgelben Krone lassen sich deutlich ein oberes als Fahne bezeichnetes Kronenblatt, 2 seitliche als Flügel benannte Kronenblätter und ein sogenanntes Schiffchen unterscheiden. Beim ebenfalls offizinellen Echten Steinklee *(Melilotus officinalis* (L.) PALLAS) sind die Flügel kürzer als das Schiffchen, und der Fruchtknoten ist kahl (beim Hohen Steinklee behaart). Diesen beiden Arten ist der Salzsteinklee *(M. dentata)* ähnlich. Er hat gezähnte Nebenblätter und kommt auf Salzböden vor.
Blütezeit:	Hoher Steinklee Juli bis September, Echter Steinklee Mai bis September
Vorkommen:	Der Steinklee kommt an Weg- und Ackerrändern, auf Mauern, in Weinbergen, auf Schuttplätzen und auf schwach salzigen Böden vor. Der Hohe Steinklee bevorzugt feuchte Standorte und ist seltener als der Echte Steinklee.
Verbreitung:	Nur der Hohe Steinklee scheint im größten Teil Europas wirklich heimisch zu sein und ist von Spanien und Frankreich bis Osteuropa, nach Norden bis Skandinavien und zum Finnischen Meerbusen, über den Ural und Sibirien bis nach Japan verbreitet.
Sammelgut:	Kraut (Herba Meliloti)
Sammelzeit:	Juni bis September
Sammelvorschrift:	Die Blütenzweige werden in einer Länge von etwa 20 cm abgeschnitten, gebündelt und getrocknet; dabei soll sich die Farbe nicht ändern. Die Droge Herba Meliloti besteht aus dem Kraut von *Melilotus altissima* und *M. officinalis;* sie riecht waldmeisterartig und hat einen aromatischen, salzig-bitterlichen Geschmack.
Inhaltsstoffe:	Hauptinhaltsstoff der Droge ist Cumarin, das unter anderem auch im Waldmeister enthalten ist und diesem den eigenartigen Geruch verleiht. In der frischen Pflanze ist das geruchlose Melilotosid enthalten, aus dem enzymatisch beim Trocknen Cumarin entsteht. Das Kraut enthält weiterhin Schleim, Harz, Gerbstoff, und die Blüten enthalten etwa 0,01% ätherisches Öl.
Anwendung:	Die Droge wurde früher als krampflösendes und entzündungswidriges Mittel verwendet. Äußerlich wurde sie bei Gelenk- und Drüsenschwellungen, bei Rheuma und Geschwüren gebraucht. Cumarin wird heute synthetisch als Geruchskorrigens hergestellt.
Nebenwirkungen:	Vergiftungen durch cumarinhaltige Pflanzen sind nicht zu befürchten; es kann aber zu Kopfschmerzen und Benommenheit kommen.
Geschichtliches:	Im Altertum wurde die Droge häufig verordnet, wobei ihre äußerliche Anwendung im Vordergrund stand. Man verwendete auch noch andere *Melilotus*-Arten.

Melilotus altissima THUILL.

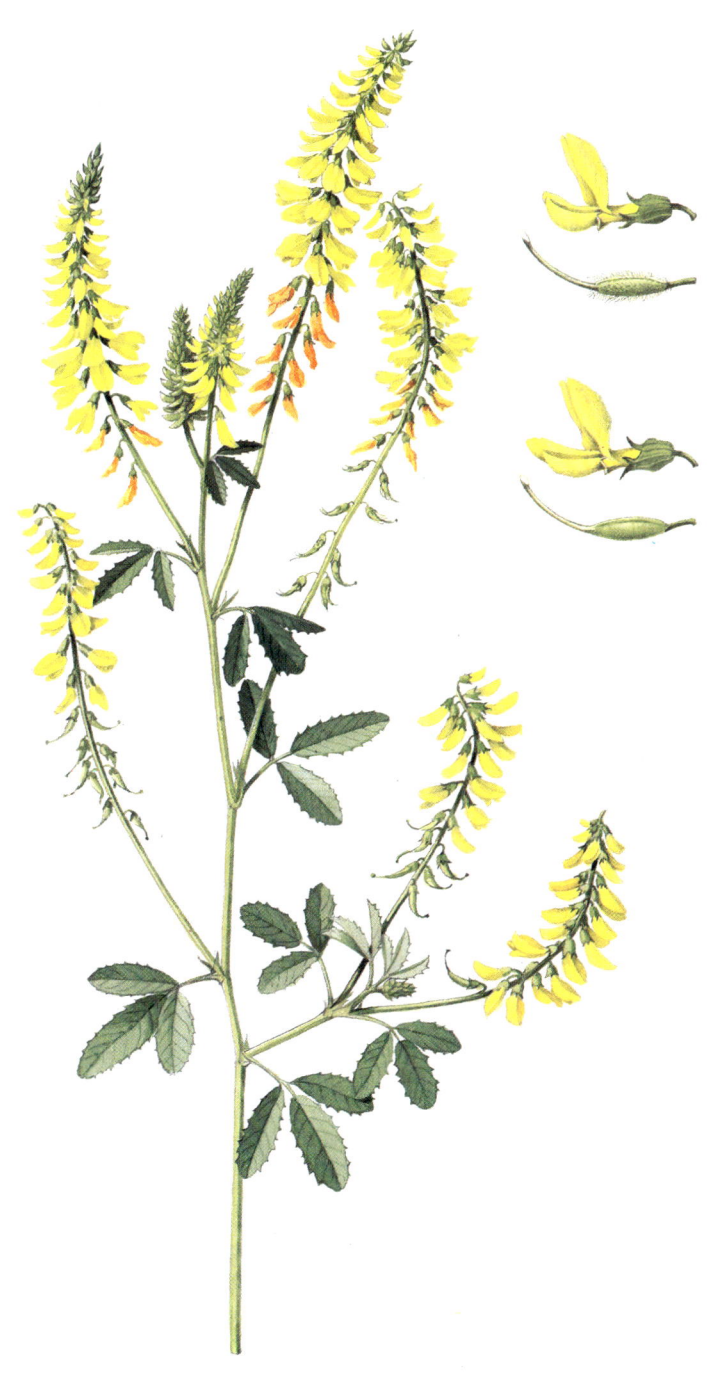

ZITRONENMELISSE

Familie:	Lippenblütengewächse (Lamiaceae (Labiatae))
Name:	Das zitronenähnliche Aroma gab der Pflanze diesen Namen. Sie wird auch Englische Melisse, Immechrut, Bienenkraut, Honigblume genannt.
Beschreibung:	Der ausdauernde, stark verästelte Wurzelstock treibt eine bis zu 80 cm hohe Staude aus zahlreichen aufrechten, stark verästelten Stengeln, die entfernt stehende Blätter tragen. Die zu blattachselständigen Scheinquirlen zusammengedrängten, abstehenden oder etwas nickenden Blüten sind bläulich bis gelblichweiß. Die Pflanze hat einen zitronenähnlichen Geruch.
Blütezeit:	Juni bis August
Vorkommen:	Die Zitronenmelisse wird vielfach in Gewürzgärten kultiviert und feldmäßig angebaut. Sie wächst auch an Waldrändern, in Hecken, an Zäunen, Mauern, in Weinbergen und auf Schutt. In Gebirgslagen ist sie vielfach vollkommen eingebürgert und verwildert.
Verbreitung:	Die seit altersher bekannte Bienenfutter-, Gewürz- und Heilpflanze stammt aus dem Orient. Ursprünglich war sie wahrscheinlich vom östlichen Mittelmeergebiet über den Kaukasus, den Iran bis nach Südwestsibirien verbreitet. In den Alpenländern ist sie wohl nur eingebürgert. Außer in Europa und im gemäßigten Asien wird sie heute auch in Nordamerika häufig kultiviert.
Sammelgut:	Blätter (Folia Melissae)
Sammelzeit:	Juni bis August
Sammelvorschrift:	Die Triebe werden vor der Blüte ungefähr 10 cm über dem Erdboden abgeschnitten und die Blätter abgestreift. Man trocknet sie möglichst bei Warmluft bis zu 40°C, wobei sie öfter gewendet werden. Blätter von blühenden Pflanzen sind nicht zu sammeln, da sich während der Blütezeit die Wirkstoffe der Pflanze ändern. Die Droge riecht zitronenartig und hat einen schwach zitronenartigen, leicht würzigen Geschmack. Während der Blütezeit geht von der Pflanze ein unangenehmer Geruch aus.
Inhaltsstoffe:	Die Melissenblätter enthalten 0,01 bis 0,3% ätherisches Öl, das Citronell, Citral, Geraniol und Linalool enthält. Weitere Inhaltsstoffe sind Bitterstoff, Gerbstoff und Schleim.
Anwendung:	Die Droge wirkt beruhigend, krampflösend und blähungstreibend. Ihre Hauptanwendungsgebiete sind nervöse Störungen des Magens und Darmes sowie des Herzens. Die Droge ist oft Bestandteil von Beruhigungstees. Äußerlich wird sie bei Wunden, Nervenschmerzen und Rheuma verwendet. Melisse wird auch als Gewürz gebraucht.
Nebenwirkungen:	Melissenblätter wirken mild und werden auch in der Kinderheilkunde verordnet.
Geschichtliches:	Die Melisse war schon in der Medizin der Griechen und Römer, wenn auch unter anderem Namen, bekannt. Dioskurides beschreibt ihre Heilwirkung. Im 10. Jahrhundert wurde sie von den Arabern in Spanien eingeführt und kam von dort aus auch bald nach Mitteleuropa. Anfang des 16. Jahrhunderts waren das Kraut und das Melissenwasser bereits offizinell. 1582 erscheint das Melissenöl in der Taxe der Stadt Frankfurt.

Melissa officinalis L.

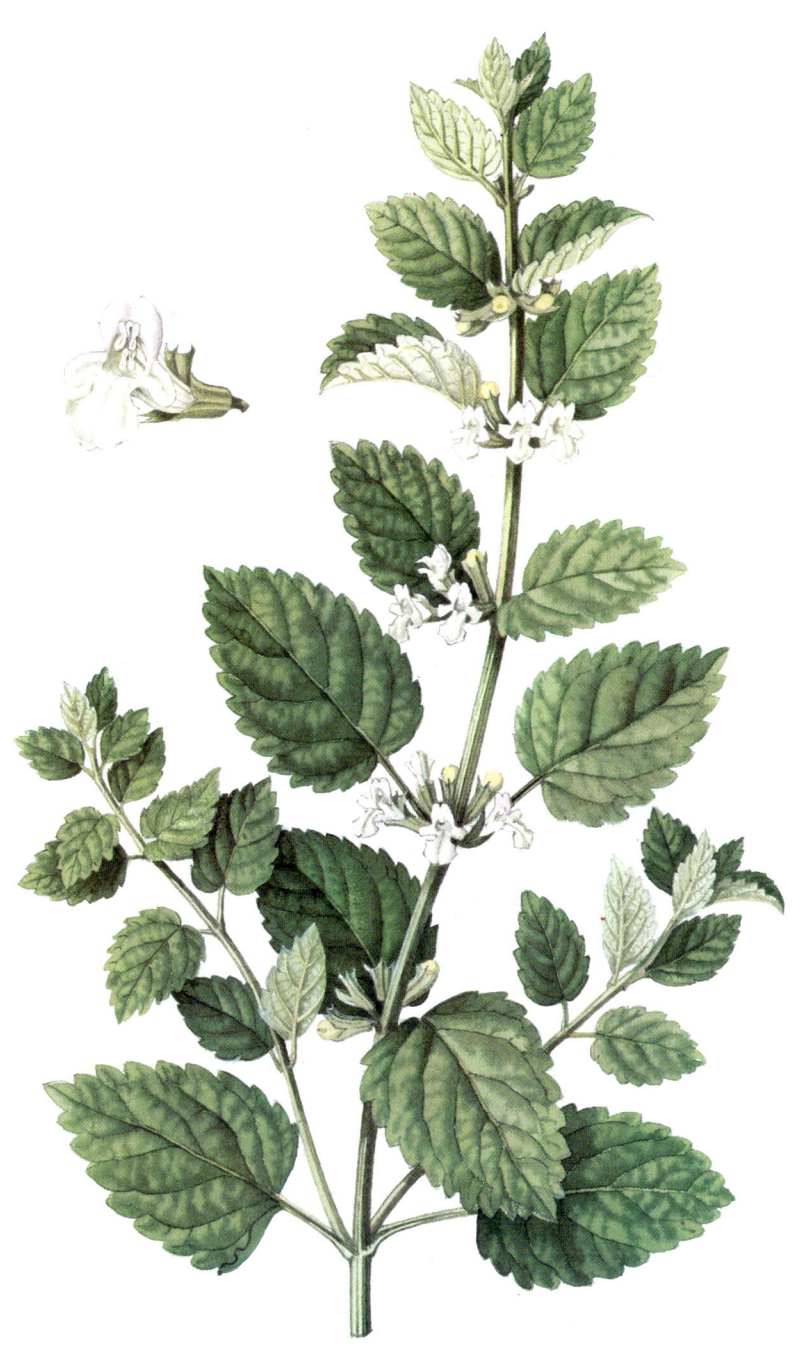

PFEFFERMINZE

Familie:	Lippenblütengewächse (Lamiaceae (Labiatae))
Name:	Wegen des starken Geruchs heißt die Pflanze Pfefferminze, sie wird auch Balsam, Hausminz, Katzenkraut, Mutterkraut u. a. genannt.
Beschreibung:	Der vierkantige Stengel ist aufrecht, bis zu 80 cm hoch und hat am Grund einen holzigen, verdickten Wurzelstock. Die Sprosse sind oft rötlich überlaufen, die Blätter deutlich gestielt mit scharf gesägtem Rand. Die lila Blüten stehen in meist ziemlich lockeren Scheinähren. Da die Pflanze ein Bastard ist, wird sie nur durch kriechende Ausläufer vermehrt. Sie hat einen würzigen Geruch.
Blütezeit:	Juni bis Juli
Vorkommen:	Die Pfefferminze kommt zum Teil auf feuchten Wiesen und am Wasser verwildert vor, sie ist aber nirgends heimisch.
Verbreitung:	Die Pfefferminze wird im größten Teil Europas (nördlich bis Südschweden) sowie in Nord- und Südamerika angebaut.
Sammelgut:	Blätter (Folia Menthae piperitae)
Sammelzeit:	Juni bis Juli
Sammelvorschrift:	Vor Beginn der Blüte werden die ganzen Triebe ungefähr 20 cm über dem Erdboden abgeschnitten. Dann streift man die Blätter ab und breitet sie zusammen mit den Spitzen der Triebe in dünner Schicht zum Trocknen aus. Stengelteile sind auszuschneiden. Zweckmäßig ist die Verwendung von Warmluft bis zu 40°C. Blätter, auf deren Unterseite sich Sporenhäufchen befinden, die von Rostpilzen stammen, werden ausgesondert. Die Droge hat einen durchdringenden, angenehm aromatischen Geruch, schmeckt würzig brennend mit einem kühlenden Nachgeschmack.
Inhaltsstoffe:	Pfefferminzblätter enthalten 1 bis 3% ätherisches Öl, Gerbstoff, Bitterstoff und Flavonoide. Das ätherische Öl (Oleum Menthae piperitae) besteht zur Hälfte aus Menthol. Geruch und Geschmack des Öles werden durch Menthylester und Jasmon geprägt. Weitere Inhaltsstoffe des Öles sind Cineol und Menthon. Drogen, die während der Blütezeit gesammelt wurden, liefern scharf und unangenehm riechendes Öl, das Menthofuran enthält.
Anwendung:	Die Pfefferminzblätter gehören zu den am häufigsten verwendeten Drogen. Ihre Wirkung beruht auf den krampflösenden und blähungstreibenden, gallentreibenden sowie desinfizierenden Eigenschaften des ätherischen Öles. An der gallentreibenden Wirkung sind die Flavonoide beteiligt, während die Gerbstoffe der Blätter bei Durchfällen wirken. Die Droge wird bei Appetitlosigkeit, als verdauungsförderndes Mittel, bei Gallensteinen, Gastritis, Blähungen und Koliken verordnet. Sie ist Bestandteil verschiedener Teemischungen, insbesondere von Magen sowie Leber- und Gallentees. Das reine Menthol wirkt auf den Schleimhäuten und der Haut kühlend, schmerzlindernd und sekretionshemmend.
Nebenwirkungen:	Größere Mentholdosen verursachen Entzündungen im Magen-Darm-Kanal; die Pfefferminzblätter sind ohne Nebenwirkungen.
Geschichtliches:	Die Pfefferminze wurde 1696 aus anderen Minzenarten gezüchtet. Minzen sind sehr alte Heilpflanzen.

Mentha piperita L.

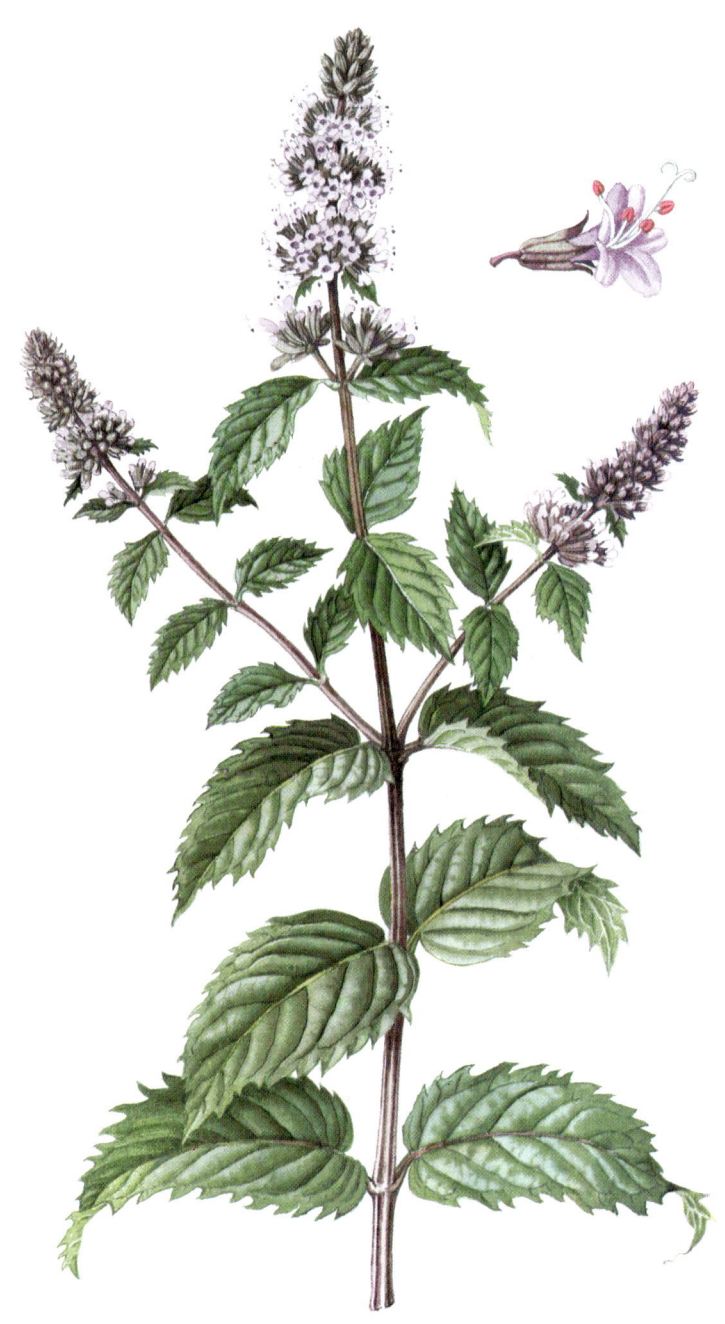

KRAUSEMINZE

Familie:	Lippenblütengewächse (Lamiaceae (Labiatae))
Name:	Die Pflanze hat ihren Namen wegen der zerschlitzten Blätter.
Beschreibung:	Die Krauseminze ist zur Blütezeit 30 bis 60 cm hoch. Sie überdauert mit Ausläufern. Der vierkantige Stengel ist aufsteigend oder aufrecht, seine teilweise Verzweigung setzt meist kurz vor der Blütenbildung ein. Die Laubblätter stehen kreuzweise gegenständig und sind am Rand fransig gezähnt. Die ährenförmigen Blütenstände setzen sich aus Scheinquirlen zusammen, die in den Achseln von Hochblättern stehen. Der fünfzähnige, rauhhaarige Kelch wird von einer fünfzipfligen, hellila Blütenkrone fast um die Hälfte überragt. Die ganze Pflanze riecht kräftig aromatisch.
Blütezeit:	August bis September
Vorkommen:	Die Krauseminze ist vielfach in Gärten anzutreffen, sie wird auch auf größeren Flächen angebaut.
Verbreitung:	In manchen Gegenden, so im Elsaß, im Rheinland, im Harz (Rübeland, Blankenburg und Ballenstedt) und besonders in Thüringen, kommt die Pflanze verwildert vor.
Sammelgut:	Blätter (Folia Menthae crispae)
Sammelzeit:	Juni bis September
Sammelvorschrift:	Außer den Blättern der echten Krauseminze werden noch die Blätter anderer krausblättriger Minzenarten, die man in der Hauptsache anbaut, gesammelt. Die Droge muß an einem luftigen und schattigen Ort rasch getrocknet werden. Sie riecht schwach aromatisch, der Geschmack ist würzig brennend, jedoch ohne den kühlenden Nachgeschmack der Pfefferminze.
Inhaltsstoffe:	Die Blätter der Krauseminze enthalten Diosmin, Apigenin, Luteolin, Hesperidin, Gerb- und Bitterstoffe und liefern bei der Wasserdampfdestillation 1 bis 2,5 % ätherisches Öl (Oleum Menthae crispae). Hauptbestandteil des ätherischen Öles ist Carvon, weitere Bestandteile sind Cineol, Limonen und Phellandren. Sein angenehm aromatischer Geruch wird auf die Inhaltsstoffe Dihydrocuminylacetat und Dihydrocarveolacetat zurückgeführt. Da es kein Menthol enthält, fehlt ihm der kühlende Nachgeschmack des Pfefferminzöles.
Anwendung:	Die Krauseminze wird ähnlich der Pfefferminze bei Beschwerden im Bereich des Magen-Darm-Kanals, wie Koliken und Blähungen, verwendet, wenn auch seltener. Die Droge regt die Sekretion an und fördert den Appetit. Das ätherische Öl der Krauseminze hat die gleichen Wirkungen wie die Blätter und wird als Zusatz zu Kaugummis, Zahnpasten, Mundwässern und Zuckerwaren verwendet.
Nebenwirkungen:	Es sind keine Nebenwirkungen bekannt.
Geschichtliches:	Die verschiedenen Minzenarten waren schon im Altertum wegen ihres starken Aromas beliebte Heilpflanzen. Sie spielten auch im Kult dieser Völker eine Rolle.

Mentha spicata var. crispata (SCHRAD.) BECK

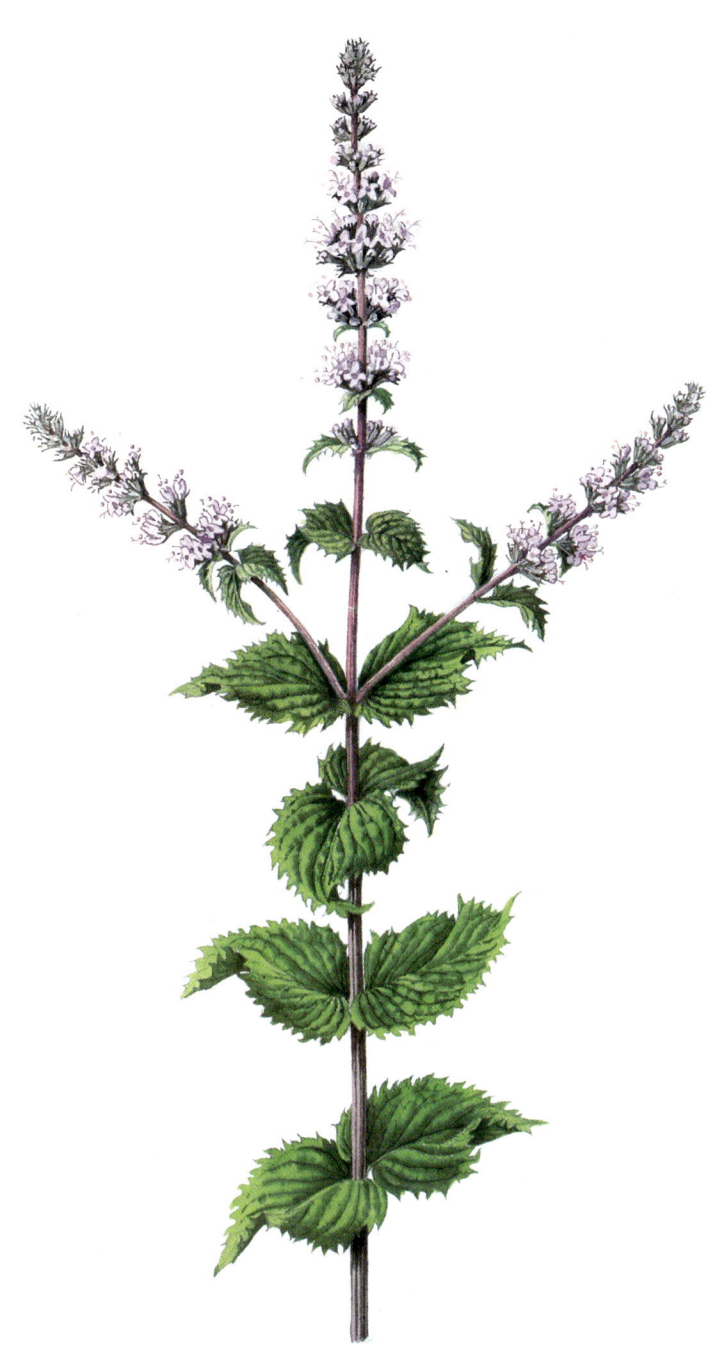

FIEBERKLEE

Familie:	Fieberkleegewächse (Menyanthaceae)
Name:	Wegen der dreiteiligen Blätter und der früher als Fiebermittel angewendeten Pflanze wird sie Fieberklee genannt, mancherorts heißt sie Bitterklee, Bitterblad, Biberklee, Dreeblatt, Kreuzklee, Sumpfklee, Bohnenblad u. a.
Beschreibung:	Der Fieberklee überdauert mit seinem walzenförmigen langkriechenden, gegliederten Wurzelstock viele Jahre. Dieser ist verzweigt und mit schuppenförmigen Niederblättern besetzt. Er treibt im Frühjahr einen kurzen, beblätterten Sproß. Die wenigen Laubblätter sind langgestielt. Die strahligen, zwittrigen Blüten sind zu einem Blütenstand vereinigt, der auf einem bis zu 30 cm langen Stiel steht. Die zarte, etwas fleischige, kurze trichterförmige Krone hat rosafarbenen Anflug und ist bis zur Mitte fünfteilig. Sie hat zurückgerollte Zipfel und auf der Innenseite zahlreiche saftige Haare. In die Kronenröhre eingefügt sind 5 Staubblätter mit dunkelvioletten, pfeilförmigen, spreizenden Staubbeuteln.
Blütezeit:	Mai bis Juni (in den Alpen bis August)
Vorkommen:	Der Fieberklee kommt besonders auf Flachmooren, auf nassen Wiesen und in der Verlandungszone der Ufer vor. Man findet ihn von der Ebene bis in die alpine Stufe (in Bayern bis zu 1800 m), aber selten auf Kalkboden.
Verbreitung:	Die Pflanze ist über ganz Europa, das gemäßigte Asien, östlich bis Japan und zum nördlichen Nordamerika verbreitet.
Sammelgut:	Blätter (Folia trifolii fibrini)
Sammelzeit:	Mai bis Juli
Sammelvorschrift:	Die Blätter des Fieberklees werden während der Blütezeit unter Belassen eines kurzen Stückes des Blattstieles abgeschnitten und in dünner Schicht in einem luftigen Raum zum Trocknen ausgebreitet. Mißfarbene Stücke sind aus dem Sammelgut zu entfernen. Die Droge ist nahezu geruchlos und hat einen starken und anhaltend bitteren Geschmack.
Inhaltsstoffe:	Die Blätter der Droge enthalten als wirksame Bestandteile Bitterstoffglykoside, unter anderem Menyanthin. Weitere Inhaltsstoffe sind Gerbstoff, etwas ätherisches Öl, Alkaloide, unter anderem Gentianin, sowie Vitamin C. Der Bitterwert der Droge liegt zwischen 1500 und 10 000.
Anwendung:	Die Droge wird wie *Gentiana lutea* ausschließlich als Bittermittel verordnet. Eine halbe Stunde vor den Mahlzeiten gegeben, wirkt sie appetitanregend und verdauungsfördernd. Als beruhigendes Mittel ist Fieberklee mitunter in Nerventees mit Pfefferminze und Baldrian sowie im Boonekamp enthalten. Als Fiebermittel, das ihr einst den Namen gab, ist die Droge heute bedeutungslos.
Nebenwirkungen:	Vergiftungen durch die Pflanze sind nicht bekannt; eventuell kann es zu Magenbeschwerden kommen.
Geschichtliches:	Die Pflanze wird erstmalig im 16. Jahrhundert abgebildet und beschrieben, und zwar unter verschiedenen Namen, unter anderem auch als Trifolium fibrinum. Vor Ende des 17. Jahrhunderts wurde die im Volk wohlbekannte Pflanze medizinisch noch nicht verwendet.

Menyanthes trifoliata L.

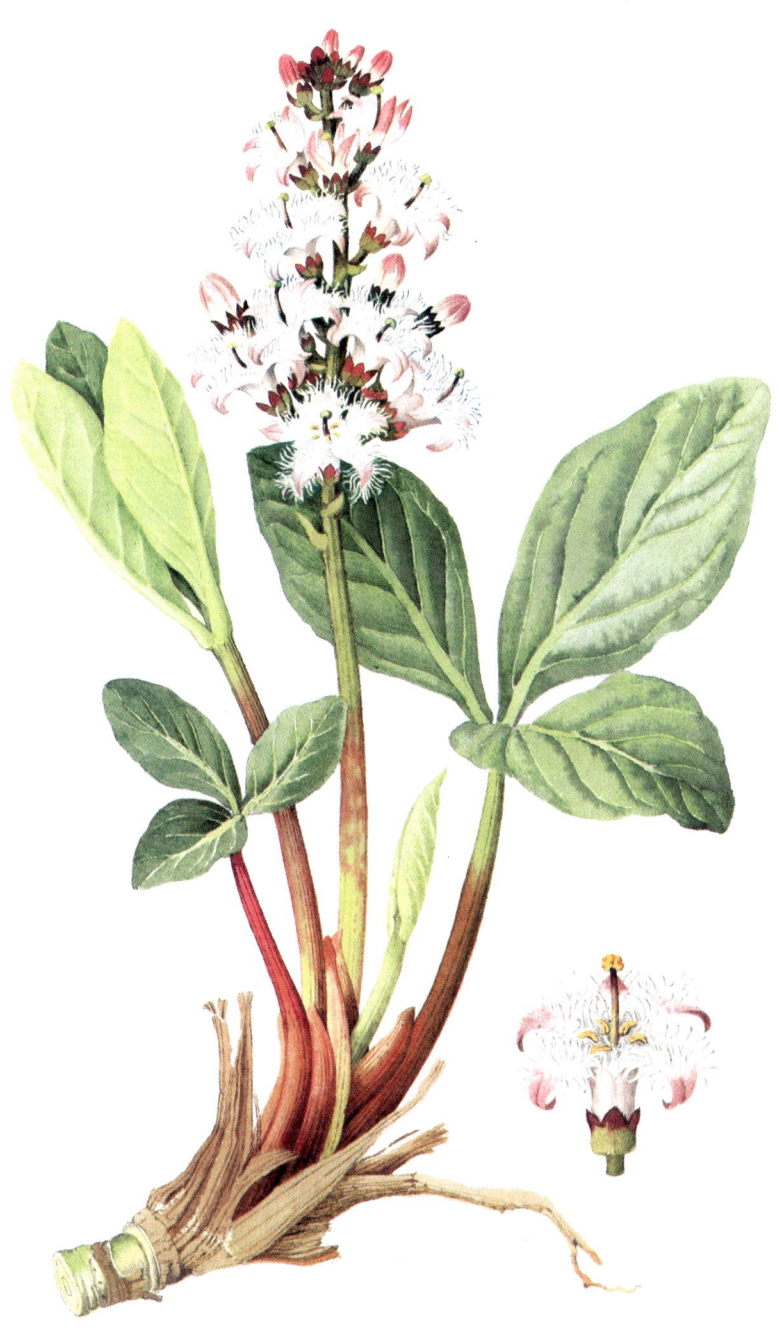

GEMEINE BRUNNENKRESSE

Familie:	Kreuzblütengewächse (Brassicaceae (Cruciferae))
Name:	Im Unterschied zur Gartenkresse heißt diese Pflanze ihres nassen Standortes wegen Brunnenkresse. Dem mittelhochdeutschen borncrass ähneln mundartliche Namen wie Bornkass und Bornkersch. Sie wird auch Kasse, Kirschen, Bronna-Kressig u. a. genannt.
Beschreibung:	Die Brunnenkresse ist eine 30 bis 90 cm und länger werdende Wasserpflanze, deren Wurzel frühzeitig schwindet und durch waagerechte, kriechende, reichlich bewurzelte Ausläufer ersetzt wird. Von diesen gehen aufsteigende, selten flutende, kantige Stengel ab, die gefiederte, grasgrüne Blätter tragen. Die Laubsprosse schließen mit einem endständigen, traubenähnlichen Blütenstand ab. Die 4 weißen Kronenblätter verschmälern sich in ein langes Stielchen (Nagel) und überragen die Kelchblätter. Die kleinen, bis zu 1 mm großen Samen werden vielfach durch Wasservögel verbreitet. Die Blätter haben einen scharfen, rettichähnlichen Geschmack.
Blütezeit:	Mai bis August, vereinzelt nochmals im Oktober
Vorkommen:	Die Brunnenkresse kommt an wasserreichen oder quelligen Standorten vor. Sie besiedelt vorzugsweise Quellbäche, Flüsse und Gräben mit reinem Wasser, selten stehende Gewässer. Sie wird z. B. in Erfurt in groß angelegten Wasserkulturen angebaut.
Verbreitung:	Die Gemeine Brunnenkresse ist ein Kosmopolit, d. h., sie ist in allen Erdteilen zu Hause. In Europa kommt sie nördlich bis zur Insel Gotland und Dänemark vor, nach Osten über Westpolen bis in die Karpaten.
Sammelgut:	Kraut (Herba Nasturtii)
Sammelzeit:	März bis September
Sammelvorschrift:	Das Kraut wird während der Blütezeit ohne die Blüten gesammelt. Ältere Blätter entfernt man, da sie beim Trocknen mißfarbig werden. Die frische Droge riecht scharf würzig und schmeckt scharf rettichartig und würzig. Beim Trocknen verlieren sich Geruch und Geschmack.
Inhaltsstoffe:	Das frische Kraut enthält das Senfölglykosid Glykonasturtiin, bei dessen Zerfall Phenyläthylisothiocyanat (-senföl) entsteht, das Hauptbestandteil des ätherischen Öles ist. Dieses enthält weiterhin das örtlich stark reizende Raphanol. In der Droge sind außerdem Gerbstoffe und Vitamine, unter anderem Vitamin C, enthalten.
Anwendung:	Das Kraut der Brunnenkresse ist ein harntreibendes Mittel, wird auch zuweilen als »Blutreinigungsmittel« verwendet und dient als Vitaminspender. Wegen der antibiotischen und verdauungsfördernden Eigenschaften des Senföls stellt das frische Kraut ein wertvolles Gewürz dar.
Nebenwirkungen:	Das Raphanol kann in der Harnröhre Brennen verursachen; dann ist die sogenannte Frühjahrskur abzubrechen.
Geschichtliches:	Die Heilwirkungen der Brunnenkresse als einer alten Heil- und Gewürzpflanze waren bereits in der Medizin der Antike bekannt. Zu Zeiten des Paracelsus wurde sie auch als Wurmmittel, bei Skorbut, Tuberkulose, Blutungen, Nierenleiden, Schnupfen, Asthma und anderen Leiden gebraucht.

Nasturtium officinale R. BR.

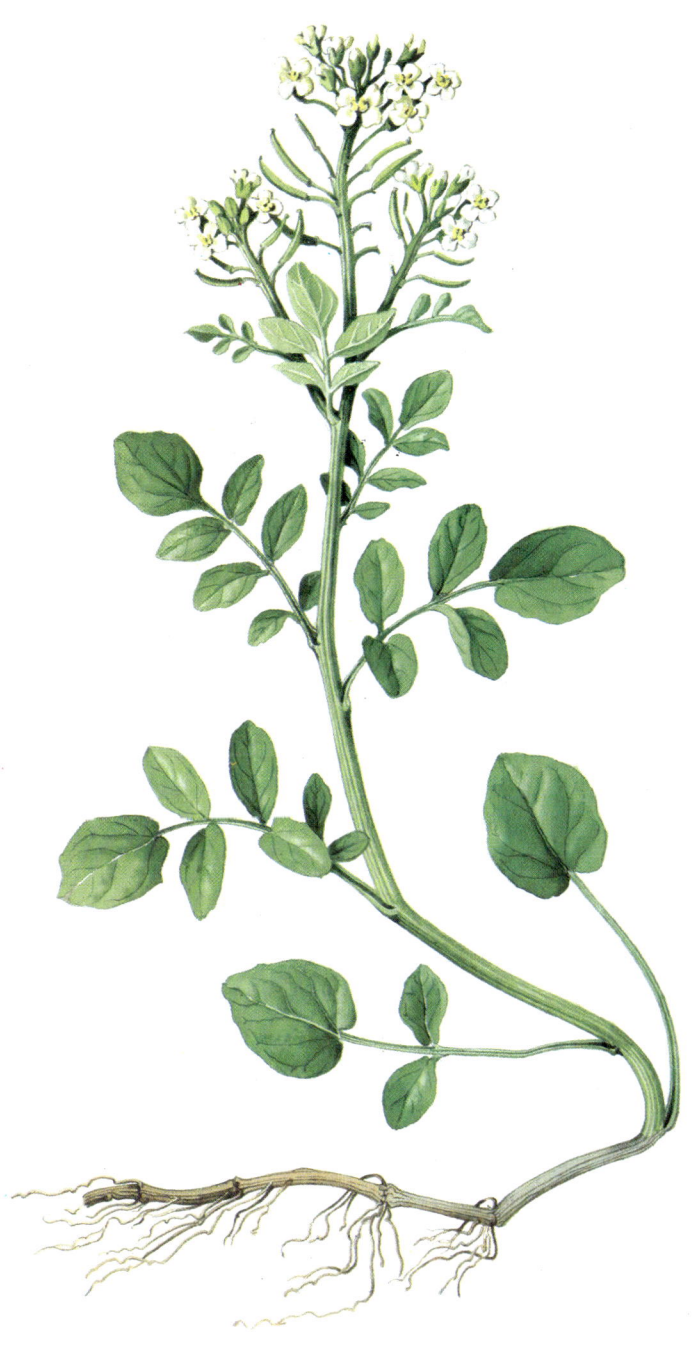

DAMASZENER SCHWARZKÜMMEL

Familie:	Hahnenfußgewächse (Ranunculaceae)
Name:	Nach ihren würzigen Samen heißt die Pflanze Schwarzkümmel. Wegen der von zarten Hochblättern umhüllten Blüten wird sie Jungfer im Grünen, Gretchen im Busch, Braut im Haar genannt.
Beschreibung:	Die etwa 30 cm hohe Pflanze hat eine senkrechte Wurzel und einen mit wechselständigen, mehrfach fiederspaltigen Laubblättern besetzten, wenig verästelten Stengel, an dessen Ende die Blüten stehen. Diese haben 5 hellblaue bis weiße, an der Spitze grünliche Blütenhüllblätter, die von einem Kranz überragender, fiederteiliger Hochblätter mit pfriemlichen Abschnitten umgeben sind. Sie schließen zahlreiche gelbe Staubblätter und den aus 5 Fruchtblättern verwachsenen Fruchtknoten mit fast waagrecht abstehenden Griffeln ein. Im Gegensatz zum Damaszener Schwarzkümmel hat der ebenfalls offizinelle Echte Schwarzkümmel *(Nigella sativa* L.) keine die milchweißen, an der Spitze grünlichen oder bläulichen Blütenblätter umhüllenden Hochblätter. Die Frucht des Schwarzkümmels ist eine blasig aufgetriebene, vielsamige Balgkapsel; die dreikantigen, dunklen Samen riechen beim Zerreiben würzig.
Blütezeit:	Juni bis August
Vorkommen:	Der Damaszener Schwarzkümmel ist vor allem als Zierpflanze beliebt; der heute seltene Echte Schwarzkümmel wurde früher in Bauerngärten und auch auf Feldern angebaut.
Verbreitung:	Die im Mittelmeergebiet beheimateten Arten sind bei uns nur angebaut oder verwildert anzutreffen.
Sammelgut:	Samen (Semen Nigellae sativae), (Semen Nigellae damascenae)
Sammelzeit:	September
Sammelvorschrift:	Die Samen der beiden Schwarzkümmelarten werden gesammelt und getrocknet. Samen des Ackerschwarzkümmels *(Nigella arvensis* L.) dürfen nicht unter das Sammelgut kommen, da sie wirkungslos sind. Die Samen des Echten Schwarzkümmels haben beim Zerreiben einen campferartigen, an Muskatnuß erinnernden Geruch, die des Damaszener Schwarzkümmels riechen angenehm, erdbeerähnlich. Die Droge schmeckt anfangs bitter, später scharf gewürzhaft.
Inhaltsstoffe:	Echter Schwarzkümmel enthält 0,5 bis 1,5% ätherisches Öl mit Thymochinon, den Bitterstoff Nigellin, Saponine und Gerbstoffe. Damaszener Schwarzkümmel enthält 0,4 bis 0,5% ätherisches Öl mit etwa 9% des Alkaloids Damascenin.
Anwendung:	Der Schwarzkümmel wurde einst als harn-, blähungs- und milchtreibendes Mittel gebraucht. Heute verwendet man die Samen hauptsächlich als Gewürz.
Nebenwirkungen:	Die Samen sind wegen des geringen Wirkstoffgehaltes ohne Nebenwirkungen. Damascenin regt die Speichelsekretion an und wirkt zentral narkotisch.
Geschichtliches:	Die Araber, Griechen und Römer verwendeten den Schwarzkümmel, und auch im Mittelalter wurde er gebraucht.

Nigella damascena L.

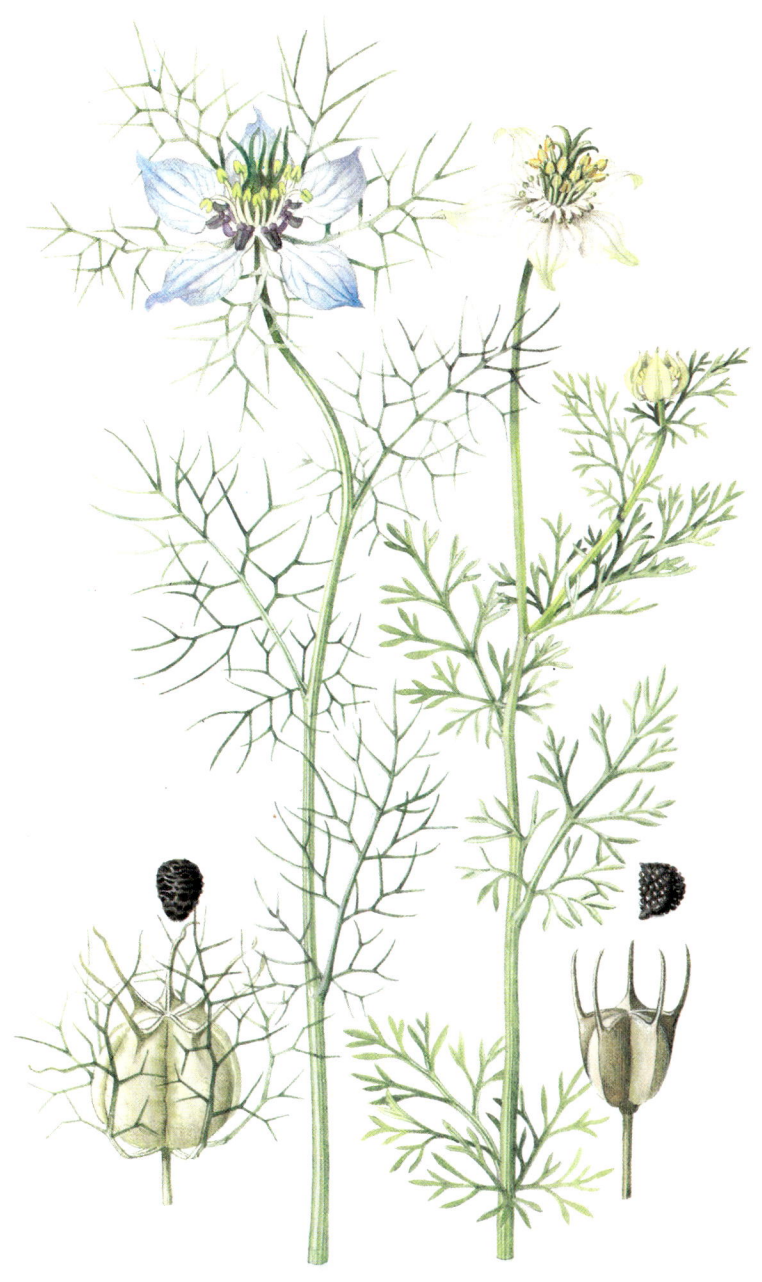

DORNIGE HAUHECHEL

Familie:	Schmetterlingsblütengewächse (Fabaceae (Papilionaceae))
Name:	Die bedornten Zweige gaben der Pflanze den Namen der im Volksmund zu Heudorn, Hohachel, Hechelkraut u. a. abgewandelt wurde.
Beschreibung:	Die Dornige Hauhechel hat eine kräftige, etwa 50 cm lange Pfahlwurzel. Diese treibt mehrere bis zu 60 cm hohe, aufsteigende oder aufrechte, im unteren Teil verholzende, meist stark dornige Stengel, die im Winter in der Regel bis zum Grund absterben. Die Laubblätter sind von wechselnder Gestalt und Größe. Die lockeren, traubigen, dichtbeblätterten Blütenstände tragen in den Blattwinkeln oft verdornter Kurztriebe je 1 bis 3 Blüten mit kräftiger, rosa Krone. Von einigen ähnlichen ebenfalls bei uns vorkommenden Arten unterscheidet sich die Dornige Hauhechel vor allem durch die bei ihr gegenüber dem Kelch kürzere Hülse und den bis zweireihig behaarten Stengel (bei anderen Arten ringsum behaart).
Blütezeit:	Juni bis September
Vorkommen:	Die Pflanze siedelt sich gern auf Kalkboden und mageren Wiesen an, aber auch auf Torfböden und in lichten Gehölzen sowie an Weg- und Ackerrändern. Da das Vieh die Hauhechel meidet, breitet sie sich besonders auf Weiden leicht aus und ist schon an den Büscheln von weitem zu erkennen.
Verbreitung:	Die Dornige Hauhechel kommt fast in ganz Europa mit Ausnahme der nördlichsten Gebiete und des Hochgebirges vor, im Süden bis Nordafrika, im Osten über Kleinasien bis zum Kaukasus und Mittelasien.
Sammelgut:	Wurzel (Radix Ononidis)
Sammelzeit:	August bis Oktober
Sammelvorschrift:	Die Wurzeln werden ausgegraben oder, da sie oft sehr fest im Boden haften, mit einer Spitzhacke ausgehoben. Nach Entfernen aller Erdreste und gründlichem Waschen reiht man das Sammelgut auf Schnüre und hängt es zum Trocknen auf. Die Droge riecht unangenehm schwach süßlich und besitzt einen widerlich herben, etwas süßlichen und reizenden Geschmack mit kratzendem Nachgeschmack.
Inhaltsstoffe:	Die Droge enthält bis zu 0,2% ätherisches Öl. Weitere Inhaltsstoffe sind das Isoflavonglykosid Ononin, Triterpene, unter anderem Onocol, und das Pterocarpanderivat Trifolirhizin.
Anwendung:	Die Droge besitzt eine experimentell erwiesene harntreibende Wirkung. Sie wirkt mild und ist im Gegensatz zum Wacholder nicht nierenreizend. Man nimmt an, daß außer dem ätherischen Öl und den Flavonoiden weitere Inhaltsstoffe die Wirkung bedingen.
Nebenwirkungen:	Es sind keine Nebenwirkungen bekannt.
Geschichtliches:	Während man im Altertum eine südliche Hauhechelart benutzte, ist unsere Droge seit dem 16. Jahrhundert in Gebrauch. Früher wurde in der Volksheilkunde auch das blühende Hauhechelkraut verwendet.

Ononis spinosa L.

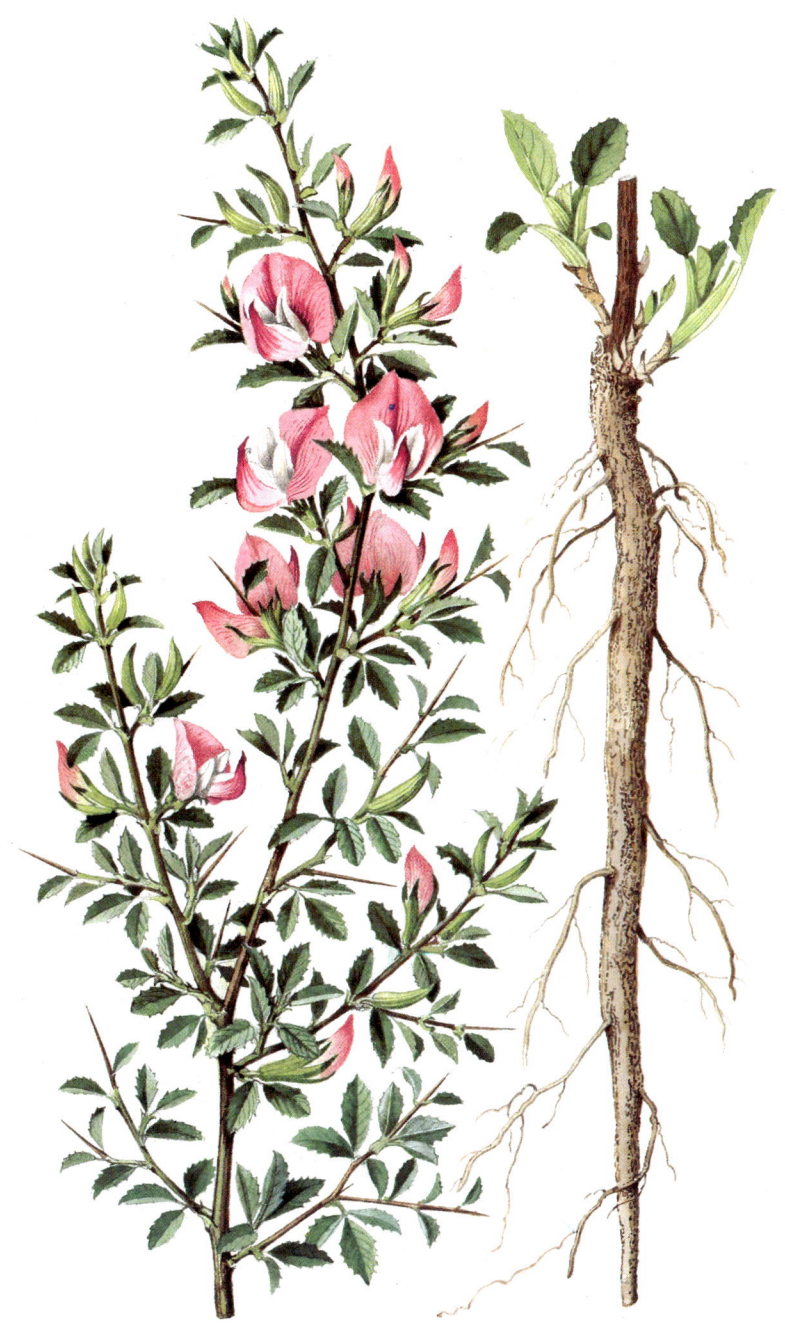

GEMEINER DOST

Familie:	Lippenblütengewächse (Lamiaceae (Labiatae))
Name:	Wahrscheinlich leitet sich der Name Dost wegen der buschigen Blütenstände vom mittelhochdeutschen doste = Strauß ab. Weitere Namen sind Dosten, Wilder Balsam, Bergminze, Blaue Dunst, Orant u. a.
Beschreibung:	Die kräftige, ausdauernde Staude erreicht eine Höhe bis zu 50 cm und überwintert mit langem, dünnem Wurzelstock. Die meist aufrechten, rot bis braunrot überlaufenen Stengel sind ziemlich derb. Die zahlreichen Öldrüsen geben der Pflanze einen herb-aromatischen Duft. Am Grund des Stengels entspringen aus den Achseln der Blätter nichtblühende Seitenzweige, weiter oben blütentragende Seitentriebe und ganz oben doldige, rispenähnliche Blütenstände. Die kurzgestielten Blüten sitzen einzeln in der Achsel eines oft intensiv rotbraunen Hochblattes. Aus der karminroten bis fleischfarbigen Krone ragen die 4 Staubblätter mit ihren kleinen, violetten Staubbeuteln ebenso wie der Griffel mit seiner zweispaltigen Narbe weit hervor.
Blütezeit:	Juli bis September
Vorkommen:	Der Gemeine Dost wächst mit Vorliebe an trockenen, warmen Standorten. Er ist vor allem an sonnigen Kalkhängen zu finden, kommt aber auch auf Bergwiesen, in lichten Gehölzen und auf Kahlschlägen vor.
Verbreitung:	Die Pflanze ist in Europa vom Mittelmeergebiet bis nach Irland und Schottland und nach Norden bis Mittelskandinavien verbreitet; im Osten kommt sie bis Sibirien, im Himalajagebiet und im Iran vor.
Sammelgut:	Kraut (Herba Origani)
Sammelzeit:	Juli bis September
Sammelvorschrift:	Das Dostkraut wird gesammelt und, nachdem man die dicken Stengelteile entfernt hat, zum Trocknen ausgelegt. Beim Sammeln soll man die Stengel abschneiden, damit der Wurzelstock nicht aus der Erde gerissen wird. Die Droge hat einen starken, angenehm würzigen Geruch, der dem des Majorans ähnlich ist, und einen aromatischen, bitterlichen, etwas herben und salzigen Geschmack.
Inhaltsstoffe:	Das Kraut enthält Gerbstoffe, Bitterstoffe sowie bis zu 0,5% ätherisches Öl mit Thymol und Carvacrol als Hauptbestandteilen.
Anwendung:	Die Droge wirkt auswurffördernd und krampflösend und wird bei Erkrankungen der oberen Luftwege, bei Krampfhusten und Keuchhusten gebraucht. Ferner wird sie wegen ihres Bitterstoffgehaltes bei Appetitlosigkeit und Magenverstimmung genutzt. Auch gallentreibende Eigenschaften werden der Droge zugeschrieben.
Nebenwirkungen:	Es sind keine Nebenwirkungen der Droge bekannt.
Geschichtliches:	Die Pflanze ist ein altes Arzneimittel. Bei dem von der griechischen Heilkunde verwendeten Kraut dürfte es sich jedoch um dortige Dostarten handeln. Dioskurides empfahl sie beim Biß giftiger Tiere. Die Römer verwendeten sie zur Vertreibung der Ameisen. Auch Theophrast führte die Dostarten als Heilpflanzen an. Im Mittelalter spielte die Droge außer zu Heilzwecken auch im Teufelsglauben eine nicht unbeträchtliche Rolle.

Origanum vulgare L.

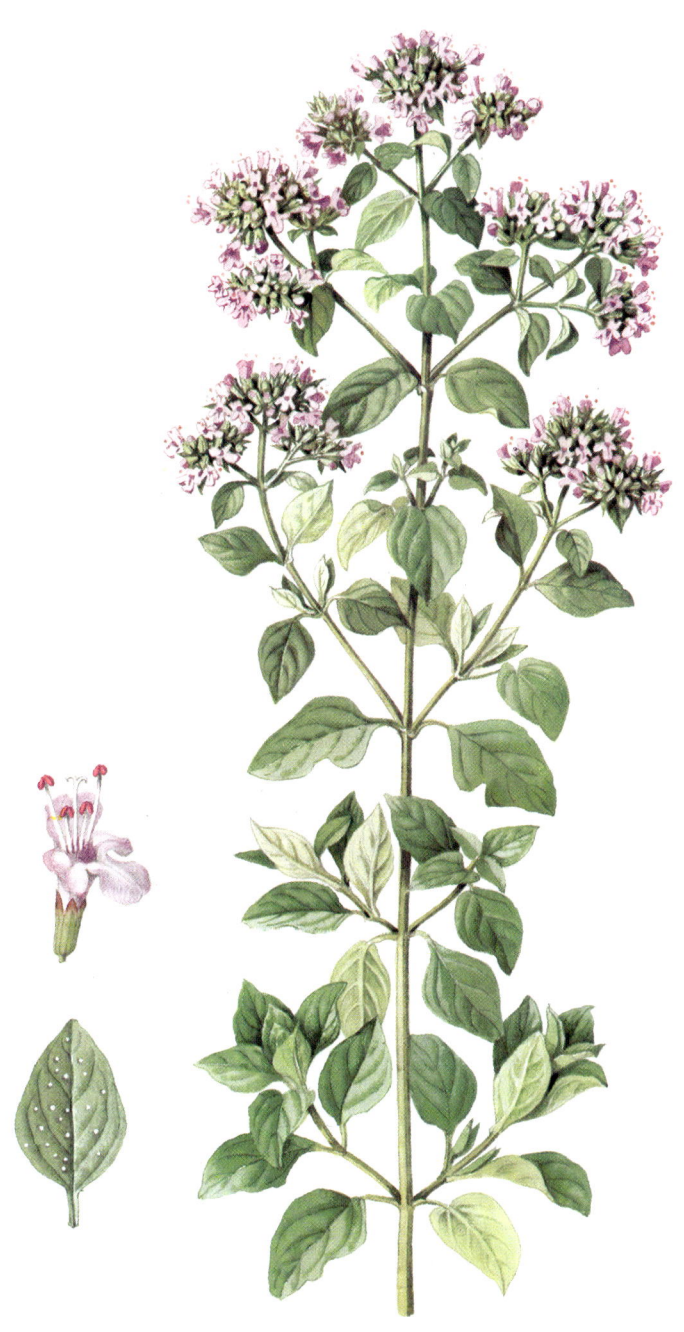

GARTENPFINGSTROSE

Familie:	Pfingstrosengewächse (Paeoniaceae)
Name:	Wegen der Blütezeit und Blütenform heißt die Pflanze Pfingstrose. Weitere Bezeichnungen sind Kirchenrose, Kirchenblume, Pfaffarose, Ballerose, Knopfrose, Pumpelrose, Buerrose u. a.
Beschreibung:	Die Pflanze überwintert mit rübenförmiger Wurzelknolle. Im Frühjahr erscheinen mehrere aufrechte, krautige Stengel die wenig verzweigt sind und eine Staude von etwa 50 cm Höhe bilden. Die wechselständigen Laubblätter sind oberseits glänzend dunkelgrün, Unterseite fein behaart und hellgrün. Die großen Blüten stehen einzeln am Ende der Stengel. Die Wildform besitzt 5 bis etwa 4 bis 5 cm lange, meist dunkelrote Kronenblätter. Bei den Kulturformen unserer Gärten ist die Zahl der Kronenblätter durch Umwandlung eines Teiles der in normalen Blüten zahlreichen Staubblätter stark vermehrt. Die 2 oder 3 Fruchtknoten mit roten Narben entwickeln sich zu dicht filzig behaarten Balgfrüchten. Von der bei uns auch kultivierten Großblättrigen Pfingstrose unterscheidet sich unsere Art durch die tiefer geteilten Blattabschnitte, die bei der anderen ganzrandig sind.
Blütezeit:	Mai bis Juni
Vorkommen:	Die Pflanze liebt trockene Kalkhänge. Bei uns ist sie meist als Kulturform in Gärten anzutreffen.
Verbreitung:	Die Pfingstrose ist im größten Teil Südeuropas, von Portugal bis nach Albanien und Kleinasien heimisch. Ihre Nordgrenze reicht bis zum nördlichen Alpenvorland. Ferner ist sie an einer Stelle in Böhmen und an sonnigen Kalkbergen Thüringens als Rest ehemaliger Weinberge anzutreffen.
Sammelgut:	Blüten (Flores Paeoniae)
Sammelzeit:	Mai bis Juni
Sammelvorschrift:	Die ausgezupften roten Kronenblätter sind rasch zu trocknen, da sie sonst ausbleichen. Die Droge muß vor Licht geschützt aufbewahrt werden. Sie hat im frischen Zustand einen schwach honigartigen Geruch, der sich beim Trocknen verliert, und einen herben, süßlichen Geschmack mit zusammenziehender Wirkung.
Inhaltsstoffe:	Die Blüten der Pfingstrose enthalten Gerbstoff und den Farbstoff Paeonin, der aus Paeonidin und Glucose besteht.
Anwendung:	Die Droge diente als Verschönerungsmittel in Husten- und Räuchertees und war häufig färbender Bestandteil von Hustensirupen. Zur früheren Anwendung bei epileptischen Krämpfen zog man meist die Wurzel heran.
Nebenwirkungen:	Sowohl die Blüten als auch die Samen verursachen Magen-Darm-Entzündungen. Es kommt zu Erbrechen, krampfhaften Schmerzen und Durchfällen.
Geschichtliches:	Die Pfingstrose ist eine alte Heilpflanze, die bereits von den griechischen Ärzten des Altertums häufig verordnet wurde. Schon Hippokrates war die Droge bekannt. Der römische Arzt Galen verwendete sie und erwähnt sie auch in seinen Schriften.

Paeonia officinalis L.

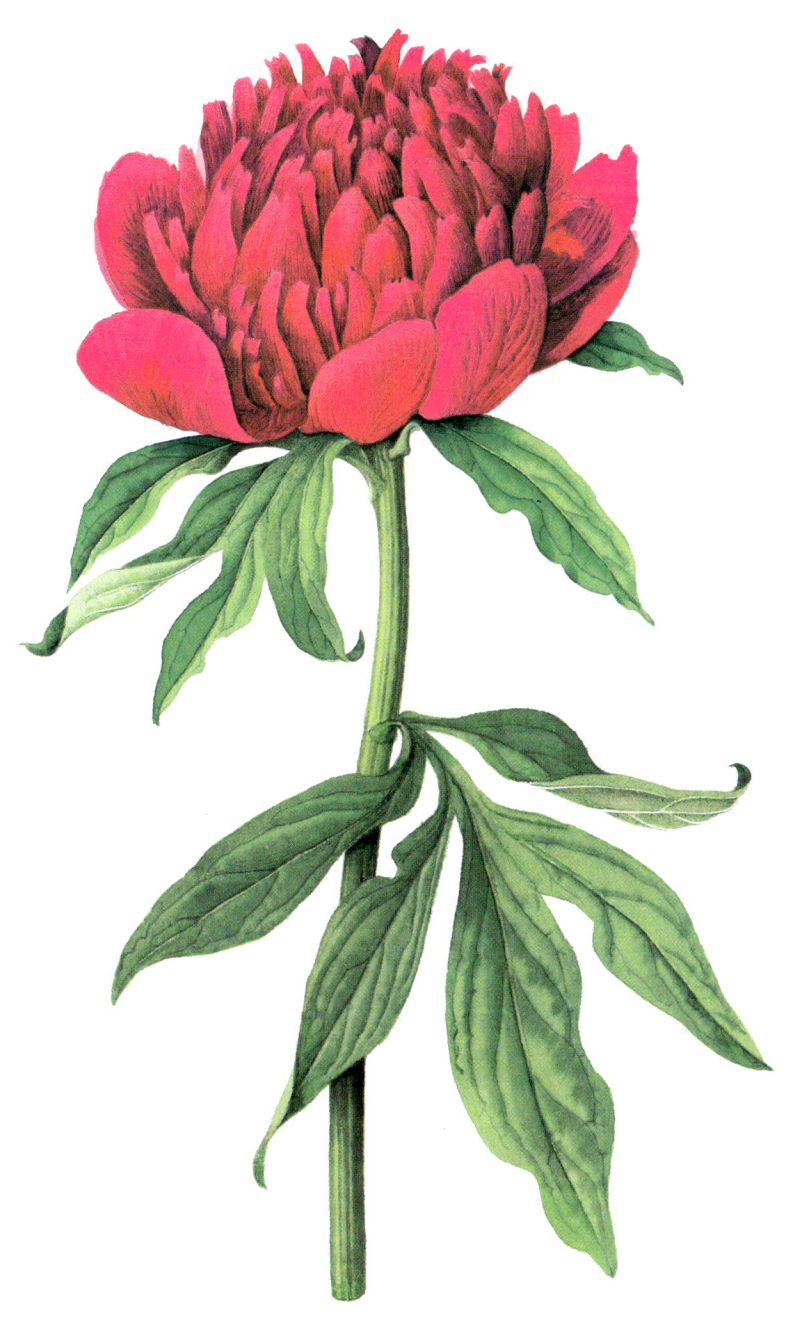

KLATSCHMOHN

Familie:	Mohngewächse (Papaveraceae)
Name:	Die Pflanze wird auch Feuermohn, Blutblume, Klatschrose, Wilder Mohn, Blatzblumen, Boschtkraut, Grindmagen, Paterblume u. a. genannt.
Beschreibung:	Der Klatschmohn ist eine meist einjährige, selten zweijährige, mehrstenglige, milchende Pflanze von 30 bis 90 cm Höhe. Die aufsteigenden bis aufrechten Stengel sind wie die Fiederblätter borstig behaart. Vor der Entfaltung der Blüten hängen die Blütenknospen. Die langgestielten Blüten haben einen Durchmesser bis zu 10 cm. Die zweiklappigen, borstig behaarten, grünen Kelchblätter fallen bei der Entfaltung der 4 zarten, leuchtendroten, selten weißen oder violetten Kronenblätter ab. Die Staubblätter tragen blaugrüne Staubbeutel und stehen in großer Anzahl um den Fruchtknoten. Dieser entwickelt sich zu einer Kapsel, die innen 7 bis 9 Querwände hat und zahlreiche dunkelbraune, nierenförmige, netzgrubige Samen enthält.
Blütezeit:	Mai bis Juli
Vorkommen:	Der Klatschmohn ist ein Getreideunkraut und auch auf anderen Feldern, auf Brachland und in Holzeinschlägen von der Ebene bis in die alpine Region anzutreffen.
Verbreitung:	Ursprünglich wohl nur im Mittelmeergebiet heimisch, ist die Pflanze außer im hohen Norden in ganz Europa sowie auf den atlantischen Inseln, über Nordafrika bis zum gemäßigten Asien verbreitet. Im atlantischen und pazifischen Nordamerika wie auch in Australien und Neuseeland wurde sie eingeschleppt.
Sammelgut:	Blüten (Flores Rhoeados)
Sammelzeit:	Juni bis Juli
Sammelvorschrift:	Gesammelt werden nur die Kronenblätter, die man bei erhöhter Temperatur rasch trocknet. Ihre rote Farbe wandelt sich dabei in Braunviolett um. Die Droge riecht in frischem Zustand schwach narkotisch, getrocknet ist sie geruchlos. Sie schmeckt schwach bitter und etwas schleimig.
Inhaltsstoffe:	Die Droge enthält weniger als 0,1% Alkaloide; Hauptalkaloid ist Rhoeadin. Weitere Inhaltsstoffe sind Anthocyanglykoside sowie Schleim und Gerbstoffe; Opiumalkaloide sind nicht enthalten.
Anwendung:	Die Blüten des Klatschmohns wurden früher bei Husten und Heiserkeit verwendet. Heute setzt man sie vereinzelt Hustentees zu, um dem Aufguß eine rote Farbe zu verleihen.
Nebenwirkungen:	Rhoeadin besitzt zwar eine krampferregende Wirkung, jedoch ist seine Konzentration in der Droge zu gering, um ihr Giftwirkung zu verleihen.
Geschichtliches:	Plinius und Theophrast erwähnen die Blüten von verschiedenen Mohnarten, wie von *Papaver erraticum* und *Papaver argemone,* die den Speisen zugesetzt wurden. Theophrast nennt auch eine Art Papaver Rhoias, mit der sicher unser Klatschmohn gemeint ist. Im Orient wurde die Droge häufig als Hustenmittel gebraucht. Ob die Blüten in der ägyptischen Medizin oder bei den Kulthandlungen schon verwendet wurden, ist nicht ganz sicher. Reste der Pflanzen sollen in ägyptischen Gräbern gefunden worden sein.

Papaver rhoeas L.

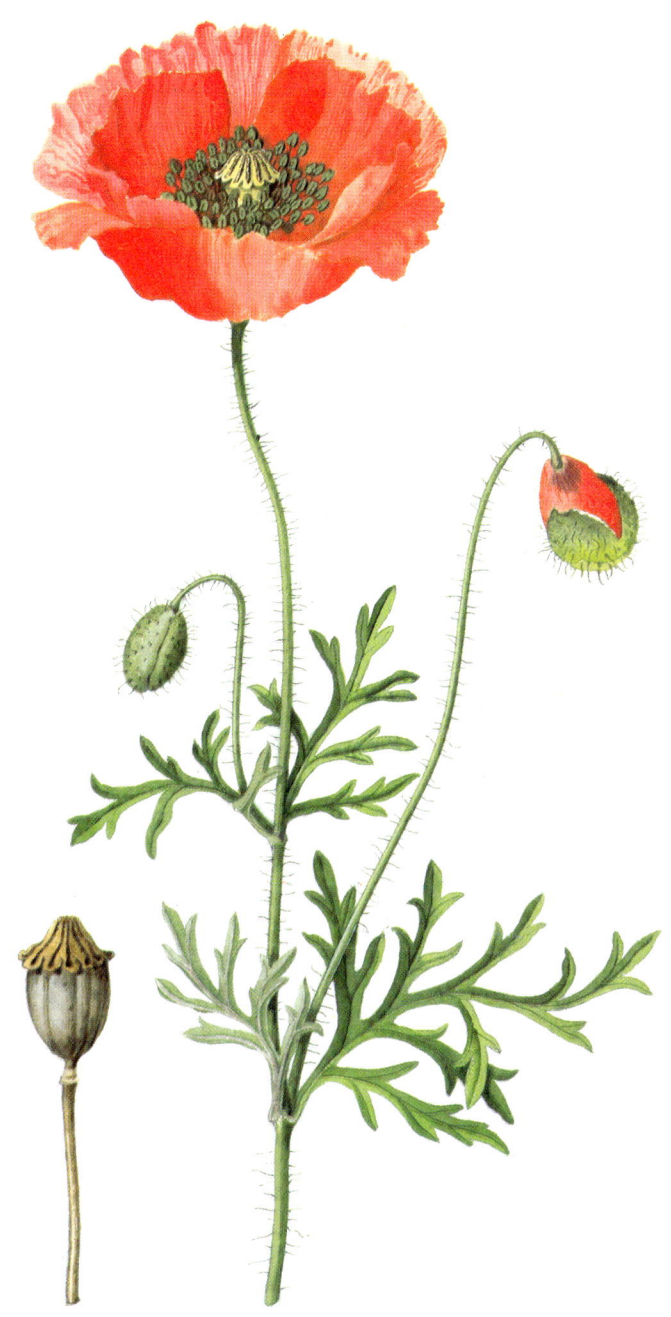

SCHLAFMOHN †

Familie:	Mohngewächse (Papaveraceae)
Name:	Volkstümliche Namen sind Man, Manblaume, Muyen, Magen, Mahnblom, Mo, Oelsamen, der Ole, Mägle u. a.
Beschreibung:	Von einer spindligen, verzweigten Wurzel geht der aufrechte, 30 bis 150 cm hohe, blaugrüne, bereifte, oben verzweigte Stengel ab. Er führt wie die ganze Pflanze weißen Milchsaft. Die langen, gebogenen Blütenstiele tragen nur eine vor dem Blühen nickende Blüte von bis zu 10 cm Durchmesser. Die als Knospenschutz dienenden, borstig behaarten Kelchblätter fallen bald ab. Die Kronenblätter sind violett, weiß oder rot und haben am Grund einen dunklen Fleck. Die zahlreichen Staubblätter besitzen blaugrüne Staubbeutel. Die aus dem Fruchtknoten hervorgehende Kapsel birgt zahlreiche nierenförmige, feingrubige, meist blauschwarze Samen. Die Art ist sehr veränderlich.
Blütezeit:	Juni bis August
Vorkommen:	Der Schlafmohn wird als Öl- und Zierpflanze bei uns kultiviert, ist aber auch stellenweise auf Schuttplätzen, an Zäunen, Wegrändern und Flußufern verwildert.
Verbreitung:	Als Stammpflanze des seit der Bronzezeit kultivierten Schlafmohns wird eine im östlichen Mittelmeergebiet vorkommende Mohnart *(P. setigerum* D. C.) angesehen, die heute noch zusammen mit dem Schlafmohn im Norden Frankreichs angebaut wird.
Sammelgut:	Unreife Fruchtkapseln (Fructus Papaveris immaturi), Samen (Semen Papaveris)
Sammelzeit:	Fruchtkapseln Juli, Samen August bis September
Sammelvorschrift:	Die unreifen Fruchtkapseln werden halbiert und nach Entfernen der unreifen Samen bei gelinder Wärme rasch getrocknet. Die Samen werden aus den ausgereiften und vorher getrockneten Kapseln gewonnen; auch reife Kapseln sind abzuliefern. Narkotischer Geruch und bitterer Geschmack der Frischdroge verlieren sich beim Trocknen. Die Samen sind geruchlos und schmecken bitter und ölig.
Inhaltsstoffe:	Unreife Mohnkapseln enthalten etwa 0,2% Opiumalkaloide, reife Kapseln bis zu 0,4%. Hauptalkaloid ist Morphin, weitere Alkaloide sind Narcotin, Codein, Papaverin, Thebain und Narcein. Die Samen enthalten etwa 50% fettes Öl, 20% Eiweiß, Lecithin und höchstens Alkaloidspuren.
Anwendung:	Die Bedeutung des Opiums als Arzneimittel geht zugunsten der aus ihm isolierten Alkaloide zurück. Morphin wird vom Arzt bei unerträglichen Schmerzen, Codein und Narcotin werden in erster Linie als hustenstillende Mittel, Papaverin wird bei Krampfzuständen im Magen-Darm-Kanal sowie der Gallen- und Harnwege verordnet. Opium verwendet man gelegentlich bei Durchfällen. Aus dem Samen wird Öl gewonnen; es ist alkaloidfrei.
Giftwirkung:	Die Mohnkapseln wurden einst als Beruhigungsmittel bei Husten und Schlaflosigkeit, besonders auch bei Kindern, gebraucht. Diese gefährliche Unsitte hat nicht selten zu tödlichen Vergiftungen geführt. Bei Opium und Morphin handelt es sich um Suchtmittel. Sie unterliegen dem Suchtmittelgesetz.
Geschichtliches:	Schlafmohn wurde in der Pfahlbauzeit, Opium seit dem 3. Jahrhundert v. Chr. und Morphin seit 1804 verwendet.

Papaver somniferum L.

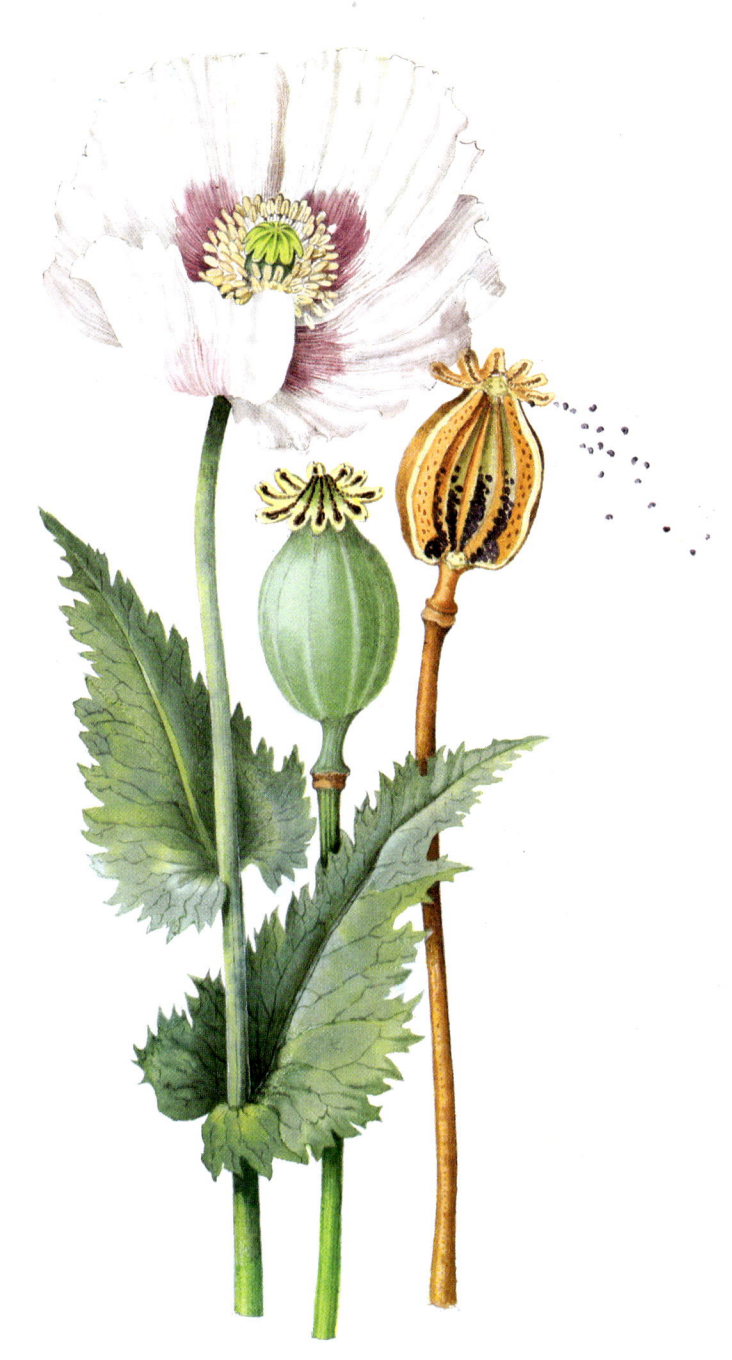

PETERSILIE

Familie:	Doldengewächse (Apiaceae (Umbelliferae))
Name:	Mundartlich heißt die Pflanze Petersiljen, Petersöll, Peiterzilje, Petersillig, Silk, Bittersilche, Peterle, Suppenkraut u. a.
Beschreibung:	Die Petersilie ist zweijährig bis ausdauernd. Im ersten Jahr bildet sie eine grundständige Blattrosette, die im zweiten Jahr einen verzweigten, beblätterten Stengel treibt. Die mehrfach dreizählig geteilten Laubblätter sind oberseits glänzend. Typisch ist der starke Petersiliengeruch; er unterscheidet die Petersilie leicht von der ähnlichen, aber giftigen Hundspetersilie (*Aethusa cynapium* L.), die reinweiß blüht. Die Blütendolden sind langgestielt und bestehen aus 10 bis 20 Strahlen mit Einzeldöldchen. Die unscheinbaren Kronenblätter sind meist grünlichgelb, zuweilen rötlich überlaufen.
Blütezeit:	Juni bis Juli
Vorkommen:	Die bekannte Gewürzpflanze findet man in fast allen Küchengärten, sie wird auch feldmäßig angebaut und verwildert zuweilen.
Verbreitung:	Als Heimat der Petersilie werden das südliche und westliche Mittelmeergebiet angenommen. Angebaut und verwildert, wächst sie in ganz Europa bis Island, Norwegen und Westgrönland, in Nord- und Südamerika, Westindien, Südafrika, Indien, Japan und Australien.
Sammelgut:	Wurzel (Radix Petroselini), Früchte (Fructus Petroselini)
Sammelzeit:	Wurzeln März bis April, Früchte August bis September
Sammelvorschrift:	Die Wurzel wird ausgegraben, gewaschen, längs gespalten und bei Temperaturen bis zu 40°C getrocknet. Sie hat einen eigenartig aromatischen Geruch und einen anfangs süßlichen, später bitteren Geschmack. Zur Gewinnung der Früchte werden die Dolden kurz vor der Reife abgeschnitten, gebündelt und zum Nachreifen aufgehängt. Sie riechen würzig und schmecken würzig brennend.
Inhaltsstoffe:	Die Petersilienwurzeln enthalten etwa 0,2%, die Früchte 2 bis 6% ätherisches Öl mit Apiol und Myristicin oder Allyltetramethoxybenzol als Hauptbestandteil.
Anwendung:	Die Drogen wirken harntreibend, Apiol wirkt erregend auf die Gebärmutter. Seltener werden die Drogen als Magenmittel, bei Blähungen oder Menstruationsbeschwerden gebraucht. Früher wurden die zerstoßenen Früchte gegen Kopfläuse und Krätzemilben verwendet.
Nebenwirkungen:	Vergiftungen durch die Pflanze sind nicht bekannt. Das aus den Früchten isolierte ätherische Öl übt eine starke Reizwirkung auf den Darm aus; reines Apiol verursacht Abort, schädigt die Nieren, die Leber und das Herz, wenn es überdosiert wird.
Geschichtliches:	Hippokrates und Dioskurides erwähnen die Petersilie und ihre Wirkungen in ihren Schriften. Karl der Große verfügte ihren Anbau. Auch im Mittelalter wurde die Pflanze als Heilmittel gebraucht. Das Petersilienöl hat man erstmals im 15. Jahrhundert durch Wasserdampfdestillation gewonnen.

Petroselinum crispum (Mill.) A. W. HILL

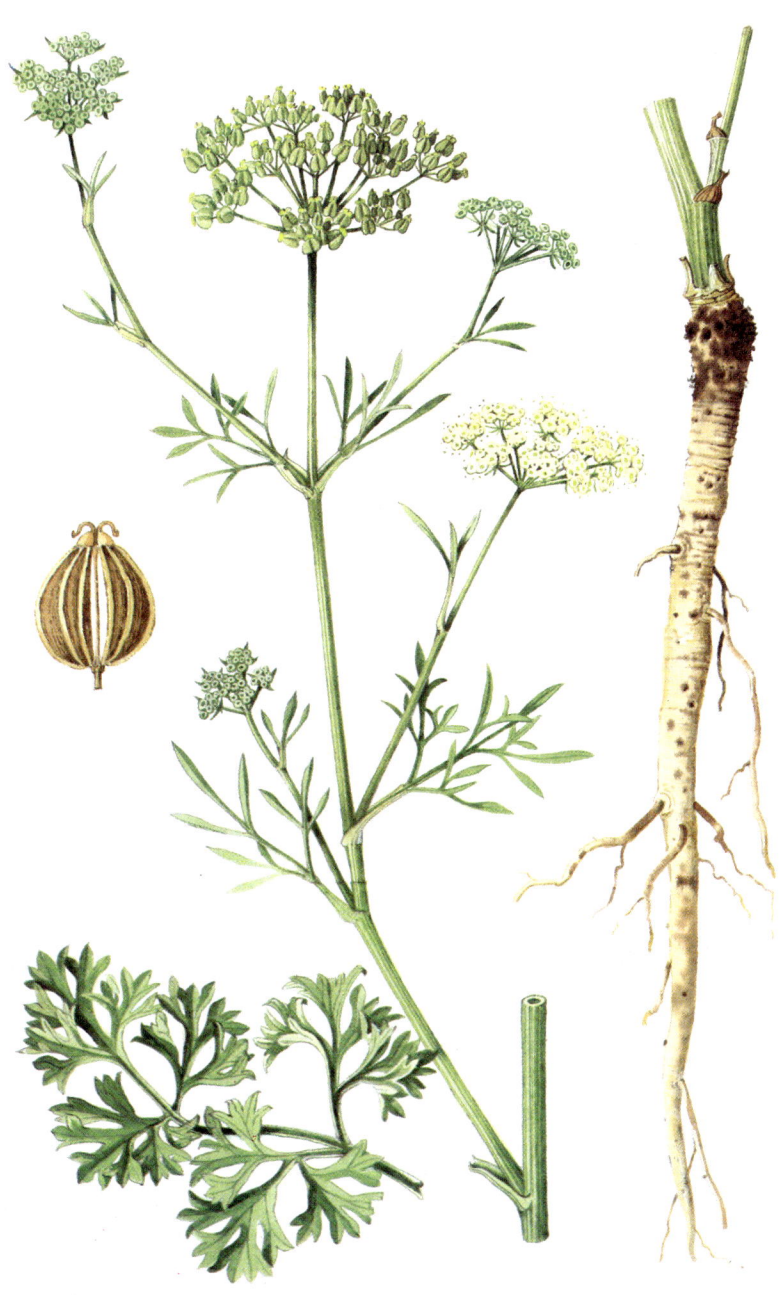

MEISTERWURZ

Familie:	Doldengewächse (Apiaceae (Umbelliferae))
Name:	Da der Pflanze meisterliche Heilkräfte zugeschrieben wurden, erhielt sie den Namen Meisterwurz.
Beschreibung:	Die Meisterwurz überdauert mit knolliger bis kreiselförmiger Wurzel, die meist kurze, unterirdische Ausläufer treibt. Die im Frühjahr milchende Wurzel besitzt zahlreiche Fasern und sieht äußerlich braun und innerlich weiß aus. Sie treibt einen meist einfachen oder nur wenig verästelten, feingerieften, rührigen Stengel, der selten über 60 cm hoch wird. Die Laubblätter haben im unteren Teil der Pflanze einfach bis doppelt dreiteilige Blätter, d. h., die gestielten 3 Abschnitte des Blattes sind meist nochmals drei- oder auch zweiteilig. Die aus 40 bis 50 Döldchen gebildeten weißen Dolden sind gipfel- und blattwinkelständig. Die wie bei allen Doldenblütlern fünfzähligen Blüten haben weiße oder rötliche, kleine Kronenblätter. Aus dem Fruchtknoten geht eine gelblichweiße Spaltfrucht hervor. Die ganze Pflanze riecht stark würzig.
Blütezeit:	Juli bis August
Vorkommen:	Die Meisterwurz ist auf Gebirgswiesen, in Kar- und Hochstaudenfluren, auf feuchten Schutthalden und an Bachufern in den Alpen und Voralpen von 1400 bis 2700 m häufig anzutreffen, aber auch ab und zu in den Mittelgebirgen und im Flachland, wo sie aus ehemaligen Kulturen verwilderte.
Verbreitung:	Das ursprüngliche Verbreitungsgebiet sind die Pyrenäen und Alpen.
Sammelgut:	Wurzelstock (Rhizoma Imperatoriae)
Sammelzeit:	März bis April und September bis Oktober
Sammelvorschrift:	Die ausgegrabenen Wurzelstöcke werden von den seitlichen Ausläufern und allen Erdresten befreit und zum Trocknen ausgelegt oder auf Leinen gereiht. Dickere Stöcke werden längs gespalten. Die Droge hat einen aromatischen Geruch, schmeckt beißend mit einem würzig-aromatischen Beigeschmack; sie verursacht vermehrten Speichelfluß.
Inhaltsstoffe:	Die Meisterwurz enthält 0,2 bis 1,4% ätherisches Öl, Gerbstoff, Harz und Cumarinderivate, unter anderem Ostruthin, Imperatorin und Peucedanin.
Anwendung:	Die Droge wird nicht mehr verordnet. Früher verwendete man sie in erster Linie bei Appetitlosigkeit, Magenverstimmung und Verdauungsstörungen sowie als Zusatz zu Bitterschnäpsen. Diese Wirkungen werden durch ihren Gehalt an ätherischem Öl und bittern Cumarinderivaten erklärt. Mitunter wurde die Meisterwurz auch als harntreibendes Mittel, gegen Gicht und Rheuma benutzt.
Nebenwirkungen:	Die Cumarinderivate sind für Fische giftig; in Ausnahmefällen kann es durch die Meisterwurz zu einer »Wiesendermatitis« kommen.
Geschichtliches:	Die Meisterwurz wird mit Sicherheit seit dem 16. Jahrhundert als Arzneidroge benutzt. Sie wurde zeitweilig als Allheilmittel verordnet und im Mittelalter als eines der vornehmsten Kräuter bezeichnet.

Peucedanum ostruthium (L.) Koch

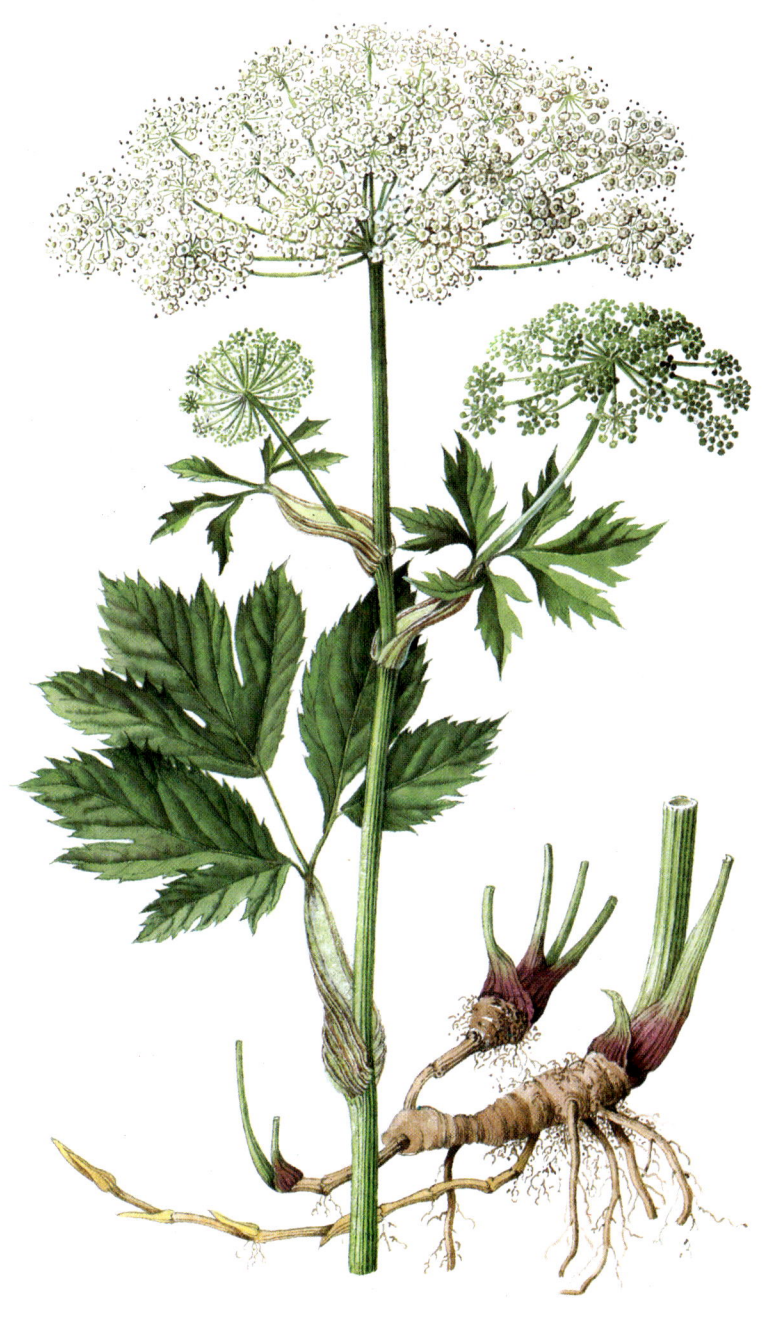

GARTENBOHNE

Familie:	Schmetterlingsblütengewächse (Fabaceae (Papilionaceae))
Name:	Es gibt viele Bezeichnungen für diese Pflanze, wie Welsch Bohnen, Witte Bohn, Bräckbohnen, Türksche Erbsen, Fäsölchen, Fisolen.
Beschreibung:	Bei der Keimung heben sich die ergrünenden 2 Keimblätter über den Boden. Der dünne Pflanzenstengel ist bei den Stangenbohnen 1 bis 3 cm lang und bei den Buschbohnen aufrecht und 30 bis 50 cm hoch. Die Laubblätter sind langgestielt. Die aufrechten Blütenstände tragen paarweise gegenständige, ziemlich langgestielte Blüten in den Achseln der Tragblätter. Die Krone kann gelblich- bis grünweiß, rosa, rot oder violett sein. Die hängenden, geraden oder gebogenen, meist grünlichen, aber auch gelblichweißen bis purpurvioletten Hülsen werden meist 10 bis 20 cm lang und sind um die bis zu 8 Bohnensamen von sehr wechselnder Farbe und Größe knotig angeschwollen.
Blütezeit:	Juni bis September
Vorkommen:	Die Bohne wird in Gärten und feldmäßig angebaut.
Verbreitung:	Das Ursprungsland der Bohne ist wahrscheinlich das Bergland Mittelamerikas. Heute ist sie überall verbreitet.
Sammelgut:	Fruchtschalen (Fructus Phaseoli sine Semine)
Sammelzeit:	August bis Oktober
Sammelvorschrift:	Die reifen Fruchtschalen ohne die Samen bilden die Droge, die bei der Bohnenernte anfällt, wobei fleckige oder mit Pilzen behaftete Schalen auszusondern sind. Die Schalen werden erst an der Luft und danach bei 30 bis 50°C getrocknet. Die Droge muß innen ein weißes und glänzendes Aussehen haben. Sie ist geruchlos und hat einen schwach schleimigen Geschmack.
Inhaltsstoffe:	Die Bohnenschalen enthalten das Betain Trigonellin, biogene Amine, unter anderem Asparagin und Cholin, zahlreiche Aminosäuren, unter anderem Arginin, Tyrosin, Leucin, Lysin und Tryptophan, weiterhin Glucokinine, Spuren eines Blausäureglykosids, Kieselsäure, Vitamin C und bis zu 50% Hemizellulosen. Besonders die Samen, aber auch unreife Fruchtschalen, enthalten das Toxalbumin Phasin, das erst durch 15 Minuten langes Kochen zerstört wird.
Anwendung:	Die Droge besitzt harntreibende Wirkung und wurde besonders bei Nieren- und Herzkrankheiten, bei Gicht und Rheuma verwendet. Weiterhin hat sie eine geringe blutzuckersenkende Wirkung weshalb man sie bei leichten Erkrankungen an Diabetes mellitus als unterstützendes Mittel zur Diät gibt. Man weiß nicht, welche Inhaltsstoffe diese Wirkung, die aber nicht insulinähnlich ist, verursachen.
Nebenwirkungen:	Bei empfindlichen Menschen können frische Bohnen Hautentzündung hervorrufen; sie tritt in Konservenfabriken auf und wird als »Bohnenkrätze« bezeichnet.
Geschichtliches:	Die Gartenbohne stammt aus Amerika. Bis zum 16. Jahrhundert war die Pflanze in Mitteleuropa nur spärlich verbreitet. Bei der von Hippokrates als »Dolichos« beschriebenen und auch von Theophrast erwähnten Pflanze handelt es sich nicht um die Gartenbohne, sondern um eine ähnliche, im Mittelmeerraum vorkommende Pflanze.

Phaseolus vulgaris L.

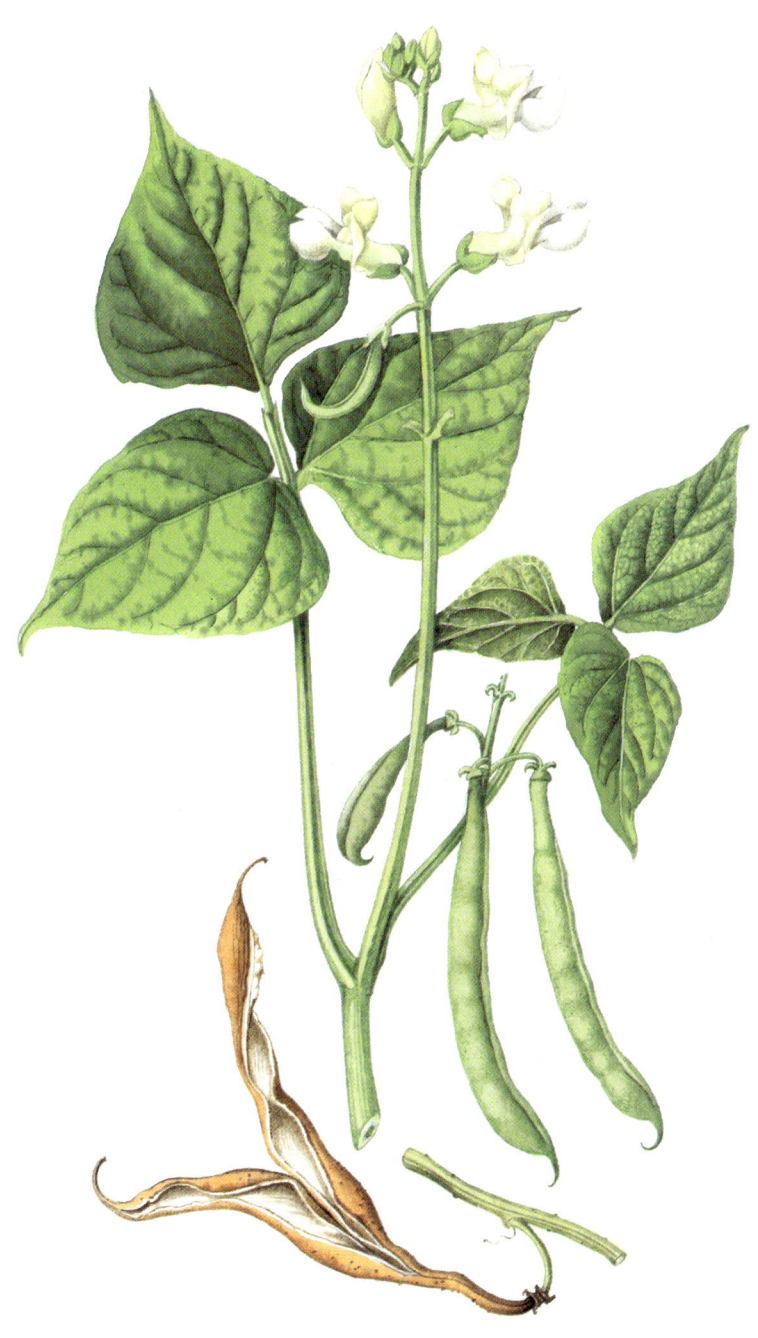

GEMEINE FICHTE

Familie:	Kieferngewächse (Pinaceae)
Name:	Im Unterschied zur Weißtanne wird die Fichte auch Rot- oder Schwarztanne genannt, in einigen Gegenden auch Dann und Dannebom.
Beschreibung:	Der im Stammdurchmesser bis zu 2 m starke Baum erreicht bei uns meist 25 bis 30 m Höhe. Sein gerader Stamm ist regelmäßig verzweigt, verjüngt sich nach oben und hat eine spitze Krone. Die Rinde ist in der Jugend glatt, im Alter blättert sie in dünnen Schuppen ab. Die meist quirligen Äste stehen horizontal ab oder hängen etwas. Die Fichte ist ein Flachwurzler. Die Blätter (Nadeln) sind meist auf der Unterseite gescheitelt. Die männlichen Blüten richten sich beim Aufblühen empor und sind dann rotgelb, der weißliche Zapfen, ein Blütenstand, steht zur Blütezeit aufrecht und ist purpurrot. Der später hängende, reife, braune Zapfen fällt ganz ab. Die Samen haben einen hellbraunen Flügel, mit dem sie weit fortgetragen werden.
Blütezeit:	Mai
Vorkommen:	Die Fichte bildet entweder allein oder im Mischwald ausgedehnte Bestände.
Verbreitung:	In Europa gedeiht die Gemeine Fichte noch bis zu fast 70° nördlicher Breite. Östlich reicht sie bis zur Wolga, südlich bis zu den Gebirgen des Balkans, westlich bis in die Berge des östlichen und zentralen Frankreichs und in die Pyrenäen.
Verwendung als Heilmittel:	Aus der Gemeinen Fichte *(Picea abies)*, der Seestrandkiefer *(Pinus pinaster)* sowie verwandten Nadelhölzern gewinnt man die Droge Resina Pini, die aus an der Luft hart gewordenen Rückständen bei der Harzgewinnung besteht.
Gewinnung:	Man scharrt die Harzrückstände von den Bäumen. Darum wird dieses Harz auch Scharrharz genannt. Das Sammelgut wird geschmolzen und gereinigt, wofür mehrere Verfahren zur Anwendung kommen. Dem deutschen Scharrharz entspricht in England das Gum Thus; in Amerika heißt es Sarape, während es in Frankreich Galipot oder Barras genannt wird; bei dem Letztgenannten handelt es sich um vom Erdboden aufgelesene Stücke. Die Droge besteht aus gelblichen, durchscheinenden Stücken, die sehr spröde sind und sich klebrig anfassen. Sie riechen angenehm harzig und schmecken scharf aromatisch und bitter.
Inhaltsstoffe:	Das Harz besteht hauptsächlich aus Abietinsäure und Pimarsäure sowie ätherischem Öl.
Anwendung:	Die Droge kann zur Herstellung von hautreizenden Pflastern und Salben dienen. Das Harz wird auch in der Technik zur Produktion von Kitten u. a. verwendet.
Nebenwirkungen	Es sind keine Nebenwirkungen bekannt.
Geschichtliches:	Ober die Verwendung der Droge in früheren Zeiten weiß man nichts. Die Fichtennadeln werden jedoch in der Volksmedizin schon länger bei Erkrankungen der Atmungsorgane und als Badezusatz benutzt.

Picea abies (L.) Karsten

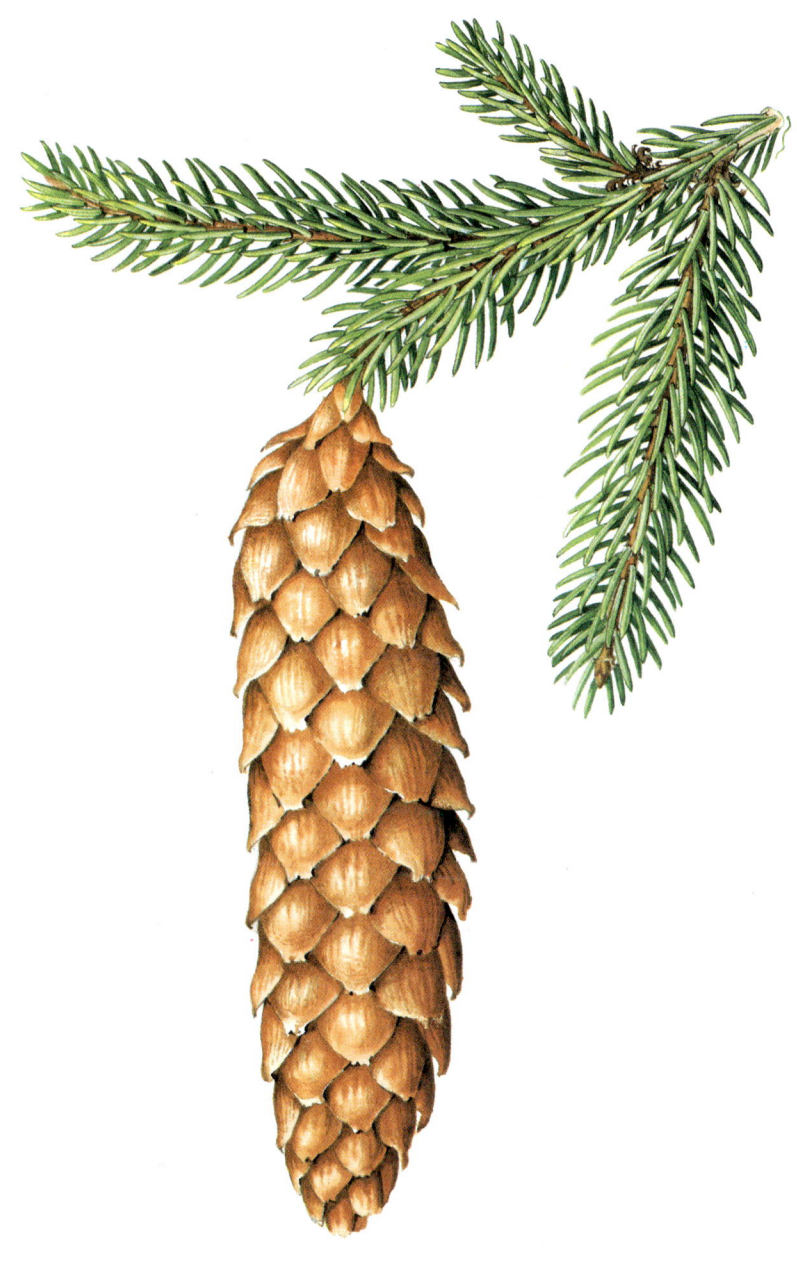

ANIS

Familie:	Doldengewächse (Apiaceae (Umbelliferae))
Name:	Das Wort Anis ist eine Verdeutschung des lateinischen anisum.
Beschreibung:	Die einjährige Pflanze hat eine spindelförmige, dünne Wurzel. Der gerillte Stengel kann bis zu 50 cm hoch werden, er steht aufrecht und verästelt sich oberwärts. Die ganze Pflanze hat den bekannten Anisgeruch. Die unteren Laubblätter sind langgestielt, die oberen sitzen z. T. direkt auf der schmalen Scheide. Die Blüten stehen endständig an den Haupt- und Seitensprossen in ziemlich lockeren Dolden mit etwa 7 bis 15 Hauptstrahlen. Ein Kelch ist nicht mehr erkennbar. Die weißen Kronenblätter haben einen lang eingeschlagenen Zipfel. Die zweisamige Spaltfrucht ist eiförmig-länglich und bei der Reife graubräunlich. Die Teilfrüchte trennen sich erst spät und sind schwer voneinander lösbar.
Blütezeit:	Juli bis August
Vorkommen:	Da die Anispflanze an Boden und Klima hohe Ansprüche stellt, wird sie bei uns nur selten als Gewürz- und Arzneipflanze angebaut und kann gelegentlich, aber nur vorübergehend, verwildern.
Verbreitung:	Der Anis stammt wahrscheinlich aus dem Orient und wird vor allem in Spanien, Italien und Rußland angebaut.
Sammelgut:	Früchte (Fructus Anisi)
Sammelzeit:	Juli bis September
Sammelvorschrift:	Bei beginnender Fruchtreife schneidet man das Kraut ab und drischt es aus. Dabei fallen die Früchte leicht heraus. Die Droge hat einen würzigen Geruch und einen eigenartigen, angenehm gewürzhaften, süßlichen Geschmack.
Inhaltsstoffe:	Die Anisfrüchte enthalten 2 bis 6% ätherisches Öl, Oleum Anisi, das bis zu 90% aus Anethol besteht.
Anwendung:	Die Droge hat wegen ihres Gehaltes an ätherischem Öl krampflösende, blähungstreibende und auswurffördernde Eigenschaften. Ferner werden der Droge milchflußfördernde, aber auch östrogene Wirkungen zugeschrieben. Letztere Wirkung wird auf das Dianethol, das besonders in Anislikören (z. B. Boonekamp) vorkommt und synthetischem Östrogen ähnelt, zurückgeführt. Durch Anregung der Verdauungsdrüsen und der Peristaltik des Magens wirkt die Droge appetitanregend und verdauungsfördernd. Ihre auswurffördernde Wirkung bei Husten ist auf den günstigen Einfluß des ätherischen Öles auf das Flimmerepithel der Bronchien zurückzuführen. Weiterhin dient die Droge als Gewürz, das ätherische Öl zur Gewinnung des Anethols und äußerlich gegen Kopfläuse und Krätzemilben.
Nebenwirkungen	Bei Verwendung der Früchte sind keine Nebenwirkungen zu befürchten.
Geschichtliches:	Schon die Ägypter verwendeten die Anisfrüchte als Gewürz. Dioskurides und Plinius berichten über die Heilkräfte der Droge. Karl der Große erwähnt sie in seinem »Capitulare«. Im 16. Jahrhundert gab es in Mitteleuropa schon ausgedehnte Kulturen der Pflanze. Zur gleichen Zeit wird auch das ätherische Öl erstmalig erwähnt.

Pimpinella anisum L.

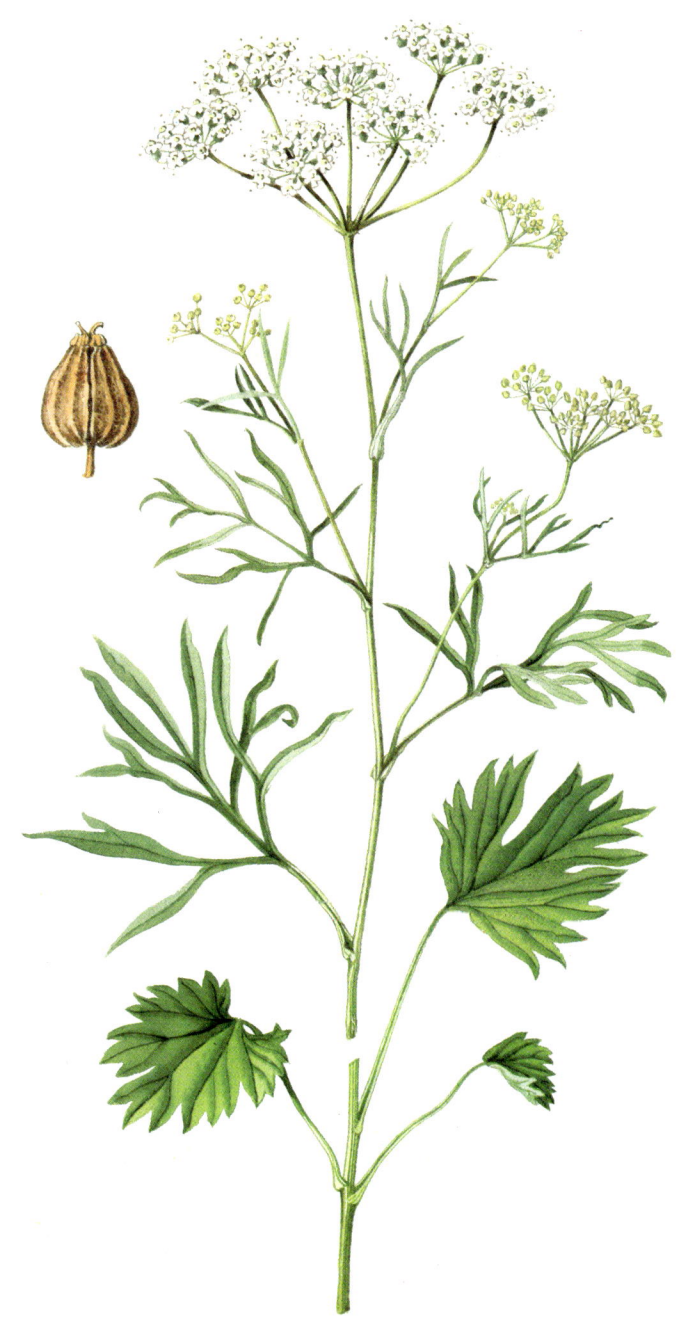

KLEINE PIMPINELLE

Familie:	Doldengewächse (Apiaceae (Umbelliferae))
Name:	Die Pimpinelle wird auch Pimpernell, Bibernell, Bibinelle, Steinbibernell, Steinpeterlein, Pfefferwurz u. a. genannt.
Beschreibung:	Die Pflanze überdauert mit spindliger bis walziger, wenig ästiger Wurzel, die einen weißen Milchsaft führt. Sie hat einen scharfen, bockartigen Geruch. Der schlanke, röhrige Stengel wird etwa 15 bis 75 cm hoch und ist meist nur wenig verzweigt. An der Basis ist er mit gut ausgebildeten langgestielten Laubblättern besetzt. Weiter oben sind die Blätter immer kürzer gestielt. Die endständigen, kleinen, aus etwa 6 bis 15 Döldchen zusammengesetzten, hüllenlosen Dolden hängen zuerst und richten sich nach dem Blühen auf. Die außen behaarten 5 Kronenblätter sind meist weiß oder gelblichweiß, seltener rosa bis purpurn. Durch Einbiegen der langen, spitzen Endspitze haben sie umgekehrt herzförmige Gestalt.
Blütezeit:	Juli bis September
Vorkommen:	Die Pimpinelle kommt auf allen Bodenarten vor, besonders auf Kalkboden vom nördlichen Landrücken bis ins Alpenland. Man findet sie auf trockenen, mageren Wiesen, Heiden, Brachland und zuweilen auf Äckern. Sie ist auch eine Zierpflanze in Gärten.
Verbreitung:	Das Verbreitungsgebiet der Pflanze erstreckt sich über fast ganz Europa bis Westsibirien. In Nordamerika wurde sie eingeschleppt.
Sammelgut:	Wurzel (Radix Pimpinellae)
Sammelzeit:	März bis April und September bis Oktober
Sammelvorschrift:	Die Wurzeln werden vorsichtig ausgegraben, durch Beklopfen von den anhaftenden Erdresten befreit und dann mit Wasser kräftig nachgewaschen; sie dürfen aber nicht längere Zeit im Wasser liegen. Dann werden sie auf Schnüre gereiht und bei künstlicher Wärme (bis zu 40°C) getrocknet. Die Droge riecht würzig und hat einen würzigen Geschmack mit einem scharfen, beißenden Nachgeschmack.
Inhaltsstoffe:	Die Droge Radix Pimpinellae, die aus den Wurzeln von *Pimpinella saxifraga* und *P. magna* besteht, enthält bis zu 0,4% ätherisches Öl, ferner Cumarinderivate, unter anderem Pimpinellin, Isopimpinellin, Bergapten, Isobergapten, Umbelliferon, Sphondin und Peucedanin, weiterhin Saponine, Gerbstoff, Harz und Gummi.
Anwendung:	Die Pimpinellawurzel wirkt schleimlösend und findet bei Erkrankungen der Mundhöhle und des Rachens Anwendung. Außer als Gurgelmittel wird sie mitunter auch als Magenmittel, in der Volksheilkunde auch als harntreibendes und menstruationsförderndes Mittel, bei Darmkatarrh sowie bei schlecht heilenden Wunden gebraucht.
Nebenwirkungen:	Es sind keine Nebenwirkungen der Droge bekannt.
Geschichtliches:	In der Antike scheint die Pimpinelle nicht bekannt gewesen zu sein. Sichere Angaben über ihre Verwendung findet man erst im 8. Jahrhundert. Seit dem 16. Jahrhundert gehört sie ständig zum Arzneischatz. Die Wurzel diente zeitweise auch als Pestmittel.

Pimpinella saxifraga L.

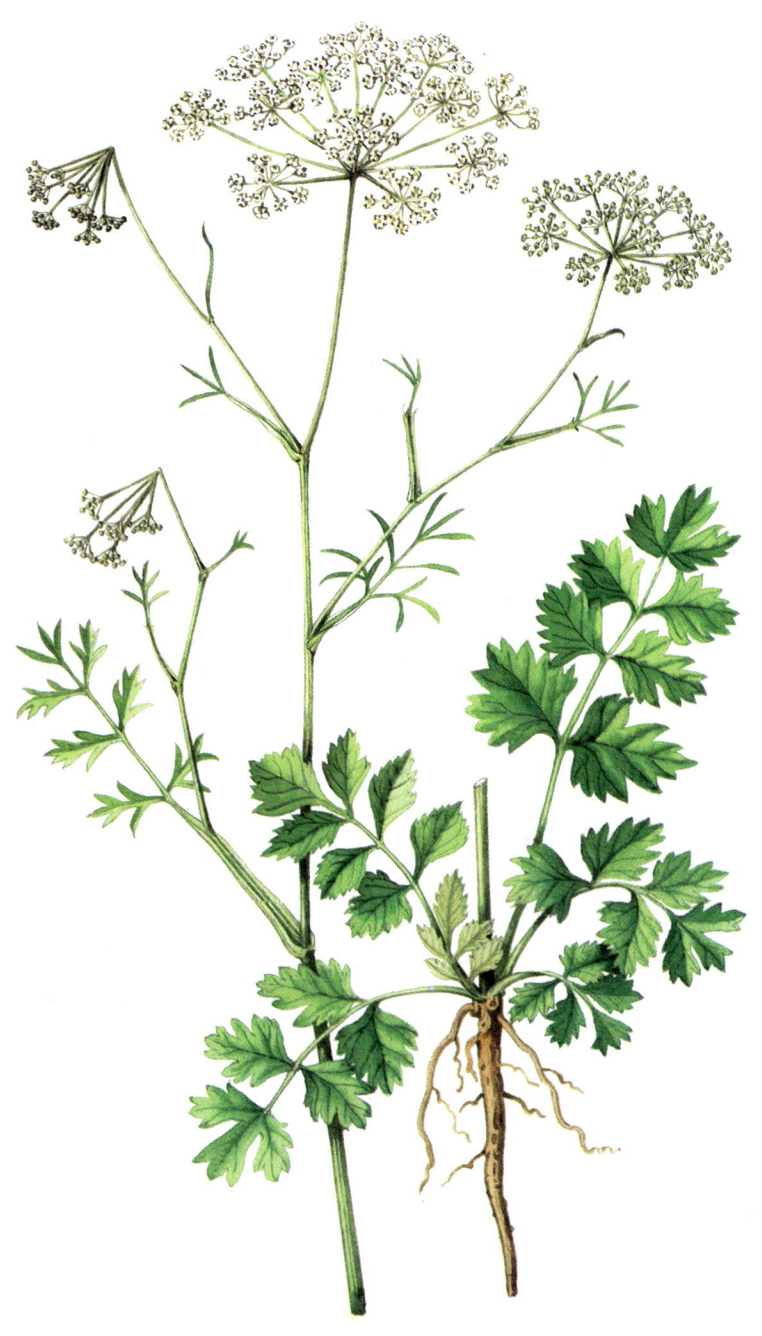

WALDKIEFER · BERGKIEFER

Familie:	Kieferngewächse (Pinaceae)
Name:	Im Wort Kiefer ist das mittelhochdeutsche kien (Kienspan) enthalten. Die Bergkiefer ist auch als Latsche oder Kniekiefer bekannt.
Beschreibung:	Die Waldkiefer kann je nach Standort, Boden und Klima 20 bis 40 m hoch werden. Die Rinde ist im unteren Teil der hoch entästeten Stämme dunkelbraun bis schwarz und borkig, im oberen Teil und an den Ästen fuchsrot. Stets stehen zwei blaugrüne Nadeln zusammen. Die zahlreichen männlichen Blüten sind schwefelgelb, die weiblichen werden zu verbalzten Zapfen, deren Samen beflügelt sind. Man unterscheidet zahlreiche Varietäten der Kiefer.
Blütezeit:	Waldkiefer Mai, Bergkiefer Juni bis Juli
Vorkommen:	Die Waldkiefer ist besonders auf Sandboden häufig. Die Bergkiefer bildet in den Alpen oft ausgedehnte Bestände, sie wächst auch auf Hochmooren und auf den Gipfeln der Mittelgebirge.
Verbreitung:	Die Waldkiefer ist fast in ganz Europa und Sibirien, im Norden bis zu 70° nördlicher Breite zu finden.
Verwendung als Heilmittel:	Aus den Kiefernarten gewinnt man das bei der Verwundung der Stämme als dickflüssiger Harzsaft austretende Terpentin (Terebinthina), das aufgefangen und gereinigt wird. Durch Wasserdampfdestillation erhält man daraus 20 bis 25% Terpentinöl (Oleum Terebinthinae) und 65 bis 70% Kolophonium (Colophonium) als Destillationsrückstand. Auch die im April bis Mai gesammelten jungen Sprosse (Turiones Pini) und das aus den Nadeln und Zweigspitzen durch Wasserdampfdestillation gewonnene Kiefernnadelöl (Oleum Pini silvestris) sowie das aus der Bergkiefer gewonnene Latschenkiefernöl (Oleum Pini pumilionis) werden medizinisch verwendet. Ebenfalls gebraucht man den durch trockene Destillation des Holzes verschiedener Kiefernarten gewonnenen Holzteer (Pix liquida).
Inhaltsstoffe:	Terpentin enthält Resinolsäuren, Terpene und Resene, riecht balsamisch und schmeckt bitter. Terpentinöl, das einen harzigen Geruch und einen scharfen Geschmack hat, besteht fast ausschließlich aus Pinen; das Harz Kolophonium dagegen aus Harzsäuren. Die Kiefernsprosse enthalten ätherisches Öl mit Pinen, Cadinen und Sylvestren, Bitterstoff, Gerbstoff und Harz. Auch das Latschenkiefernöl enthält Pinen, Cadinen und Sylvestren sowie Phellandren. Im Holzteer sind Benzol, Toluol, Phenol, Kresol und Brenzkatechin enthalten.
Anwendung:	Die Kiefernsprosse wie das Terpentinöl wirken harntreibend, werden aber wegen ihrer starken nierenreizenden Wirkung nur noch äußerlich verwendet. Sprosse und Kiefernnadelöl dienen zu Inhalationen; zu Einreibungen werden Kiefernnadelöl und Latschenkiefernöl benutzt. Terpentinöl und Kolophonium gebraucht man als hautreizende Pflaster und Salben, Holzteer bei Hautkrankheiten.
Nebenwirkungen:	Bei Verwendung der Drogen in therapeutischen Dosen sind keine Nebenwirkungen zu befürchten. Etwa 60 ml Terpentinöl können bei innerlicher Anwendung tödlich wirken.
Geschichtliches:	Einige der Drogen, wie Kolophonium und Terpentin, wurden bereits in der Medizin der Antike verwendet.

Pinus sylvestris L. · Pinus mugo Turra

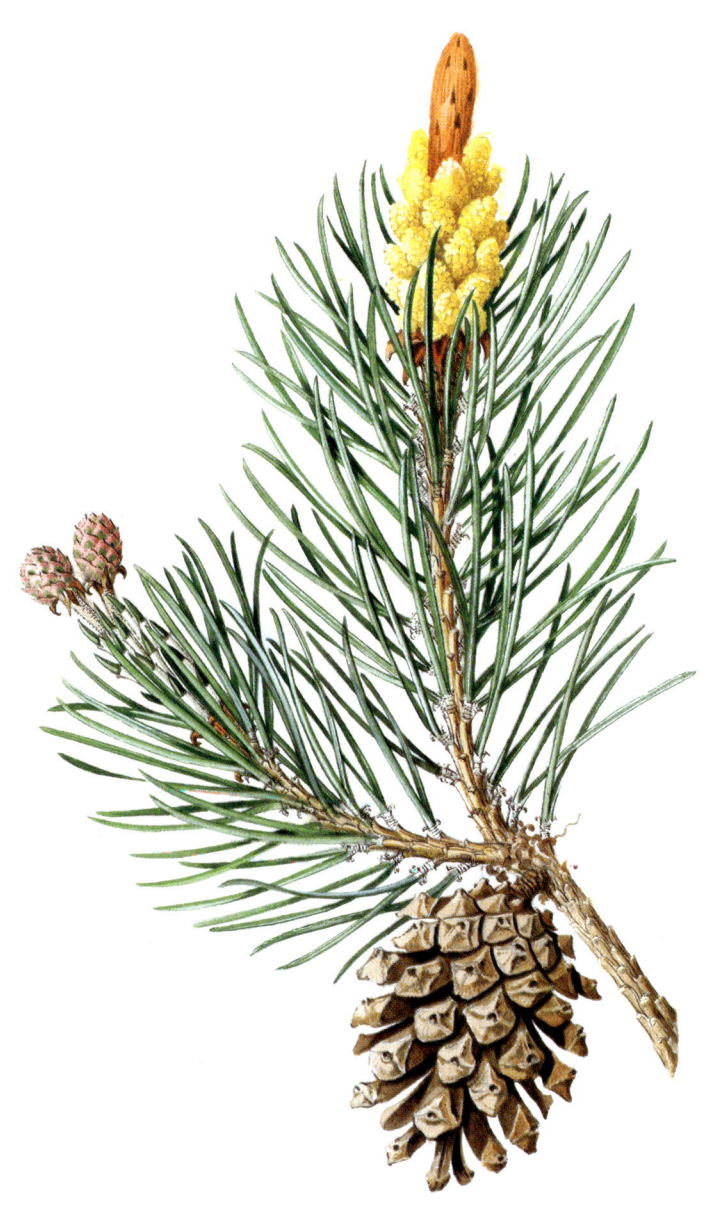

SPITZWEGERICH

Familie:	Wegerichgewächse (Plantaginaceae)
Name:	Wegen ihrer sichtbaren Blattrippen heißt die Pflanze im Volksmund auch Siebenrippe oder Aderblatt.
Beschreibung:	Der ausdauernde Spitzwegerich hat einen kurzen, mit zahlreichen Faserwurzeln besetzten Wurzelstock. Die lanzettlichen, bis zu 30 cm langen Blätter stehen in einer grundständigen Rosette. Der fünffurchige blattlose Stiel des ährigen Blütenstandes ist ein konstantes Merkmal, während Blätter und Blütenstände in Form und Größe sehr variieren. An der dichten kugligen oder kurzwalzigen Blütenähre steht jede Einzelblüte in einem trockenhäutigen Tragblättchen. Zuerst blühen stets die untersten Blüten jeder Ähre auf, indem sich der Griffel zunächst herausschiebt und befruchtungsfähig wird. Die weißen bis bräunlichen 4 Kronenblättchen sind zu einer Röhre verwachsen, aus der zur Blütezeit 4 Staubblätter weit heraushängen. Die 2 kleine Samen enthaltenden Früchte sind winzige Deckkapseln.
Blütezeit:	Mai bis September
Vorkommen:	Der Spitzwegerich ist auf Wiesen und Weiden, an Wald- und Wegrändern und auf Äckern zu finden, jedoch bevorzugt er trockenere Standorte als der Breitwegerich. Er wird auch angebaut.
Verbreitung:	Der Spitzwegerich ist in ganz Europa sowie in Nord- und Mittelasien häufig; in Nordafrika, Nord- und Südamerika, Australien und Neuseeland wurde er durch den Menschen eingeschleppt.
Sammelgut:	Kraut (Herba Plantaginis lanceolatae)
Sammelzeit:	Mai bis Juni
Sammelvorschrift:	Das Sammelgut muß schnell bei 50 bis 60°C getrocknet werden, um eine Hydrolyse des Aucubins durch ein in der Pflanze enthaltenes Enzym zu verhindern; schwarzbräunlich verfärbtes Kraut ist nicht mehr wirksam. Die Droge ist geruchlos und hat einen herben, leicht salzigen und bitteren Geschmack.
Inhaltsstoffe:	Wichtigster Inhaltsstoff des Spitzwegerichs ist das Glykosid Aucubin; weiterhin enthält die Droge unter anderem Gerbstoffe, Schleim, Kieselsäure und Vitamin C.
Anwendung:	Die Droge besitzt antibakterielle Eigenschaften. Diese werden dem Aglykon des Aucubins, dem Aucubigenin, das durch in der Pflanze enthaltene β-Glucosidasen freigesetzt wird, zugeschrieben. Aucubin wie auch die schwarzbraunen Polymerisate des Aucubigenins sind wirkungslos. Die Droge wird als einhüllendes und schleimlösendes Mittel bei Infektionen der oberen Luftwege und des Harnapparates verordnet sowie wegen ihres Gerbstoffgehaltes bei Magen- und Darmerkrankungen verwendet. Wegen ihrer die Blutgerinnung fördernden Eigenschaften wurde sie auch zur Wundbehandlung gebraucht.
Nebenwirkungen:	Es sind keinerlei Nebenwirkungen bekannt.
Geschichtliches:	Der Spitzwegerich ist eine alte Heilpflanze, die schon von Dioskurides eingehend beschrieben wurde. Man hat ihn innerlich und äußerlich verwendet. Von Hieronymus Bock wurden die Wegericharten als brauchbarste aller Kräuter bezeichnet und bei vielen Leiden angewendet.

Plantago lanceolata L.

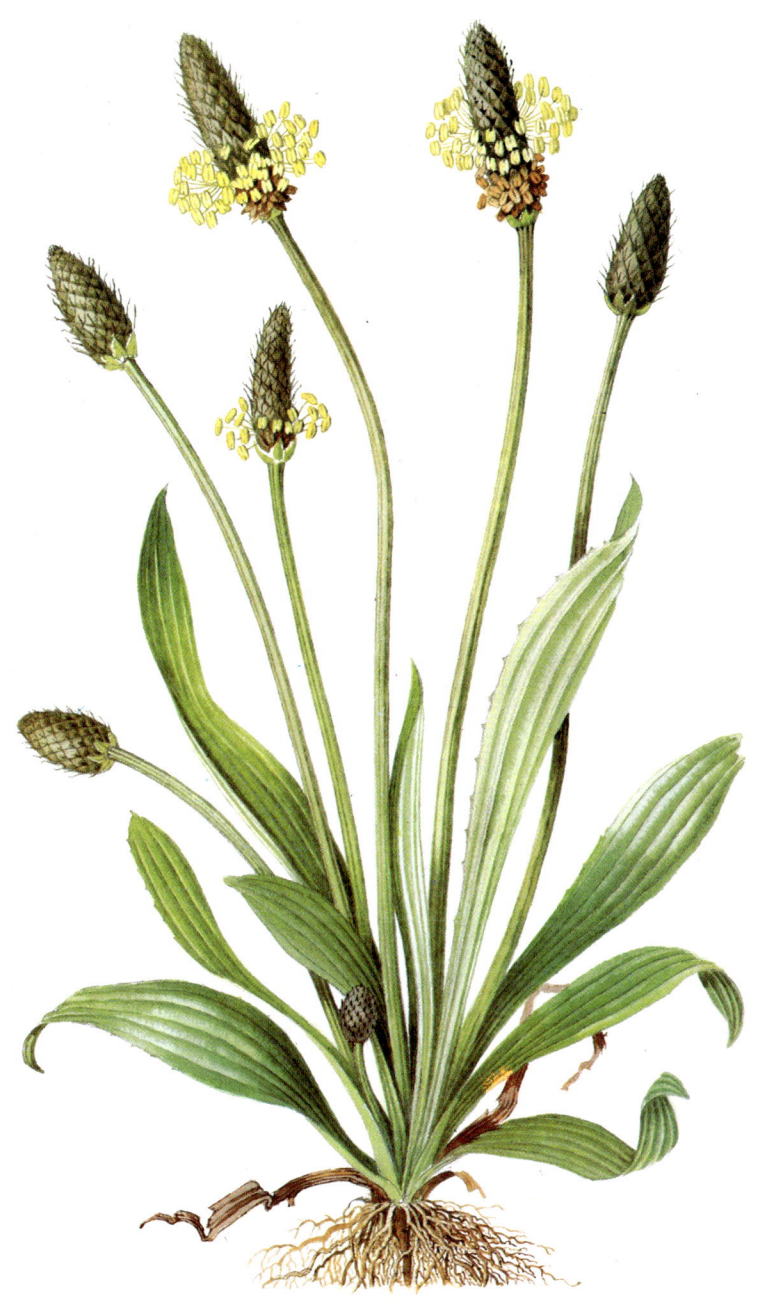

BREITWEGERICH

Familie:	Wegerichgewächse (Plantaginaceae)
Name:	Diese Pflanze wird wegen ihrer großen Blätter Breit- oder Großer Wegerich genannt. Im Volksmund heißt sie Wegebreit, Wegeblatt, Wegtritt, Wegetrene, Rippenblatt, Saurüssel, Mausöhrle, Ackerkraut, Würstla.
Beschreibung:	Der Breitwegerich ist meist mehrjährig und überwintert mit kurzem, langfasrigem Wurzelstock. Die fünf- bis siebennervigen Blätter stehen alle in einer grundständigen, dem Boden aufliegenden Rosette. Jede Pflanze treibt lange, aufrechte oder aufsteigende Blütenschäfte, an denen die Blüten dicht gedrängt in walzigen Ähren stehen. Aus den kleinen, gelblichgrünen Blüten hängen die gelben Staubbeutel zur Windbestäubung auffällig weit heraus. Schon lange vor dem Aufblühen ragen die Griffel aus der Blüte, so daß Selbstbestäubung verhindert wird. Die kleinen Samen werden durch ihre bei Befeuchtung aufquellende, klebrige Außenschicht leicht von Mensch und Tier verbreitet. Der Mittlere Wegerich (*P. media* L.) hat im Unterschied zum Breitwegerich sitzende oder kurzgestielte Blätter und einen Blütenschaft, der viel länger als die Ähre ist.
Blütezeit:	Juni bis Oktober
Vorkommen:	Die Pflanze wächst vor allem an vom Menschen beeinflußten Standorten, so an Straßen und Wegen, auf Dorfplätzen und Viehweiden.
Verbreitung:	Der Breitwegerich wurde von Europa, Nord- und Mittelasien aus über die ganze Erde verschleppt.
Sammelgut:	Kraut (Herba Plantaginis majoris)
Sammelzeit:	Mai bis Juli
Sammelvorschrift:	Das Kraut des Breitwegerichs darf beim Sammeln nicht gedrückt werden und ist sofort bei 50 bis 60°C in dünner Schicht zu trocknen. Schwarzbraun gewordene Teile sind zu entfernen. Die Droge ist nicht mehr offizinell, da der Bedarf durch Spitzwegerich, der einen etwas höheren Gehalt an Aucubin aufweist, gedeckt werden kann. Die Droge ist geruchlos und hat einen bitterlichen, schwach salzigen Geschmack.
Inhaltsstoffe:	Der Breitwegerich enthält wie der Spitzwegerich Aucubin, weiterhin Gerbstoffe sowie 0,2% ätherisches Öl.
Anwendung:	Das Kraut des Breitwegerichs wird wie das von *Plantago lanceolata* verwendet. Früher hat man auch die frischen Blätter zur Heilung von Wunden und Geschwüren gebraucht, da der Saft der Blätter entzündungshemmende, reinigende und epithelisierende Eigenschaften besitzt.
Nebenwirkungen:	Die Droge hat keinerlei Nebenwirkungen.
Geschichtliches:	Die verschiedenen Wegericharten gehören mit zu den ältesten Heilpflanzen. Dioskurides und Celsus rühmten ihre kühlenden, zerteilenden und zusammenziehenden Eigenschaften in der Wundheilung. In der mittelalterlichen Medizin waren die Wegericharten die gebräuchlichsten Heilpflanzen.

Plantago major L.

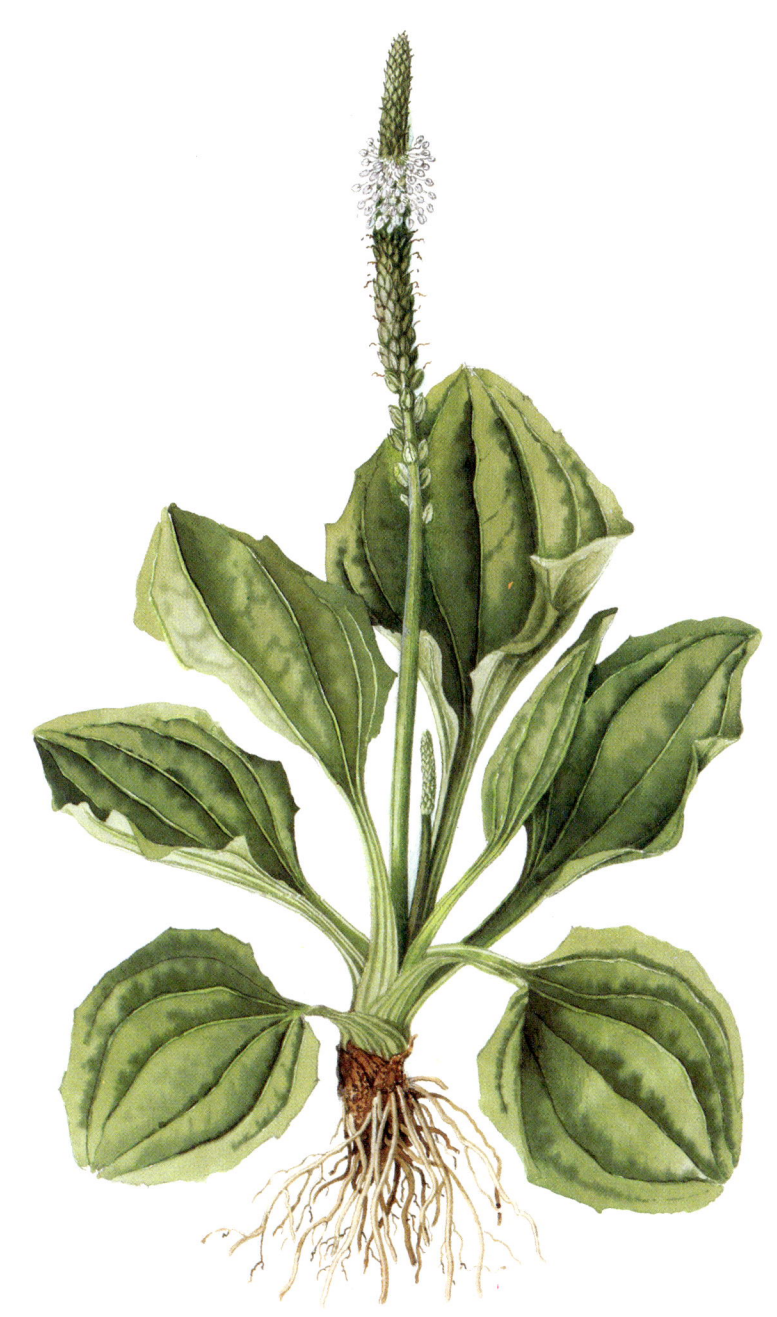

BITTERES KREUZBLÜMCHEN

Familie:	Kreuzblümchengewächse (Polygalaceae)
Name:	Volkstümliche Namen für die Pflanze sind Himmelfahrtsblume, Heiliggeistbleaml, Pilgerblume (weil sie etwa zur Pfingstzeit blüht), Feldsträußl und Schneiderlein.
Beschreibung:	Die ausdauernde, 5 bis 15 cm hohe Pflanze hat eine spindelförmige, starkästige Wurzel, die zahlreiche aufrechte oder aufsteigende Stengel treibt. Die Stengelblätter sind meist in der Mitte am breitesten und spitz. Am Grund hat die Pflanze eine Blattrosette. Die Blätter weisen einen bitteren Geschmack auf. Die Blüten sind in einem pyramidenförmigen, z. T. schwach schopfigen Blütenstand vereinigt und stehen anfangs sehr dicht und später durch Streckung der Achse aufgelockert. Die Farbe der Blüten variiert sehr, sie kann blau, violett, rot oder weiß sein. Die Blütenkrone ist etwa 3 bis 6 mm lang. Sie besteht aus einem 4 bis 6,5 mm langen Flügel und dem Schiffchen, das vor dem etwas gefransten Anhängsel eingeschnürt ist. Die Fruchtkapsel innerhalb des Schiffchens ist bis zu 6 mm lang.
Blütezeit:	Mai bis Juni, häufig nochmals im Herbst
Vorkommen:	Das Bittere Kreuzblümchen kommt auf Felsrasen, Quellfluren und Halbtrockenrasen auf Kalk vor.
Verbreitung:	Das Verbreitungsgebiet des Bitteren Kreuzblümchens ist nur ungenügend bekannt.
Sammelgut:	Kraut (Herba Polygalae amarae)
Sammelzeit:	Mai bis Juni
Sammelvorschrift:	Das Kraut des Bitteren Kreuzblümchens wird während der Blütezeit mit den Wurzeln an trockenen Orten gesammelt. Pflanzen, die auf feuchtem Boden stehen, enthalten kaum Bitterstoffe. Das Sammelgut trocknet man an einem luftigen und schattigen Ort. Die Droge ist geruchlos und schmeckt sehr bitter; schwach bitter schmeckende Teile sind auszusondern.
Inhaltsstoffe:	Die Droge enthält Saponine, Bitterstoffe, das Phenolglykosid Gaultherin, weiterhin Gerbstoffe und Gummi.
Anwendung:	Die Pflanze dient in erster Linie als auswurfförderndes Mittel, wobei außer den Saponinen auch dem Gaultherin und seinem Aglykon eine Wirkung zugeschrieben wird. Wegen ihres Bitterstoffgehaltes wird sie als appetitanregendes Mittel und Magenmittel gebraucht. Der griechische Name *Polygala* bedeutet viel Milch und erklärt ihre Anwendung als milchflußförderndes Mittel; diese Wirkung sollen die Saponine hervorrufen.
Nebenwirkungen:	Es sind keine Nebenwirkungen der Droge bekannt.
Geschichtliches:	Das Bittere Kreuzblümchen wurde erst verhältnismäßig spät in den Arzneischatz eingeführt. Nachdem die wirksamen Eigenschaften der aus der gleichen Familie stammenden Überseedroge Radix Senegae, der Senegawurzel, im 18. Jahrhundert bekannt wurden, schenkte man auch den einheimischen *Polygala*-Arten Aufmerksamkeit.

Polygala amara L.

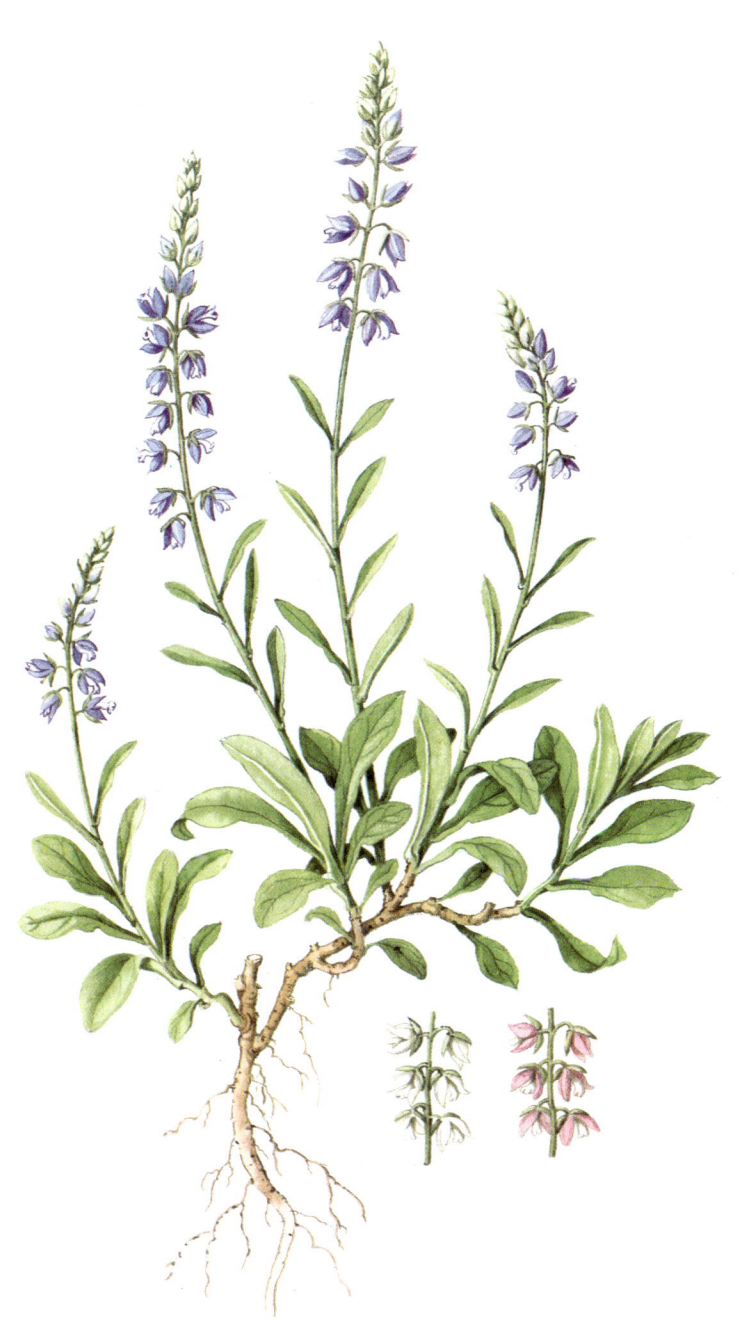

VOGELKNÖTERICH

Familie:	Knöterichgewächse (Polygonaceae)
Name:	Die Pflanze heißt Vogelknöterich, weil der Samen als Vogelfutter dient und sie einen vielknotigen Stengel besitzt. Sie wird auch Swienegras, Säuwase, Saukraut, Weggras, Wegkraut, Unvertritt, Tenngras, Kreienfoot und sogar Wegerich genannt.
Beschreibung:	Der Vogelknöterich ist ein meist niederliegendes, seltener aufsteigendes, bläulichgrünes, z. T. auch purpurrot überlaufenes Kraut. Die oben spindelförmige, unten ästige Wurzel treibt mehrere reichästige, meist nach allen Seiten abgehende, gegliederte Stengel. Diese sind an den Knoten bis zur Spitze mit Blättern besetzt. Die kleinen, 2 bis 3 mm langen, kurzgestielten Blüten bilden blattwinkelständige, zwei- bis fünfblütige Trugdolden. Die grünlichweiße bis rosarote Blütenhülle ist fünfspaltig und hat einen trichterförmigen Grund. Der Fruchtknoten entwickelt sich zu einer dreikantigen, schwarzpurpurnen Nuß. Je nach Standort ist die Pflanze im Habitus und in der Form der Blätter sehr verschieden, weshalb eine Reihe von Varietäten unterschieden wird.
Blütezeit:	Mai bis November
Vorkommen:	Der Vogelknöterich ist in Mitteleuropa wohl die häufigste Knöterichart. Er kommt von der Ebene bis in die alpine Region vor und wächst besonders in der Nähe von Ansiedlungen, so auf Äckern, an Feldrainen und auf mageren Grasplätzen.
Verbreitung:	Der Vogelknöterich ist fast über die ganze Erde verbreitet und fehlt nur im tropischen Afrika, in Südafrika, Indien und Polynesien.
Sammelgut:	Blühendes Kraut (Herba Polygoni avicularis)
Sammelzeit:	Juni bis September
Sammelvorschrift:	Staubige Exemplare sind nicht zu sammeln, auch soll sich die Farbe beim Trocknen nicht verändern; Wurzeln und schlechte Teile der Pflanze sind zu entfernen. Die Droge ist fast geruchlos und hat einen leicht zusammenziehenden Geschmack.
Inhaltsstoffe:	Das Kraut des Vogelknöterichs enthält 0,2% wasserlösliche und 1% wasserunlösliche Kieselsäure, etwa 3 bis 4% Gerbstoff, Flavonoide, Phenolcarbonsäuren und Schleim.
Anwendung:	Die Droge wirkt schwach zusammenziehend, harntreibend, kapillarabdichtend und gefäßverengend. Entsprechend verwendete man sie als harntreibendes Mittel bei Blasen- und Nierenerkrankungen, bei rheumatischen Beschwerden und auch als unterstützendes Mittel bei der Therapie der Lungentuberkulose.
Nebenwirkungen:	Wegen der schwachen Wirkung sind keine Nebenwirkungen zu befürchten.
Geschichtliches:	Im alten Griechenland wurde die Droge bei Bluthusten, Durchfällen und Nierenleiden verwendet und auch im Mittelalter gebraucht. Im vorigen Jahrhundert mißbrauchte man sie als Wundermittel gegen Lungentuberkulose.

Polygonum aviculare L.

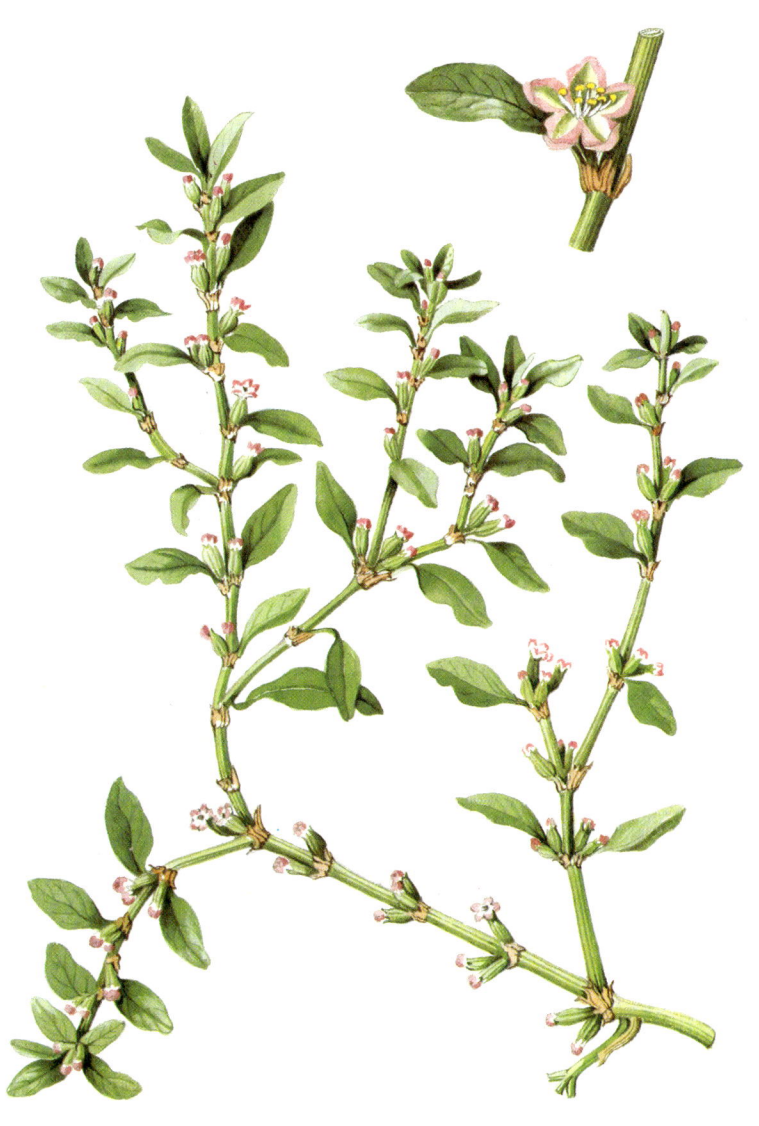

GEMEINER TÜPFELFARN

Familie:	Tüpfelfarngewächse (Polypodiaceae)
Name:	Die Pflanze ist auch unter den Namen Engelsüß, Engelwurz, Süßwurzel, Steinlaxe, Steinleckerze und Bergwürzlein bekannt.
Beschreibung:	Die Grundachse der Pflanze kriecht dicht unter oder über der Erdoberfläche und ist mit braunen Spreuhaaren besetzt. Aus dem Wurzelstock entspringen einzeln die bis zu 50 cm hohen aufrechtsteifen Blätter (Wedel). Die jungen Blätter sind eingerollt, die älteren tragen mindestens im oberen Teil Unterseite zahlreiche runde, braune Tüpfel, die Sori. Diese werden durch einen besonderen Mechanismus bei trockenem Wetter aus den Behältern geschleudert und durch den Wind weitergetragen. Wenn diese winzigen Sporen keimen, wachsen sie zunächst zu einem nur wenige Millimeter großen, wurzellosen, flach herzförmigen Vorkeim (Prothallium) aus, auf dessen Unterseite die Geschlechtsorgane ausgebildet werden. Erst aus den befruchteten Eizellen entwickeln sich die neuen Farnpflanzen.
Sporenreife:	August bis September
Vorkommen:	Der Gemeine Tüpfelfarn ist ziemlich häufig an schattigen Abhängen, Felsen oder Mauern und auf Waldboden. Meist wächst er auf Urgestein- oder Sandböden, seltener auf Kalkuntergrund.
Verbreitung:	Der Tüpfelfarn ist in der gesamten nördlichen gemäßigten Zone verbreitet, in Amerika sogar bis nach Mexiko, ferner auch in Südafrika. Bei uns ist er besonders häufig in Berglagen und kommt im alpinen Bereich sogar in Höhen bis zu etwa 2200 m vor.
Sammelgut:	Wurzelstock (Rhizoma Polypodii)
Sammelzeit:	März bis April und September bis Oktober
Sammelvorschrift:	Der Wurzelstock wird vor dem Trocknen von den Spreuschuppen, Wedelresten und Wurzeln befreit. Zum Trocknen reiht man das Sammelgut auf Schnüre und hängt es an einem luftigen und schattigen Ort auf. Die Droge muß gut getrocknet sein. Sie riecht schwach nach ranzigem Öl und schmeckt süßlich, später schwach bitterlich und kratzend.
Inhaltsstoffe:	Der Wurzelstock des Tüpfelfarns enthält insbesondere Gerbstoffe, Saponine, unter anderem das süß schmeckende Osladin, Harz und Schleim.
Anwendung:	Die Droge diente früher als schleimlösendes und auswurfförderndes Mittel bei Erkrankungen der Luftwege sowie als mildes Abführmittel. In der Likörindustrie verwendet man den Tüpfelfarn bei der Herstellung von Bitterschnäpsen, z. B. von Boonekamp.
Nebenwirkungen:	Es sind keine Nebenwirkungen bekannt.
Geschichtliches:	Die erste Kunde von dieser Pflanze findet sich bei Theophrast, einem Schüler des Aristoteles, der im 3. Jahrhundert v. Chr. ein mehrbändiges botanisches Werk verfaßte. Auch in der »Arzneimittellehre« des Dioskurides, dem bedeutendsten Werk des Altertums, das sich mit den heilkräftigen Pflanzen beschäftigt, wird der Tüpfelfarn angeführt und seine Heilwirkung gewürdigt. Die Kräuterbücher des 16. Jahrhunderts berichten ebenfalls eingehend über den Tüpfelfarn.

Polypodium vulgare L.

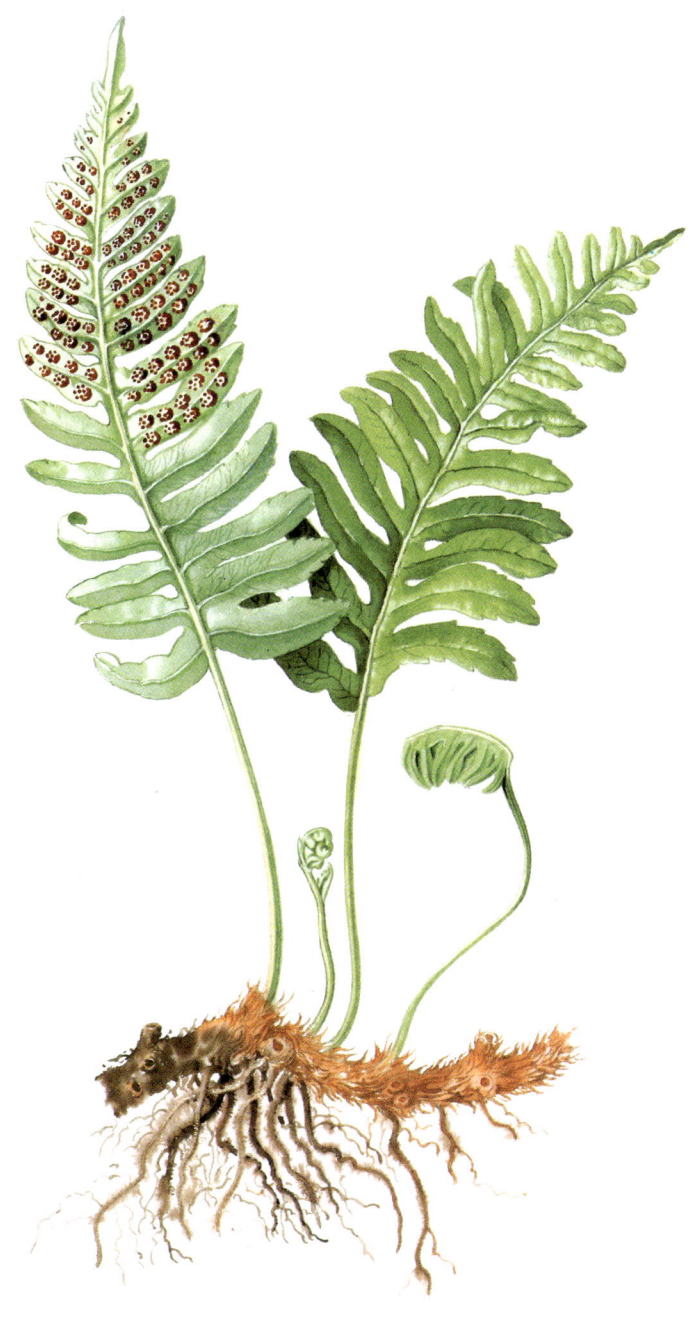

SCHWARZPAPPEL

Familie:	Weidengewächse (Salicaceae)
Name:	Der Baum wird auch Pepel, Popelbaum und Pippel genannt. Aus dem Romanischen stammen Benennungen wie Alber, Alberboom, Allerbaum, Allerweide.
Beschreibung:	Die Schwarzpappel ist ein bis zu 30 m hoher, schlanker Baum von pyramidalem Wuchs. Der Stamm kann bis über 2 m stark werden. Die anfangs grauweiße Rinde geht bald in eine tiefrissige. schwärzliche Borke über (daher Schwarzpappel). Die zugespitzten Knospen mit 4 bis 6 klebrigen Schuppen duften vor dem Aufblühen. Die männlichen Blüten, deren Staubblätter purpurrote Staubbeutel haben, stehen in bis zu 9 cm langen, walzigen Kätzchen, die weiblichen in schlankeren Kätzchen, die sich zur Fruchtzeit verlängern. Die Samen sind von einer weißen Wolle feiner Härchen eingehüllt und werden dadurch weit fortgetragen. Die ebenfalls offizinelle Balsampappel *(P. balsamifera* L.) hat kurze, dicke Äste und meist große Knospen, die schon auf weite Entfernung balsamisch duften.
Blütezeit:	Ende März bis April
Vorkommen:	Die Schwarzpappel bevorzugt lichte Standorte. Ab und zu kommt sie in größeren Beständen längs der Flüsse, in Flußgehölzen und Auenwäldern vor. Häufig wird sie als Alleebaum angepflanzt.
Verbreitung:	Wegen der an vielen Orten vorgenommenen Anpflanzungen der Schwarzpappel in Mitteleuropa ist es schwierig, das ursprüngliche Vorkommen genau festzustellen.
Sammelgut:	Winterknospen (Gemmae Populi)
Sammelzeit:	März bis April
Sammelvorschrift:	Gesammelt werden die noch geschlossenen Knospen. Nach ausgiebigem Trocknen müssen sie in geschlossenen Gefäßen aufbewahrt werden. Die Droge riecht angenehm balsamisch und schmeckt würzig bitter. Gemmae Populi stammt von *Populus nigra, P. balsamifera* und verschiedenen anderen Arten.
Inhaltsstoffe:	Die Pappelknospen enthalten 0,5% angenehm kamillenähnlich riechendes ätherisches Öl mit Caryophyllen als Hauptbestandteil. Weitere Inhaltsstoffe sind die Phenolglykoside Salicin und Populin sowie Flavonoide, Gerbstoff und Harz.
Anwendung:	Der Glykosidkomplex soll eine Senkung der Blutharnsäure und stärkere Ausscheidung der Harnsäure bewirken. Die Droge wurde daher bei Gelenkrheumatismus (Polyarthritis) sowie bei Erkrankungen der Harnorgane verwendet, äußerlich als Pappelsalbe bei Verbrennungen, Hämorrhoiden, Wunden und Entzündungen gebraucht.
Nebenwirkungen:	Nebenwirkungen der Droge sind nicht bekannt.
Geschichtliches:	Pappelknospen sind ein sehr altes Heilmittel, das zu allen Zeiten, wenngleich auch stets in bescheidenem Umfang, benutzt wurde. Schon im Mittelalter war die Pappelsalbe unter dem Namen Populeon bekannt.

Populus nigra L.

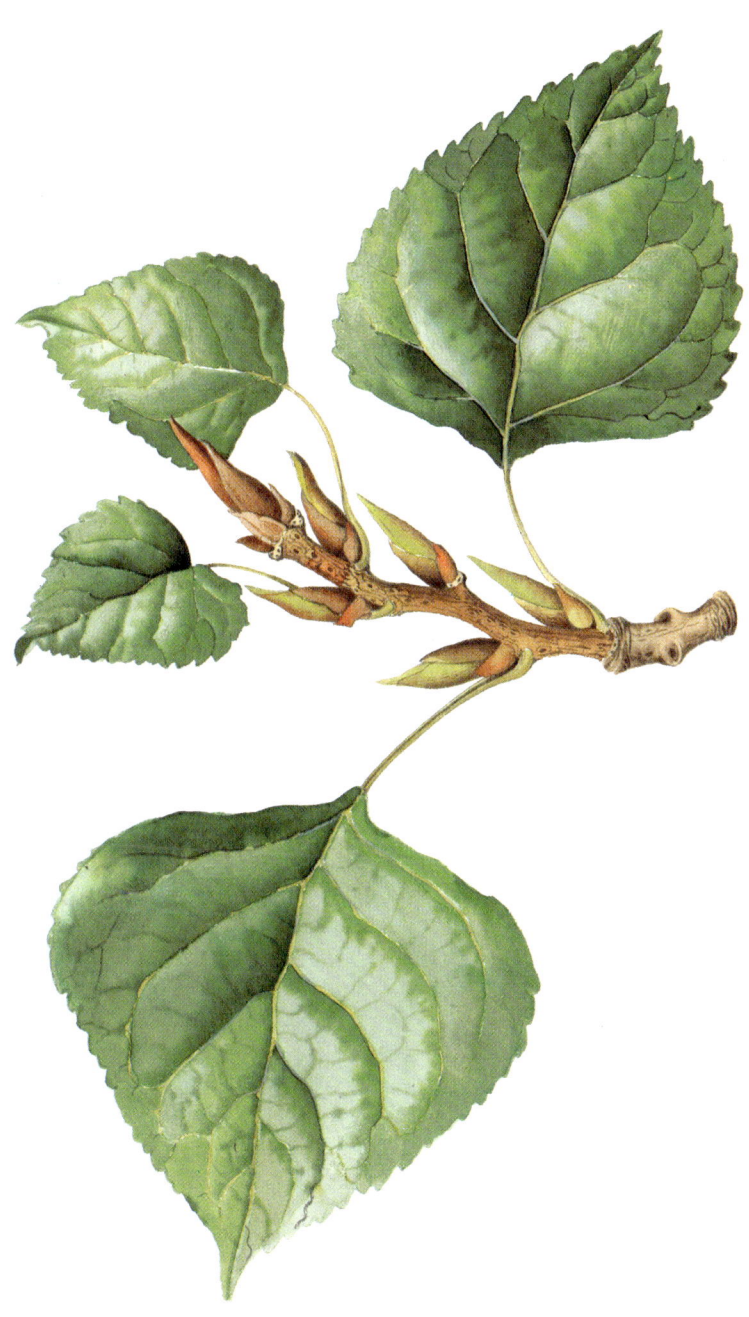

GÄNSEFINGERKRAUT

Familie:	Rosengewächse (Rosaceae)
Name:	Da die Pflanze oft auf Gänseweiden wächst, wird sie auch Gänserich, Gänsewiß, Grensel und wegen ihrer silbrigen Blätter Silberblatt und Silberkraut genannt. Der oft von Tierkot verunreinigte Standort brachte ihr Namen wie Säukraut und Dreckkraut ein.
Beschreibung:	Das Gänsefingerkraut ist eine bis über 8 cm hoch werdende Staude; sie überdauert mit dickem, ästigem Erdstock, der oberseits von den Resten abgestorbener Nebenblätter und Blattstiele bedeckt ist. Im Frühjahr treiben die charakteristischen, unterbrochen gefiederten und anfangs beiderseits, später nur auf der Unterseite silbrig behaarten Blätter aus. Diese sind zuerst alle grundständig. Später kommen aus den Achseln dieser Grundblätter Ausläufer, die an den Knoten wiederum eine Blattrosette und Wurzeln bilden. Wegen dieser vegetativen Vermehrung durch Ausläufer bildet das Gänsefingerkraut meist größere, dichte Bestände. Die Blüten stehen einzeln (selten zu zweien) auf langen Stielen an den Knoten der Ausläufer und sind bis zu 2 cm breit. Die Kronenblätter sind goldgelb.
Blütezeit:	Mai bis August
Vorkommen:	Die fast überall häufige Pflanze bevorzugt nährstoffreiche oder salzhaltige Böden, charakteristisch ist sie auf Dorfangern und Viehweiden.
Verbreitung:	Das Gänsefingerkraut ist fast auf der ganzen Nordhalbkugel verbreitet. In Europa fehlt es nur in südlichen Teilen. Im Südosten reicht das Verbreitungsgebiet bis zum Kaukasus, Libanon und Himalaja.
Sammelgut:	Kraut (Herba Anserinae)
Sammelzeit:	Mai bis August
Sammelvorschrift:	Das Gänsefingerkraut wird kurz vor und während der Blütezeit gesammelt und an einem luftigen und schattigen Ort getrocknet. Die Droge ist geruchlos und hat einen herben, zusammenziehenden Geschmack.
Inhaltsstoffe:	Die Pflanze enthält vor allem Gerbstoffe, weiterhin Flavonoide, Harz und Schleim.
Anwendung:	Die Droge kann wegen ihres Gerbstoffgehaltes bei Darmkatarrhen sowie als krampflösendes Mittel bei Menstruationsbeschwerden und Darmkoliken gebraucht werden. Äußerlich dient sie als Gurgelmittel bei entzündlichen Erkrankungen, bei Wunden, Geschwüren und Ausschlägen.
Nebenwirkungen:	Es sind keine Nebenwirkungen der Droge bekannt.
Geschichtliches:	In der Medizin der Antike war die Droge nicht bekannt, da die Pflanze in den Mittelmeerländern nicht vorkommt. Die germanische Heilkunde schätzte sie jedoch sehr. Auch die Kräuterbücher des Mittelalters rühmen die Heilkräfte des Gänsefingerkrautes.

Potentilla anserina L.

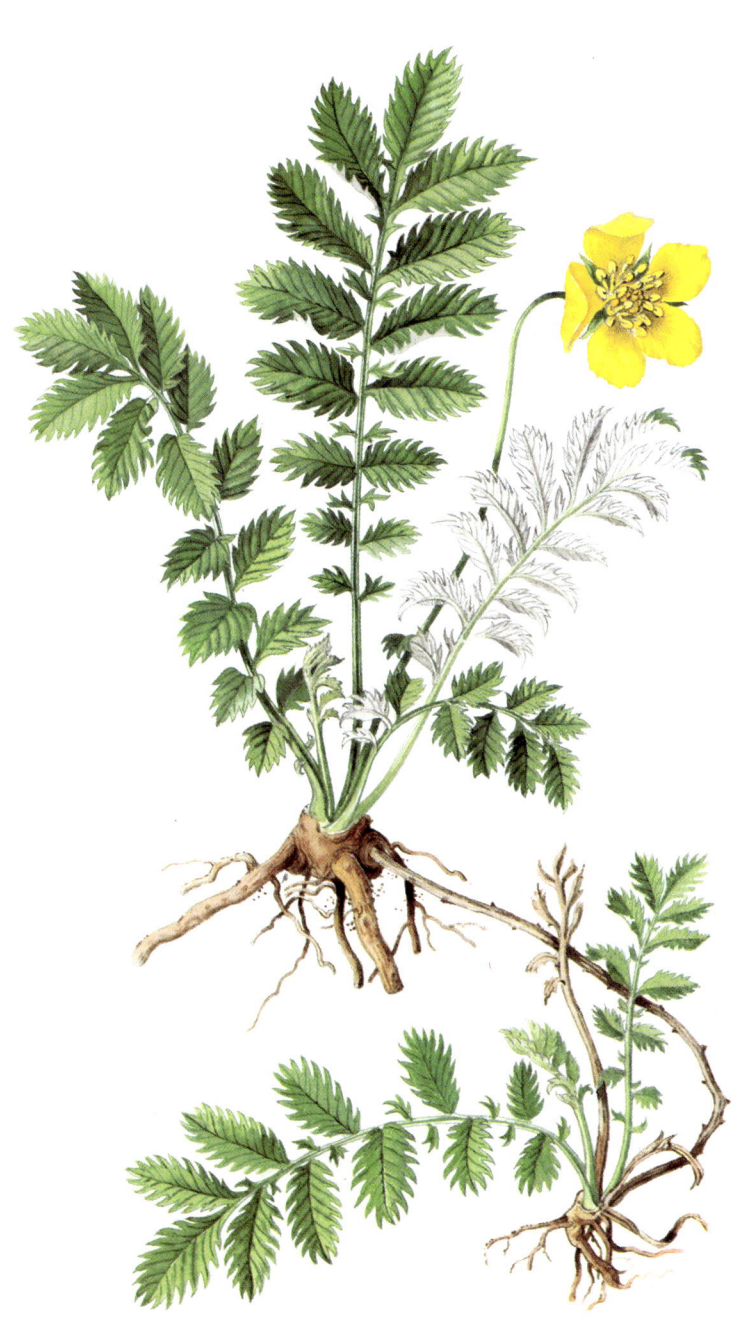

BLUTWURZ

Familie:	Rosengewächse (Rosaceae)
Name:	Wegen der blutroten Farbe des Wurzelstockes wird die Pflanze auch Blutbrech, Blutkraut, roter Günsel und Rotwurz genannt. Mancherorts heißt sie Düwelsabbiß, Birkwurz, Buchwehwurzen, Ruhrwurz, Turmentill, Tarpentill, Dermendill (nach dem früheren Artnamen Tormentilla).
Beschreibung:	Die bis zu 50 cm hohe Pflanze überwintert mit fingerdickem, schwarzbraunem Wurzelstock, der sich auf der frischen Schnittfläche gelblichrötlich, im Alter blutrot färbt. Meist kommen mehrere Stengel aus einem zwei- bis mehrgablig verzweigten Wurzelstock, die bei kräftigen Exemplaren in der Regel in einem Kreis stehen. Die äußeren Stengel liegen nieder, die inneren sind aufsteigend, die innersten aufrecht. Die etwa 10 mm breiten, meist vierzähligen, gelben, am Grund etwas dunkleren Blüten stehen auf langen, dünnen, weichhaarigen Stielen. Da die Pflanze sehr vielgestaltig ist, werden einige Varietäten und Formen unterschieden.
Blütezeit:	Juni bis August
Vorkommen:	Die allgemein verbreitete Pflanze wächst vom Tiefland bis in die alpine Stufe (bis über 2000 m).
Verbreitung:	Die Blutwurz ist in Europa von den Azoren und Shetlandinseln im Westen bis Nordskandinavien im Norden und im Süden von Portugal über Mittelspanien und Italien bis zur Balkanhalbinsel verbreitet. Weiter östlich kommt sie über den Kaukasus und Ural bis nach Asien vor.
Sammelgut:	Wurzelstock (Rhizoma Tormentillae)
Sammelzeit:	März bis April und September bis Oktober
Sammelvorschrift:	Die Wurzelstöcke der Blutwurz lassen sich im allgemeinen gut aus dem Erdreich herausheben, da die Pflanze lockeren Boden bevorzugt. Sie werden nach Entfernen aller anhaftenden Teile gewaschen und zum Vortrocknen in dünner Schicht ausgelegt oder auf Schnüre gereiht und dann bei gelinder künstlicher Wärme nachgetrocknet. Die Droge ist geruchlos; sie hat einen herben und zusammenziehenden Geschmack.
Inhaltsstoffe:	Der Wurzelstock der Blutwurz enthält bis zu 20% Gerbstoffe, Tormentillrot, Tormental, weiterhin organische Säuren, Harz und Gummi.
Anwendung:	Aufgrund des hohen Gerbstoffgehaltes verwendet man die Droge bei Magen- und Darmkatarrhen sowie für Spülungen bei entzündlichen Prozessen im Mund- und Rachenraum. In der Technik dient sie auch als Gerbmittel und zur Tintenfabrikation.
Nebenwirkungen:	Es sind keine Nebenwirkungen der Droge bekannt.
Geschichtliches:	Schon im Altertum verwendete man die Blutwurz als Heilpflanze. Die Hippokratiker kannten bereits ihre Wirkung. Auch während des Mittelalters wurde sie häufig verordnet, geriet jedoch später, als die Ratanhiawurzel bekannt wurde, in Vergessenheit. Als im ersten Weltkrieg diese Droge nicht mehr geliefert wurde, erinnerte man sich wieder der Blutwurz.

Potentilla erecta (L.) Räuschel

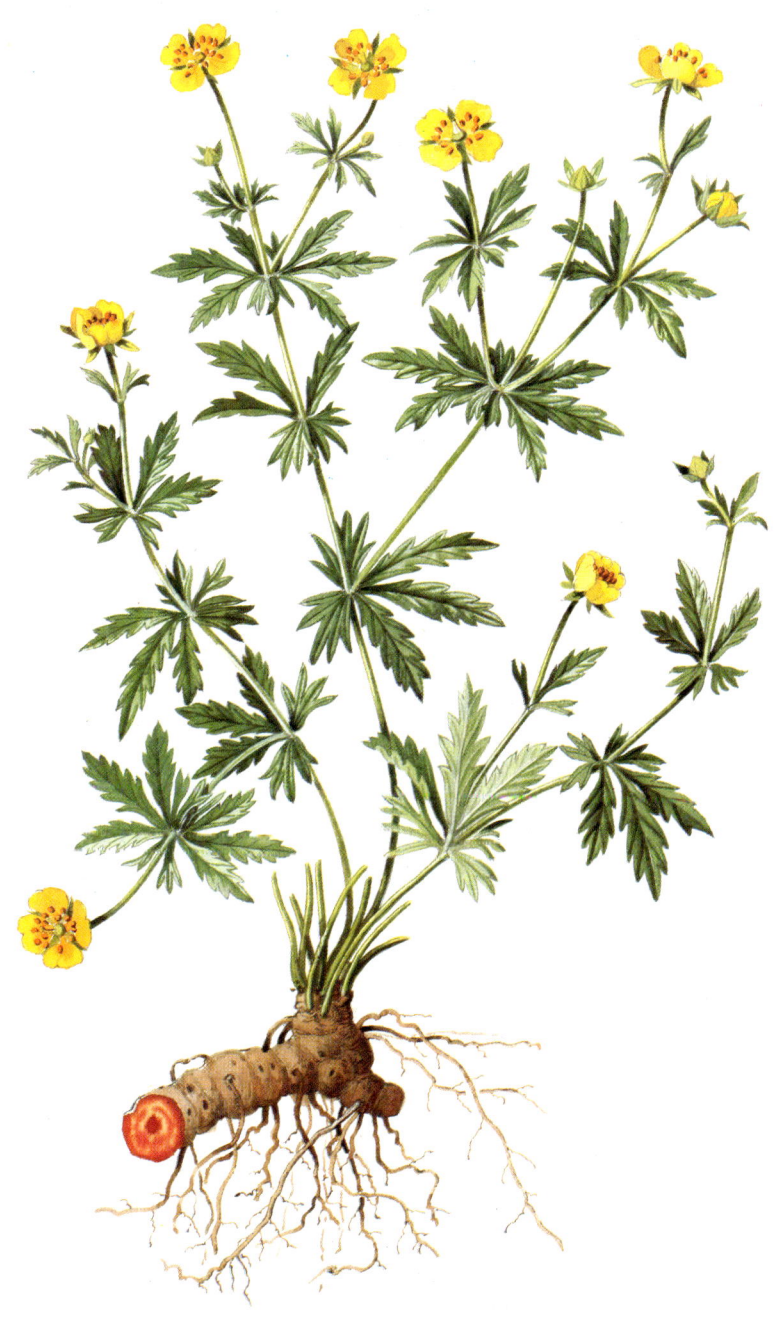

HOHE SCHLÜSSELBLUME *

Familie:	Primelgewächse (Primulaceae)
Name:	Wegen des einem Schlüsselbund ähnelnden Blütenstandes heißt die Pflanze Schlüsselblume, auch Himmelschlüssel, Peterschlüssel und Karkenslätel. Ferner wird sie Osterblume, Märzen, Aprilblume und im Alemannischen Battenge und Marandendele genannt.
Beschreibung:	Die Hohe Schlüsselblume überwintert mit einem kräftigen Wurzelstock, der im Frühjahr eine Rosette grundständiger Blätter treibt. Besonders die jungen, behaarten Blätter haben einen auffällig nach der Unterseite umgebogenen Rand. Die runzlige Blattfläche geht in den breit geflügelten Stiel über. Zahlreiche $^{1}/_{2}$ bis 2 cm lange, gestielte Blüten sind zu einer einseitswendigen Dolde vereinigt, die auf dem hohen, blattlosen Blütenschaft steht. Jede Blüte wird von einem fünfzipfligen Kelch umgeben. Die Krone ist schwefelgelb und hat einen grünlichgelben bis hellorangefarbenen Ring.
Blütezeit:	März bis Mai
Vorkommen:	Die Hohe Schlüsselblume wächst auf Wiesen, in Gebüschen und Auenwäldern von der Ebene bis in die alpine Stufe, sie bevorzugt Berglagen.
Verbreitung:	Das Verbreitungsgebiet der Hohen Schlüsselblume erstreckt sich durch das mittlere Europa bis zur Ukraine, von hier aus zum Ural und über den Kaukasus nach Armenien und Nordiran bis zum Altai.
Sammelgut:	Wurzel (Radix Primulae)
Sammelzeit:	Oktober
Sammelvorschrift:	Die Wurzelstöcke werden ausgegraben und durch Waschen von allen Erdresten gesäubert. Dann trocknet man das Sammelgut an der Luft und bei künstlicher Wärme nach. Die Droge Radix Primulae besteht aus den Wurzeln der Hohen und der Wiesenschlüsselblume. Die getrocknete Wurzel der Hohen Schlüsselblume riecht nach Anis; ihr Geschmack ist bitter und kratzend.
Inhaltsstoffe:	Die Droge enthält bis zu 10% Saponine, deren Gehalt zu Beginn der Blütezeit und in den ersten Wintermonaten am höchsten ist. Hauptsaponine sind die Primula- und die Elatiorsäure. Weitere Inhaltsstoffe sind ätherisches Öl und Kieselsäure. Ob auch die Phenolglykoside Primverosid und Primulaverosid enthalten sind, ist umstritten.
Anwendung:	Die Schlüsselblume wird in erster Linie wegen ihres Saponingehaltes als schleimlösendes und auswurfförderndes Mittel bei Erkrankung der Atemwege verwendet.
Nebenwirkungen:	In höheren Dosen verursacht die Droge Erbrechen und Durchfall; Vergiftungen sind nicht bekannt.
Geschichtliches:	Die Wurzel wurde bereits im frühen Mittelalter verwendet; erste genauere Angaben bringen die Kräuterbücher des 16. Jahrhunderts. Später wurde sie durch die Überseedroge »Radix Senegae« verdrängt und geriet in Vergessenheit. Erst seit dem Ersten Weltkrieg, als die Senegawurzel nicht mehr geliefert wurde, hat man sie dieser als »Radix Senegae germanicae« gleichgestellt.

Primula elatior (L.) Hill.

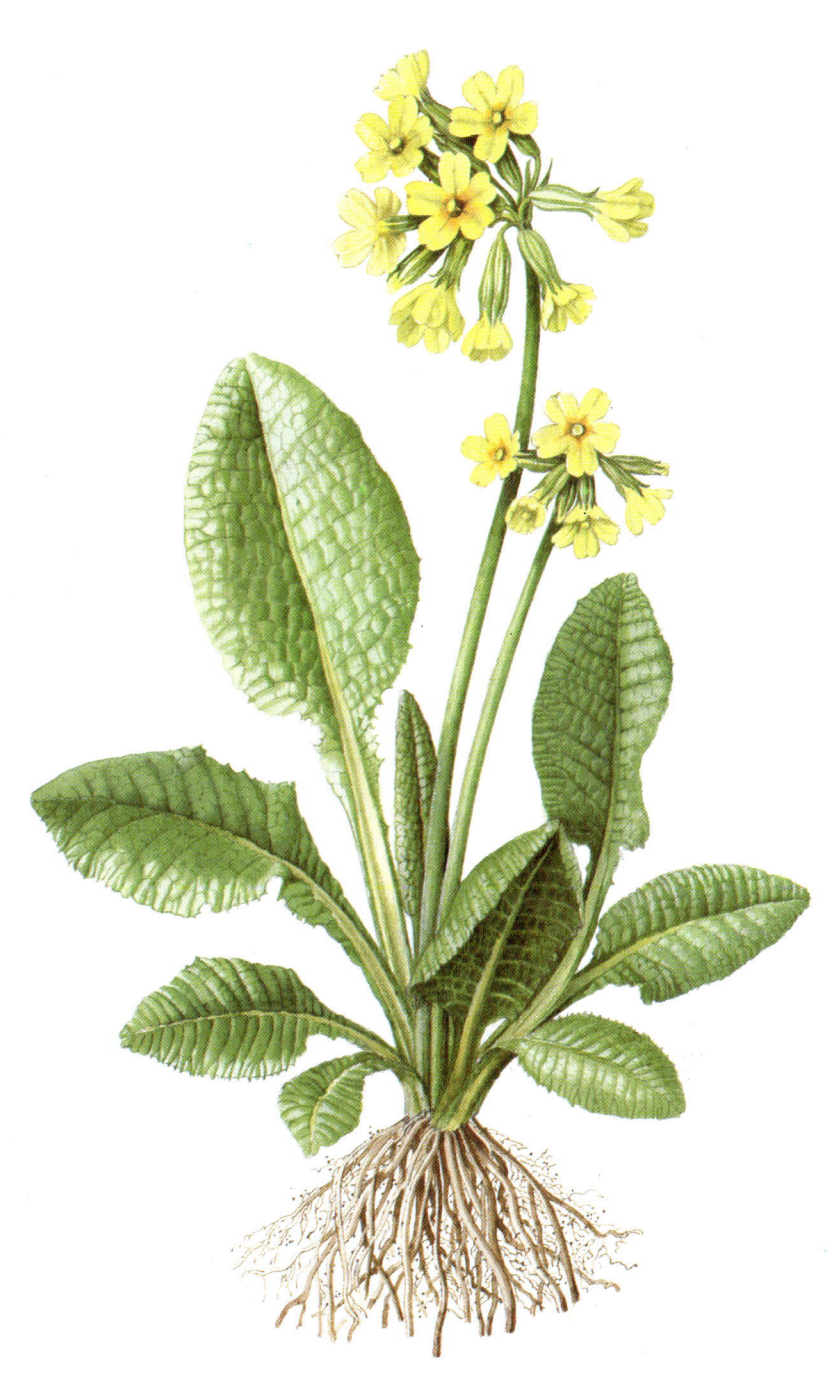

WIESENSCHLÜSSELBLUME *

Familie:	Primelgewächse (Primulaceae)
Name:	Die Pflanze wird im Volksmund auch Batengelein, Eierkuchen, Pannkokblöme, Fastenblume, Frauenschlüssel und Gichtblume genannt.
Beschreibung:	Die Wiesenschlüsselblume überdauert mit kurzem Wurzelstock. Ihre Laubblätter stehen rosettenartig an dessen oberem Ende und sind im Jugendzustand nach rückwärts eingerollt. Die Blätter sind zur Blütezeit ungefähr 6 cm lang, sie werden später noch größer. Die ganze Pflanze ist dicht behaart. Die Blüten stehen in einer meist einseitswendigen Dolde auf bis zu 30 cm hohem Blütenschaft. Meist sind die Blüten mehr oder weniger nickend und stehen in den Achseln linealischer Hochblätter auf 1 bis 2 cm langen Stielen. Der glockige, fünfkantige Kelch ist hellgrün bis grünlichgelb, die wohlriechende Blütenkrone dottergelb. Die Kronenröhre kann sowohl länger als auch kürzer als der Kelch sein und hat 5 orangefarbene Flecke. Als Frucht bildet sich eine bis zu 1 cm lange Kapsel, die klappig aufspringt und stark warzige Samen enthält.
Blütezeit:	April bis Mai
Vorkommen:	Die Wiesenschlüsselblume ist kalkliebend, man findet sie auf Halbtrockenrasen, trockenen Wiesen, an Böschungen und in trockenen Mischwäldern.
Verbreitung:	Die Pflanze ist über den größten Teil Mitteleuropas verbreitet und kommt durch ganz Zentral- und Vorderasien mit Ausnahme des hohen Nordens bis zum nördlichen Ostasien (Amurgebiet) vor.
Sammelgut:	Wurzel (Radix Primulae), Blüten (Flores Primulae)
Sammelzeit:	Wurzel Oktober, Blüten April bis Mai
Sammelvorschrift:	Die Wurzel wird ausgegraben, an der Luft vor- und bei künstlicher Wärme nachgetrocknet. Die Droge riecht nach Anis und schmeckt kratzend und bitter. Die Blüten werden mit den Kelchen gesammelt; bereits abgeblühte Blüten muß man entfernen. Die Droge hat im frischen Zustand einen angenehmen Geruch, der beim Trocknen schwächer wird, und einen süßlichen, schwach schleimigen Geschmack.
Inhaltsstoffe:	Die Wurzeln enthalten als Hauptwirkstoffe Saponine, außerdem die Phenolglykoside Primverosid und Primulaverosid, die durch das Enzym Primverase gespalten werden, wobei der charakteristische Geruch entsteht. Weitere Inhaltsstoffe sind ätherisches Öl und Kieselsäure. Die Blüten enthalten in den Kelchen ebenfalls Saponine, weiterhin ätherisches Öl und Harz.
Anwendung:	Die Wurzeln bilden mit denen der Hohen Schlüsselblume die Droge Radix Primulae. Sie wird in Form der Abkochung als schleimlösendes und auswurfförderndes Mittel verwendet; die Blüten sind weniger wirksam.
Nebenwirkungen:	Bei Überdosierung kommt es zu Erbrechen und Durchfall.
Geschichtliches:	Die Wurzeln der Schlüsselblumen, deren Wirkung bereits im 16. Jahrhundert genau beschrieben wurde, haben die Senegawurzel nach dem Ersten Weltkrieg mehr und mehr verdrängt.

Primula veris L.

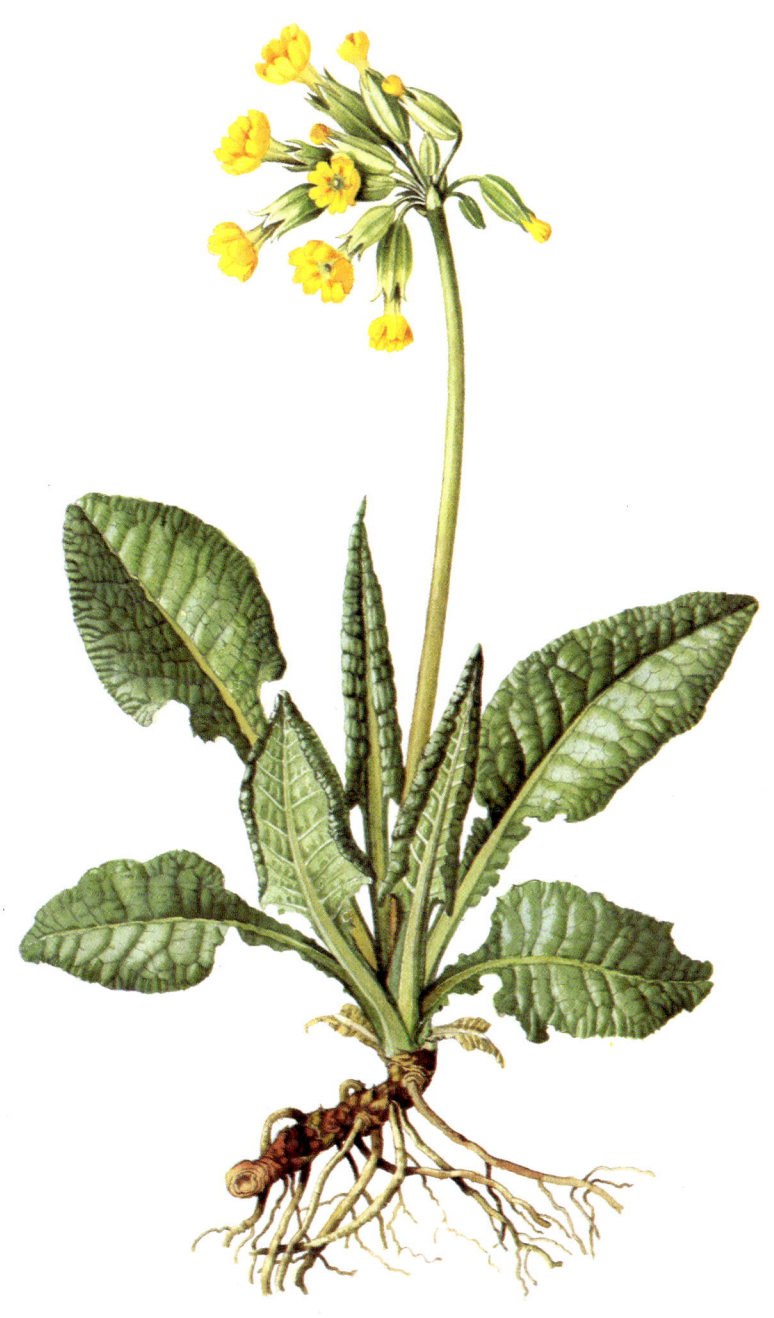

SCHLEHE

Familie:	Rosengewächse (Rosaceae)
Name:	Die Schlehe wird wegen ihrer bedornten Zweige auch Schlehdorn oder Schwarzdorn genannt.
Beschreibung:	Als sperriger, dichtverzweigter Strauch oder niederer Baum wird die Schlehe 1 bis 2 m hoch. Wegen der weitkriechenden und Laubsprosse treibenden Wurzeln tritt sie häufig in dichten Hecken auf. Die jungen Zweige verdornen später oft. Die Blüten stehen einzeln an Kurztrieben. Sie erscheinen in großer Fülle meist vor den Blättern. Die leuchtendweißen, zartduftenden Kronenblätter locken die Insekten an. Die Staubbeutel sind gelb bis rötlich. Aus dem Fruchtknoten entwickelt sich die kuglige, zuerst grüne, reif schwarzblaue, meist bereifte Frucht. Diese enthält einen Steinkern, von dem sich das grüne, sauer schmeckende Fleisch erst nach dem Frost löst.
Blütezeit:	April bis Mai
Vorkommen:	Die Schlehe ist ein Besiedler ausgesprochen trockener, sonniger Standorte. Bei uns ist sie allgemein verbreitet und wird nach Norden zu seltener. Häufig tritt sie in Hecken in Gemeinschaft mit Heckenrose, Brombeere und anderen Dornensträuchern auf
Verbreitung:	Vorgeschichtliche Funde besagen, daß die Schlehe spätestens in der jüngeren Steinzeit in Mitteleuropa heimisch war, da in aus jener Zeit stammenden Schweizer Pfahlbauten häufig Steine der Schlehe gefunden wurden. In Europa reicht ihr Verbreitungsgebiet im Norden bis Schottland und Südskandinavien, im Osten bis zum Ural. Auch in Vorderasien, Nordafrika und Nordamerika kommt sie vor.
Sammelgut:	Blüten (Flores Pruni spinosae)
Sammelzeit:	April bis Mai
Sammelvorschrift:	Die Schlehenblüten sollen bei trockenem Wetter noch vor Erscheinen der Blätter gesammelt werden. Man darf sie während des Trocknens nicht umwenden. Die Farbe der getrockneten Droge soll elfenbeinähnlich sein. Bräunlich vererbte oder von Insekten befallene Blüten sind auszusondern. Im frischen Zustand haben sie einen süßlichen und schwach bittermandelartigen Geruch und einen bitteren Geschmack. Der Geruch verliert sich beim Trocknen.
Inhaltsstoffe:	Schlehenblüten enthalten als wirksame Bestandteile Flavonoide, vornehmlich Kämpferolglykoside, weiterhin Quercetin, Quercitrin, Rutin, Hyperosid und Spuren eines Blausäureglykosids.
Anwendung:	Die Droge kommt als harntreibendes und schwach abführend wirkendes Mittel zur Anwendung.
Nebenwirkungen:	Nebenwirkungen durch das Blausäureglykosid sind ausgeschlossen.
Geschichtliches:	Die Schlehe wurde schon zur Zeit der Pfahlbauten verwendet. Araber, Griechen und Römer benutzten die auch im Mittelalter gebräuchlichen Blüten zu Heilzwecken.

Prunus spinosa L.

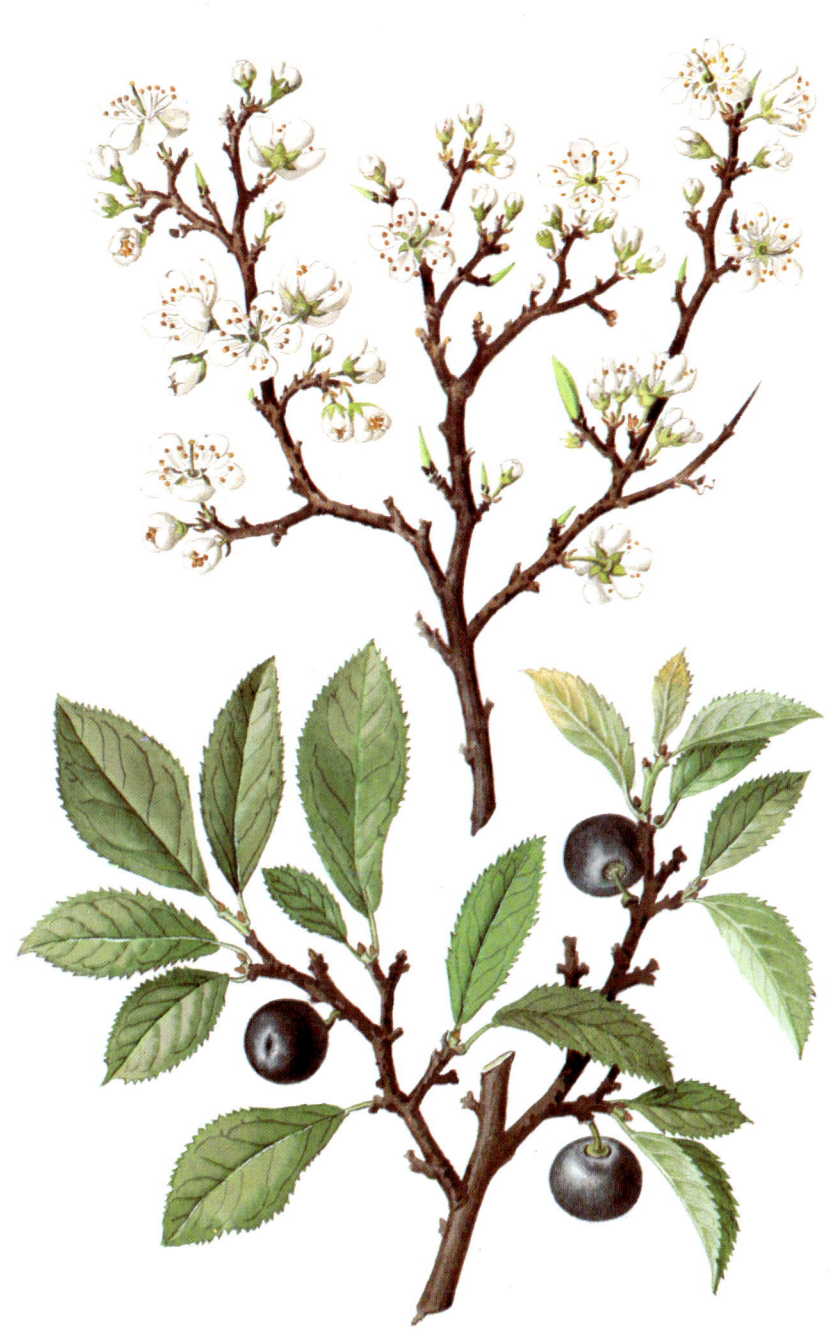

ECHTES LUNGENKRAUT

Familie:	Borretschgewächse (Boraginaceae)
Name:	Auf die Heilanwendung der Pflanze weist der Name Lungenkraut hin. Sie wird volkstümlich Bockkraut, Hirschmangold, Blaue Schlüsselblume u. a. genannt.
Beschreibung:	Das Echte Lungenkraut überwintert mit dünnem, ästigem Wurzelstock, der fast gleichzeitig Blütensprosse und Laubblattrosetten treibt. Die bis zu 20 cm hohen Sprosse sind wie die Blätter und kurzen Blütenstiele behaart. Die Stengel tragen außer den Blättern einen aus mehreren Doppelwickeln zusammengesetzten, reichblütigen Blütenstand. Die Blütenkrone ist anfangs rosa bis rot und wird dann durch Änderung des Säuregrades blau-violett. Sie ist wie der Kelch zu einer Röhre verwachsen, die sich trichterartig öffnet und in 5 stumpfen Kronenlappen endet.
Blütezeit:	März bis Mai
Vorkommen:	Das Echte Lungenkraut kommt sowohl auf kalkarmem als auch auf kalkreichem Boden in lichten, nicht zu trockenen Laubwäldern und besonders in etwas schattigen Bachtälern häufig, unter Nadelgehölzen selten vor.
Verbreitung:	Die Pflanze ist über den größten Teil Europas verbreitet. Ihre Nordgrenze verläuft durch Südskandinavien (die Art fehlt in Norwegen), Südfinnland und den mittleren, europäischen Teil Rußlands. Im Osten kommt das Lungenkraut bis zum Kaukasus, im Süden bis zu den nördlichen Balkanländern vor.
Sammelgut:	Kraut (Herba Pulmonariae)
Sammelzeit:	März bis Juni
Sammelvorschrift:	Die oberirdischen Teile der Pflanze werden gesammelt und im Schatten gut getrocknet. Die Droge ist geruchlos und hat einen schleimigen, etwas herben, zusammenziehenden Geschmack.
Inhaltsstoffe:	Als Hauptinhaltsstoff enthält das Lungenkraut Schleim, daneben Gerbstoffe, Saponine, wasserlösliche und -unlösliche Kieselsäure sowie Allantoin. Der Kieselsäuregehalt steigt kontinuierlich an und ist im Herbst am höchsten. Die Pflanze kann Eisen, Phosphor, Mangan und Kupfer anreichern.
Anwendung:	Das Lungenkraut ist eine Droge der sogenannten Volksheilkunde. Sie kommt bei Erkrankungen der Atmungsorgane aufgrund der auswurffördernden und reizlindernden Wirkung durch die Saponine zur Anwendung. Ihre vermeintliche Wirkung bei Lungentuberkulose, wofür sie einst ebenfalls eingesetzt wurde, kann mit dem Gehalt an löslicher Kieselsäure eine gewisse Begründung haben.
Nebenwirkungen:	Es sind keine Nebenwirkungen bekannt.
Geschichtliches:	In der Medizin der Antike war das Lungenkraut unbekannt. Erst im Mittelalter beobachtete man die Heilwirkungen der Pflanze. Sie wurde erstmalig 1583 in einem Kräuterbuch abgebildet. Aber schon Paracelsus (1493–1541) schätzte das Lungenkraut sehr und sorgte dafür, daß man auf dessen günstige Wirkungen bei Erkrankungen der Atemwege aufmerksam wurde.

Pulmonaria officinalis L.

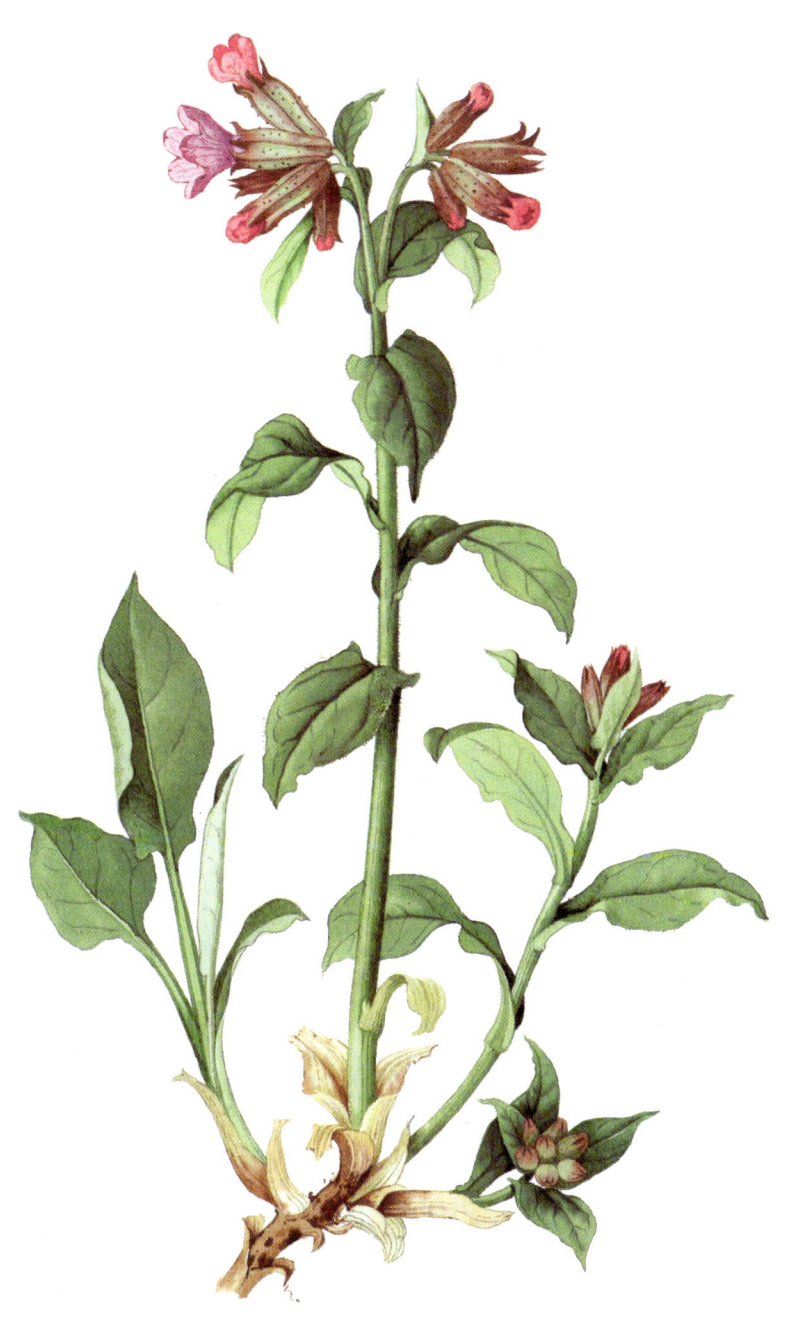

GEMEINE KUHSCHELLE † *

Familie:	Hahnenfußgewächse (Ranunculaceae)
Name:	Die Pflanze wird auch Küchenschelle, Bockskraut, Güggelblume, Osterlottchen, Osterschellen, Kronblom und Wolfspfote genannt.
Beschreibung:	Die Pflanze überwintert mit kräftigem, oft mehrköpfigem Wurzelstock, der im Frühjahr ein Blattbüschel oder einen bis zu 10 cm langen oberirdischen Sproß treibt. Die Blätter am Grund dieser Blütensprosse erscheinen erst während des Aufblühens. Etwa 1 bis 2 cm unterhalb der Blüte steht ein Quirl aus 3 am Grund scheidig verwachsenen, silbrigbehaarten Hochblättern. Am Ende des Sprosses steht die aufrechte oder nur schwach geneigte Blüte, deren 5 dunkel- bis hellviolette, eiförmige Kronenblätter sich glockig zusammenneigen. Die zahlreichen Fruchtblätter mit langer, violetter Narbe entwickeln sich zu einsamigen Nüßchen, wobei der verlängerte, behaarte Griffel als Flugorgan dient. Die nach der Blütezeit bis zu 40 cm gewachsenen Blütenstiele geben den Fruchtständen ein eigenartig schopfiges Aussehen. Die ganze Pflanze ist anfangs stark behaart.
Blütezeit:	Ende März bis Mai
Vorkommen:	Die Kuhschelle liebt warme, kalkhaltige Standorte, wie sonnige Hügel, steinige Abhänge, Heidewiesen und lichte, trockene Kiefernwaldungen.
Verbreitung:	Die Kuhschelle ist über das nördliche, mittlere und südliche Europa verbreitet.
Sammelgut:	Kraut (Herba Pulsatillae)
Sammelzeit:	Mai bis Juli
Sammelvorschrift:	Die Droge Herba Pulsatillae besteht aus den zum Ende der Blütezeit von kultivierten Kuhschellen *(P. vulgaris* und *P. pratensis,* der Wiesenkuhschelle) abgeschnittenen oberirdischen Teilen. Wirksam sind nur die frische Droge sowie daraus hergestellte Auszüge. Das frische Kraut riecht und schmeckt brennend scharf; getrocknet ist es geruchlos und hat einen herben, bitteren Geschmack. *Vorsicht! Die frische Pflanze ist in allen Teilen giftig!*
Inhaltsstoffe:	Das Kraut der Kuhschelle enthält neben Saponinen und Gerbstoffen vor allem das früher als Pulsatilla-Campfer bezeichnete Protoanemonin, das beim Trocknen der Pflanzen zum weniger wirksamen Anemonin dimerisiert; dieses geht wiederum in die unwirksame Anemoninsäure über.
Anwendung:	Verwendet werden nur Auszüge aus der frischen Droge, die als wirksamen Inhaltsstoff Anemonin enthalten, in der Homöopathie bei Menstrutationsbeschwerden, Migräne, Depressionszuständen und Hautleiden.
Giftwirkung:	Protoanemonin besitzt außerordentlich starke Reizwirkung. Auf der Haut ruft es Rötung, Schwellung, Blasenbildung und geschwürigen Zerfall hervor, durch die Dämpfe kommt es zu Bindehautentzündung und Schnupfen. Innerlich verursacht es Erbrechen, Darmkoliken, Durchfall und nach Resorption zunächst Erregung und dann Lähmung des Zentralnervensystems. 30 Pflanzen führen zum Tod durch Atemlähmung.
Geschichtliches:	Die Pflanze benutzten bereits die Kelten.

Pulsatilla vulgaris Mill.

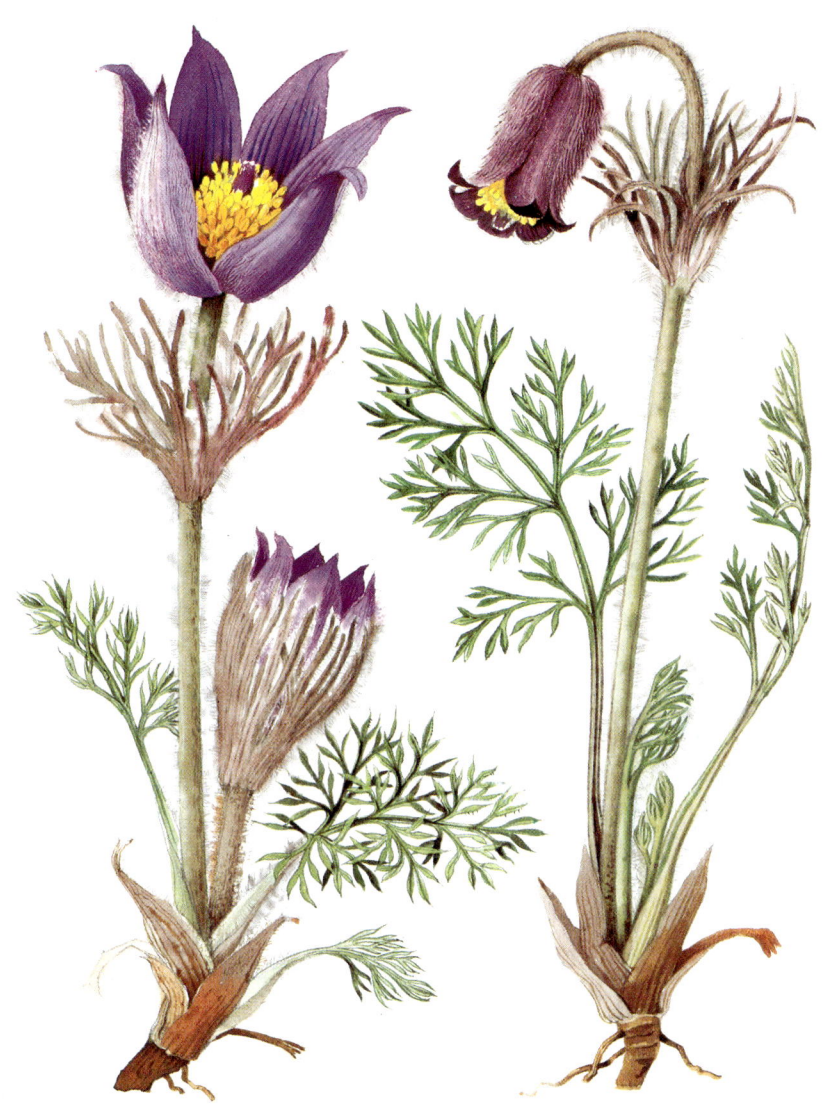

STIELEICHE

Familie:	Buchengewächse (Fagaceae)
Name:	Das Wort Eiche ist germanischen Ursprungs. Mundartliche Namen sind Eck, Eckenboom, Achen.
Beschreibung:	Die bis zu über 50 m hohe Stieleiche besitzt eine mächtige, unregelmäßige, starkästige Krone. Der Baum treibt außer starken Seitenwurzeln eine kürzere, kräftige Pfahlwurzel. Der Stamm kann bis zu 150 cm Durchmesser erreichen, seine Rinde wird später zu aschgrauer, schwärzlicher, tiefrissiger Borke. Die wechselständigen, kurzgestielten, oberseits glänzenden, unterseits matten bis blaugrünen Blätter sind jung etwas seidig behaart, die schmalen, pfriemlichen Nebenblätter fallen zeitig ab. Die getrenntgeschlechtigen Blüten erscheinen beim Austreiben der Blätter. Die männlichen Blüten stehen in lockerblütigen, hängenden, 2 bis 4 cm langen Kätzchen, die weiblichen einzeln oder zu 2 bis 5 auf gemeinsamen, die Blattstiele an Länge übertreffenden Stielen. Die bis zu 3 cm lange Frucht (Eichel) sitzt dem Fruchtbecher auf. Die Traubeneiche *(Quercus petraea* (MATTUSCHKA) LIEBL.) hat meist einen schlankeren Stamm als die Stieleiche und eine regelmäßigere Krone, auch übertrifft der Stiel der Blätter in der Länge den der weiblichen Blüten.
Blütezeit:	Mai
Vorkommen:	Die beiden Eichenarten sind meist in Laub- und Nadelwäldern eingestreut, die Stieleiche bildet zuweilen kleinere Bestände.
Verbreitung:	Die beiden Eichen sind über fast ganz Europa verbreitet, im Osten bis in das Gebiet von Perm, die Kaukasusländer und nach Kleinasien. Die südliche Grenze liegt in Nordafrika.
Sammelgut:	Rinde (Cortex Quercus), Früchte (Semen Quercus)
Sammelzeit:	Rinde März bis April, Früchte Oktober
Sammelvorschrift:	Die bist zu 4 mm dicke Rinde wird von kleinen Bäumen oder etwa zehnjährigen Ästen der Stieleiche oder der Traubeneiche vor der Entwicklung der Blätter gesammelt und getrocknet. Die Droge ist geruchlos mit sehr stark zusammenziehendem, bei jungen Rinden auch schleimigem, bei älteren bitterem Geschmack. Eicheln sind geruchlos und schmecken zusammenziehend süßlich herb.
Inhaltsstoffe:	Die Eichenrinde enthält 8 bis 20% Gerbstoff, dessen Gehalt bei der Lagerung geringer wird.
Anwendung:	Die Eichenrinde gehört zu den wirkungsvollsten Gerbstoffdrogen. Sie wird ausschließlich äußerlich als zusammenziehendes Mittel verwendet. Als Abkochung dient sie zu Umschlägen und Bädern bei Frostschäden, bei Fußschweiß, blutenden Hämorrhoiden sowie als Pinselung bei blutendem Zahnfleisch, Zahnfleischentzündung u. ä.
Nebenwirkungen:	Bei innerlicher Verwendung kann es zu Störungen im Magen-Darm-Kanal durch Eiweißfällung (»Gerbung«) kommen.
Geschichtliches:	Die Hippokratiker und Dioskurides rühmten die zusammenziehende Wirkung der Rinde bei Darmkoliken. Im Mittelalter wurden vorwiegend die Eicheln verwendet.

Quercus robur L.

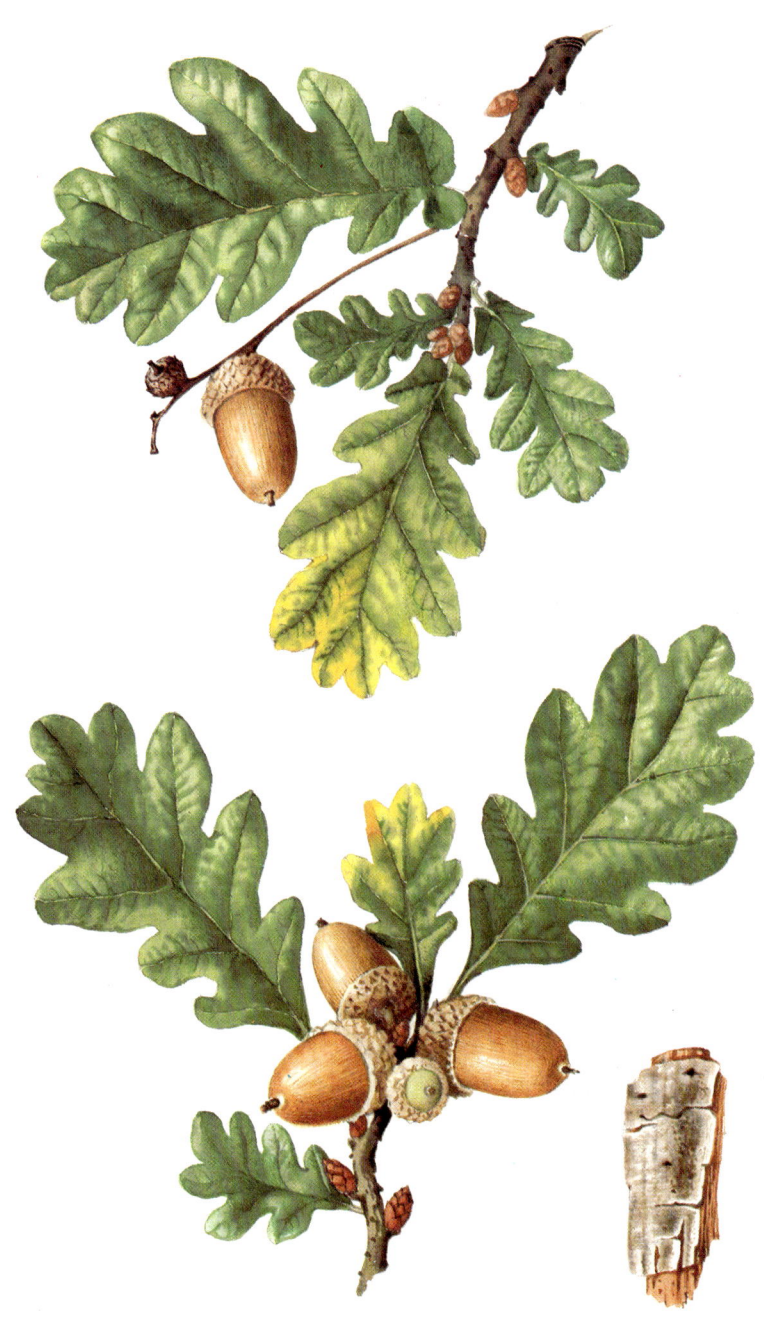

SCHARFER HAHNENFUSS †

Familie:	Hahnenfußgewächse (Ranunculaceae)
Name:	Der Gattungsname geht auf *rana*, lat. = Frosch (*ranunculus* = Verkleinerungsform) zurück und deutet auf das Vorkommen vieler »Ranunkeln« in Wassernähe hin; *acris*, lat. = scharf, beißend. Hahnenfuß wird die Pflanze auf Grund der Blattform einiger Arten genannt, die den Zehen eines Hahnes ähnlich sind.
Beschreibung:	Die Pflanze ist ausdauernd mit kurzem Wurzelstock und aufrechtem, wenig verästeltem, etwa 30-80 cm hohem, im unteren Teil hohlem und schwach behaartem Stengel. Die grundständigen Blätter sind handförmig 5- bis 7teilig, nach oben 3teilig oder einfach und kürzer gestielt oder sitzend. Die auffällig goldgelben, fettglänzenden, radiären Blüten (Butterblume) stehen auf einem langen, etwas behaarten, runden Blütenstengel. Es sind meist 5, mitunter aber bis zu 11 Kronblätter vorhanden, von denen jedes am Grunde eine Honigschuppe (Nektarium) besitzt. Die zahlreichen Früchte sitzen auf dem kahlen Blütenboden.
Blütezeit:	Mai bis September.
Vorkommen und Verbreitung:	Er kommt auf der ganzen nördlichen Halbkugel von der Ebene bis in die alpinen Bereiche vor und tritt häufig massenhaft auf.
Toxische Bestandteile:	Die Pflanze enthält neben zahlreichen indifferenten Stoffen das brennend scharfe Protoanemonin bzw. dessen glycosidische Vorstufen.
Vergiftungssymptome:	Obwohl Vergiftungen beim Menschen selten sind, treten sie nach Berührung mit frisch geschnittenen Pflanzenteilen als sogenannte Wiesendermatitis auf, bedingt durch die Reizwirkung des Protoanemonins. Es kommt zu Rötung und brennendem Schmerz, bei längerer Einwirkung erfolgt Blasenbildung, die bis zur Nekrose führen kann. Nach Verzehr der frischen Pflanze treten schwere Reizungen der Mund-, Magen- und Darmschleimhaut auf, die mit Koliken und Durchfällen verbunden sind. Es kommt auch meist zu Nierenentzündungen, in schweren Fällen zu Lähmungen insbesondere des Atmungszentrums. Häufiger sind Vergiftungen bei Weidetieren mit den gleichen Symptomen, wobei ernstere Komplikationen nur auftreten, wenn der Anteil bei der Nahrungsaufnahme groß ist. Im getrockneten Pflanzenmaterial (im Heu) kann Hahnenfuß verfüttert werden, da das Protoanemonin beim Trocknen in das unwirksame Anemonin bzw. Anemoninsäure übergeht.
Therapiemaßnahmen:	Zur Minderung der Schleimhautreizungen gibt man schleimige Zubereitungen, als absorbierendes Mittel Aktivkohle. Falls nötig, muß die weitere Behandlung symptomatisch durch den Arzt erfolgen.
Geschichtliches:	Die lokale Ätzwirkung des frischen Pflanzensaftes nutzte man früher auch zur Behandlung von Warzen. Daher stammt der Name Warzenkraut für den Scharfen Hahnenfuß.

Ranunculus acris L.

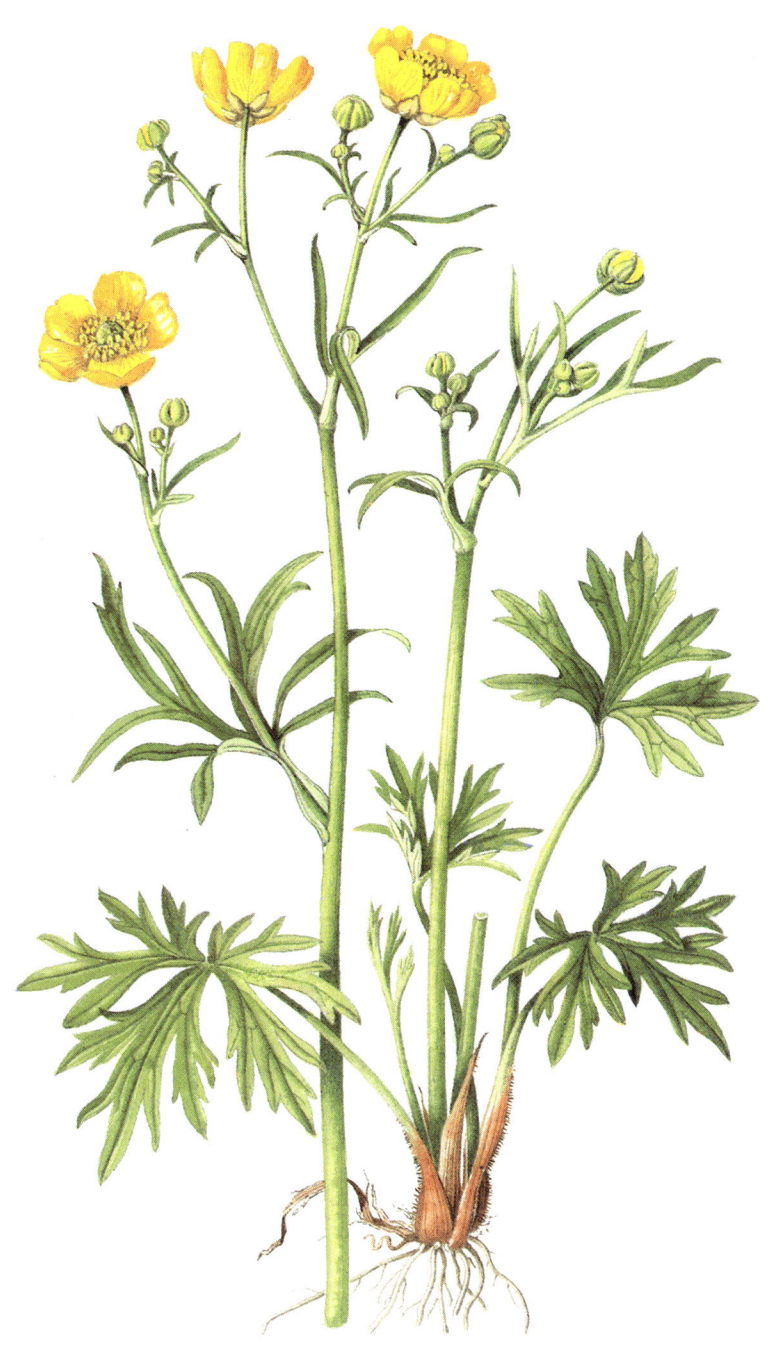

PURGIERKREUZDORN

Familie:	Kreuzdorngewächse (Rhamnaceae)
Name:	Wegen der Stellung der Dornen, die mit den Ästen ein Kreuz bilden, heißt der Strauch Kreuzdorn. Andere Namen sind Amselkirsche, Blasenbeere, Färberbaum, Hundsbeere, Kratzbeere, Scheißbeere, stinkender Weichsel, Wiedorn.
Beschreibung:	Der etwa 3 m hohe Strauch kann auch baumförmig (bis zu 8 m hoch) werden. Sein Holz ist sehr hart. Die oft fast gegenständigen Zweige stehen meist sparrig ab und haben aschgraue, glänzende Rinde mit zuweilen erhabenen Knötchen (Lentizellen). Sie enden vielfach in einem Sproßdorn. Die gegenständigen Laubblätter sind in ihrer Form sehr veränderlich: rundlich, elliptisch bis eiförmig. Die blattachselständigen, angenehm duftenden Blüten stehen einzeln oder zu mehreren und bilden dann Trugdolden. Die Kronenblätter der unscheinbaren Blüten sind weißlichgelb. Die etwa erbsengroße Frucht ist anfangs grün, zur Reife schwant, selten gelb und hat einen bitteren Geschmack.
Blütezeit:	Mai bis Juni
Vorkommen:	Der Kreuzdorn ist meist auf kalkhaltigen Böden verbreitet, so besonders an sonnigen, steinigen und trockenen Orten an Süd- und Westhängen, vereinzelt auch in Waldungen. Seltener ist er auch auf kieselhaltigen und moorigen Unterlagen zu finden.
Verbreitung:	Der Strauch ist über fast ganz Europa verbreitet, im Norden bis zu etwa 61° nördlicher Breite. Im Süden kommt er bis Mittelspanien, Sizilien, Mazedonien und Algerien vor, im Osten bis zum Altai.
Sammelgut:	Früchte (Fructus Rhamni catharticae)
Sammelzeit:	September bis Oktober
Sammelvorschrift:	Die Früchte des Kreuzdorns werden im reifen Zustand, wenn sie fast schwarz gefärbt sind, gesammelt. Das Sammelgut wird bei künstlicher Wärme ausgiebig getrocknet. Die Droge hat einen unangenehmen Geruch und einen anfangs süßlichen, später bitteren Geschmack. Der Speichel färbt sich beim Kauen der Früchte grünlichgelb.
Inhaltsstoffe:	Die Droge enthält freie und glykosidisch gebundene Anthrachinone sowie Flavonoidglykoside.
Anwendung:	Die Droge wird besonders in der Kinderheilkunde als mildes Abführmittel gebraucht.
Nebenwirkungen:	Etwa 20 unreife Beeren sollen, besonders bei Kindern, heftiges Erbrechen, Durchfälle sowie Nierenreizung hervorrufen.
Geschichtliches:	In der Medizin der Antike war die Droge unbekannt. Man nimmt aber an, daß sie zu dieser Zeit bereits in den nordischen Ländern zu Heilzwecken gebraucht wurde. Die Kräuterbücher des Mittelalters erwähnen sie jedoch nur als Färbemittel. Das aus den unreifen Früchten hergestellte »Saftgrün«, das im alkalischen Medium einen gelben und im sauren Medium einen roten Farbstoff ergibt, besaß große Bedeutung.

Rhamnus cathartica L.

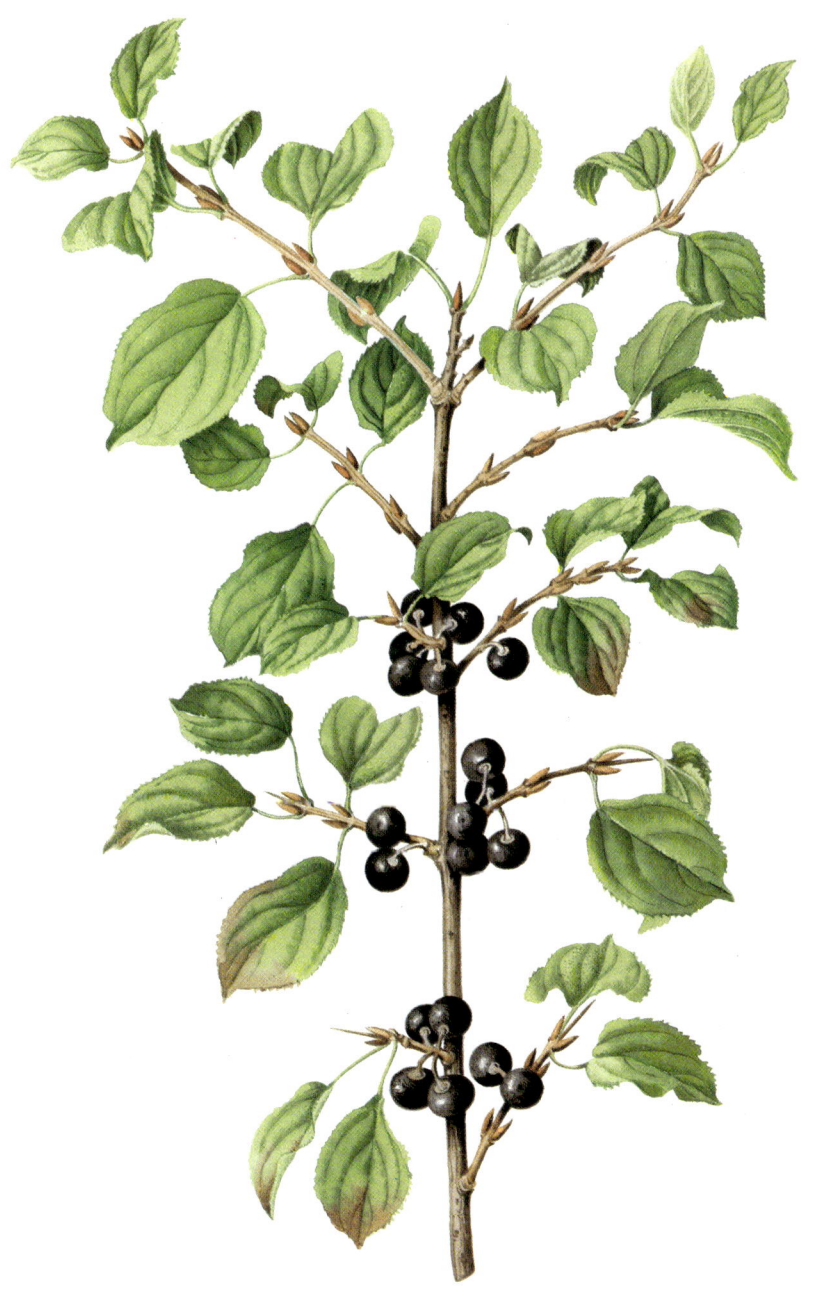

SCHWARZE JOHANNISBEERE

Familie:	Stachelbeergewächse (Grossulariaceae)
Name:	Der Volksmund gab dem Strauch die Namen Stinkstruk, Bocksbeere, Wanzenbeere, swarte Allbee, Adebarskasbern, schwarze Träuble u. a.
Beschreibung:	Die Schwarze Johannisbeere ist ein bis zu 2 m hoher, kräftiger Strauch, dessen junge Zweige hell berindet und behaart sind. Die wechselständigen, gestielten Blätter verkahlen auf der Oberfläche und haben auf der Unterseite zahlreiche gelbliche Drüsen. Die Blüten stehen in reichblütigen Trauben, die aus den Blattachseln entspringen. Jede Einzelblüte steht in der Achsel eines lanzettlichen, behaarten Tragblattes. Meist bestäuben sich die hängenden Blüten selbst, indem der Pollen aus den Staubbeuteln auf den umgebogenen Rand der Narbe fällt. Aus dem Fruchtknoten entwickelt sich die mehrsamige, schwarze Beere mit würzigem Geschmack.
Blütezeit:	April bis Mai
Vorkommen:	Der Strauch wächst wild meist an feuchten Standorten, so in Auenwäldern, im Ufergebüsch und an Flachmooren, zuweilen auch verwildert aus Kulturen.
Verbreitung:	Die Schwarze Johannisbeere war ursprünglich wohl nur im nördlichen Mitteleuropa heimisch. Sie wurde durch fossile Funde in Südschweden nachgewiesen. Von hier aus erstreckt sich ihr Verbreitungsgebiet über den Kaukasus, Sibirien und den Himalaja bis zur Mandschurei. Durch den Menschen hat sich der Strauch dann in Mittel- und Südosteuropa ausgebreitet. In Südeuropa gedeiht er nur in Kultur.
Sammelgut:	Blätter (Folia Ribis nigri)
Sammelzeit:	Mai bis Juni
Sammelvorschrift:	Beim Sammeln sollen je Zweig immer nur einige Blätter genommen werden, so daß noch genügend an der Pflanze verbleiben. Die Droge ist sehr sorgfältig zu trocknen. Sie hat einen leicht aromatischen Geruch, schmeckt herb-säuerlich und zusammenziehend.
Inhaltsstoffe:	Die Blätter der Schwarzen Johannisbeere enthalten Gerbstoffe, organische Säuren und Vitamin C.
Anwendung:	Die Droge hat eine schwach harn- und schweißtreibende Wirkung, die aber heute kaum noch genutzt wird. Häufiger ist ihre Verwendung als Bestandteil von Frühstückstees. Die Früchte der Schwarzen Johannisbeere gehören neben denen der Hagebutte und der Sanddornbeere zu den Drogen mit dem höchsten Vitamin-C-Gehalt.
Nebenwirkungen:	Die Droge besitzt keine Nebenwirkungen.
Geschichtliches:	Die Johannisbeerarten waren in der Heilkunde der Antike unbekannt. Im 16. Jahrhundert kannte man die Rote Johannisbeere als Heilpflanze. Nur vereinzelt wurde auf die Schwarze Johannisbeere hingewiesen, die erst im 18. Jahrhundert in den Arzneischatz Eingang fand. Sie gehört mit zu den Mitteln, die bei Kneippkuren benutzt werden. Seit Mitte des 18. Jahrhunderts wird die Schwarze Johannisbeere kultiviert.

Ribes nigrum L.

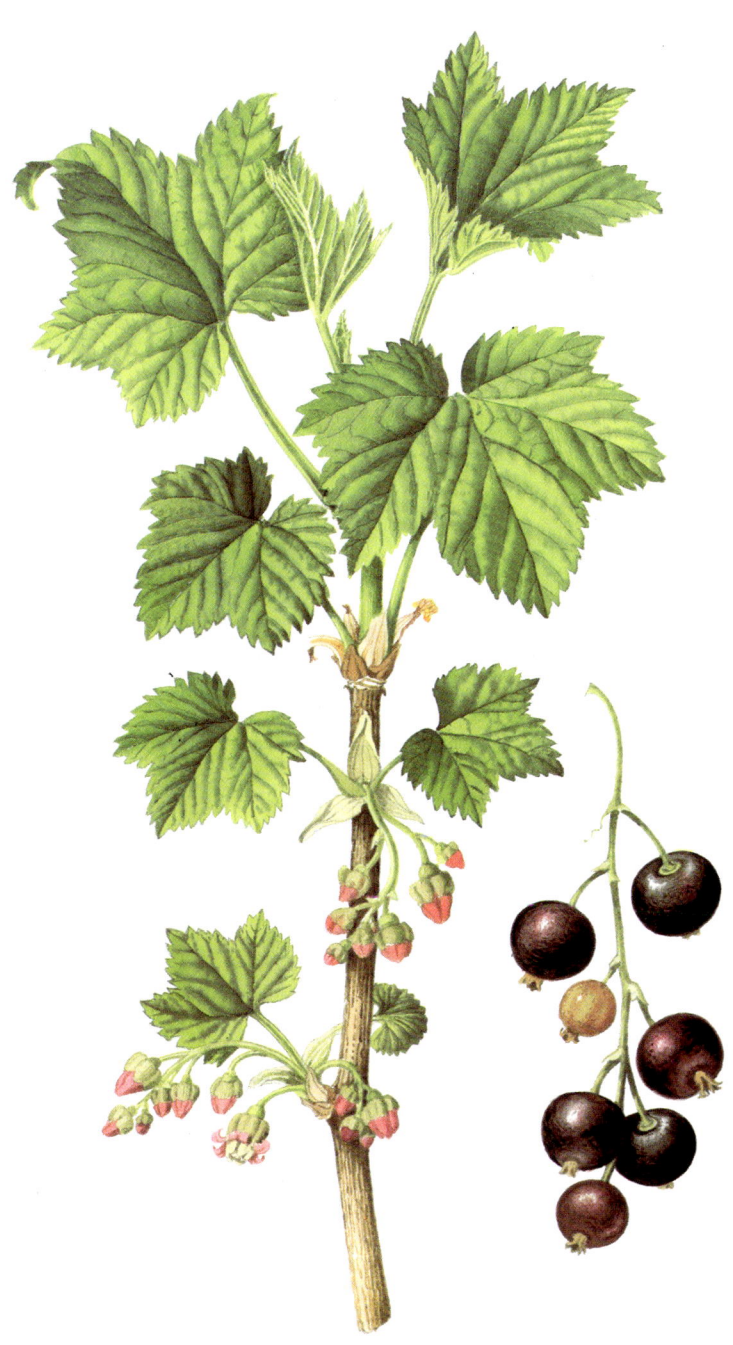

HUNDSROSE

Familie:	Rosengewächse (Rosaceae)
Name:	Der Strauch wird auch Heckenrose, Dornrose, Hagrose, Hagebuttenstrauch, Hetschepetsch, Hiefe, Honieftenstrauch genannt.
Beschreibung:	Die Hundsrose ist ein meist etwa 150 cm hoher, kräftiger Strauch, der verschiedentlich auch mehrere Meter Höhe erreichen kann. Seine langen Äste und Zweige hängen oben und seitlich über und haben wie der Stamm nach rückwärts gekrümmte Stacheln (fälschlich Dornen genannt). Die ziemlich dünnen Laubblätter sind unpaarig gefiedert. Die angenehm duftenden Blüten stehen einzeln oder in mehrblütigen Doldenrispen auf 2 cm langen Stielen, an deren Basis sich je ein Hochblatt befindet. Die Kelchblätter sind nach dem Verblühen zurückgeschlagen. Die herzförmigen Kronenblätter sind meist hellrosa, seltener weiß. Der Kelchbecher entwickelt sich zu der bekannten, als Hagebutte bezeichneten, scharlachroten Scheinfrucht, die in ihrem Innern zahlreiche harte Früchtchen zwischen Juckreiz verursachenden Haaren birgt. Es werden verschiedene Varietäten und Formen unterschieden.
Blütezeit:	Juni
Vorkommen:	Der Strauch kommt fast überall an Weg- und Feldrändern, auf mageren Weiden sowie in lichten Buschwäldern und an Waldrändern, besonders im Hügel- und Bergland (selten über 1300 m), vor.
Verbreitung:	Die Hundsrose ist fast über ganz Europa, West- und Nordasien sowie in Nordamerika verbreitet. In Europa geht ihre Nordgrenze von den Orkneyinseln über Südskandinavien bis Südfinnland.
Sammelgut:	Scheinfrüchte (Fructus Cynosbati)
Sammelzeit:	Oktober
Sammelvorschrift:	Die Hagebutten werden bei beginnender Reife, wenn sie eine satte rote Farbe angenommen haben und noch fest sind, gesammelt. Stiele und Kelchreste schneidet man ab. Die Droge wird zunächst 30 Minuten lang bei 75 bis 80°C vorgetrocknet und dann bei 40 bis 45°C getrocknet; sie ist nahezu geruchlos. Hagebutten stammen vorwiegend aus dem Sammelaufkommen wildwachsender Pflanzen. Die Fruchtschalen haben einen säuerlich-süßen, zusammenziehenden Geschmack; die Einzelfrüchte schmecken aromatisch.
Inhaltsstoffe:	Die Fruchtschalen enthalten viel Vitamin C, weitere Vitamine, Zucker, organische Säuren, Pektine, Gerbstoffe, Flavonoide, die das Vitamin C stabilisieren sollen, sowie weitere Farbstoffe. Die Einzelfrüchte – früher fälschlich als Samen, »Semen Cynosbati«, bezeichnet – enthalten fettes und ätherisches Öl, aber kaum Vitamin C.
Anwendung:	Frische Hagebutten spielen als Vitaminträger eine Rolle; bei der Bereitung von wohlschmeckendem Mus werden die Vitamine nur geringfügig zerstört. Entgegen früheren Annahmen besitzt die Droge keine harntreibende Wirkung. Sie dient als mildes Abführmittel sowie als Bestandteil schweißtreibender Tees.
Nebenwirkungen:	Hagebutten sind ohne Nebenwirkungen.
Geschichtliches:	Die Verwendung der Hagebutten geht bis in die Zeit der Pfahlbauten zurück. In der Antike wurden sie kaum genutzt.

Rosa canina L.

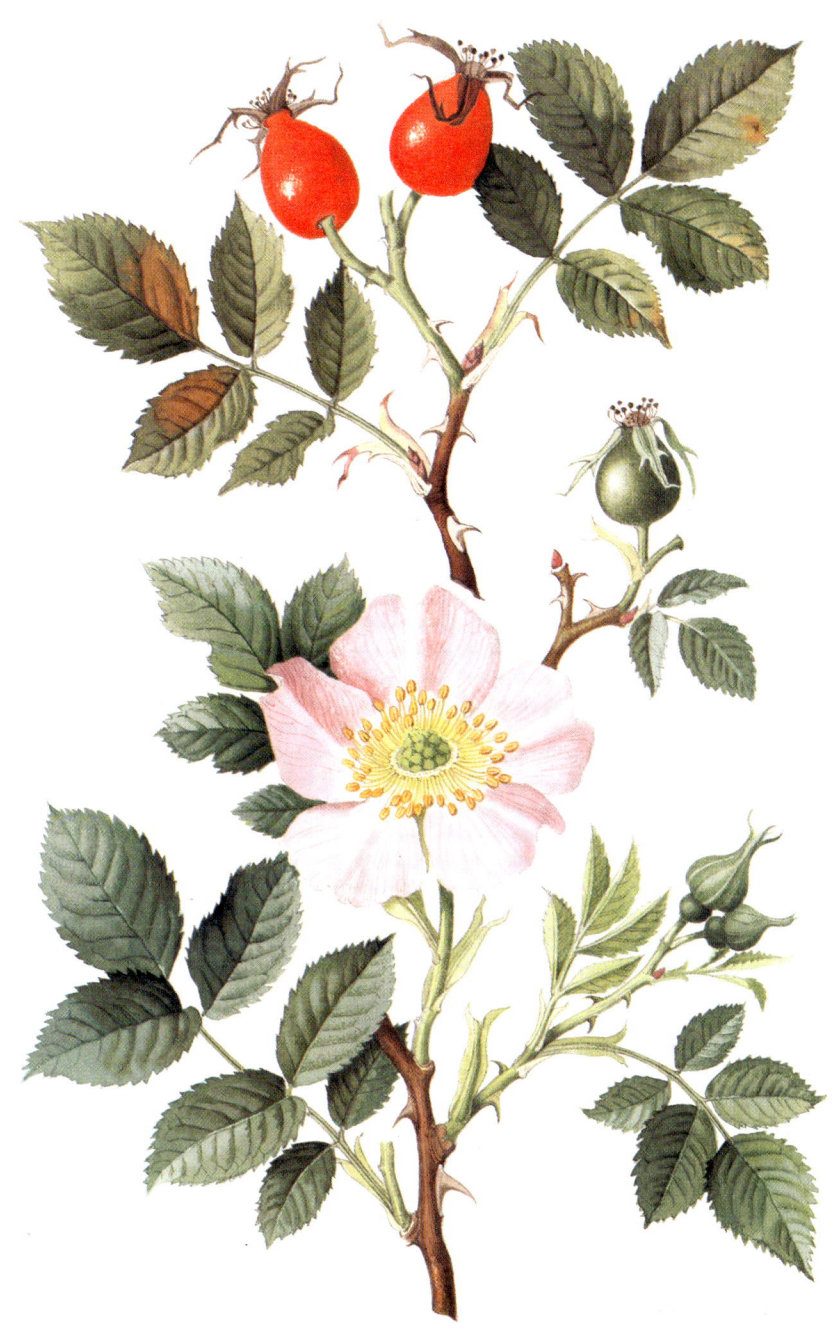

ESSIGROSE · GARTENROSE

Familie:	Rosengewächse (Rosaceae)
Name:	Die Essigrose heißt auch Samtrose, Mohnrose, Zucker- und Zwergrose.
Beschreibung:	Die Essigrose ist ein niedriger Strauch mit weithin treibenden, unterirdischen Ausläufern. Die oberirdischen, rutenartigen Triebe sind aufrecht, teils verzweigt und etwa 50 cm, selten über 1 m hoch. Sie sind reich mit Stacheln und Stieldrüsen besetzt. Die meist fünf-, selten dreizähligen Laubblätter sind oberseits glänzend, unterseits heller und bläulicher. Ihre kräftig hervortretenden Seitenadern enden in den Zähnen des Blattrandes. Die duftenden Blüten stehen meist einzeln, seltener zu zweien oder dreien auf dicht-drüsigen, stachligen Blütenstielen. Die breit herzförmigen, rosa- bis purpurfarbenen, samtigen Kronenblätter sind etwa 2 bis 3 cm lang. Der kuglige bis birnenförmige Kelchbecher entwickelt sich zur braunroten Scheinfrucht. Die Gartenrose, ein Abkömmling der Essigrose, ist im Wuchs höher und kriecht weniger weit. Ihre Blüten sind dicht gefüllt.
Blütezeit:	Juni
Vorkommen:	Die Essigrose kommt sehr zerstreut besonders auf Kalk vor, so in lichten Laubgehölzen, an Wald- und Feldrändern und auf sonnigen Magerwiesen. Die Gartenrose wird seit dem Altertum im Orient kultiviert, von dieser Art gibt es zahllose Gartenformen.
Verbreitung:	Die Essigrose kommt in fast ganz Süd- und Osteuropa vor.
Sammelgut:	Blüten (Flores Rosae)
Sammelzeit:	Juni
Sammelvorschrift:	Gesammelt werden trockene Blütenblätter, bevor sie völlig entfaltet sind. Man trocknet sie möglichst schnell im Schatten, wobei sie sich etwas verfärben. Sie müssen trocken, am besten über Kalk, aufbewahrt werden. Die Droge hat den typischen Rosengeruch, schmeckt herb und zusammenziehend.
Inhaltsstoffe:	Die Rosenblüten enthalten 0,01 bis 0,06% ätherisches Öl, große Mengen an Gerbstoffen und Flavonoide. Das Rosenöl, Oleum Rosae, wird aus den Blüten verschiedener Rosenarten, hauptsächlich jedoch von *R. damascena,* durch Wasserdampfdestillation industriell gewonnen. Es enthält als Hauptinhaltsstoffe Geraniol, Citronellol, Nerol und Stearoptene, hat einen Rosengeruch und einen scharfen Geschmack.
Anwendung:	Die Rosenblüten haben wegen ihres Gerbstoffgehaltes zusammenziehende Wirkung und wurden früher gelegentlich als Aufguß bei Durchfällen gebraucht. Äußerlich verwendete man sie als Mund- und Gurgelwasser. Das Rosenöl ist fast ausschließlich ein geruchs- und geschmacksverbessernder Zusatz bei Arzneizubereitungen; Hauptverbraucher ist die kosmetische Industrie.
Nebenwirkungen:	Es sind keine Nebenwirkungen der Rosenblüten bekannt.
Geschichtliches:	Schon in der arabischen Medizin spielten Rosen eine Rolle als Heilmittel. Seit dem 17. Jahrhundert ist Bulgarien das Hauptanbauland; vorher war es Persien.

Rosa gallica L. • Rosa centifolia L.

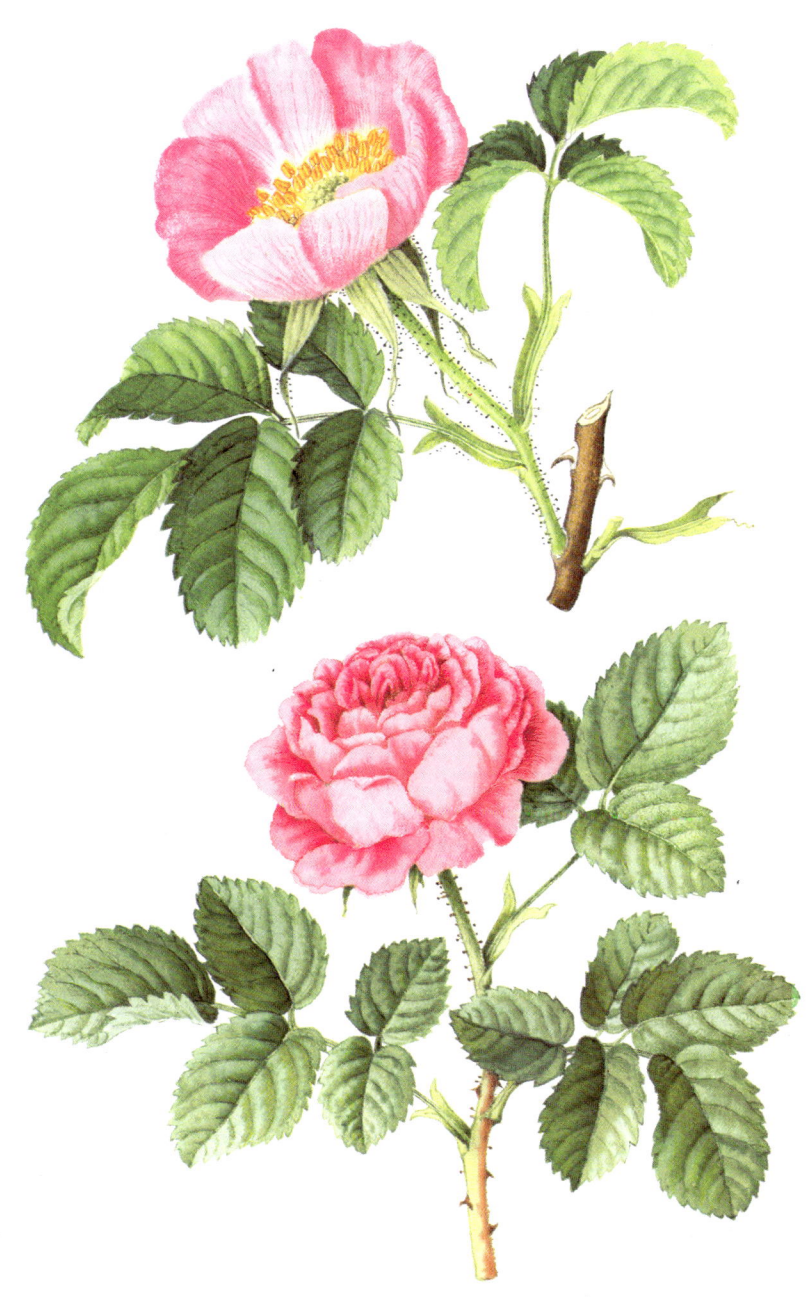

BROMBEERE

Familie:	Rosengewächse (Rosaceae)
Name:	Althochdeutsch heißt der Strauch bramberi. Der Volksmund gab ihm die Namen Brämel, Brambeeren, Brennbeeren, Hirschbollen, Kratzheer.
Beschreibung:	Die als Schößlinge bezeichneten Sprosse des ersten Jahres haben meist nur Laubblätter und erst im zweiten Jahr Blüten. Sie sterben nach der Fruchtreife ab. Die Sprosse und oft auch die Stiele der Laubblätter sind mit Stacheln und Stieldrüsen besetzt. Die Blätter sind am Rand einfach oder doppelt gesägt, ihre Unterseite ist mit weißfilzigen Büschelhaaren besetzt. Die traubigen bis rispigen Blütenstände entspringen den Blattachseln und schließen mit einer sich zuerst entfaltenden Endblüte ab. Aus den Achseln der Tragblätter wachsen unter der Endblüte die meist mehrblütigen Seitenästchen (Teilblütenstände) hervor. Die 5 weißen bis rötlichen Kronenblätter umschließen die zahlreichen aufrechten Staubblätter, die den Griffel meist überragen. Die violettschwarze Sammelfrucht birgt die Steinfrüchtchen. Die hier beschriebene Art ist eine Sammelart, sie wurde wegen der großen Formenmannigfaltigkeit in zahllose Arten und Unterarten aufgeteilt.
Blütezeit:	Juni bis Juli
Vorkommen:	Die weitverbreitete Brombeere wird vielfach kultiviert. Wild wächst sie in lichten Nadel- und Laubwäldern, auf Kahlschlägen und an Wegen.
Verbreitung:	Die Brombeere ist in Europa und im Orient häufig.
Sammelgut:	Kraut (Herba Rubi fruticosi), Blätter (Folia Rubi fruticosi)
Sammelzeit:	Mai bis Juli
Sammelvorschrift:	Es sollen nur jüngere Zweigspitzen oder nur die Blätter gesammelt werden. Das Sammelgut wird in dünner Schicht zum Trocknen ausgelegt und öfter umgewendet. Die Droge hat einen schwachen Geruch und einen herben Geschmack.
Inhaltsstoffe:	Die Droge enthält als Hauptinhaltsstoffe Gerbstoffe. Weitere Bestandteile sind organische Säuren, Inosit, Vitamin C und Flavonoide.
Anwendung:	Das Brombeerkraut kann als Gerbstoffdroge wegen der zusammenziehenden Eigenschaften bei Durchfällen Verwendung finden. Gebräuchlich ist hierzu eine Abkochung, die auch äußerlich als Gurgelwasser und bei Hautausschlägen verwendet wurde. Will man die Droge lediglich als Haustee trinken, so empfiehlt sich die Zubereitung des Drogenaufgusses, bei dem weniger Gerbstoff in das Getränk übergeht und der herbe und zusammenziehende Geschmack wesentlich gemildert wird. Zusätze von aromatischen Drogen verbessern noch den Geschmack. In verschiedenen Gegenden werden die Blätter auch fermentiert und dienen so als Ersatz für schwarzen Tee.
Nebenwirkungen:	Es sind keine Nebenwirkungen bekannt.
Geschichtliches:	Die Brombeerblätter gehören zu den ältesten Drogen. Theophrast, Dioskurides und Galen berichten über ihre Heilwirkung. Außer bei Magen- und Darmleiden wurden die Blätter früher auch noch als wasserausschwemmendes Mittel gebraucht.

Rubus fruticosus L.

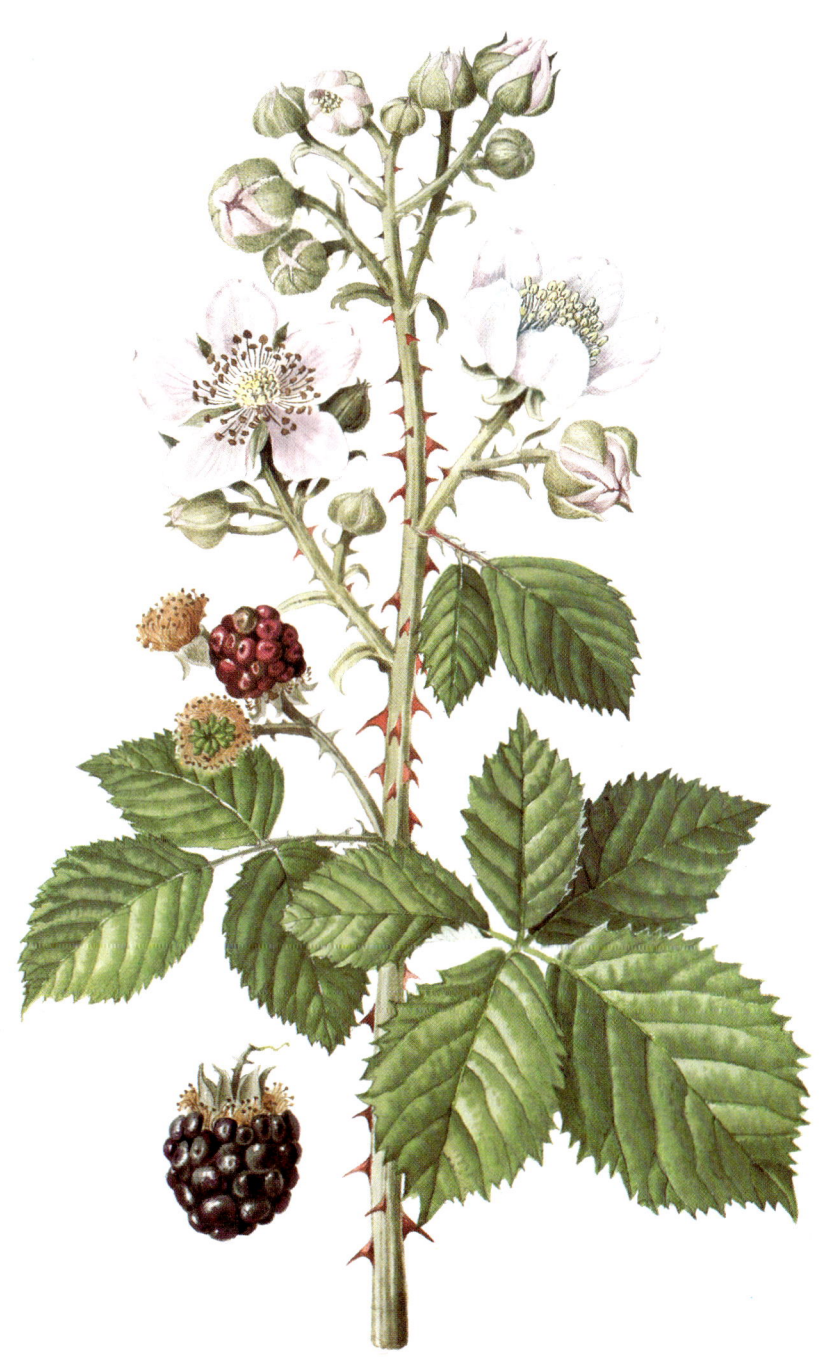

HIMBEERE

Familie:	Rosengewächse (Rosaceae)
Name:	Die Himbeere, althochdeutsch hintperi, wird auch Himmere, Himpelbeer, Himkes, Kindlbeer, Amber und Entenbeer genannt.
Beschreibung:	Der Himbeerstrauch treibt aus verzweigter Wurzel 1 bis 2 m hohe, gelbbraune, markige Schößlinge mit vielen zerstreuten, schwarzroten Stacheln. Die gestielten Laubblätter sind oberseits kahl unterseits weißfilzig behaart und am Rand ungleich scharf gesägt. Die meist nickenden Blüten stehen in einem traubig-rispigen Blütenstand. Die weißen Kronenblätter sind kürzer als der Kelch. Die zahlreichen Staubblätter, die kürzer als der Griffel sind, umgeben den graufilzigen Fruchtknoten. Die wohlschmeckende rote Sammelfrucht setzt sich aus zahlreichen Steinfrüchten zusammen und löst sich leicht vom Fruchtträger.
Blütezeit:	Mai bis Juni, im Gebirge bis Juli
Vorkommen:	Die Himbeere ist besonders häufig auf saurem Boden verschiedentlich aber auch auf Kalkboden anzutreffen. Sie wächst oft auf Kahlschlägen, in Hecken, Gebüschen und Hainen, aber ebenso in lichten Laub- und Nadelwaldungen. Sie wird auch in Gärten angepflanzt.
Verbreitung:	Der Strauch ist in der subarktischen und kühleren gemäßigten Zone der nördlichen Halbkugel allgemein verbreitet und in Ostasien und Nordamerika durch besondere Rassen vertreten. Im südlicheren europäischen Verbreitungsgebiet ist das Vorkommen auf die Bergstufe beschränkt.
Sammelgut:	Kraut (Herba Rubi idaei), Blätter (Folia Rubi idaei)
Sammelzeit:	Mai bis September
Sammelvorschrift:	Die Himbeertriebe oder nur die Blätter werden in dünner Schicht zum Trocknen ausgelegt und öfter umgewendet. Die Droge hat einen schwachen Geruch und einen herben und zusammenziehenden Geschmack.
Inhaltsstoffe:	Das Himbeerkraut enthält Gerbstoffe mit Gallus- und Ellagsäure, Flavonoide, organische Säuren und in den Blättern mehr Vitamin C als in den Früchten.
Anwendung:	Das Himbeerkraut gehört zu den Gerbstoffdrogen und wurde wegen der adstringierenden Wirkung bei Durchfällen verordnet. Hierzu bereitet man eine Abkochung; dabei geht viel Gerbstoff in das Getränk über. Zur Teebereitung wird ein Aufguß hergestellt, wobei nur geringe Gerbstoffmengen in das Getränk übergehen und der herbe Geschmack geringer ist. Aus dem Saft der Himbeerfrüchte bereitet man durch Kochen mit Zucker den Himbeersirup, »Sirupus Rubi idaei«, der als geschmacksverbessernder Zusatz bitter schmeckenden Arzneien zugefügt wird.
Nebenwirkungen:	Nebenwirkungen besitzt die Droge nicht.
Geschichtliches:	Der Römer Plinius berichtet bereits über eine Heilpflanze namens Rubus idaens. Die Verfasser der mittelalterlichen Kräuterbücher Bock, Fuchs und Valerius Cordus glaubten, daß mit dieser Pflanze unser Himbeerstrauch gemeint sei. Von Valerius Cordus sollen auch die Angaben über die Zubereitung des Himbeersirups stammen.

Rubus idaeus L.

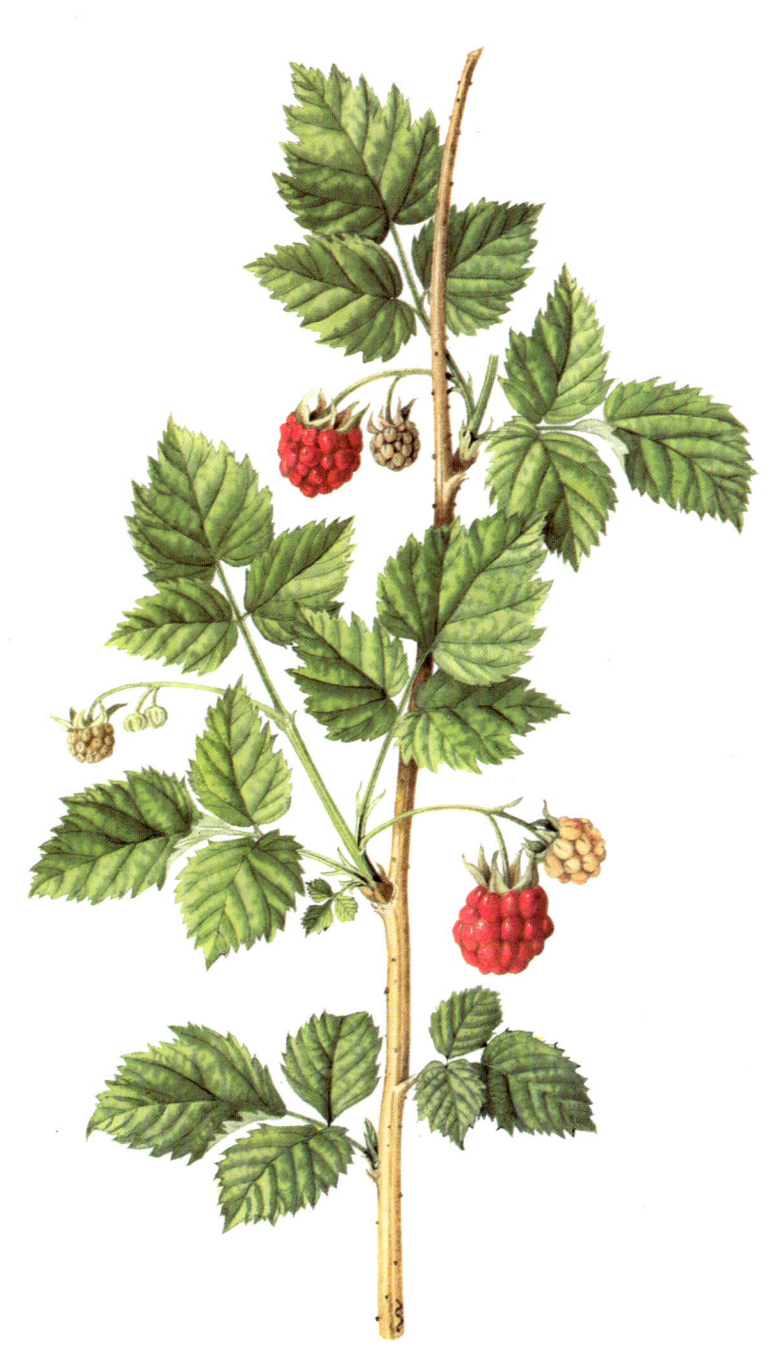

WEIDEN *

Familie:	Weidengewächse (Salicaceae)
Name:	Volkstümliche Namen sind Weene, Wicheln, Weden, Wilge u. a.
Beschreibung:	Die Weiden sind Bäume oder Sträucher, selten Zwergsträucher. Ihre wechselständigen Laubblätter haben eine stets ungeteilte Blattspreite mit mehr oder weniger hervortretendem Adernetz. Die Blüten sind in achselständigen Blütenständen, den Kätzchen, angeordnet und erscheinen meist vor den Laubblättern. Normalerweise sind sie eingeschlechtig und zweihäusig, d. h., jede Pflanze hat nur männliche oder weibliche Blüten. Die Staubbeutel der männlichen Blüten sind oft intensiv gelb oder rötlich. Der Fruchtknoten der weiblichen Blüten entwickelt sich zu einer aufspringenden Kapsel, die zahlreiche kleine Samen mit einem Haarschopf entläßt. Am Grund der Staubblätter oder des Fruchtknotens befinden sich 2 kleine Honigdrüsen, die Nektar liefern. Die männlichen Blüten haben außerdem einen meist klebrigen Pollen. Die Blüten werden besonders von Honigbienen besucht und bestäubt.
Blütezeit:	März bis Juni
Vorkommen:	Die Weiden lieben feuchte Standorte und besiedeln Flußauen und Bachufer. Nur die arktischen und alpinen kleinwüchsigen Arten kommen auch auf trockenen Geröllhalden vor.
Verbreitung:	Die Weiden sind auf der Nordhalbkugel, in Europa, Asien und Nordamerika weit verbreitet, im Norden bis zur absoluten Vegetationsgrenze und zählen zu den nördlichsten Blütenpflanzen. Nach Süden reicht ihr Areal bis Ostindien und zum Himalaja.
Sammelgut:	Rinde (Cortex Salicis)
Sammelzeit:	März bis April
Sammelvorschrift:	Es soll nur die Rinde von zwei- bis dreijährigen Zweigen genommen werden. Durch Anbringen von Ringelschnitten, die durch Längsschnitte verbunden werden, läßt sich die Rinde gut abheben. Das Sammelgut wird erst an der Luft vorgetrocknet und dann bei künstlicher Wärme nachgetrocknet. Die Droge ist geruchlos und hat einen bitteren, zusammenziehenden Geschmack.
Inhaltsstoffe:	Die Rinden der verschiedenen Weidenarten enthalten Gerbstoffe und bis zu 10% Phenolglykoside, darunter Salicin, das im Organismus in Saligenin und Zucker gespalten wird. Saligenin wird zu Salicylsäure oxydiert. Den höchsten Gehalt an wirksamen Inhaltsstoffen hat die Rinde der Purpurweide *(Salix Purpurea)*.
Anwendung:	Man bezeichnet die Weidenrinde als vegetabilisches Salicylsäurepräparat. Sie wurde früher in Rheuma- und Grippetees genutzt. Seit Einführung der synthetischen Salicylsäurepräparate (Aspirin) wird die Droge kaum noch verwendet.
Nebenwirkungen:	Salicylsäurepräparate werden in relativ hohen Dosen benutzt; der geringe Salicylgehalt der Droge schließt Vergiftungen aus.
Geschichtliches:	Die Weidenrinde ist ein altes Heilmittel, das von Theophrast und Dioskurides erwähnt wurde. Wegen ihrer fiebersenkenden Wirkung wurde sie der Chinarinde gleichgestellt und als »europäische Fieberrinde« auch bei Malaria verwendet.

Salix L.

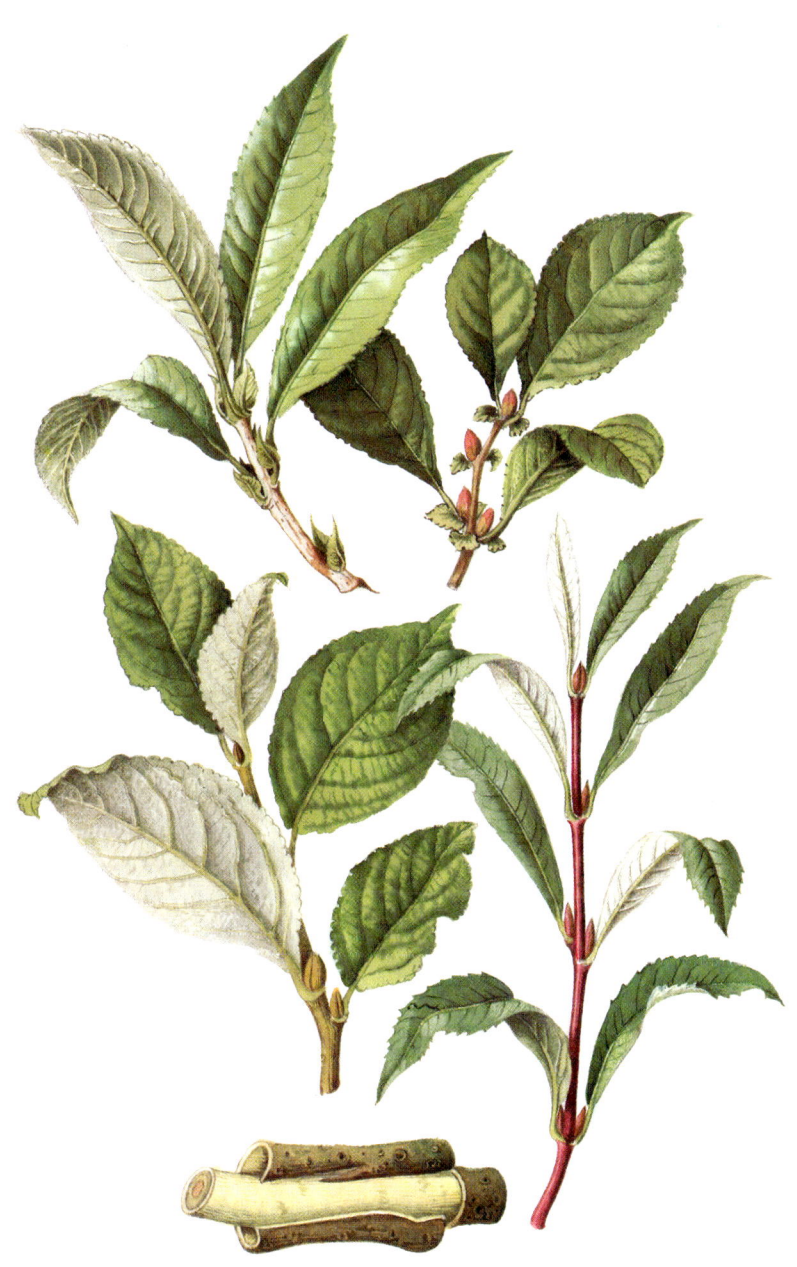

ECHTE SALBEI

Familie:	Lippenblütengewächse (Lamiaceae (Labiatae))
Name:	Mundartliche Abwandlungen von Salbei sind Selwe, Saphei, Zaffee, Salve, Salwie, Schuwen, Sophie u. a.
Beschreibung:	Die Echte Salbei ist ein bis zu etwa 80 cm hoher Halbstrauch, dessen obere unverholzte Stengelteile in nördlichen Gegenden während des Winters erfrieren. Die Äste sind meist stark verzweigt und später mit abschleppender, graubrauner Borke bedeckt. Die jüngeren Sprosse haben dichte, spinnwebig-filzige Behaarung. Die gegenständigen schmalelliptischen Laubblätter haben einen feingekerbten Rand und feinrunzlige Blattflächen, die jung graufilzig sind. Die Blüten sitzen zu 2 bis 4 in den Achseln von Hochblättern und bilden Scheinquirle, von denen meist 6 bis 8 übereinanderstehen. Die hellviolette Krone bildet am Grund eine etwa 1 cm lange Röhre, die nach oben durch einen Haarring abgeschlossen wird und sich in eine zweiteilige Ober- und dreiteilige Unterlippe spaltet.
Blütezeit:	Mai bis Juli
Vorkommen:	In ihrer Heimat tritt die Echte Salbei besonders an trockenen Kalkhängen auf. Sie wird heute im Gebiet Bernburg großflächig angebaut. Gelegentlich ist sie auch verwildert.
Verbreitung:	Als Vertreter der warmen Gebiete Südeuropas ist die Echte Salbei von Spanien bis zu den nördlichen Balkanländern, Kleinasien und Nordsyrien verbreitet. In Südfrankreich und Italien ist sie wohl nur eingebürgert.
Sammelgut:	Blätter (Folia Salviae)
Sammelzeit:	August bis September
Sammelvorschrift:	Die während der Blütezeit in den frühen Nachmittagsstunden gesammelten Blätter werden in dünner Schicht ausgebreitet und möglichst rasch bei Temperaturen bis zu 40°C getrocknet. Die offizinelle Droge stammt vorwiegend aus dem Anbau. Sie riecht campferartig und schmeckt aromatisch, herb und bitter.
Inhaltsstoffe:	Die Salbeiblätter enthalten 1,5 bis 2,5% ätherisches Öl mit etwa 50% Thujon sowie Cineol, Campfer und Borneol; spanische Salbei enthält kein Thujon. Weitere Inhaltsstoffe sind Gerbstoffe, Bitterstoffe, Saponine und Flavonoide.
Anwendung:	Die Droge wurde früher wegen ihrer erwiesenen Hemmung der Schweißsekretion besonders gegen Nachtschweiß bei Lungentuberkulose verordnet. Durch das Zusammenwirken von ätherischem Öl und Gerbstoffen wirkt sie antiseptisch, entzündungshemmend und zusammenziehend, man verwendet sie bei Entzündungen in Mund und Rachen. Weiterhin wird sie bei entzündlichen Erkrankungen des Magen-Darm-Kanals sowie als krampflösendes und blähungstreibendes Mittel gebraucht.
Nebenwirkungen:	Thujonvergiftungen kommen nur bei Mißbrauch zu Abtreibungszwecken vor.
Geschichtliches:	In der Heilkunde des Altertums und des Mittelalters waren die Salbeiarten sehr geschätzt und allgemein in Gebrauch.

Salvia officinalis L.

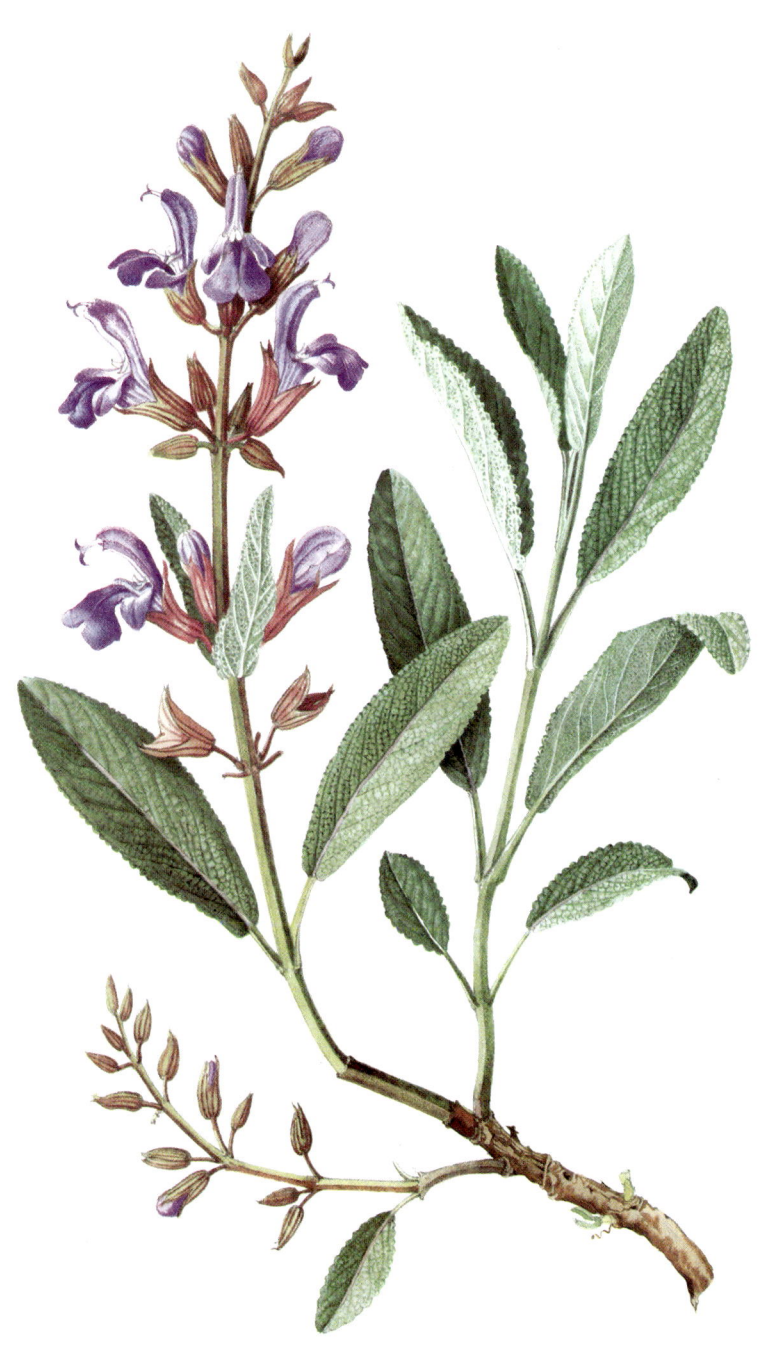

SCHWARZER HOLUNDER

Familie:	Geißblattgewächse (Caprifoliaceae)
Name:	Der Schwarze Holunder wird auch Holder, Holderbusch, Holderstock, Holler, Fliederbusch, Kissekenbaum, Musflieder u. a. genannt.
Beschreibung:	Die Art hat meist einen strauchigen, seltener baumförmigen Wuchs und kann eine Höhe von 7 bis 10 m erreichen. Die Rinde des Stammes und der älteren Zweige ist graubraun und rissig, die der jüngeren Zweige grün und mit zahlreichen grauen Punkten, den Rindenporen (Lentizellen), besetzt. Die Zweige haben weiches, weißes Mark. Die gegenständigen Laubblätter sind unpaarig gefiedert. Die stark duftenden Blüten stehen in doldenartigen Blütenständen (Trugdolden) an den Enden der Zweige. Jede Trugdolde hat meist 5 Hauptäste. Die 5 weißen bis gelblichen, verwachsenen Kronenblätter umschließen 5 Staubblätter und den dreiteiligen Fruchtknoten, der sich zu der blauschwarzen, saftigen, dreisamigen Beere entwickelt.
Blütezeit:	Mai bis Juli
Vorkommen:	Der Schwarze Holunder ist an ursprünglichen Standorten wie auf feuchten Waldblößen, an steinigen, buschigen Stellen und an Flüssen, in Schluchten und an Hohlwegen zu finden, zuweilen auch in Gärten.
Verbreitung:	Der Schwarze Holunder kommt in fast ganz Europa vor. Seine Nordgrenze verläuft durch Südschweden und Litauen. Von der Donaumündung ist er über Kleinasien und das Kaukasusgebiet bis nach Westsibirien verbreitet.
Sammelgut:	Blüten (Flores Sambuci)
Sammelzeit:	Juni bis Juli
Sammelvorschrift:	Zu Beginn der Blütezeit werden die Blüten bei trockenem Wetter gesammelt und sofort bei Temperaturen bis zu 40°C und guter Durchlüftung getrocknet. Die getrocknete Droge ist in gut schließenden Gefäßen aufzubewahren. Sie stammt aus dem Sammelaufkommen, hat einen charakteristischen Geruch, schmeckt süßlich und schleimig, später kratzend.
Inhaltsstoffe:	Die Holunderblüten enthalten Flavonoide, wenig ätherisches Öl, etwas Gerbstoff, Schleim und das Blausäureglykosid Sambunigrin.
Anwendung:	Der Holunderblütentee, möglichst heiß und in großen Mengen getrunken, wirkt schweißtreibend und wird besonders bei Erkältungskrankheiten und fieberhaften Erkrankungen angewandt. Wirksam ist dabei in erster Linie das heiße Wasser, das aber erst durch das ätherische Öl schmackhaft gemacht und durch die Wirkung der Flavonoidglykoside bekömmlicher geworden, nur so in den erforderlichen Mengen genossen werden kann.
Nebenwirkungen:	Frische Holunderblüten verursachen Hautreizung.
Geschichtliches:	Der Holunder wurde bereits zur Pfahlbauzeit verwendet. Hippokrates gebrauchte besonders die Früchte, Theophrast, Dioskurides und Plinius erwähnen die Pflanze, die auch im Mittelalter sehr geschätzt wurde.

Sambucus nigra L.

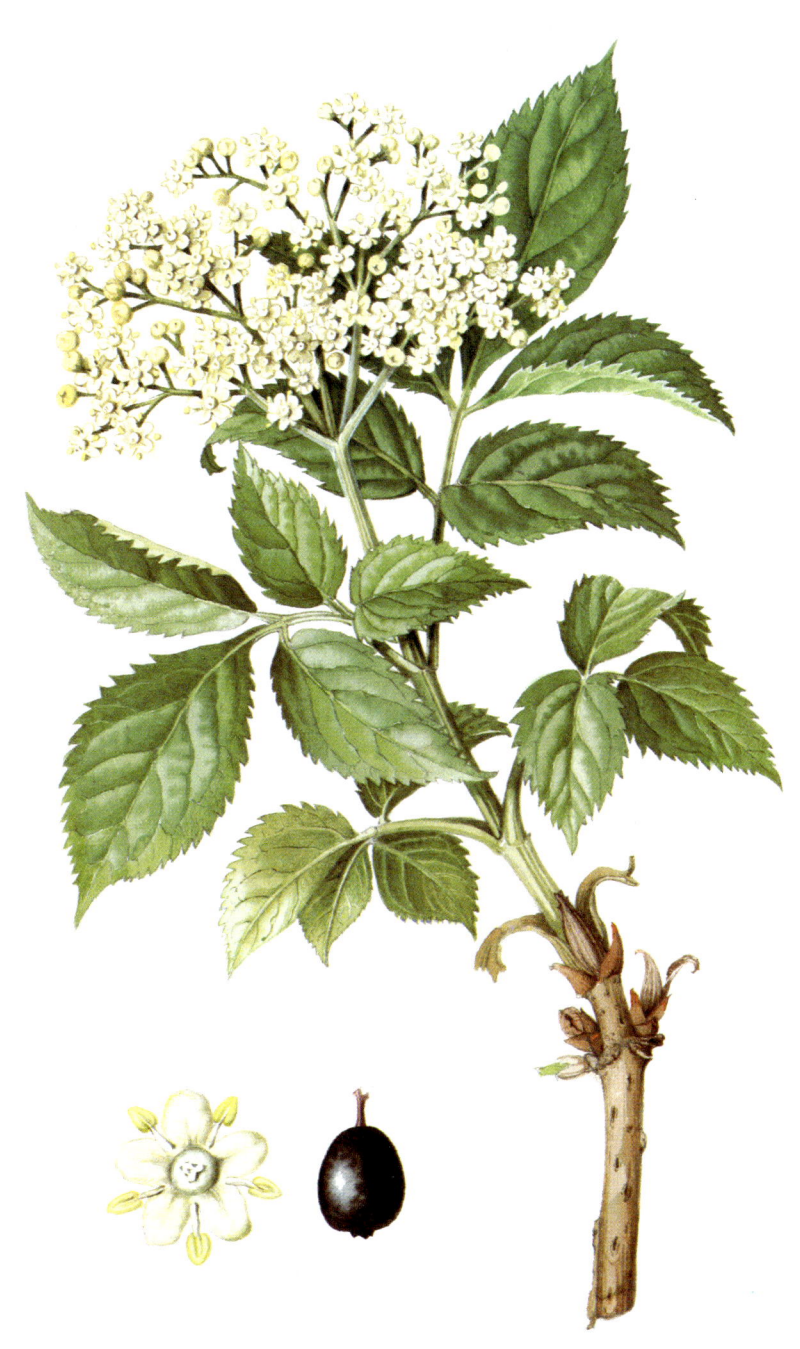

ECHTES SEIFENKRAUT

Familie:	Nelkengewächse (Caryophyllaceae)
Name:	Weil die zerstoßenen Wurzeln und das Kraut der Pflanze schäumen, wenn man sie im Wasser reibt, heißt sie Seifenkraut. Weitere Bezeichnungen sind Waschkraut, Hundsnägelin, Herbstnelke, Knackblume, Pinkelnellstude, Madenkraut.
Beschreibung:	Die 30 bis 70 cm hohe Pflanze überdauert mit bis fingerstarker Grundachse, die ausläuferartig weit kriecht und im Frühjahr fruchtbare und unfruchtbare Sprosse treibt. Die runden Stengel sind gegliedert, an den Knoten etwas verdickt und im oberen Teil meist ästig verzweigt. Die Laubblätter stehen kreuzweise gegenständig an den Knoten, die schwach duftenden Blüten end- und blattwinkelständig in großen, dichten Büscheln. Die Blüten haben einen blaßgrünen, bauchigen Kelch, die blaßroten bis weißen Kronenblätter sind genagelt. Der Fruchtknoten besitzt 2 fadenförmige, nach außen umgebogene Griffel und entwickelt sich zu einer einfächrigen Kapsel.
Blütezeit:	Juni bis September
Vorkommen:	Das Seifenkraut ist besonders in Flußauen von der Ebene bis in die Voralpen anzutreffen, aber auch an Zäunen, Mauern, Straßen- und Ackerrändern.
Verbreitung:	Die Pflanze ist in Mittel- und Südeuropa, im Westen bis England und im Norden bis Skandinavien verbreitet, weiter östlich über Kleinasien und Zentralasien bis Japan und im Nordosten bis Sibirien. In Nordamerika ist sie nur eingeschleppt.
Sammelgut:	Wurzel (Radix Saponariae)
Sammelzeit:	August bis September
Sammelvorschrift:	Man nimmt im allgemeinen die Wurzeln zweijähriger Pflanzen. Das Trocknen des Sammelgutes muß bei Temperaturen bis zu 60°C erfolgen. Auf diese Weise bleiben die Inhaltsstoffe erhalten. Die Droge hat einen schwachen Geruch und einen anfangs süßlichen, später bitter kratzenden und lange anhaltenden Geschmack.
Inhaltsstoffe:	Die Wurzel des Seifenkrautes enthält ein Saponingemisch als wirksamen Inhaltsstoff.
Anwendung:	Die Saponaria-Saponine sind giftig, wirken in großen Dosen brechenerregend und wurden früher als Sapotoxine bezeichnet. In therapeutischen Dosen eingenommen, bewirken sie eine vermehrte Sekretion der Drüsen des Bronchialtraktes und werden deshalb bei Erkrankungen der Atmungsorgane als auswurfförderndes Mittel benutzt. Technisch wurde die Seifenwurzel als Waschmittel gebraucht. Sie wird Fleckenwässern und sonstigen Reinigungsmitteln wegen ihrer stark schäumenden Wirkung zugesetzt.
Nebenwirkungen	Die Saponine wirken örtlich reizend.
Geschichtliches:	Im Altertum wurden die Saponindrogen unter dem Namen Struthion zusammengefaßt. Das Seifenkraut ist in der Heilkunde des Mittelalters verwendet worden. Ähnlich wie die Primelgewächse kam die Droge nach dem Ersten Weltkrieg als Ersatz für die saponinhaltige Überseedroge Senegawurzel wieder in Gebrauch.

Saponaria officinalis L.

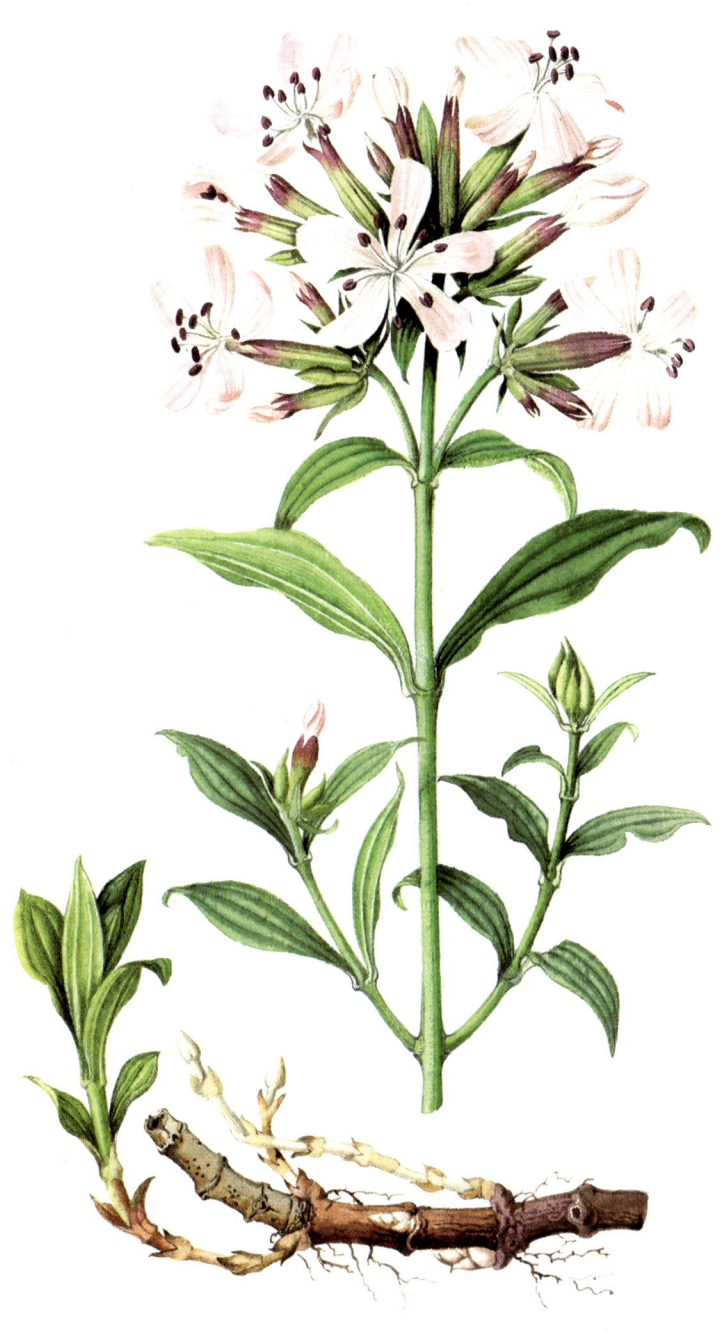

BESENGINSTER

Familie:	Schmetterlingsblütengewächse (Fabaceae (Papilionaceae))
Name:	Die Bezeichnung Besenginster weist auf die Verwendung der Zweige hin. Mancherorts heißt der Strauch Brambusch, Gaist, Genester, Besenkraut, Besenstrauch.
Beschreibung:	Der Besenginster ist ein bis zu 2 m hoher Strauch, seltener ein 3 bis 5 m hohes Bäumchen mit sehr kräftiger, holzartiger Pfahlwurzel mit Seitenwurzeln, die wie bei vielen Schmetterlingsblütlern Wurzelknöllchen haben. Viele grüne, rutenförmige, verzweigte Sprosse gehen vom kurzen Hauptstamm ab, die in strengen Wintern bis auf die Hauptäste zurückfrieren. Die fünfkantigen, grünen Zweige haben wechselständige, dreizählige Laubblätter, die bald abfallen. Nur an den oberen Langtrieben stehen einfache, ungestielte Blätter. Die Blüten stehen einzeln oder zu zweien an gestauchten Kurztrieben und bilden scheinbar einen traubigen Blütenstand. Die leuchtendgelbe Krone besteht aus der zurückgeschlagenen Fahne, den beiden Flügeln und dem Schiffchen. Die längliche Samenhülse schleudert bei der Reife die zahlreichen Samen mit knackendem Geräusch weit fort.
Blütezeit:	Mai bis Juni
Vorkommen:	Dem Ginster sagen sandige, trockene, kalkarme Böden zu. Er ist besonders in den Heidegebieten Mitteleuropas, die sich im atlantischen Klimabereich befinden, anzutreffen.
Verbreitung:	Als ursprüngliches Verbreitungsgebiet wird vor allem Mittel- und Westeuropa angesehen; im Norden reicht das Areal über Südschottland bis Südskandinavien, die Ostgrenze ist unsicher.
Sammelgut:	Kraut (Herba Sarothamni scoparii)
Sammelzeit:	Februar und Oktober
Sammelvorschrift:	Das Kraut, besonders aber die alkaloidreichen oberen Zweigspitzen, werden abgeschnitten und sorgfältig getrocknet. Die Droge hat einen würzigen Geruch sowie einen aromatischen und bitteren Geschmack.
Inhaltsstoffe:	Das Kraut des Besenginsters enthält bis zu 3% Alkaloide mit Spartein als Hauptalkaloid. Außerdem enthält die Droge Flavonoidglykoside.
Anwendung:	Die Droge hat nur als Rohstoffdroge für die pharmazeutische Industrie Bedeutung. Medizinisch benutzt wird Spartein als Herz- und Kreislaufmittel bei Herzrhythmusstörungen. In der Geburtshilfe dient es zur Wehenanregung und Wehenverstärkung.
Nebenwirkungen:	Vergiftungen durch die Pflanze oder Spartein sind selten; sie ähneln einer leichten Nicotinvergiftung.
Geschichtliches:	In der »Arzneimittellehre« des Dioskurides wird eine Heilpflanze namens »Spartion« erwähnt; bei Galen heißt sie »Sparte«. Es ist möglich, daß damit der Besenginster gemeint ist, der von Linné Spartum scoparium genannt wurde.

Sarothamnus scoparius (L.) KOCH

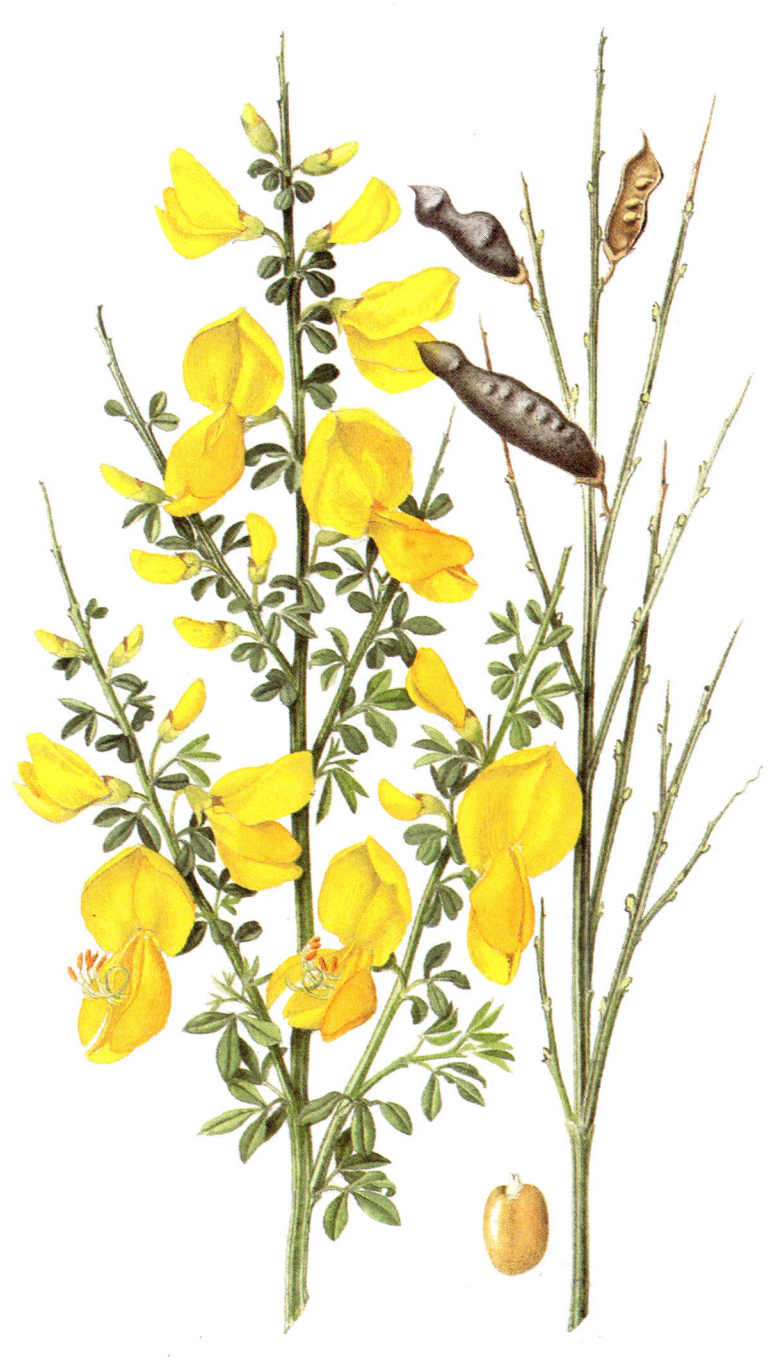

BOHNENKRAUT

Familie:	Lippenblütengewächse (Lamiaceae (Labiatae))
Name:	Das Bohnenkraut ist als Gewürzpflanze für Bohnen beliebt, es wird auch Fleischkräutchen, Hühnerfülle, Göckerleskrut, Wurstkraut, Suppenkräutchen, Schmecket und Pfefferkraut genannt.
Beschreibung:	Die einjährige, selten überwinternde Pflanze hat einen einzigen, bis zu 30 cm hohen Stengel, der an den Knoten mehr oder weniger buschig verästelt ist. Die Äste sind fast gleich hoch und grün oder rötlich angelaufen. Die flaumig behaarten Sprosse haben zahlreiche Drüsenschuppen, die den aromatischen Duft hervorrufen. Die Laubblätter haben eingesenkte Drüsen, die gegen das Licht als helle Punkte erscheinen. Die Blütenkrone ist lila bis weißlich und überragt die Zähne des Kelches nur wenig. Vorn ist sie zu einer Röhre mit kurzer Oberlippe und etwas längerer, dreilappiger Unterlippe erweitert. Der glockige grüne oder violette Kelch ist flaumig behaart. Aus dem Fruchtknoten entwickeln sich glatte Nüßchen, die graugrün bis dunkelbraun und 1 bis 1$^{1}/_{2}$ mm lang sind.
Blütezeit:	Juli bis September
Vorkommen:	Fast in jedem Kräutergarten wird das Bohnenkraut als Gewürzpflanze gezogen. Es verwildert leicht.
Verbreitung:	Ursprünglich ist das Bohnenkraut wohl nur in den Ländern um das Schwarze Meer und das östliche Mittelmeer, vom Iran bis zum Balkan, Nord- und Mittelitalien und bis zu den Seealpen. Im Kaukasus kommt es bis zu 1600 m Höhe vor, in den Alpen bis zu etwa 1500 m.
Sammelgut:	Kraut (Herba Saturejae)
Sammelzeit:	Juli bis August
Sammelvorschrift:	Man schneidet entweder das ganze Kraut oder die oberen Spitzen der Pflanze mit der Schere ab und trocknet die Droge, indem man das Sammelgut gebündelt aufhängt oder in dünner Schicht ausbreitet. Die getrocknete Droge wird in einem geschlossenen Gefäß aufbewahrt. Sie riecht angenehm gewürzhaft und schmeckt scharf brennend.
Inhaltsstoffe:	Das Bohnenkraut enthält ungefähr 0,1 bis 2% ätherisches Öl mit etwa 30% Carvacrol, 20% Cymol, Cymen, Caryophyllen, Cadinen u. a. Weiterhin sind Gerbstoffe, Schleim und Harz enthalten.
Anwendung:	Die Droge wurde in erster Linie bei Durchfällen gebraucht; außer dem ätherischen Öl und besonders seinem Carvacrolgehalt ist der Gerbstoff dabei wirksam. Bei Diabetikern soll sie gegen das Durstgefühl wirken. Im Haushalt und in der Wurstfabrikation dient sie als Gewürz.
Nebenwirkungen:	Bei Verwendung der Droge kann es zu Hautausschlägen kommen.
Geschichtliches:	Wahrscheinlich war das Bohnenkraut im Altertum schon als Gewürzpflanze bekannt. Im »Capitulare« Karls des Großen wird es erwähnt. Auch die Botaniker des Mittelalters berichten über die Pflanze. 1582 wird das ätherische Öl erstmals genannt.

Satureja hortensis L.

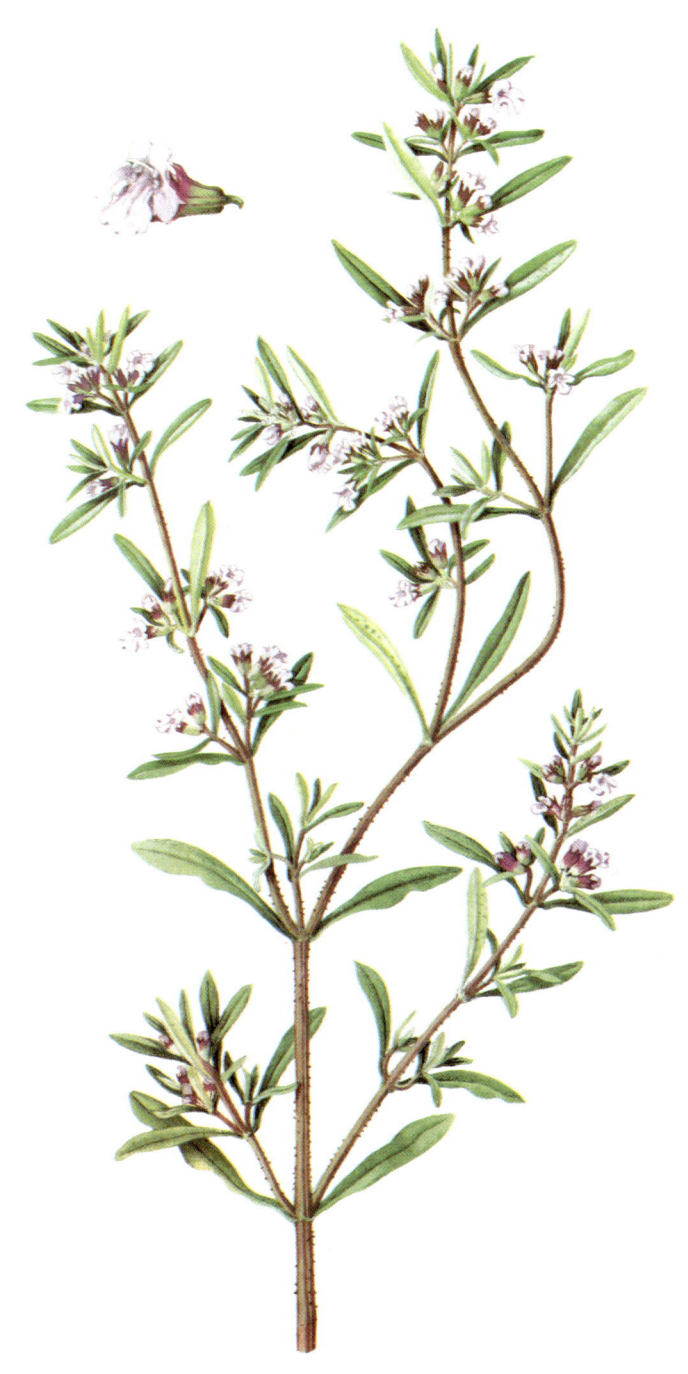

SCHARFER MAUERPFEFFER †

Familie:	Dickblattgewächse (Crassulaceae)
Name:	Der Gattungsname leitet sich von *sedere*, lat. = sitzen ab und weist darauf hin, daß die Pflanze dicht am Boden wächst. Der Artname *acre*, lat. = scharf, beißend bezieht sich auf den scharfen, pfefferartigen Geschmack.
Beschreibung:	Die reich verzweigte Staude mit kriechenden oder bogig aufsteigenden Sprossen erreicht eine Höhe von etwa 5-15 cm. Typisch ist dabei die Neigung der Pflanze, Polster zu bilden. Die dicken, eiförmigen, am Grunde abgerundeten Laubblätter sind etwa 4 mm lang und 3 mm breit, stumpf und in 6 Längsreihen angeordnet. Die radiären Blüten besitzen 5 goldgelbe, 6-7 mm lange, fein zugespitzte Kronblätter. Die abstehenden Balgfrüchte bilden einen aufspringenden, 5strahligen Stern. Sie öffnen sich nur bei feuchter Luft bzw. bei Regen, wobei die Samen herausgeschwemmt und durch das Regenwasser verbreitet werden.
Blütezeit:	Juni bis Juli.
Vorkommen und Verbreitung:	In weiten Teilen Europas, aber auch in Nordafrika und in Asien bis zum Altaigebirge vorkommend, insbesondere auf Sandtrockenrasen, an Felsen, Mauern und in trockenen Kiefernwäldern.
Toxische Bestandteile:	Die Pflanze enthält Alkaloide vom Piperidintyp. Sie sind in den verschiedenen *Sedum*-Arten unterschiedlich enthalten, beim Scharfen Mauerpfeffer ist der Gehalt mit etwa 0,3 % aber am höchsten. Als Hauptalkaloide müssen Sedamin, Sedinin und Sedridin genannt werden. Der pfefferartige Geschmack, der mit starker Reizwirkung auf die Schleimhäute einhergeht, ist wahrscheinlich auf andere, bisher unbekannte Stoffe zurückzuführen.
Vergiftungssymptome:	Die Einnahme der frischen Pflanze führt zunächst zu Brennen im Mund und Brechreiz, bei größeren Dosen kommt es zu Lähmungserscheinungen bis zum Atemstillstand. Daneben sind auch geringe zentral erregende und blutdrucksenkende Effekte bekannt. Sowohl die lähmenden, aber auch die zentral stimulierenden und blutdrucksenkenden Eigenschaften der Pflanze werden durch die Alkaloide der Pflanze hervorgerufen.
Therapiemaßnahmen:	Vergiftungen durch den Mauerpfeffer sind bei Mensch und Tier sehr selten. Gegebenenfalls gibt man Aktivkohle, oder es müssen kreislauf- und atmungstützende Maßnahmen durch den Arzt erfolgen.
Geschichtliches:	Die Pflanze wurde früher in der Volksheilkunde als Wundheilmittel, bei Verbrennungen sowie als blutdrucksenkendes Mittel eingesetzt. Später benutzte man sie noch in homöopathischen Präparaten insbesondere gegen Hämorrhoiden und Analfissuren. Vor der zuweilen üblichen Verwendung des sehr jungen Krautes als Salatwürze ist zu warnen.

Sedum acre L.

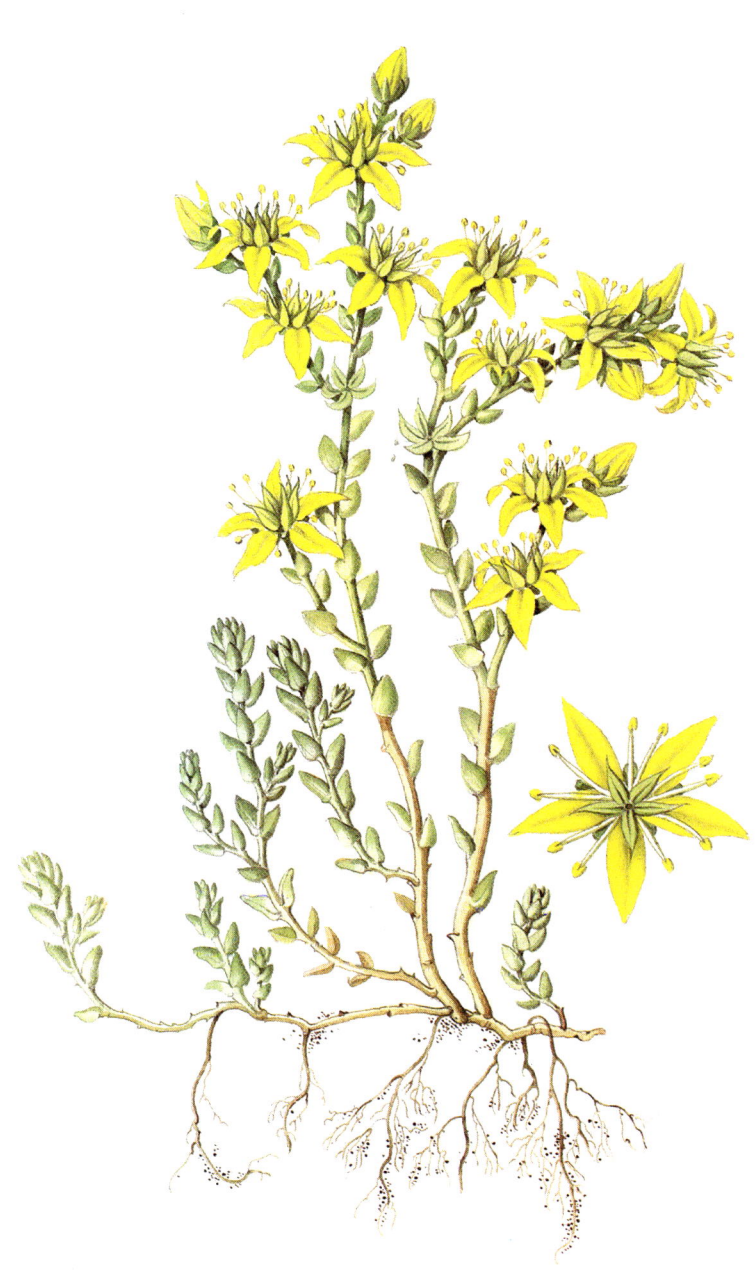

WEISSER SENF

Familie:	Kreuzblütengewächse (Brassicaceae (Cruciferae))
Name:	Althochdeutsch heißt die Pflanze senaf. Volkstümliche Namen sind Senef, Semp, Sent.
Beschreibung:	Der Weiße Senf ist eine einjährige Pflanze. Die gelblichweiße, ästig verzweigte, dünne Wurzel treibt einen etwa 30 bis 60 cm hohen, aufrechten, gerillten Stengel. Die Laubblätter sind leierförmig-fiederspaltig bis fiederteilig. Die Blüten bilden beim Aufblühen einen doldentraubigen Blütenstand, der durch Streckung der Achse später verlängert und locker wird. Diese Blütenstände sind endständig am Hauptstengel und den Ästen. Im aufgeblühten Zustand stehen die 4 stumpfen Kelchblätter waagrecht ab. Die hellgelben Kronenblätter sind am Grund zu einem Nagel verschmälert. An der Basis der Staubblätter sind 3 grüne Honigdrüsen, weswegen die Blüten besonders von Bienen reichlich besucht werden. Die 2 bis 4 cm lange Frucht ist eine mit dichten Borstenhaaren besetzte Schote. Durch die derbe (falsche) Scheidewand wird sie in 2 Fächer geteilt, in denen sich je 2 bis 3 kuglige, bräunliche bis weißliche Samen befinden.
Blütezeit:	Juni bis Juli, je nach Aussaat
Vorkommen:	Die Pflanze wird besonders in wärmeren Lagen häufiger, in Gebirgslagen seltener angebaut. Sie kommt auch verwildert vor.
Verbreitung:	Sehr wahrscheinlich ist der Weiße Senf im Mittelmeergebiet heimisch, seine Urheimat ist nicht sicher festzustellen.
Sammelgut:	Samen (Semen Erucae)
Sammelzeit:	Juli bis August
Sammelvorschrift:	Das Trocknen muß an einem luftigen Ort erfolgen, da die Senfsamen leicht von Schimmelpilzen befallen werden. Die Droge ist geruchlos und schmeckt zunächst mild und ölig, später brennend scharf.
Inhaltsstoffe:	Die Samen des Weißen Senfs enthalten 2,5% des Glykosids Sinalbin, das in Gegenwart von Wasser durch das ebenfalls enthaltene Enzym Myrosinase in nichtflüchtiges Sinalbinsenföl gespalten wird.
Anwendung:	Der wirksame Bestandteil der Droge ist vor allem das Sinalbinsenföl. Drogenextrakte hemmen das Bakterienwachstum. Der Samen des Weißen Senfs kann als hautreizendes Mittel bei rheumatischen und neuralgischen Schmerzen verwendet werden. Er wirkt milder als der des Schwarzen Senfs *(Brassica nigra,* s. S. 60) und ist für die innerliche Verwendung bei chronischen Verdauungsstörungen geeigneter. Der aus Semen Erucae hergestellte Speisesenf behält seinen scharfen Geschmack, da das Senföl nicht flüchtig ist.
Nebenwirkungen:	In therapeutischen Dosen ist die Droge ohne Nebenwirkungen.
Geschichtliches:	Plinius nennt 3 Senfarten; man nimmt an, daß der im Mittelmeergebiet heimische Weiße Senf darunter war. Er wurde in der Vergangenheit verschiedentlich dem Schwarzen Senf vorgezogen.

Sinapis alba L.

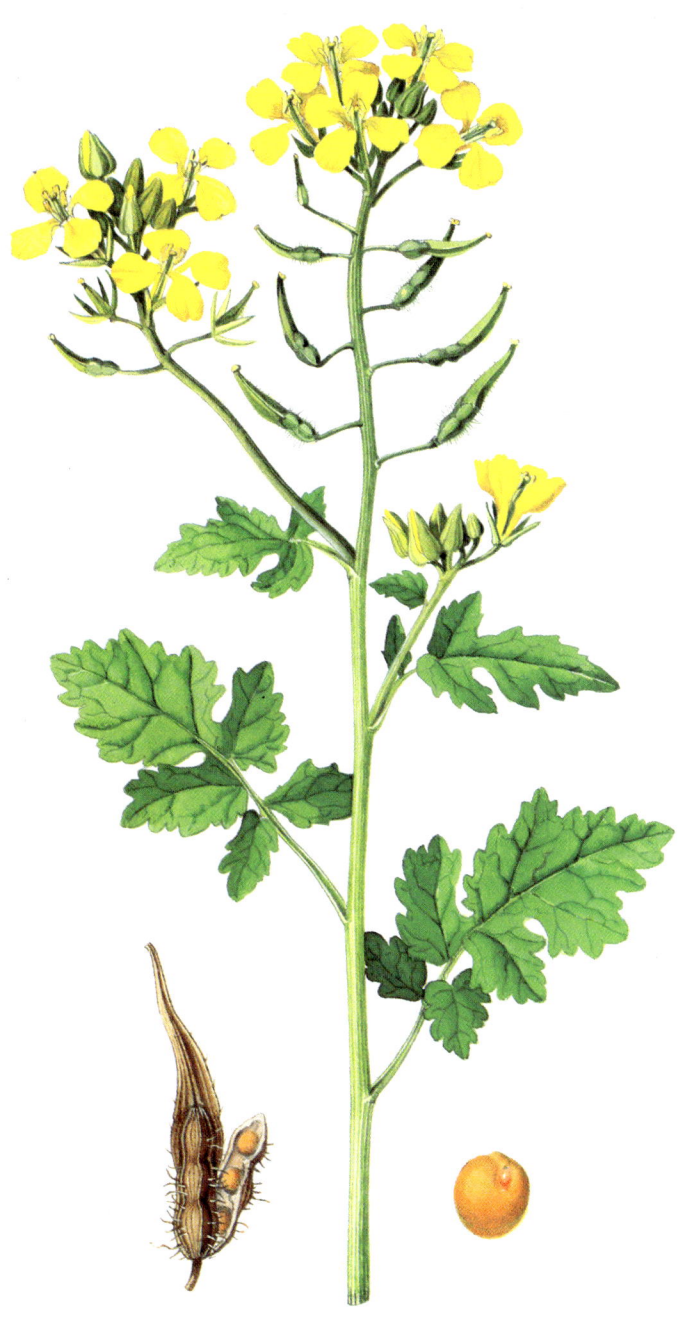

BITTERSÜSSER NACHTSCHATTEN †

Familie:	Nachtschattengewächse (Solanaceae)
Name:	Die Droge schmeckt zuerst süß, dann bitter, deshalb heißt die Pflanze Bittersüßer Nachtschatten. Auf die rankenden Stengel beziehen sich die Benennungen Jelängerjelieber, Waaterwing, Saureben, Teufelsklatten, Zaunreben, Alpenranken, Mausholz.
Beschreibung:	Der Bittersüße Nachtschatten ist ein im unteren Teil verholzter Halbstrauch, dessen obere Zweige im Herbst absterben. Die niederliegenden oder kletternden, ungefähr 2 m (selten bis zu 5 m) langen Zweige sind wechselständig beblättert. Die vielblütigen, rispenartigen Blütenstände hängen über. Die dunkelviolette, selten weiße oder rosa Blütenkrone ist wie die violetten Kelchblätter am Grund verwachsen. Ihre spitzen, zuerst waagrecht abstehenden, freien Zipfel sind später zurückgeschlagen und haben am Grund 2 grüne, weißgesäumte Flecke. Durch die leuchtend goldgelbe Farbe der zu einer Röhre verwachsenen Staubbeutel ist die Blüte auffällig. Die Frucht ist eine eiförmige scharlachrote, hängende Beere mit zahlreichen Samen.
Blütezeit:	Juni bis August
Vorkommen:	Die Pflanze ist besonders häufig in feuchten Gebüschen, an Bach- und Flußufern sowie in Auenwäldern.
Verbreitung:	Der Bittersüße Nachtschatten ist in Europa sowie in Nordafrika und Westasien bis Indien, Japan und China heimisch.
Sammelgut:	Junge Zweige (Stipites Dulcamarae)
Sammelzeit:	Oktober
Sammelvorschrift:	Man sammelt die zwei- bis dreijährigen Triebe der Pflanze, wenn im Herbst die Blätter abgefallen sind. Sie werden zerschnitten und getrocknet. Die Droge ist nahezu geruchlos und schmeckt zuerst bitter, später süßlich. *Vorsicht! Der Bittersüße Nachtschatten ist eine Giftpflanze. Am giftigsten sind die Beeren!*
Inhaltsstoffe:	Die Droge enthält Glykoalkaloide und Steroidsaponine. Weitere Inhaltsstoffe sind unter anderem Gerbstoffe und Pektine.
Anwendung:	Die Zweige des Bittersüßen Nachtschattens wurden früher vor allem bei chronischen, mit Juckreiz verbundenen Hautleiden, bei chronischer Bronchitis und bei Asthma verwendet. Die Droge wird nur noch in der Homöopathie und vereinzelt in der Volksheilkunde als »Blutreinigungsmittel«, harntreibendes Mittel, gegen Rheuma und Gicht sowie bei Hautleiden benutzt. Wirksam sind vermutlich die saponinartigen Inhaltsstoffe.
Giftwirkung:	Vergiftungen sind besonders bei Kindern durch den Genuß der lockenden Früchte aufgetreten. Es kommt zu zentralen Erregungszuständen, Zungenlähmung, Erbrechen und Schwindelzuständen.
Geschichtliches:	Mitte des 16. Jahrhunderts wird erstmalig über die arzneiliche Verwendung des Bittersüßen Nachtschattens berichtet; die Droge wurde wegen ihres Geschmacks damals Dulcisamara genannt.

Solanum dulcamara L.

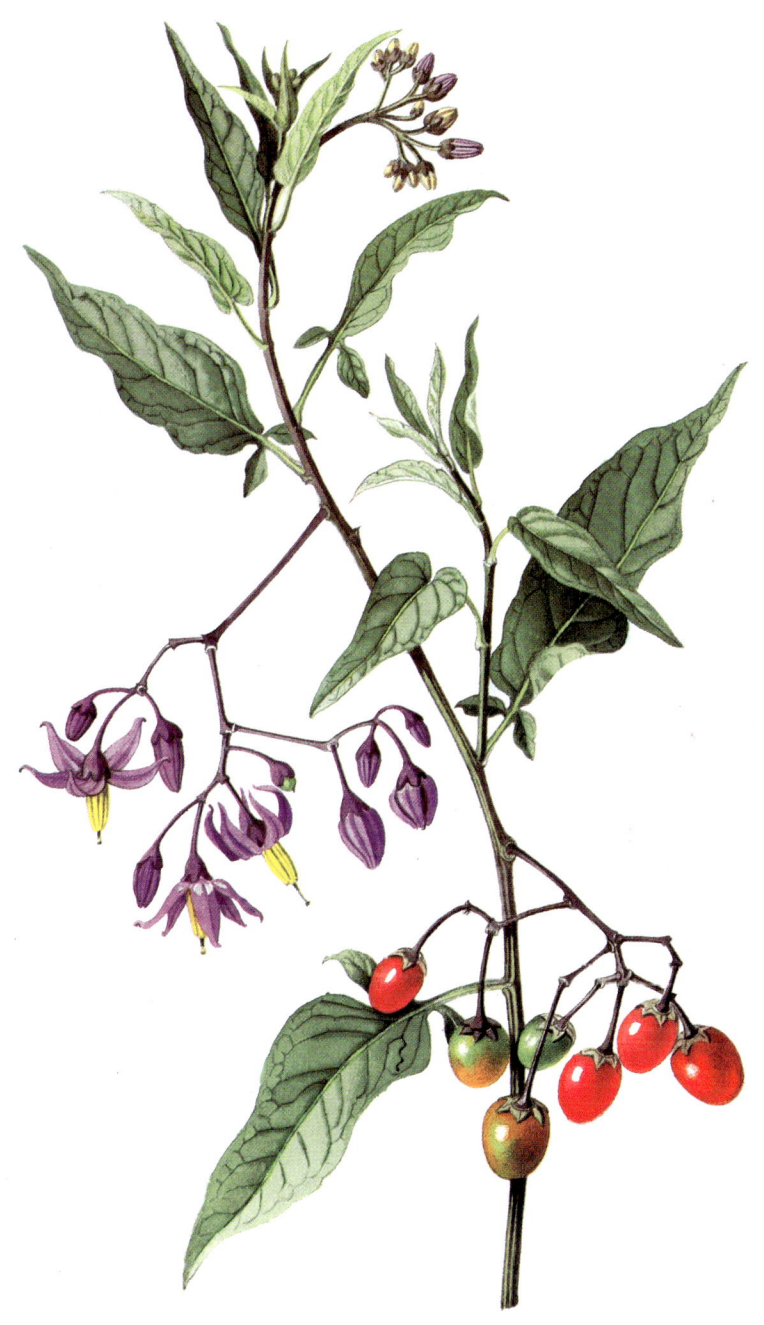

KARTOFFEL

Familie:	Nachtschattengewächse (Solanaceae)
Name:	Das Wort Kartoffel ist aus dem früheren Tartuffel entstanden, das sich aus dem italienischen tartufo ableitet, wie die Knollen wegen ihrer Ähnlichkeit mit den Trüffeln von den Italienern genannt werden. Der Volksmund gab der Kartoffel die Namen Erdäpfel, Arpern, Erdbirnen, Erdtuffel, Grumpiren, Herdapfel, Kantüffeln, Toffeln, Mäusle.
Beschreibung:	Die Kartoffel ist eine ausdauernde 50 cm, selten bis zu 1 m hohe Staude. Neben ihren langfasrigen Wurzeln treibt sie zahlreiche unterirdische Ausläufer, an deren Enden sich die Kartoffelknollen bilden. Die wechselständig beblätterten Stengel sind grün bis rotbraun und angedrückt behaart. Die Blüten stehen in endständigen, traubenähnlichen Blütenständen. Der Kelch ist fünfzipflig, die weiße, rötliche oder blaue Krone besteht aus 5 verwachsenen Blättern. Die leuchtendgelben Staubbeutel neigen sich nach oben kegelförmig zusammen. Der eiförmige, zweifächrige Fruchtknoten entwickelt sich zu einer kirschgroßen, fleischigen, grünen Beere mit zahlreichen Samen.
Blütezeit:	Juni bis August
Vorkommen und Verbreitung:	Die Stammformen unserer Kartoffel sind in den Anden von Peru, Bolivien und Chile zu suchen, wo die Eingeborenen außer kultivierten auch noch Wildkartoffeln verwenden. Die Geschichte der Einführung der Kartoffel nach Europa liegt im dunkeln. Um 1560 kamen die ersten Kartoffeln nach Spanien. Erst im 18. Jahrhundert hat sich die Kartoffel in größerem Umfang durchgesetzt. Heute gedeihen die Kartoffeln in den Alpen sogar noch in 2000 m Höhe, im Norden hat man ihren Anbau in Grönland und Island bis an die Grenze des ewigen Eises vorgetrieben.
Verwendung als Arzneimittel:	Offizinell ist die aus der Kartoffelknolle gewonnene Stärke, Amylum Solani, die am einfachsten durch Ausschlämmen gewonnen wird. Die Gewinnung der in der Medizin verwendeten Stärke erfolgt industriell: Nach sorgfältiger Reinigung werden die Kartoffeln zerrieben. Der Brei wird öfter gewaschen; dann läßt man die Stärke absetzen. Sie wird wiederholt gewaschen, danach bei Temperaturen bis zu 40°C getrocknet und anschließend gewalzt. Um die Braunfärbung der Stärke durch oxydierte Polypbenote zu verhindern, wird dem Waschwasser Schwefeldioxid zugegeben. Die Kartoffelstärke ist ein weißes Pulver, das beim Zerreiben knirscht. Sie ist geruch- und geschmacklos.
Anwendung:	Man verwendet die Kartoffelstärke in der Pharmazie als Grundlage für Streupulver und Puder. Ihr können die verschiedensten Substanzen zugesetzt werden. Sie wirkt kühlend und entzündungshemmend, außerdem wird die Stärke wegen ihres Quellungsvermögens als Sprengmittel bei der Tablettenherstellung, zur Verdünnung von Pulvern und zur Einstellung von festen Substanzen, die auf einen bestimmten Prozentgehalt gebracht werden müssen, verwendet.
Nebenwirkungen:	Die unreifen Früchte (Kartoffelbeeren) enthalten etwa 1%, die Kartoffelkeime etwa 0,5%, die Knollen maximal 0,06% stark giftiges Solanin, das beim Kochen der Knollen in das Wasser übergeht.

Solanum tuberosum L

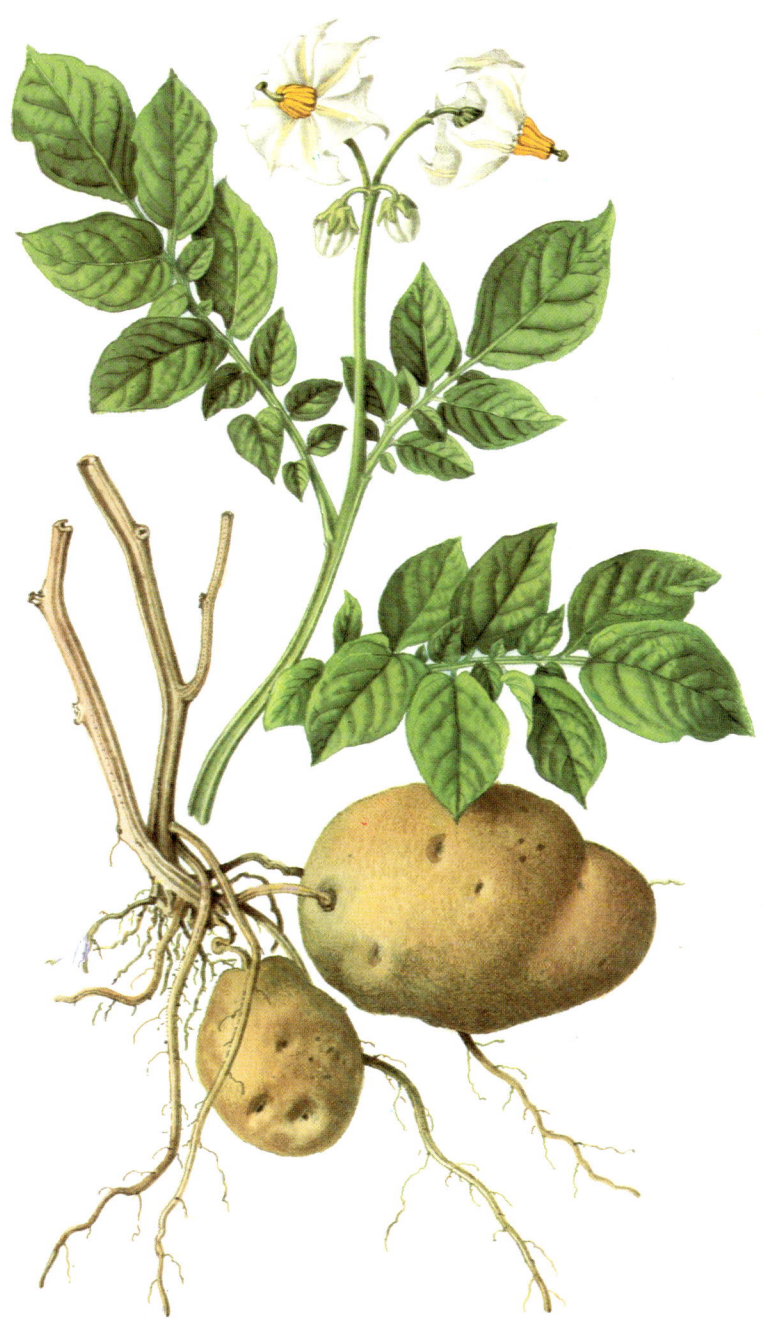

GEMEINE GOLDRUTE

Familie:	Korbblütengewächse (Asteraceae (Compositae))
Name:	Wegen ihrer früher gerühmten Heilwirkung wird die Pflanze auch Heilwundkraut, Machtheilkraut, Gülden Wundkraut genannt, ferner Petrusstab, Wisselnkraut, Himmelbrand, Pferdskraut, Ochsebrot.
Beschreibung:	Die bis etwa 1 m hohe Staude überdauert mit walzigem, knotigem Wurzelstock. Die einfachen, höchstens im oberen Teil verzweigten, aufrechten Stengel haben eine lockere Beblätterung. Die zahlreichen Blütenköpfchen sind etwa 7 bis 18 mm lang. Der walzige Hüllkelch setzt sich aus zahlreichen dachziegelförmig übereinandergelagerten, kahlen Schuppen zusammen. Von den gelben Blüten lassen sich am Rand etwa 8 bis 12 weibliche Zungenblüten unterscheiden. Aus den zwittrigen, fünfzähnigen Scheibenblüten ragen die Griffel mit den Narben und aus der Krone die zur Röhre verklebten Staubbehälter weit hervor. Die behaarten Früchte sind etwa 4 mm lang.
Blütezeit:	Juli bis September
Vorkommen:	Die Goldrute gedeiht ebenso auf kalkreichem wie auf saurem Boden und ist von den Dünenwäldern der Ostsee bis in die Krummholzregion der Gebirge anzutreffen. Häufig findet man sie in lichten, trockenen Wäldern, Gebüschen, an Abhängen und an Straßenböschungen, auf Felsen und Mauern.
Verbreitung:	Außer im äußersten Norden ist die Pflanze in fast ganz Europa sowie in Nord- und Westasien verbreitet. Im Süden kommt sie bis Nordafrika vor. Auch in Nordamerika ist sie heimisch.
Sammelgut:	Kraut (Herba Virgaureae)
Sammelzeit:	Juli bis September
Sammelvorschrift:	Während der Blütezeit werden die oberirdischen Teile der Pflanze mit einer Schere abgeschnitten und in dünner Schicht sorgfältig getrocknet. Pflanzen, deren Blüten schon im Abblühen sind, sollen nicht gesammelt werden. Die Droge ist geruchlos und hat einen schwach zusammenziehenden Geschmack.
Inhaltsstoffe:	Das Kraut der Goldrute enthält Saponine und Flavonoide, Gerbstoffe, Bitterstoffe und ätherisches Öl.
Anwendung:	Die Droge besitzt eine durch den Saponin- und Flavonoidgehalt bedingte, stark harntreibende Wirkung und ist Bestandteil mancher Blasen- und Nierentees. Früher wurde sie bei Gicht und Rheuma verwendet. Äußerlich benutzt man sie in der Volksheilkunde bei Geschwüren und schlecht heilenden Wunden.
Nebenwirkungen:	Bei der Anwendung der Droge sind keine Nebenwirkungen beobachtet worden; es soll aber zu Vergiftungen bei Weidetieren gekommen sein.
Geschichtliches:	Über die Verwendung der Droge im Altertum liegen keine sicheren Überlieferungen vor. Es ist jedoch nicht ausgeschlossen, daß die Goldrute damals schon als Heilmittel gebraucht wurde. Im Mittelalter gehörte sie zum Bestandteil des Arzneischatzes. Hieronymus Bock erwähnt sie in seinem Kräuterbuch.

Solidago virgaurea L.

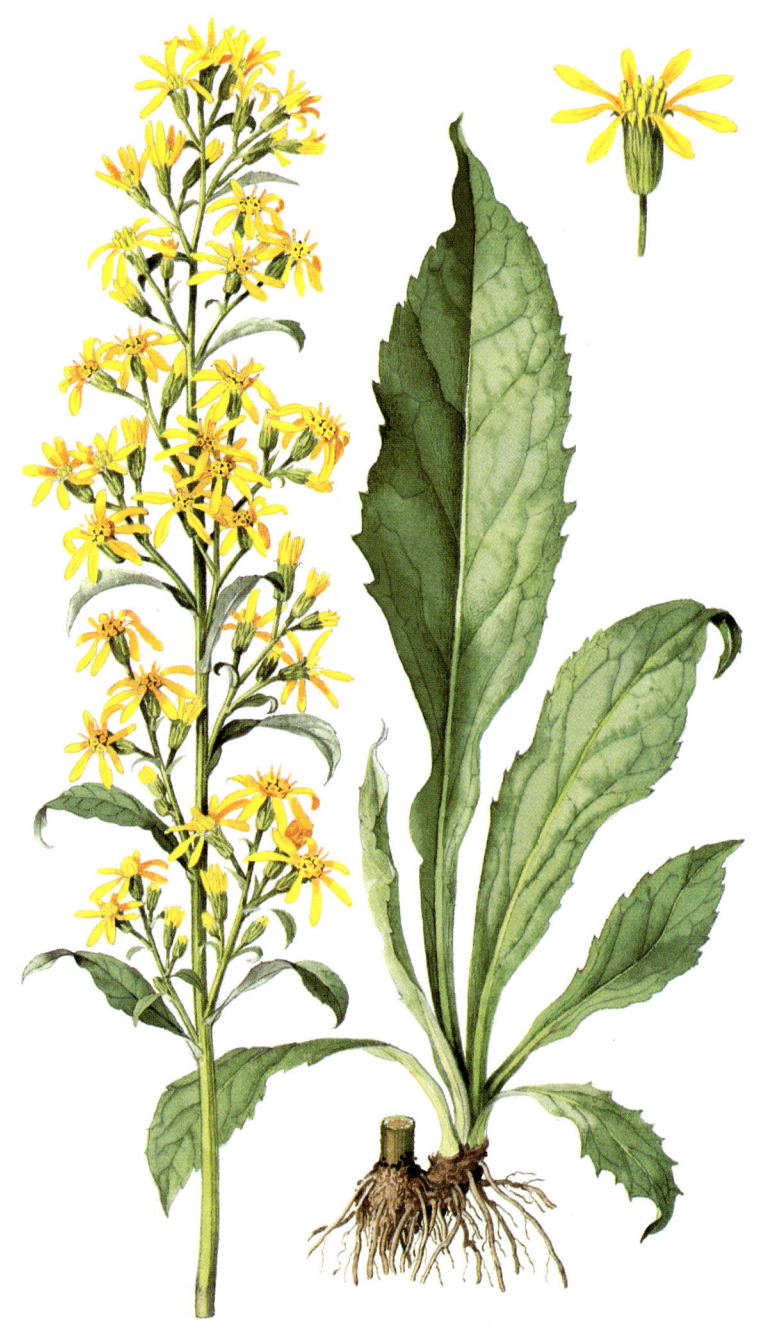

EBERESCHE · Vogelbeere †

Familie:	Rosengewächse (Rosaceae)
Name:	Die Herkunft des Namens kann von *Sorbus* = der Sorbe (nach dem slawischen Volk) oder von *sorbet*, arab. = Getränk aus dem Saft des Baumes stammen. Der Artname *aucuparia* bedeutet zum Vogelfang dienend, daher auch Vogelbeere.
Beschreibung:	Der mittelgroße, 3-15 m hohe Baum oder Strauch bildet eine lockere Krone aus. Die gelblichgraue, glatte und glänzende Stammrinde entwickelt sich erst im hohen Alter zur schwärzlichgrauen, längsrissigen Borke. Die zusammengesetzten, unpaarig gefiederten Blätter mit 9-15 fein gezähnten, spitzen Fiederblättchen weisen eine rote Herbstfärbung auf. Die weißen Blüten riechen wenig angenehm und stehen in reichblütigen Schirmrispen. Die ab August reifenden, büschlig stehenden Früchte sind erbsengroß, kuglig, scharlachrot und enthalten meist 3 länglich-spitze, rötliche Kerne.
Blütezeit:	Mai bis Juni.
Vorkommen und Verbreitung:	In nahezu ganz Europa auf trockenen, mageren Böden auch noch in höheren Gebirgslagen vorkommen. Als Zierbaum, häufig als Straßenbaum angepflanzt.
Toxische Bestandteile:	Die Früchte enthalten neben verschiedenen Fruchtsäuren und Zuckern die sogenannte Parasorbinsäure, ein chemisch ungesättigtes Lakton, in Mengen von 0,02-0,3%. Außerdem sind in den Samen Spuren von Amygdalin, einem blausäureabspaltenden Glycosid, vorhanden, das aber wegen des geringen Vorkommens keine Giftwirkung hervorruft.
Vergiftungssymptome:	Vergiftungen werden durch die Parasorbinsäure ausgelöst, die starke örtliche Reizwirkung, z.B. auf die Schleimhäute von Magen und Darm, besitzt, was mit Speichelfluß, Erbrechen, mehr oder weniger schweren Verdauungsstörungen sowie Entzündungen der Nieren verbunden sein kann. In hohen Dosen soll die Parasorbinsäure auch eine krebsauslösende Wirkung haben. Beim Trocknen der Früchte oder beim Kochprozeß wird die Parasorbinsäure zerstört, so daß Vergiftungsgefahr nur durch die frischen Früchte besteht, gekocht werden zu Marmeladen, Kompott u.a. verwendet. Schwere Vergiftungsfälle durch Genuß frischer Vogelbeeren sind aber in neuerer Zeit nicht bekanntgeworden.
Therapiemaßnahmen:	Bei auftretenden Magen-Darm-Erkrankungen gibt man in der Regel reichlich Flüssigkeit mit Aktivkohle sowie schleimhaltige Zubereitungen. Nach Einnahme größerer Mengen ist Magenspülung durch den Arzt erforderlich. Vergiftungsfälle kommen vornehmlich bei Kindern vor, die von den frischen Beeren probieren, weil sie durch ihr Aussehen zum Verzehr verlocken.
Geschichtliches:	Ebereschenfrüchte dienten früher zur Gewinnung von Sorbit, einem Zuckeralkohol, der u.a. als Zuckerersatz für Diabetikerpräparate, als Abführmittel und als Rohstoff zur Vitamin-C-Synthese Verwendung findet. In der Volksheilkunde dienten die getrockneten Früchte auch als Stopfmittel.

Sorbus aucuparia L.

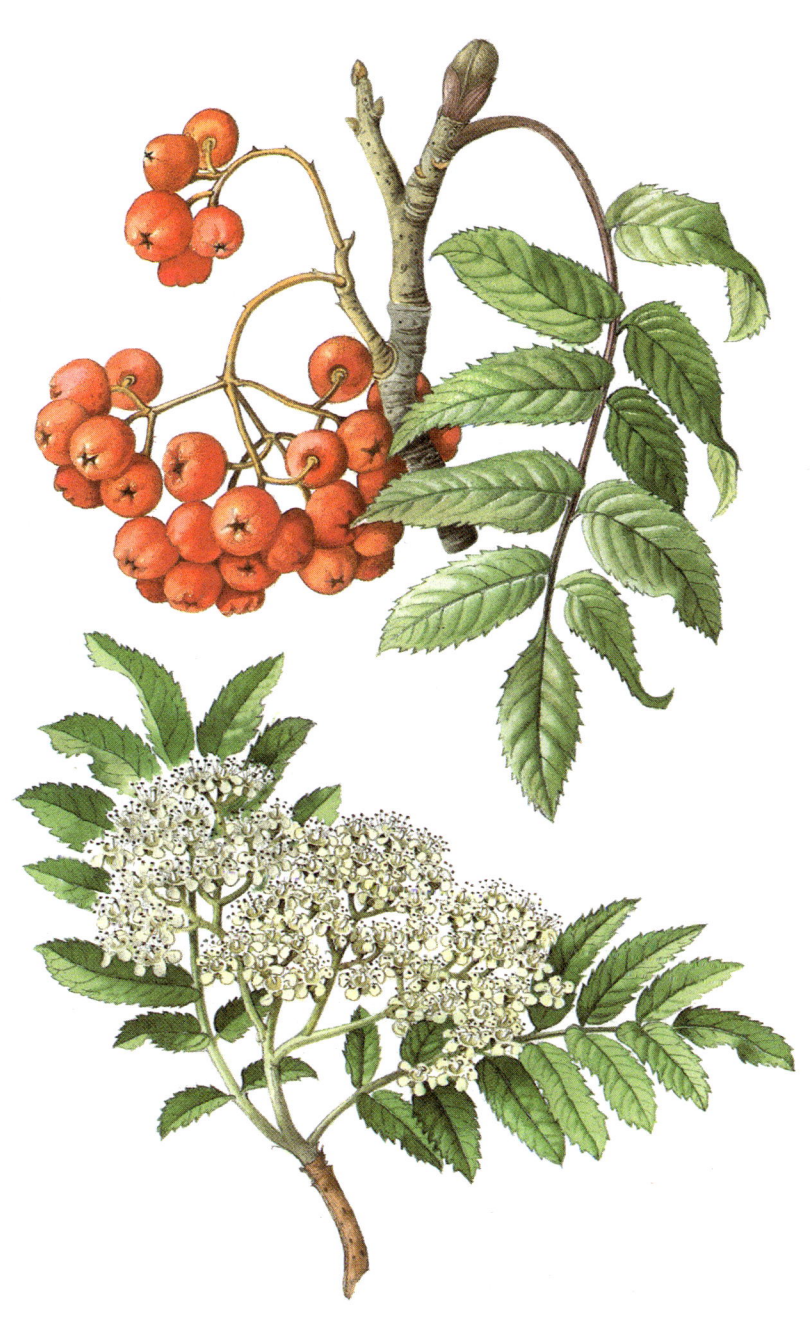

GEMEINER BEINWELL

Familie:	Borretschgewächse (Boraginaceae)
Name:	Auf die Heilanwendung der Pflanze bezieht sich der Name (Bein-Knochen). Wegen ihrer schwarzen Wurzel heißt sie auch Schwarzwurz.
Beschreibung:	Die Pflanze ist eine etwa 60 cm hohe Staude mit kurzem, kräftigem Erdstock, von dem meist einige starke, äußerlich schwarze, innen weißliche und schleimreiche Wurzeln etwa 30 cm tief in den Boden gehen. Die aufrechten, fleischigen Stengel sind nur im oberen Teil verzweigt und durch die vollständig herablaufenden Laubblätter mit 2 bis 3 mm breiten Flügeln versehen sowie kantig. Die Stengel und unterseits hervortretenden Nerven der Blätter sind steif-borstig behaart, und die Oberseite der netznervigen, runzligen Blätter ist behaart. Die gestielten, fünfzähligen Blüten stehen in reichblütigen Doppelwickeln in den Achseln der oberen Laubblätter. Die rotviolette oder gelblichweiße Krone bildet eine glockige Röhre, die vorn stark erweitert und außen samtig behaart ist. An den Staubgefäßen sind die dunkelvioletten Staubbeutel meist länger als die Staubfäden.
Blütezeit:	Mai bis Juli
Vorkommen:	Die Pflanze ist ein Bewohner feuchter Standorte und wächst auf nassen Wiesen, an Bächen, Fluß- und Teichufern.
Verbreitung:	Der Beinwell ist über den größten Teil Europas verbreitet, im Norden bis Irland, Schottland, Mittelskandinavien, Südfinnland und Karelien, im Osten bis Westsibirien und Kleinasien, über die nördlichen Balkanländer, Mittelitalien bis nach Mittelspanien.
Sammelgut:	Wurzel (Radix Consolidae)
Sammelzeit:	März bis April und September bis Oktober
Sammelvorschrift:	Die Wurzeln werden ausgegraben und zunächst durch Beklopfen von den Erdresten befreit, gewaschen und zum Trocknen ausgelegt oder auf Schnüre gereiht. Größere Stücke spaltet man längs. Die Droge ist geruchlos und hat einen aromatischen, etwas süßlichen Geschmack, der in einen scharfen, bitteren und zusammenziehenden Nachgeschmack übergeht.
Inhaltsstoffe:	Hauptinhaltsstoffe der Beinwellwurzel sind 0,6 bis 0,8% Allantoin sowie Schleim; weiterhin enthält sie unter anderem Gerbstoffe und biogene Amine. wie Asparagin und Cholin.
Anwendung:	Die Droge ist ein altes Volksheilmittel und wird äußerlich bei schlecht heilenden Wunden, bei Knochenbrüchen und Knochenhauterkrankungen gebraucht. Wirksam ist dabei das Allantoin. Auch bei Zerrungen, Prellungen, Sehnenscheidenentzündungen, Blutergüssen, Thrombosen u. a. wird die Wurzel verwendet. Innerlich benutzt man sie vereinzelt bei Gastritis und bei Magengeschwüren wegen ihres Schleimgehaltes.
Nebenwirkungen:	Die Wurzel ist alkaloidfrei und ohne Nebenwirkungen.
Geschichtliches:	Von Galen wird die Pflanze unter verschiedenen Namen geführt. Auch im Mittelalter fand sie in der Heilkunde Anwendung. Meistens wurde sie äußerlich gebraucht. Den aus der frischen Pflanze bereiteten Brei verwendete man bei Knochenbrüchen.

Symphytum officinale L.

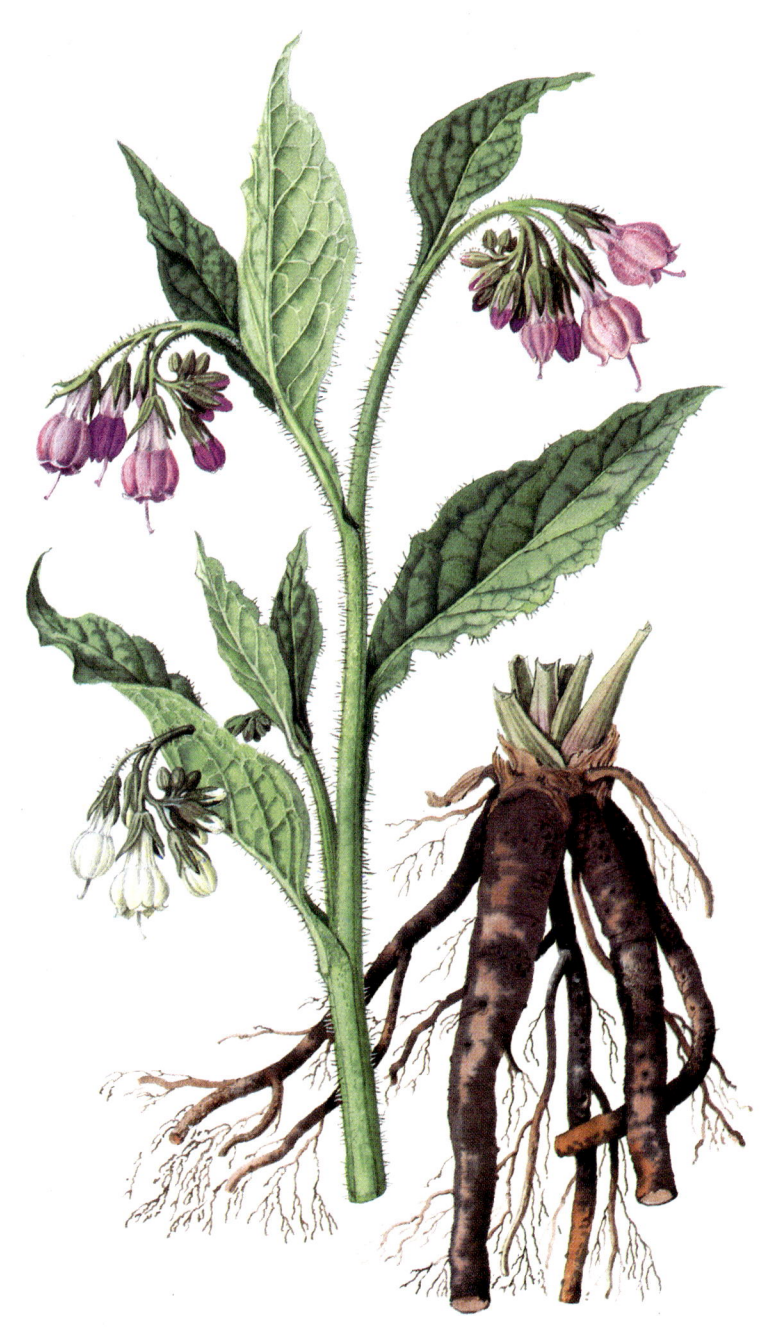

RAINFARN

Familie:	Korbblütengewächse (Asteraceae (Compositae))
Name:	Mundartlich heißt der Rainfarn Regenfahn, Reifen, Reinefaren, Drusenkrud, Kraftkrud, Milchkraut, Pompelblumen.
Beschreibung:	Der Rainfarn ist eine horstbildende, ausdauernde Pflanze bis zu 1,60 m Höhe. Seine dicke, ästige, teils verholzte Wurzel ist vielköpfig. Ihr entspringen meist mehrere steifaufrechte, kantige, z. T. braunrot überlaufene, schwach behaarte Stengel. Die bis zu 25 cm langen wechselständigen Laubblätter sind einfach- bis doppeltfiederschnittig und feindrüsig punktiert. Zahlreiche halbkugelförmige, oben abgeplattete Blütenköpfchen stehen in trugdoldenförmiger Anordnung dicht beisamman. Alle Blüten sind röhrig, die goldgelben zwittrigen Scheibenblüten haben eine fünfzähnige Krone. Die Randblüten können zuweilen ganz fehlen, sie sind weiblich und oben dreizähnig. Die fünfrippigen Früchte sind mit einem kleinen, gezähnten Krönchen besetzt. Die ganze Pflanze, besonders aber ihre Blütenköpfchen, riechen eigentümlich aromatisch und schmecken unangenehm bitter.
Blütezeit:	Juli bis September
Vorkommen:	Die weitverbreitete Pflanze wächst meist gesellig an Weg- und Waldrändern, Rainen, Gräben, Ufern und Eisenbahndämmen.
Verbreitung:	Der Rainfarn ist über weite Gebiete der nördlichen Halbkugel verbreitet, so in Europa, Nordasien und Nordamerika.
Sammelgut:	Kraut (Herba Tanaceti), Blüten (Flores Tanaceti)
Sammelzeit:	Kraut Juli bis Oktober, Blüten Juli bis September
Sammelvorschrift:	Bei trockenem Wetter werden vom blühenden Kraut die obersten Teile in einer Länge von 20 bis 30 cm mit einer Schere abgeschnitten und gebündelt an einem luftigen und schattigen Ort zum Trocknen aufgehängt. Nach Einbringen der Dolden bei trockenem Wetter werden die einzelnen Blüten abgeschnitten und schnell im Schatten getrocknet. Die Drogen riechen aromatisch und nach Campfer, sie schmecken widerlich bitter und würzig.
Inhaltsstoffe:	Das Rainfarnkraut enthält 0,2 bis 0,6%, die Blüten enthalten bis zu 1,5% ätherisches Öl mit der Hauptkomponente Thujon sowie als weiteren Inhaltsstoff den Bitterstoff Tanacetin.
Anwendung:	Die Drogen wurden früher wegen ihres Thujongehaltes als Wurmmittel gebraucht, sind aber durch sicherer wirkende und ungefährlichere Mittel bedeutungslos geworden.
Nebenwirkungen:	Vergiftungen durch die Pflanze sind selten. Bei Mißbrauch des ätherischen Öles zu Abtreibungszwecken kommt es zu Erbrechen, Bewußtlosigkeit, Krämpfen sowie zu Nieren- und Leberschädigung mit tödlichem Ausgang oder zum Tod durch Atemstillstand.
Geschichtliches:	Seit dem 8. Jahrhundert wird der Rainfarn als Heilmittel, seit dem 16. Jahrhundert das Öl als Wurmmittel verwendet.

Tanacetum vulgare L.

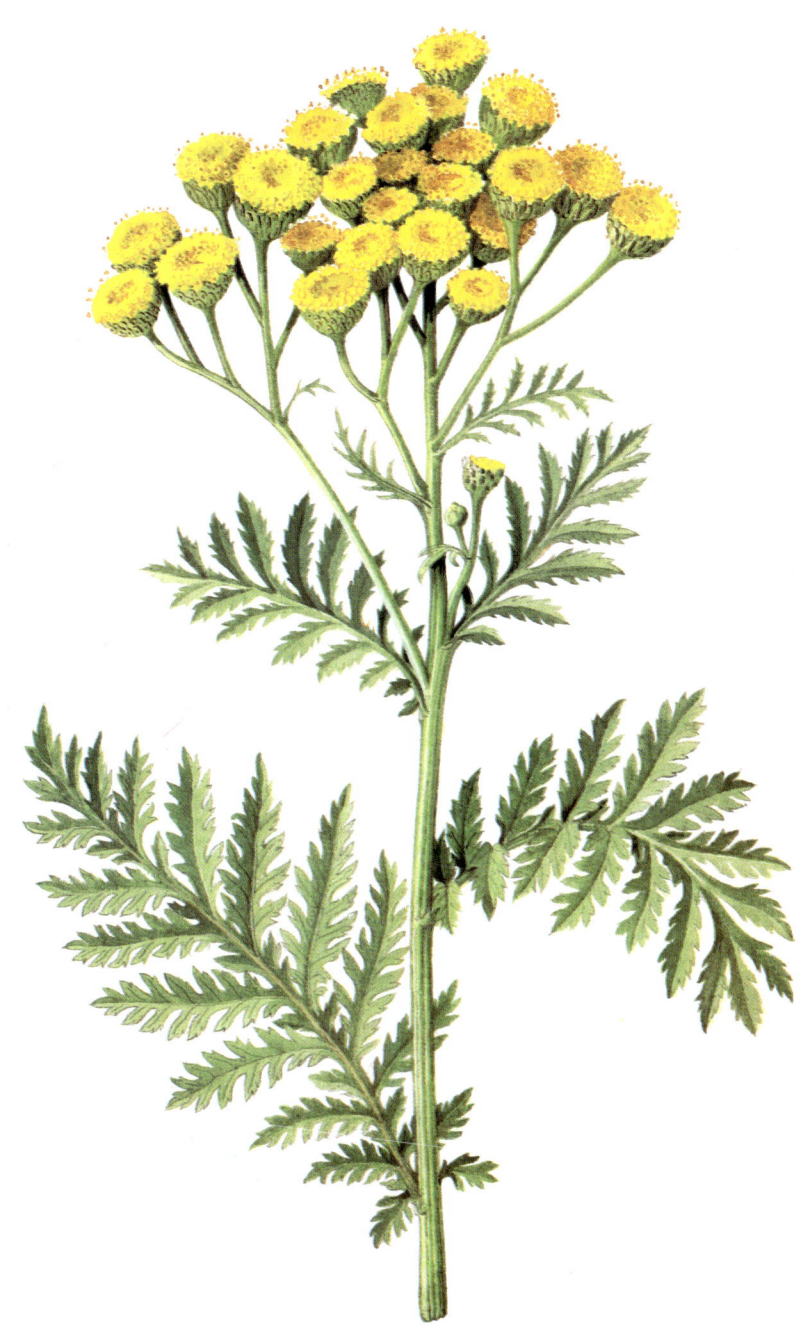

GEMEINER LÖWENZAHN

Familie:	Korbblütengewächse (Asteraceae (Compositae))
Name:	Wegen der gezähnten Blätter heißt die Pflanze Löwenzahn. Der Volksmund kennt eine Fülle von Namen, so Pusteblume, Kettenblume, Ringelblume, Kuhblume, Hundeblume, Milchstock, Kuckucksblom, Lichtblom, Lampe, Bimbaum, Bumbansbüsch.
Beschreibung:	Der Löwenzahn überdauert mit langer, äußerlich schwarzbrauner Pfahlwurzel, die am Hals schwach wollig behaart ist. Sie erreicht Fingerstärke, ist innen weiß und führt wie die ganze Pflanze Milchsaft. Am oft mehrköpfigen Wurzelstock bildet sich eine reiche Blattrosette. Die einzeln bis zahlreich zusammenstehenden einköpfigen Blütenschäfte sind hohl und völlig nackt. Der Blütenhüllkelch setzt sich aus vielen Hüllblättchen zusammen, deren innere aufrecht stehen und den Blütenkopf umhüllen. Später wird der Fruchtboden fast kuglig, indem sich sämtliche Blättchen des Hüllkelches zurückschlagen. Die Köpfe tragen zahlreiche gold- und hellgelbe Blüten. Die hellen bis schwarzen Früchtchen haben eine weiße, strahlenförmig ausgebreitete Haarkrone (Pappus), mit der sie der Wind weit verweht. Die Sammelart wurde in viele Unterarten unterteilt.
Blütezeit:	April bis September
Vorkommen:	Der Löwenzahn kommt auf allen Böden vom Flachland bis ins Hochgebirge auf Wiesen, Feldern, Triften und in lichten Wäldern vor.
Verbreitung:	Die Pflanze ist über den größten Teil der nördlichen Halbkugel verbreitet.
Sammelgut:	Ganze Pflanze mit Wurzel (Radix Taraxaci cum herba)
Sammelzeit:	April bis Mai
Sammelvorschrift:	Die Pflanze wird vor der Blütezeit gestochen, von anhaftenden Erdresten befreit und bei künstlicher Wärme bis zu 40°C getrocknet. Die Droge hat einen schwachen Geruch und einen schwach bitteren Geschmack.
Inhaltsstoffe:	Hauptinhaltsstoffe des Löwenzahns sind Bitterstoffe, unter anderem Taraxacin, sowie Flavonoide. Weiterhin sind im Milchsaft Cerylalkohol, Lactucerol, Taraxacerin, Inosit und Cholin enthalten, in der Wurzel außerdem Inulin, Gerbstoff und etwas ätherisches Öl, in den Blättern Vitamin C und in den Blüten Xanthophylle.
Anwendung:	Die im Frühjahr gesammelte Pflanze hat einen geringen Inulingehalt und wird als Bittermittel bei Appetitlosigkeit und Magenbeschwerden gebraucht. Die Droge wirkt auch gallenflußfördernd und ist Bestandteil von Leber- und Gallentees.
Nebenwirkungen:	Wenn Kinder den Milchsaft aus den Stengeln der Pflanze saugen, kann es zu Taraxacinvergiftungen kommen, die mit Übelkeit, Erbrechen, Durchfällen und starken Herzrhythmusstörungen verbunden sind.
Geschichtliches:	Die arabischen Ärzte Rhazes und Ibn Sina (Avicenna) erwähnen den Löwenzahn zuerst, doch dürfte die Kenntnis von seiner Heilwirkung von den Griechen übernommen worden sein. Auch die Kräuterbücher des 16. Jahrhunderts empfehlen die Droge.

Taraxacum officinale WIGGERS

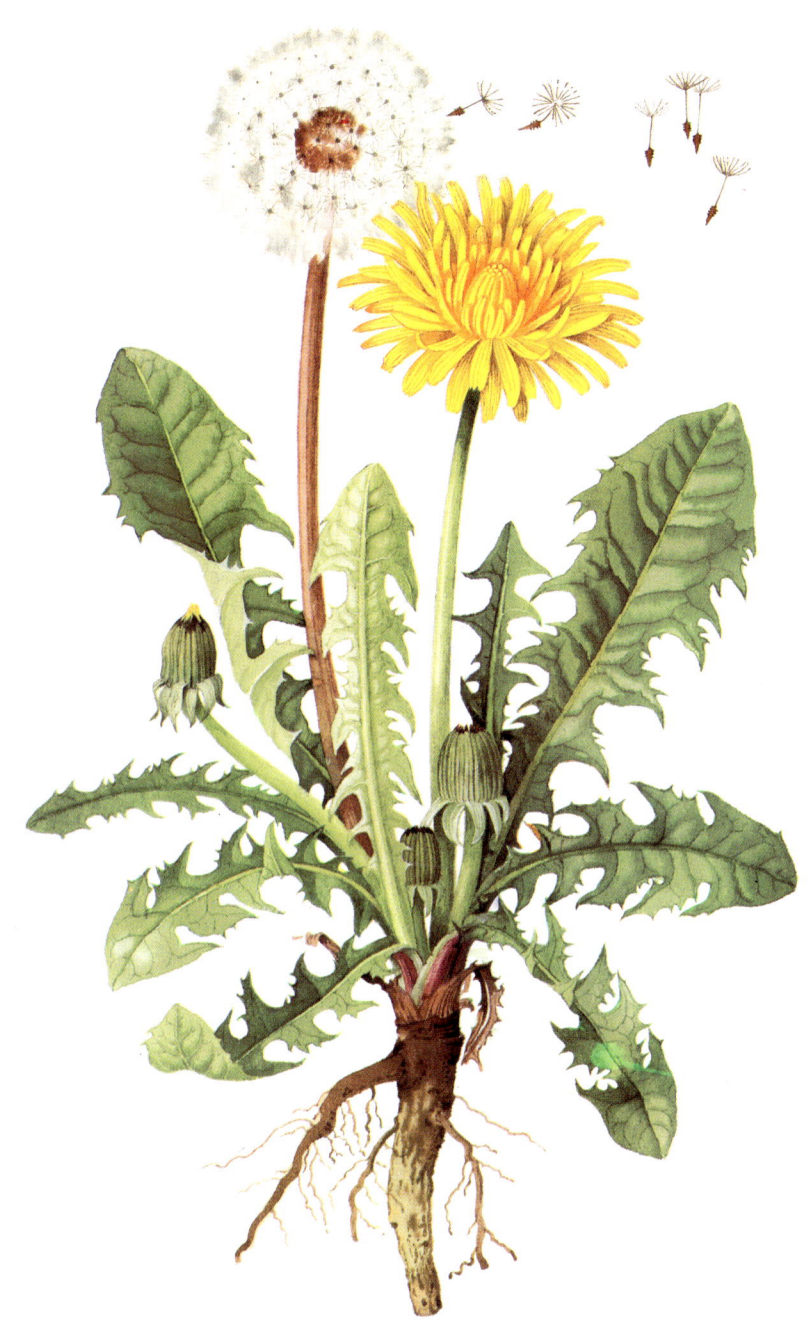

ABENDLÄNDISCHER LEBENSBAUM †

Familie:	Zypressengewächse (Cupressaceae)
Name:	Wegen seiner immergrünen Zweige erhielt der Baum seinen Namen.
Beschreibung:	Der immergrüne, bis zu 20 m hohe Baum hat eine pyramidenförmige Krone und horizontale Äste. Die Rinde des bis zu 1,2 m Durchmesser erreichenden mächtigen Stammes ist rötlich-braun und meist in schmale Streifen gespalten. Die stark verzweigten Zweige sind flach, die Zweiglein zusammengedrückt, oberseits dunkelgrün und unterseits blaugrün. Die männlichen Blüten sind kuglig, die weiblichen, eiförmigen, bis zu 8 mm langen Zapfen zuerst grün und aufrecht stehend, später nickend und hellbraun. Sie reifen im ersten Jahr. Die Zapfenschuppen sitzen in 4 bis 5 Paaren dachziegelartig ineinander. Das zweite und dritte Paar ist größer und fruchtbar. Die 2 zusammengedrückten, schmalen Samen stehen hier unter jeder Schuppe und sind von einem schmalen Flügel umgeben. Der Abendländische Lebensbaum unterscheidet sich vom Morgenländischen Lebensbaum *(Th. orientalis)* durch seine in waagrechter Ebene ausgebreiteten Zweiglein, die bei letzterer Art in senkrechter Ebene stehen. Man unterscheidet zahlreiche oft ähnliche Formen.
Blütezeit:	April bis Mai
Vorkommen:	Der Abendländische Lebensbaum kommt in seiner Heimat an kalkigen, sumpfigen Standorten vor, bei uns ist er häufig in Gärten und auf Friedhöfen angepflanzt.
Verbreitung:	Der Baum ist im östlichen Nordamerika beheimatet. In Europa wurde er um 1550 eingeführt.
Sammelgut:	Zweigspitzen (Summitates Thujae)
Sammelzeit:	Mai bis September
Sammelvorschrift:	Von dem Lebensbaum werden kleine, jüngere Zweigspitzen mit der Schere abgeschnitten und in dünner Schicht an einem schattigen und luftigen Ort zum Trocknen ausgelegt. Die Droge riecht stark aromatisch und schmeckt scharf und campferartig. *Vorsicht! Die Pflanze ist giftig!*
Inhaltsstoffe:	Summitates Thujae enthalten bis zu 1% ätherisches Öl, ferner unter anderem das Flavonoidglykosid Quercitrin (früher als Thujin bezeichnet), sowie Gerbstoffe und Harz. Aus den Zweigspitzen gewinnt man durch Wasserdampfdestillation das ätherische Öl, dessen Hauptinhaltsstoff Thujon ist; daneben enthält es Pinen, Camphen, Borneol und Fenchon. Es riecht nach Campfer und schmeckt bitter.
Anwendung:	Die Droge wird wegen ihrer Giftigkeit nicht mehr verwendet. Sie diente früher zu Einreibungen bei Rheuma und Gicht in der Volksheilkunde. Sie wurde zu Abtreibungszwecken mißbraucht, war aber selbst bei tödlichen Vergiftungen nicht immer wirksam.
Giftwirkung:	Die Giftigkeit der Droge beruht auf ihrem Gehalt an Thujon, das starke örtliche Reizerscheinungen, Krämpfe, Blutungen in der Magen- und Darmschleimhaut sowie im Herzmuskel verursacht und durch Zerstörung der Nieren und der Leber zum Tod führt.
Geschichtliches:	1828 wurde die wurmabtreibende Wirkung des Öls bekannt.

Thuja occidentalis L.

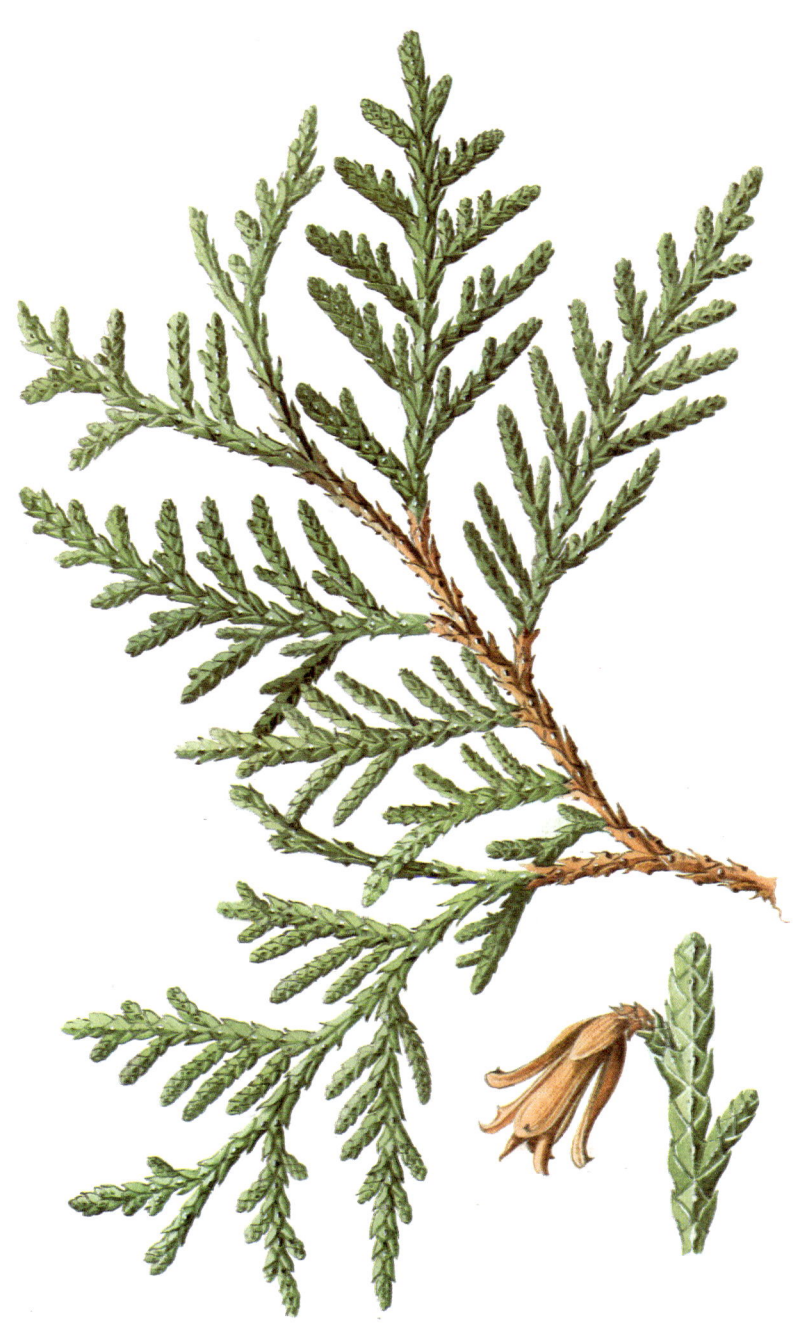

SANDTHYMIAN

Familie:	Lippenblütengewächse (Lamiaceae (Labiatae))
Name:	Der Sandthymian ist auch als Quendel bekannt, ferner wird er Feldkümmel, Gundel, Kunela, Kandlkraut, Kümmlingskraut u. a. genannt.
Beschreibung:	Der Sandthymian ist ein etwa 10 bis 15 cm hoher Zwergstrauch mit schwach verholzten Ästen und meist dicht rasigem Wuchs, der durch die Ausläuferbildung zustande kommt. Die aufsteigenden oder liegenden Stengel sind stielrund oder vierkantig. Auch die Blätter zeigen sehr verschiedene Form. Die Einzelblüten der endständigen Blütenstände stehen zu mehreren als Scheinquirl in den Achseln von laubblattähnlichen Blättern. Die Kelchröhre ist fünfzähnig, ihr Schlund mit einem Ring langer, weißer Haare besetzt. Die hell- bis dunkelpurpurrote, 3 bis 6 mm lange Krone besitzt nur eine kurze Röhre. Der Griffel hat eine zweispaltige Narbe. Vom Echten Thymian *(Th. vulgaris* L.) ist der Sandthymian vor allem durch die kriechenden und sich sehr stark bewurzelnden Ausläufer zu unterscheiden, denn die meist aufsteigenden oder aufrechten Äste des Echten Thymians wurzeln niemals.
Blütezeit:	Mai bis September
Vorkommen:	An trockenen, sonnigen Standorten sowohl auf sauren als auch stark alkalischen Böden ist der Sandthymian zu finden.
Verbreitung:	Die Pflanze ist über das ganze gemäßigte Eurasien vom Mittelmeergebiet und von Vorderindien nordwärts bis Grönland, Island, Nordsibirien und Kamtschatka verbreitet. In Nordamerika wurde der Sandthymian erst vom Menschen eingeschleppt.
Sammelgut:	Blühendes Kraut (Herba Serpylli)
Sammelzeit:	Juni bis August
Sammelvorschrift:	Die Blütentriebe werden mit der Schere abgeschnitten und in dünner Schicht zum Trocknen ausgelegt. Die Droge besitzt einen angenehmen, würzigen und aromatischen Geruch und einen kräftigen, würzigen, herb-bitteren Geschmack.
Inhaltsstoffe:	Das Kraut des Sandthymians enthält 0,2 bis 0,6% ätherisches Öl, dessen Hauptbestandteil Cymol neben Carvacrol und Thymol ist, während andere Rassen Citral und Pinen enthalten. Weiterhin sind in der Droge Gerbstoffe, Bitterstoffe (Serpyllin) und Flavonoide enthalten.
Anwendung:	Das Kraut des Sandthymians wird, wenn auch seltener als das des Echten Thymians, besonders bei Husten verwendet. Wegen seines Bitterstoffgehaltes wird es auch als Magenmittel gebraucht und dient wegen seines aromatischen Geruchs als Badezusatz.
Nebenwirkungen:	Es sind bisher bei der Verwendung der Droge keine Nebenwirkungen aufgetreten und auch nicht zu befürchten.
Geschichtliches:	Der Sandthymian ist eine alte Arzneipflanze. Man weiß aber nicht, ob sie im Altertum verwendet wurde. Im Mittelalter hat man sie häufig als Heilmittel gebraucht, besonders bei Frauenkrankheiten. Sie spielte auch im Aberglauben der mittel- und osteuropäischen Völker als glückbringende Pflanze eine Rolle, während sie bei abergläubischen Menschen in England und Frankreich einen schlechten Ruf hatte.

Thymus serpyllum L.

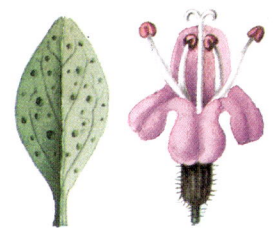

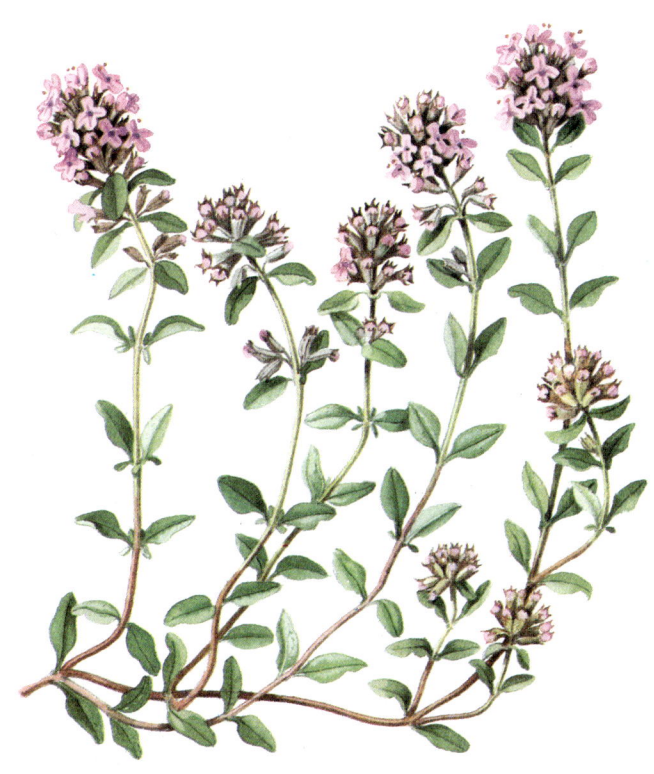

ECHTER THYMIAN

Familie:	Lippenblütengewächse (Lamiaceae (Labiatae))
Name:	Die Pflanze wird auch Bienenkraut, Immenkraut, Zimmeslein, kleine Zypresse, Demut, Worstkrut, Küchenpolich u. a. genannt.
Beschreibung:	Der in Mittel- und Nordeuropa meist einjährige, verholzte Zwergstrauch erreicht bis zu 30 cm Höhe. Seine kräftige Pfahlwurzel ist nach unten fein verzweigt. Die aufrechten oder aufsteigenden Stengel verästeln sich nach oben stark. Die vierkantigen Äste sind oberwärts kurz behaart, auch die gegenständigen, am Rand eingerollten Laubblätter haben besonders unterseits kurzen, grauen Filz. Der ährige Blütenstand ist aus blattachselständigen Scheinquirlen zusammengesetzt, der zweilippige Kelch zur Fruchtzeit durch Haare geschlossen. Die rosa bis lila Blütenkrone besteht aus einer ungeteilten Oberlippe und dreizipfligen Unterlippe.
Blütezeit:	Mai bis Oktober
Vorkommen:	Der Echte Thymian wird bei uns vielfach als Küchengewürz großflächig kultiviert und ist in wärmeren Gegenden z. T. verwildert.
Verbreitung:	Allgemein verbreitet ist der Echte Thymian im nordwestlichen Mittelmeergebiet und im übrigen Europa (bis zu etwa 70° nördlicher Breite) kultiviert anzutreffen.
Sammelgut:	Blühendes Kraut (Folia Thymi)
Sammelzeit:	Juni bis Juli und September
Sammelvorschrift:	Die abgestreiften Blätter und Blüten werden in dünner Schicht in einem trockenen und luftigen Raum zum Trocknen ausgebreitet. Die Droge riecht und schmeckt stark aromatisch.
Inhaltsstoffe:	Das Thymiankraut enthält ätherisches Öl, etwa 10% Gerbstoffe, Bitterstoff, Saponine und Flavonoide. Der Gehalt an ätherischem Öl ist in den frühen Nachmittagsstunden am höchsten und auch von der Herkunft abhängig; deutscher Thymian enthält 0,4 bis 3,4%, französische Pflanzen enthalten 1,75 bis 5,4% ätherisches Öl. Die Hauptinhaltsstoffe von Oleum Thymi sind Thymol oder dessen Isomeres Carvacrol sowie Cymol, weiterhin Borneol, Bornylacetat, Cineol, Linalool und Pinen. Es riecht und schmeckt stark würzig.
Anwendung:	Der Thymian wirkt schleim- und krampflösend sowie durch das Thymol auswurffördernd und wird bei Husten, besonders bei Keuchhusten und Bronchitis, verordnet. Die Droge hat bei Blähungen krampflösende und bei Durchfällen durch ihren Gerbstoffgehalt zusammenziehende Wirkung; durch den Bitterstoffgehalt wird der Appetit angeregt. Das Thymianöl besitzt durch seine Phenole Thymol bzw. Carvacrol desinfizierende Eigenschaften und wird als Zusatz zu Gurgelwasser, Mundwässern und Zahnpasten verwendet.
Nebenwirkungen:	Vergiftungen durch die Pflanze sind ausgeschlossen. Längere Anwendung thymolhaltiger Präparate soll Schilddrüsenüberfunktion verursachen. Thymol färbt den Harn grün bis schwarz und darf geschwächten Personen nicht verordnet werden, da sie sehr empfindlich gegen die Reinsubstanz sind.
Geschichtliches:	Im Altertum wurden verschiedene Thymianarten als Gewürz und Heilmittel verwendet. Die Droge ist seit dem 16. Jahrhundert in Mitteleuropa gebräuchlich.

Thymus vulgaris L.

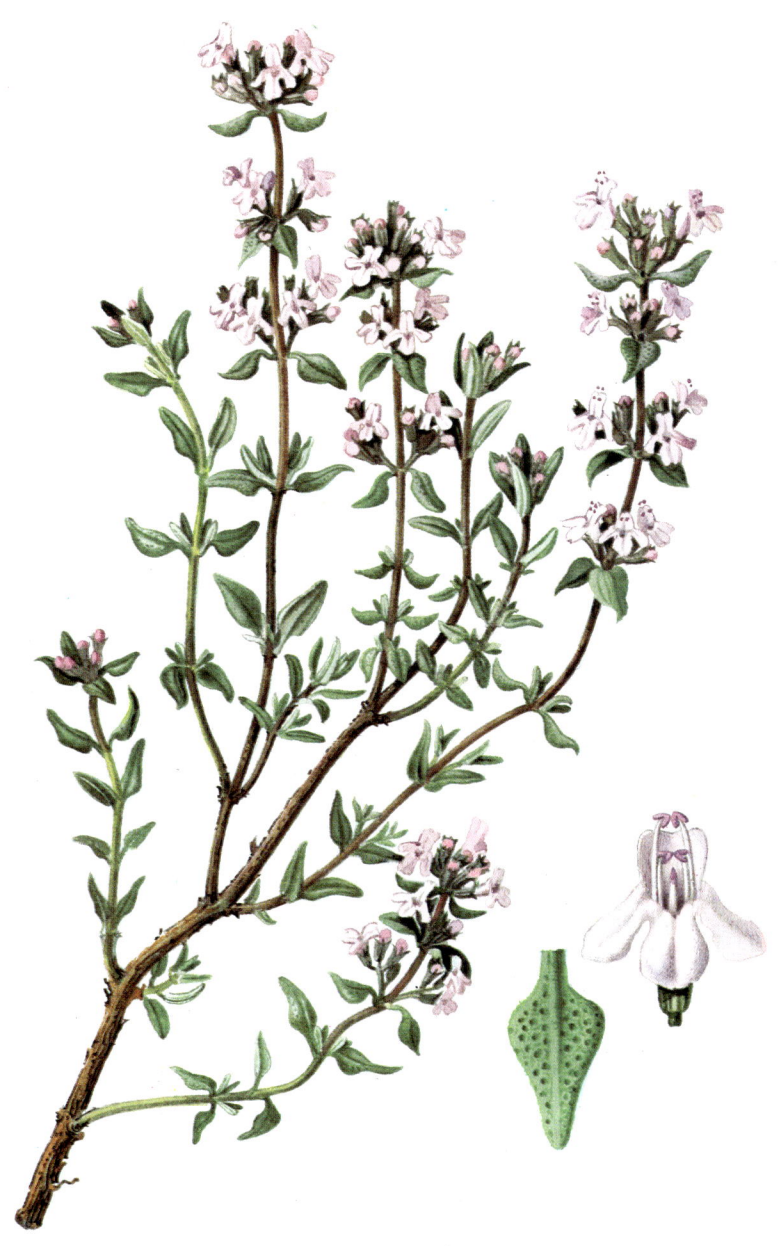

WINTERLINDE

Familie:	Lindengewächse (Tiliaceae)
Name:	Der Name Linde ist vom althochdeutschen lin-tar abgeleitet.
Beschreibung:	Die Winterlinde ist ein über 25 m hoher Baum mit kräftiger, verzweigter Pfahlwurzel und weitreichenden Seitenwurzeln. Er hat eine breite, kuglige Krone. Die jungen Triebe sind anfangs fein behaart. Die asymmetrischen, am Grund leicht herzförmigen Blätter sind fast kahl. Der rispenähnliche Blütenstand ist drei- bis sechzehnblütig, sein Stiel mit dem großen, grünlichgelben, zungenförmigen Deckblatt (Flugblatt) teilweise verwachsen. Die Blüten bestehen aus 5 kleinen Kelchblättern, 5 etwa doppelt so langen, gelblichweißen Kronenblättern, bis zu 30 Staubblättern und dem Fruchtknoten. Die Samen der einsamigen, kugligen Frucht sind kleiner als die der Sommerlinde *(T. platyphyllos* SCOP.), die sich von der Winterlinde vor allem durch die behaarten Blätter und den nur zwei- bis achtblütigen Blütenstand unterscheidet. Die Blüten verströmen einen starken Duft.
Blütezeit:	Juni bis Juli
Vorkommen:	Die Linden wachsen meist verstreut in Laub- und Nadelholzmischwäldern, selten in reinen Beständen, von der Ebene bis in die Bergwaldstufe. Die Winterlinde ist mehr ein Baum der Ebene und geschützter Berglagen, die Sommerlinde stellt weniger Ansprüche. Oft ist der beliebte Baum an Straßen und bei Bauernhöfen angepflanzt.
Verbreitung:	Beide Lindenarten sind in ihrem natürlichen Vorkommen auf Europa beschränkt. Das der Sommerlinde reicht nicht so weit nach Norden wie das der Winterlinde.
Sammelgut:	Blütenstände (Flores Tiliae)
Sammelzeit:	Juni bis Juli
Sammelvorschrift:	Man pflückt die Blütenstände samt dem Hochblatt an sonnigen Tagen zur Mittagszeit. Das Sammelgut wird in dünner Schicht im Schatten ausgebreitet und gelegentlich umgewendet. Die Droge hat einen angenehmen, aromatischen Geruch, der sich beim Trocknen verliert, und schmeckt aromatisch und schleimig.
Inhaltsstoffe:	Die Blüten der Winterlinde sowie die der Sommerlinde enthalten Schleim, Gerbstoff, etwa 0,04% ätherisches Öl mit Farnesol, Geraniol, Eugenol u. a., die den Geruch bedingen, sowie Flavonoide.
Anwendung:	Die Droge wird als schweißtreibendes Mittel bei Erkältungskrankheiten verordnet. Wie bei den Holunderblüten haben die Inhaltsstoffe der Lindenblüten keine erwiesene schweißtreibende Wirkung, sie ermöglichen nur durch ihren Geschmack und Schleimgehalt die Aufnahme der notwendigen Mengen heißen Wassers, das durch seinen Wärmegehalt zum Schwitzen führt. Das ätherische Öl wird in der Kosmetik verwendet.
Nebenwirkungen:	Die Droge hat keinerlei Nebenwirkungen.
Geschichtliches:	Die Lindenblüten wurden in der Antike nicht verwendet und auch von den großen Botanikern des Mittelalters nicht erwähnt. Die Lindenholzkohle war jedoch schon vor der Einführung der Tierkohle im 15. Jahrhundert als aufsaugendes Mittel bei Durchfällen, Vergiftungen und bei Fäulniserscheinungen im Darm offizinell.

Tilia cordata MILL.

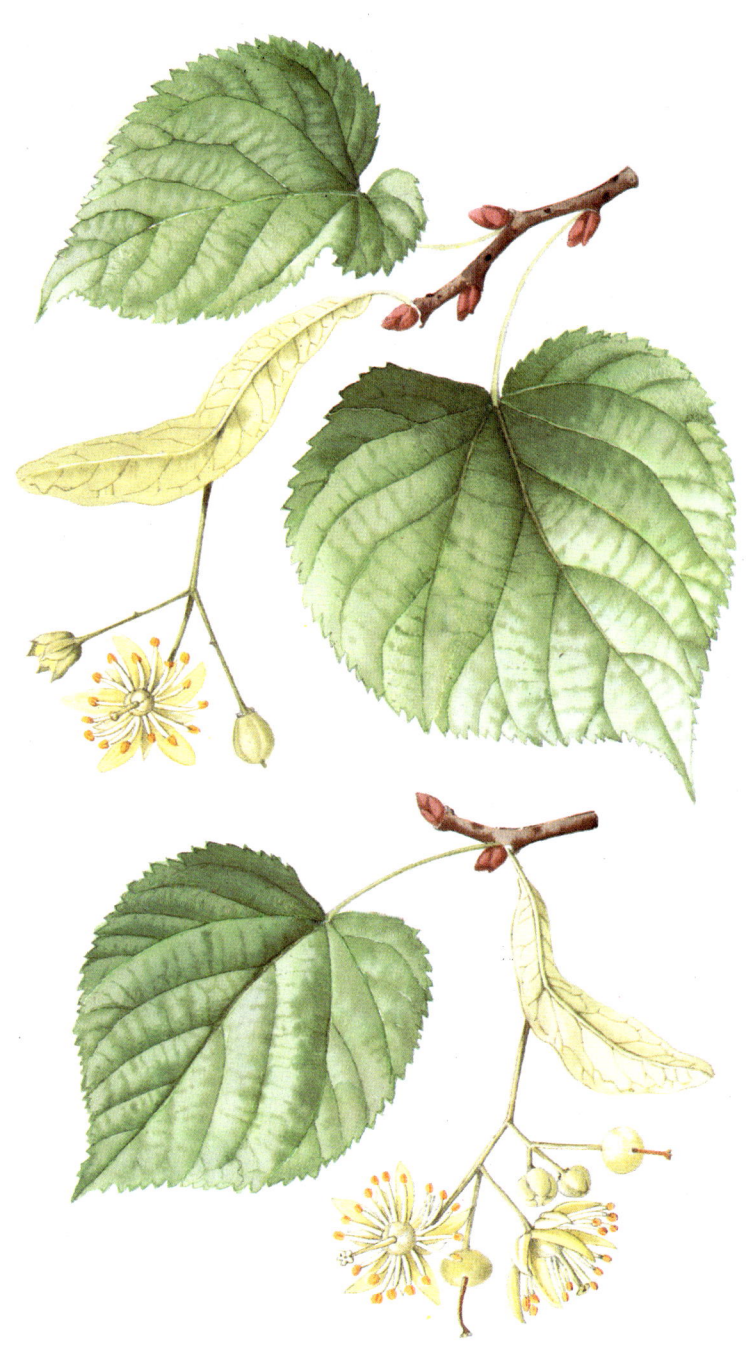

HUFLATTICH

Familie:	Korbblütengewächse (Asteraceae (Compositae))
Name:	Die hufähnliche Blattform gab der Pflanze den Namen. Ihrer Heilanwendung wegen wird sie auch Brustlattich genannt.
Beschreibung:	Mittels des unterirdischen, mit Niederblättern besetzten Wurzelstockes überdauert der Huflattich den Winter. Im zeitigen Frühjahr treiben die je ein Köpfchen tragenden Blütenstiele aus, die zur Fruchtzeit bis zu 30 cm Länge erreichen. Sie sind mit grünen bis rötlichen Schuppenblättern besetzt und bis zu den goldgelben Blütenkörbchen behaart. Eine glockige Hülle umschließt die Blüten, die aus zahlreichen weiblichen Zungenblüten und in der Mitte aus 30 bis 40 Scheibenblüten bestehen. Die Früchte haben eine Haarkrone (Pappus). Erst nach dem Blühen bilden sich die grundständigen, anfangs beiderseits weißwollig-filzigen, oberseits bald verkahlenden Blätter. Die ähnlichen, doch viel größeren Blätter der Pestwurzarten sind unterseits außer in der Jugend viel weniger behaart, zudem sind die Blattstiele des Huflattichs seitlich zusammengedrückt und glatt.
Blütezeit:	Februar bis April
Vorkommen:	Als einer der ersten Frühjahrsblüher belebt der Huflattich mit leuchtendgelben Blüten Wegränder, Felder, Geröllhalden und Bahndämme. Er liebt feuchten, tonig-mergeligen Boden.
Verbreitung:	Die nur aus einer Art bestehende Gattung ist in Europa, West- und Nordasien und den Gebirgen des nördlichen Afrika verbreitet.
Sammelgut:	Blätter (Folia Farfarae), Blüten (Flores Farfarae)
Sammelzeit:	Blätter Mai bis Juni, Blüten März bis April
Sammelvorschrift:	Beim Sammeln der Blätter ist darauf zu achten, daß sie nicht mit denen der Pestwurz, die im Volksmund als Großer Huflattiche bezeichnet wird, verwechselt werden. Zum Trocknen, am besten unter Anwendung von Warmluft bis zu 40°C, werden die Blätter einzeln ausgebreitet; sie sollten sich dabei nicht rollen, da sie sonst leicht vermodern; man wendet sie nicht um. Die Droge ist fast geruchlos und schmeckt schleimig und herb-bitter. Die noch nicht voll aufgeblühten Blütenköpfchen werden ohne Stiel gesammelt und in dünner Schicht getrocknet. Die Droge riecht honigartig und schmeckt schleimig und herb-bitter.
Inhaltsstoffe:	Die Blätter enthalten Schleimstoffe, Flavonoide, Gerbstoffe, Inulin, etwas ätherisches Öl und Bitterstoffe; die Inhaltsstoffe der Blüten sind ebenfalls Schleimstoffe, Flavonoide und geringe Mengen an Gerbstoffen.
Anwendung:	Die Blätter und Blüten des Huflattichs werden als einhüllendes und schleimlösendes Mittel verordnet. Sie sind Bestandteil der verschiedenen Hustentees und werden bei allen Erkrankungen der Atmungsorgane, bei Husten und Heiserkeit verwendet.
Nebenwirkungen:	Die Drogen sind ohne Nebenwirkungen.
Geschichtliches:	Über die Heilwirkungen des Huflattichs, vor allem über die der Blätter, wußte man schon im Altertum gut Bescheid. Sowohl Plinius als auch Dioskurides und Galen berichten davon. In der Heilkunde des Mittelalters bediente man sich ebenfalls der Pflanze.

Tussilago farfara L.

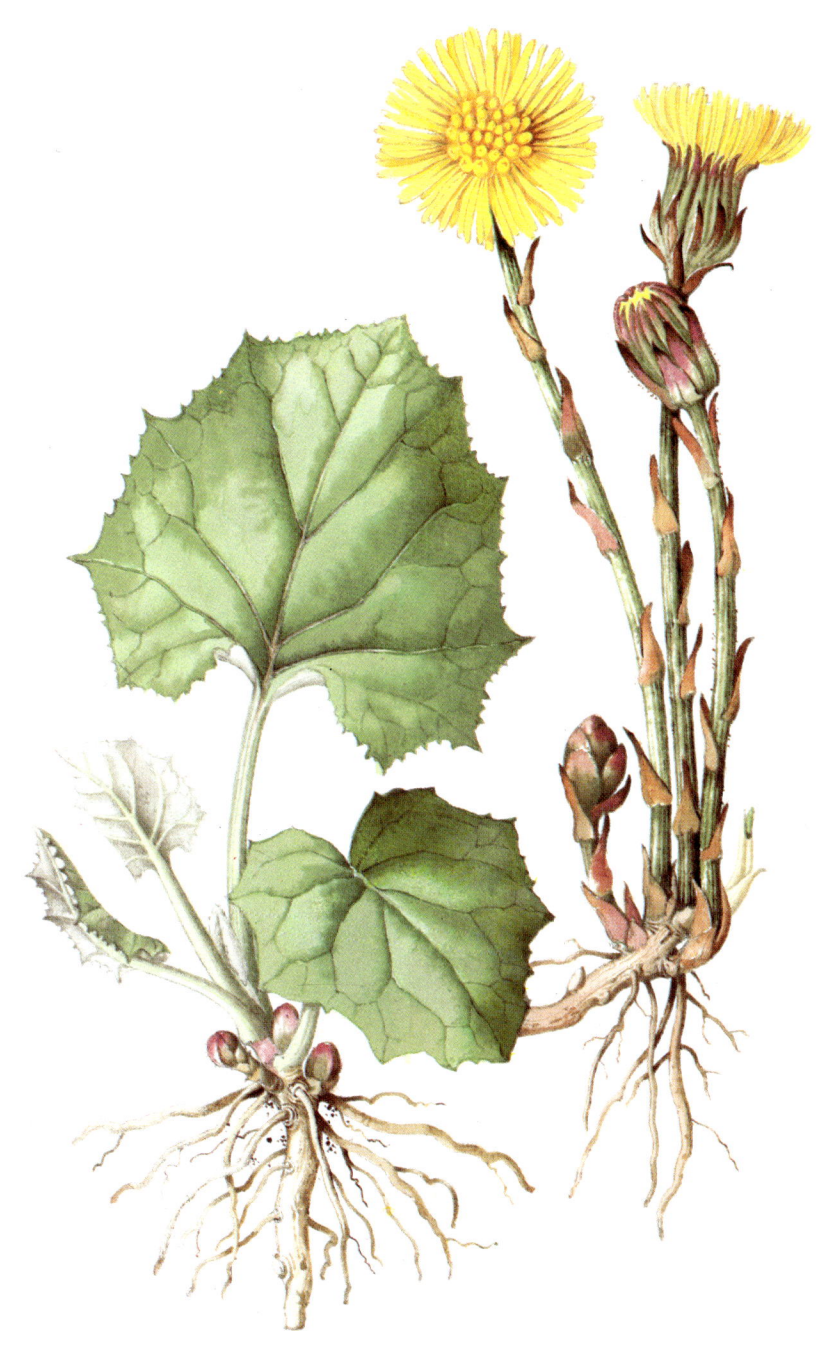

GROSSE BRENNESSEL

Familie:	Brennesselgewächse (Urticaceae)
Name:	Die Brennessel wird auch Donnernettl, Hanfnessel, Große Neddeln, Zingel und Tissel genannt.
Beschreibung:	Die Große Brennessel ist eine 30 bis 150 cm hohe Staude, die mit weitverzweigtem, unterirdischem Wurzelstock überdauert. Er treibt im Frühjahr aufrechte, unverzweigte, vierkantige Laubsprosse, die mit kurzen Borsten und den langen, auch auf Ober- und Unterseite der Laubblätter vorhandenen Brennhaaren besetzt sind. Die Blüten stehen in blattachselständigen Blütenständen im oberen Teil der Laubsprosse. Jede Pflanze bildet entweder männliche oder weibliche Blüten aus, die vom Wind bestäubt werden. Die männlichen stehen steif ab, die weiblichen Blüten hängen und bilden längere Seitenzweige. Die kleinen, grünen Einzelblüten mit 4 Blütenblättern sind unscheinbar, die männlichen haben noch 4 Staubblätter. Die etwas kleinere Kleine Brennessel *(U. urens* L.) ähnelt der Großen Brennessel, jedoch kommen bei ihr männliche und weibliche Blüten an einem Blütenstand vor. Zudem fehlt der Wurzelstock, sie ist nur einjährig.
Blütezeit:	Juni bis Oktober
Vorkommen:	Die Brennessel hat ihre Hauptverbreitung in unmittelbarer Nähe des Menschen, wächst aber auch in Auenwäldern und der Uferflora.
Verbreitung:	Die Brennessel hat sich als Kosmopolit über die ganze Erde verbreitet und fehlt nur im tropischen und südlichen Afrika und in den Polargebieten.
Sammelgut:	Kraut (Herba Urticae)
Sammelzeit:	Juni bis August
Sammelvorschrift:	Während der Blütezeit werden bis zu 20 cm hohe Pflanzen der Großen und der Kleinen Brennessel mit der Schere abgeschnitten und getrocknet. Die Droge ist geruchlos und schmeckt etwas bitter.
Inhaltsstoffe:	In den Brennhaaren der Droge sind Acetylcholin, Histamin und Serotonin sowie Ameisen-, Essig- und Buttersäure enthalten. Das Kraut enthält viel Chlorophyll (bis zu 1%), Xanthophyll, Carotinoide, Kieselsäure, Glucokinine und Vitamin C.
Anwendung:	Das Brennesselkraut besitzt geringe harntreibende Wirkung und ist noch in Blasen- und Nierentees sowie in Gicht- und Rheumatees enthalten. Es wird als Extrakt Haarwässern zugesetzt und dient zur Gewinnung von Chlorophyll.
Nebenwirkungen:	Die Inhaltsstoffe der Brennhaare verursachen äußerlich mit Schmerz und Juckreiz verbundene Quaddelbildung. Bei innerlicher Verwendung älterer Pflanzen kommt es durch ihre Nesseln zu Magenreizung, Hautbrennen am ganzen Körper und zu Nierenschädigung.
Geschichtliches:	Die Heilwirkung der Brennessel war im Altertum schon den Griechen bekannt. Auch die Kräuterbücher des Mittelalters erwähnen ihre Heilwirkungen ausführlich. Infolge ihrer brennenden Wirkung spielte die Pflanze auch im Aberglauben eine nicht unbedeutende Rolle.

Urtica dioica L.

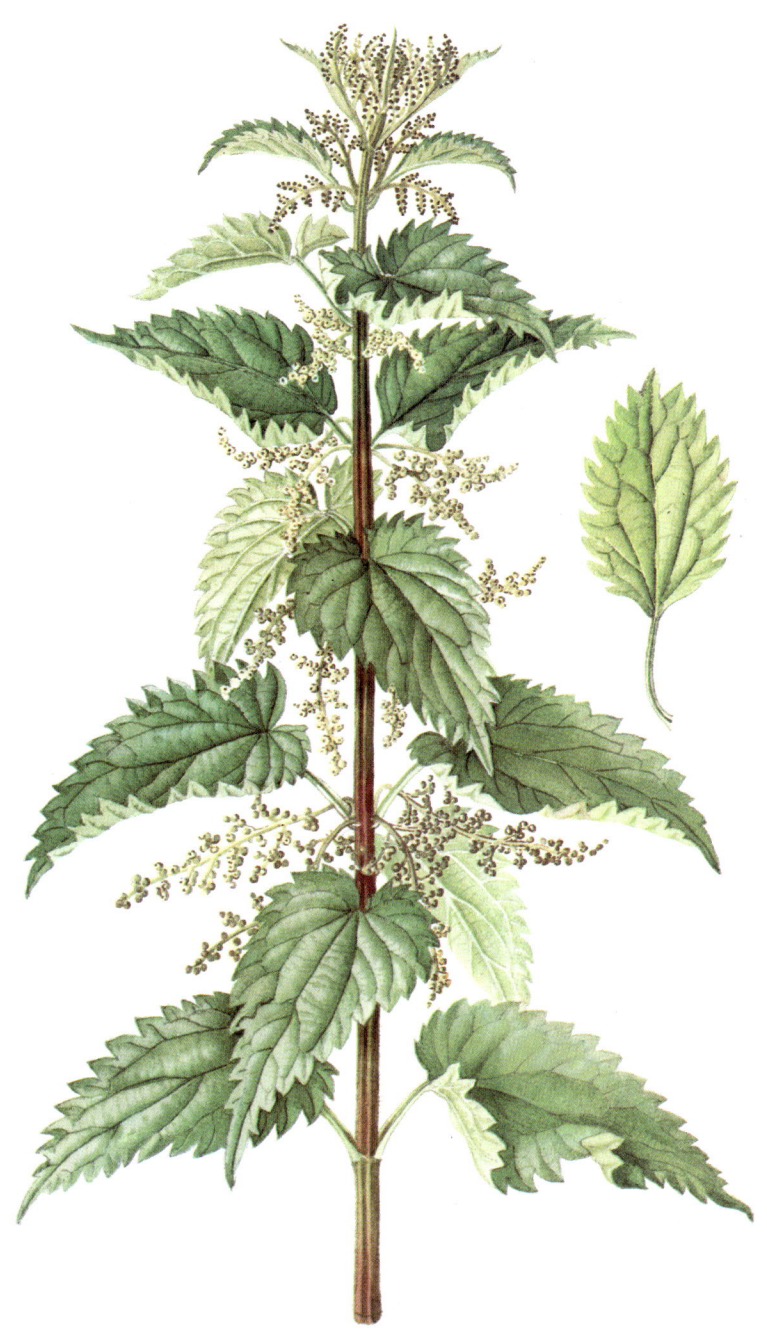

HEIDELBEERE

Familie:	Heidekrautgewächse (Ericaceae)
Name:	Die Heidelbeere ist auch als Heedelbeere, Hallbeere, Heidel, Bickbeere, Mehlbeer, Schwarz- und Blaubeere bekannt.
Beschreibung:	Die Heidelbeere ist ein stark verzweigter, bis zu 50 cm hoher, kleiner Strauch mit weitkriechenden, unterirdischen Ausläufern. Die Pflanze kann ein Alter bis zu 30 Jahren erreichen. Die grünen, scharfkantigen Zweige tragen sommergrüne, fein gesägte Blätter. Die grünlichen bis rötlichen, gestielten Blüten sitzen einzeln in den Blattachseln. Der grüne Kelch ist mit dem Fruchtknoten verwachsen, die Kronenblätter sind kuglig-krugförmig mit kleiner Öffnung. Aus dem unterständigen Fruchtknoten bildet sich die bekannte blauschwarze, meist bereifte, vielsamige Heidelbeere.
Blütezeit:	April bis August
Vorkommen:	Die Heidelbeere ist ein Bewohner saurer Böden und wächst in genügend feuchten Wäldern auf Urgestein oder Sandboden, wo sie meist weite Flächen besiedelt. Außerdem bildet sie einen wichtigen Bestandteil der Zwergstrauchheiden und Gebüsche der höheren Gebirge sowie der Moore.
Verbreitung:	Die Pflanze ist auf der Nordhalbkugel weit verbreitet. Mit Ausnahme der südlichsten Teile Italiens und der Iberischen Halbinsel kommt sie in ganz Europa vor. Ihr Verbreitungsgebiet reicht über Vorderasien und den Kaukasus bis in die westliche Mongolei, außerdem wächst sie in Nordasien und weiten Teilen Nordamerikas.
Sammelgut:	Blätter (Folia Myrtilli), Früchte (Fructus Myrtilli)
Sammelzeit:	Juni bis August
Sammelvorschrift:	Einwandfreie Blätter werden sorgfältig getrocknet, wobei sie sich nicht braun färben dürfen. Sie sind fast geruchlos und schmecken zusammenziehend. Die reifen Früchte werden bei künstlicher Wärme getrocknet. Sie sind fast geruchlos und schmecken säuerlich-süß, etwas herb.
Inhaltsstoffe:	Die Blätter der Heidelbeere enthalten Arbutin, Gerbstoffe, Flavonoide, Kaffee- und Chlorogensäure. Die Früchte enthalten 5 bis 12% Gerbstoff, etwa 30% Pektin, Zucker, 1,5% Arbutin, Vitamin C und Anthocyanfarbstoffe.
Anwendung:	Die Droge findet Verwendung in harntreibenden Tees sowie bei rheumatischen Beschwerden. Die Gerbstoffe der Früchte werden erst im Darm frei, schädigen somit den Magen nicht und wirken zusammen mit dem Pektin gegen Durchfall, binden Giftstoffe und verhindern zusätzlich deren Resorption durch ihre adstringierenden Eigenschaften.
Nebenwirkungen:	Die Früchte sind ungiftig; bei längerer Verwendung der Blätter traten Hydrochinonvergiftungen auf.
Geschichtliches:	Als Heilpflanze wird die Heidelbeere zuerst von der Äbtissin Hildegard von Bingen erwähnt. Die Kräuterbücher des 16. Jahrhunderts, besonders das von Hieronymus Bock, bringen ausführliche Hinweise auf die Heilwirkungen.

Vaccinium myrtillus L.

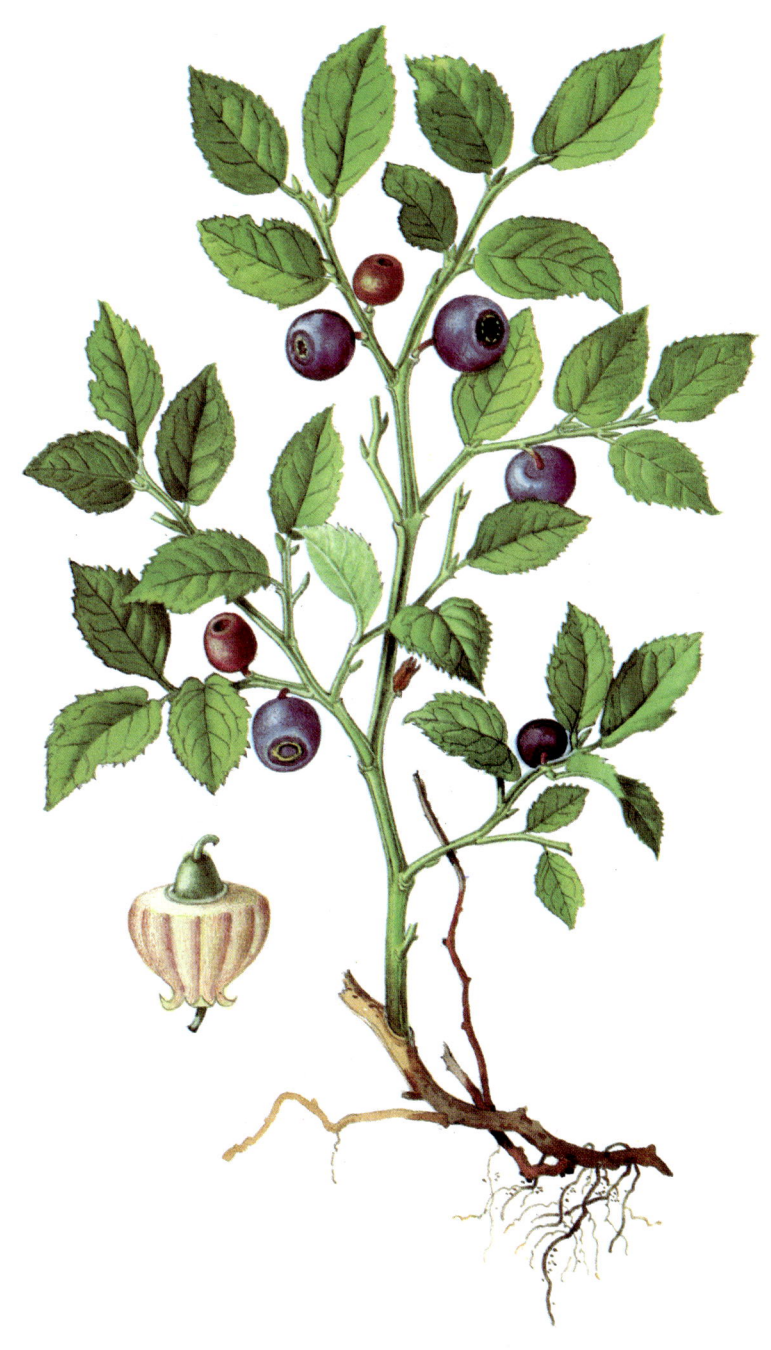

PREISELBEERE

Familie:	Heidekrautgewächse (Ericaceae)
Name:	Spreißelbeere, Praußbeere, Reißelbeere, Reusch, Kräuselbeere, Kronsbeer und Wilder Buchsbaum wird die Pflanze mundartlich genannt.
Beschreibung:	Die Preiselbeere ist ein kleiner, niedriger, bis zu 30 cm hoher Strauch mit unterirdischen, schuppig beblätterten Ausläufern, aus deren Achselknospen oberirdische, rundliche Sprosse entspringen, die jung flaumig behaart sind und später verkahlen. Die wechselständigen Laubblätter sind derb-ledrig, oberseits dunkel- und unterseits bleichgrün, ihr schwach gekerbter Rand ist nach unten umgerollt. Die weißen bis rötlichen Blüten stehen in gedrängten, mehr- und vielblütigen Trauben. Die offene Blütenkrone ist glockig und überhängend, der Griffel ragt weit hervor. Die zunächst weißen Beeren werden später scharlachrot und bergen zahlreiche rotbraune Samen.
Blütezeit:	Mai bis August.
Vorkommen:	Die Preiselbeere bildet einen wichtigen Unterwuchs in Kiefernwäldern. Sie wächst auf humusreichen und nährsalzarmen (sauren) Böden, auch auf Hoch- und Zwischenmooren und in Zwergstrauchheiden der höheren Gebirge. Sie verträgt stärkere Trockenheit und mehr Kälte als die Heidelbeere.
Verbreitung:	Die Preiselbeere ist über die gesamte nördliche gemäßigte Zone bis in die kalte Zone, von Island und Großbritannien, über Skandinavien (bis über 70° nördlicher Breite), Rußland bis nach Japan und weiter durch ganz Nordamerika verbreitet, nach Süden kommt sie bis zum Mittelmeer, Kaukasus und Himalaja vor.
Sammelgut:	Blätter (Folia Vitis-idaei)
Sammelzeit:	September
Sammelvorschrift:	Die Blättchen sollen möglichst einzeln gezupft werden. Man trocknet sie bei Zimmertemperatur; eine entstehende Braunfärbung ist dabei bedeutungslos. Die Droge ist geruchlos und schmeckt herb und schwach bitter.
Inhaltsstoffe:	Preiselbeerblätter enthalten 4 bis 6% Arbutin, Gerbstoffe und Flavonoide, unter anderem Hyperosid.
Anwendung:	Die Blätter der Preiselbeere haben, wenn auch in geringerer Menge, die gleichen wirksamen Inhaltsstoffe wie die Bärentraubenblätter. Während sie früher als Verfälschung dieser Droge angesehen wurden, gelten sie heute als vollwertige Austauschdroge und werden bei Blasenleiden als Harndesinfiziens benutzt. Wegen des geringeren Arbutingehaltes wird die doppelte Menge gegenüber Folia Uvae ursi verwendet; ihr Gerbstoffgehalt ist dann aber immer noch niedriger, so daß sie verträglicher ist.
Nebenwirkungen:	Akute Vergiftungen durch die Droge sind ausgeschlossen. Bei Dauergebrauch großer Mengen der Preiselbeerblätter kann es aber zu chronischer Hydrochinonvergiftung mit Anämie, Kräfteverfall und Leberverfettung kommen.
Geschichtliches:	Die Blätter der Preiselbeere werden erst in jüngster Zeit als Heilmittel verwendet.

Vaccinium vitis-idaea L.

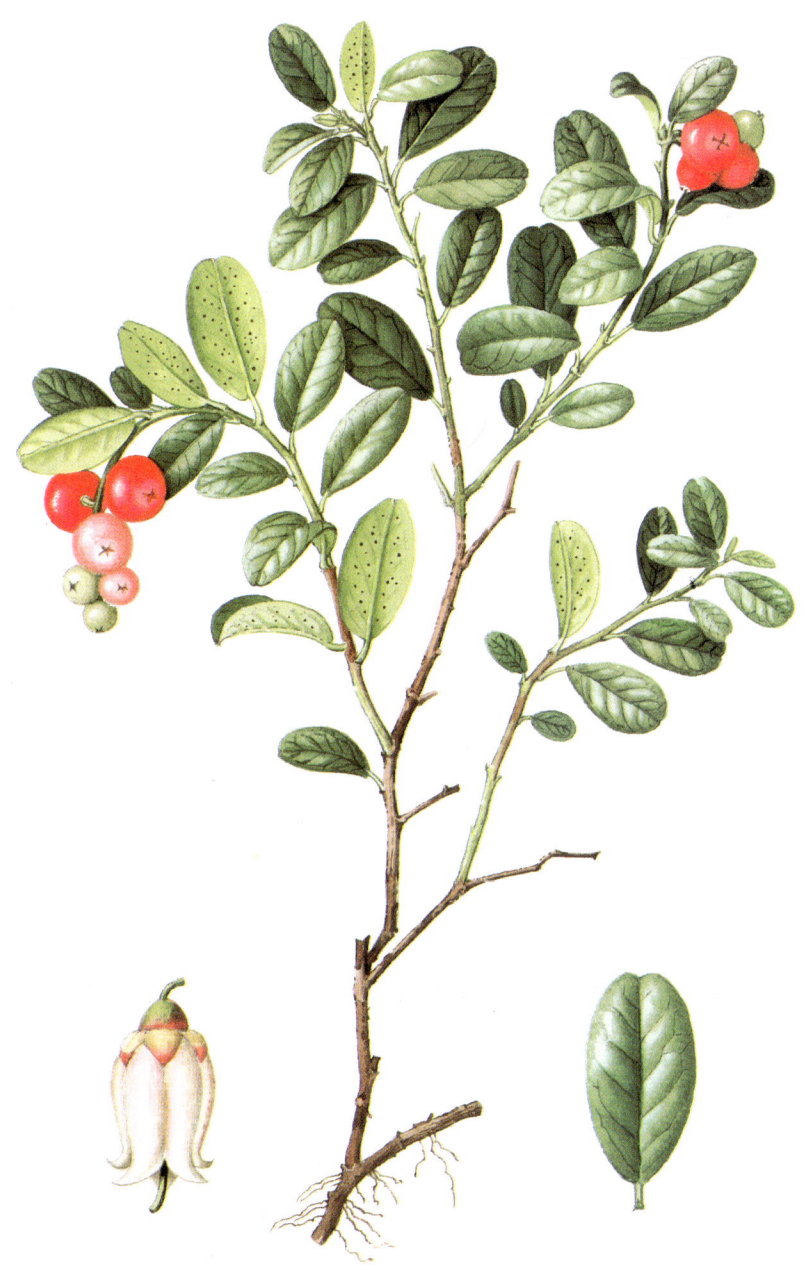

ECHTER BALDRIAN

Familie:	Baldriangewächse (Valerianaceae)
Name:	Mundartlich heißt die Pflanze Ballerjan, Boldrian, Tollerjan, Katzenkraut u. a.
Beschreibung:	Der Echte Baldrian ist eine etwa 25 bis 100 cm hohe Staude, die mit kurzem, walzenförmigem Wurzelstock und unterirdischen Ausläufern überdauert. Neben einer Anzahl grundständiger Blätter treibt der Baldrian im Frühjahr einen aufrechten, gefurchten, schwach behaarten Stengel mit gegenständigen Laubblättern, die wie die Grundblätter unpaarig gefiedert sind. Am Ende des Stengels steht der mehrfach dreistrahlige, doldenartige Blütenstand. Die 5 kleinen Zipfel des Kelches der Einzelblüten wachsen bei der Fruchtreife zu einem Kranz fiedrig-behaarter, abstehender Strahlen (Pappus) aus. Die 5 verwachsenen Kronenblätter sind hellrosa bis weiß. In einer kleinen Aussackung über dem Grund der Kronenröhre sondern die Blüten Nektar ab, der viele Insekten, besonders Fliegen, anlockt.
Blütezeit:	Mai bis September
Vorkommen:	Der Echte Baldrian besiedelt vorzugsweise feuchte Standorte in schattigen Gebirgsschluchten und Ufergebüschen, Laubwäldern, auf feuchten Wiesen, an Gräben und Waldrändern, er gedeiht aber auch an sonnigen, felsigen Abhängen bis in eine Höhe von über 2000 m.
Verbreitung:	In Europa kommt der Echte Baldrian mit Ausnahme des äußersten Nordens und Südens überall vor. Er ist über Kaukasien, Sibirien, Zentralasien bis zur Mandschurei und nach Japan verbreitet.
Sammelgut:	Wurzel (Radix Valerianae)
Sammelzeit:	September bis Oktober
Sammelvorschrift:	Die Wurzeln werden gewaschen, gespalten und bei etwa 40°C im Luftstrom getrocknet. Dabei nehmen sie eine dunkelbraune Farbe an, und durch Abspalten von Isovaleriansäure tritt der typische Baldriangeruch, der Katzen anlockt, auf. Die Droge hat einen anfangs süßlichen, später würzigen und bitteren Geschmack.
Inhaltsstoffe:	Die Baldrianwurzeln enthalten als Hauptinhaltsstoffe bis zu 5% Valepotriate, besonders Valtrat, sowie etwa 1,5% ätherisches Öl. Weitere Bestandteile sind Schleim und Gerbstoffe.
Anwendung:	Die Valepotriate und auch das ätherische Öl wirken beruhigend und erregungsdämpfend, steigern die Konzentrations- und Leistungsfähigkeit und besitzen krampflösende Eigenschaften. Die Droge wird bei Erregungszuständen, Schlaflosigkeit, nervösen Herzbeschwerden und Angstzuständen sowie bei Krämpfen im Magen-Darm-Kanal, bei Blähungen und Koliken verordnet.
Nebenwirkungen:	Regelmäßige Verwendung größerer Baldrianmengen verursacht Kopfschmerzen und Störungen der Herztätigkeit.
Geschichtliches:	Bei der Suche nach dem wirksamen Prinzip der Droge entdeckte Thies 1966 die Valepotriate (Valeriana-Epoxy-Triester), die im Tierversuch und in der Klinik wirksam waren und die Verwendung des Baldrians seit dem Altertum wissenschaftlich begründen. Bis 1950 wurde die pharmakologisch nicht bestätigte Wirkung vorwiegend dem ätherischen Öl zugeschrieben.

Valeriana officinalis L.

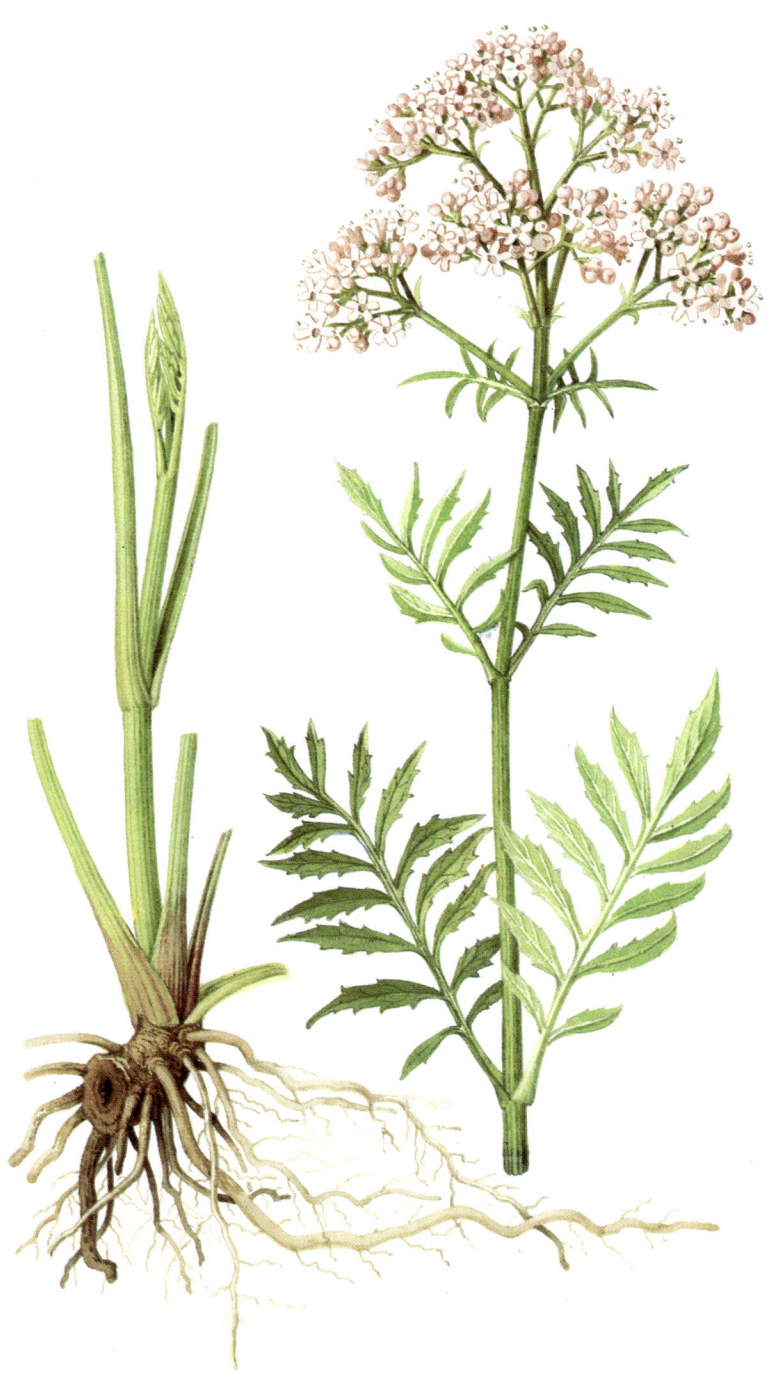

WEISSER GERMER †

Familie:	Liliengewächse (Liliaceae)
Name:	Der Germer wird mancherorts auch Lauswurz oder Lauskraut (weil gegen Ungeziefer verwendet) genannt.
Beschreibung:	Die mehrjährige Pflanze überwintert mit knolligem Wurzelstock, der im Frühjahr vor dem Blühen Scheinstengel treibt. Sie werden von langen, rührig ineinandergeschobenen Blattscheiden gebildet. Jedoch stehen die unterseits flaumig-filzigen, oberseits kahlen, tief längs gefalteten Blätter in einer grundständigen Rosette. Die Endknospe des Rhizoms wächst zu einem blütentragenden, oberwärts dicht behaarten Sproß von maximal 150 cm Höhe aus. Der endständige Blütenstand ist eine 30 bis 60 cm lange, aus ährenartigen Trauben zusammengesetzte Rispe mit breit eiförmigen Hochblättern. Die kurzgestielten Blüten entspringen der Achsel eines kleinen Tragblattes, sie sind weiß bis gelblichgrün oder grün. Die unfruchtbaren Sprosse des Germers unterscheiden sich vor allem durch die wechselständigen Blätter von denen mancher Enzian-Arten, die stets gegenständig sind.
Blütezeit:	Juni bis August
Vorkommen:	Der Germer ist besonders in Bergregionen auf feuchten Wiesen, quelligen Berglehnen, den Lagerstätten des Viehs, Karfluren, Flachmooren und in lichten Waldstellen meist truppweise zu finden.
Verbreitung:	Der Weiße Germer ist über die südeuropäischen Gebirge verbreitet. In Mitteleuropa geht seine Nordgrenze durch Südfrankreich, die Schwäbische Alb und die Sudeten.
Sammelgut:	Wurzelstock (Rhizoma Veratri)
Sammelzeit:	September bis Oktober
Sammelvorschrift:	Der Wurzelstock wird ausgegraben, durch Beklopfen von Erde befreit, gründlich gewaschen und dann an einem luftigen und schattigen Ort getrocknet. Die Droge ist geruchlos und schmeckt scharf und bitter; sie reizt in gepulvertem Zustand zum Niesen. *Vorsicht! Alle Teile der Pflanze sind giftig, besonders der Wurzelstock!*
Inhaltsstoffe:	Der Wurzelstock des Weißen Germers enthält als Hauptinhaltsstoffe die zu den giftigsten Pflanzenwirkstoffen zählenden sogenannten Veratrumalkaloide, unter anderem Protoveratrin und Germerin.
Anwendung:	Die Droge, die wegen ihres Protoveratringehaltes vorübergehend bei hohem Blutdruck verordnet wurde, verwendet man in der Medizin nicht mehr. Früher gebrauchte man sie auch als Brechmittel und Abführmittel, bei Fieber, Rheuma und Nervenschmerzen sowie äußerlich häufig gegen Parasiten, besonders in der Tiermedizin, und als Schnupfpulver.
Giftwirkung:	Bei Vergiftungen kommt es zu Pulsverlangsamung, Erbrechen, Durchfall, Krämpfen und schon nach Einnahme von 1 bis 2 g der Droge zum Tod.
Geschichtliches:	Die Pflanze wurde vermutlich bereits im Altertum, sicher aber im Mittelalter verwendet.

Veratrum album L.

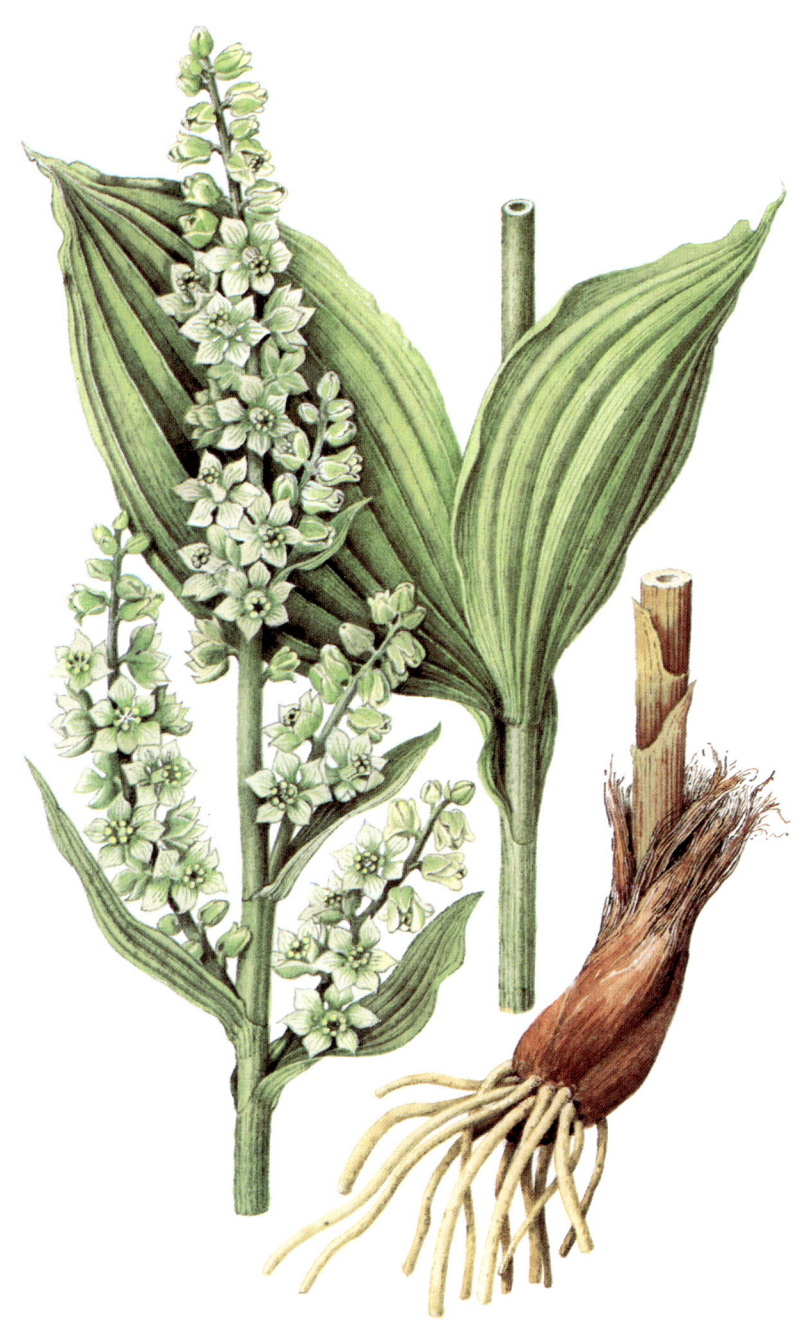

WINDBLUMENKÖNIGSKERZE

Familie:	Braunwurzgewächse (Scrophulariaceae)
Name:	Im Volksmund wird die Pflanze Fackelblume, Frauenkerze, Himmelskerze, Wetterkerze und Wollkraut genannt.
Beschreibung:	Die Windblumenkönigskerze ist eine zweijährige Pflanze mit spindelförmig-ästiger Pfahlwurzel; sie treibt im ersten Jahr meist eine Rosette großer Blätter, aus deren Mitte im nächsten Jahr der bis zu 2 m hohe, aufrechte, runde Stengel wächst, der wie die Oberseite der Blätter dicht filzig behaart ist. Die Blätter sind schwach gekerbt, im unteren Teil der Pflanze breit elliptisch und in den kurzen Stiel am Grund verschmälert, im mittleren und oberen Teil herzförmig bis eiförmig-länglich. Die Blüten stehen in achselständigen Büscheln zu 2 bis 5 in einer anfangs gedrungenen, später verlängerten Traube. Die 3 bis 5 cm breite, verwachsene, radförmige Blumenkrone ist leuchtendgelb. Die Staubbeutel sind rötlich. Bei der Großblütigen Königskerze *(V. densiflorum* BERTOL.) läuft jedes Blatt im Gegensatz zur obenbeschriebenen Art an dem geflügelten Stengel bis zum nächst unteren herab. Die Kleinblütige Königskerze *(V. thapsus* L.) hat meist kleinere Blüten.
Blütezeit:	Juli bis September
Vorkommen:	Königskerzen findet man an steinigen, sonnigen Standorten und auch auf Flußschotter. Für die Drogengewinnung wird die Großblumige Königskerze auf Kleinflächen kultiviert.
Verbreitung:	Die Königskerzen sind über ganz Europa mit Ausnahme des hohen Nordens verbreitet.
Sammelgut:	Blüten (Flores Verbasci)
Sammelzeit:	Juli bis August
Sammelvorschrift:	Die Droge Flores Verbasci besteht aus den Blüten der Windblumenkönigskerze und der Großblütigen Königskerze. Bei trockenem Wetter werden die Blüten ohne die Kelche zur Mittagszeit einzeln gesammelt und möglichst schnell bei etwa 40°C in dünner Schicht getrocknet. Sie dürfen sich dabei nicht braun verfärben. Die Droge muß in dicht schließenden Gefäßen aufbewahrt werden, da sie Wasser anzieht, ist häufig zu kontrollieren und gegebenenfalls nachzutrocknen. Sie riecht honigartig und hat einen süßen und schleimigen Geschmack.
Inhaltsstoffe:	Die Blüten der Königskerze enthalten etwa 3% Schleim, Saponine, Flavonoide und Spuren ätherischen Öles.
Anwendung:	Die Droge wirkt wegen ihres Schleimgehaltes reizmildernd im Rachenraum und durch den Saponingehalt auswurffördernd. Sie wird bei Katarrhen der oberen Luftwege verwendet.
Nebenwirkungen:	Die Droge ist ohne Nebenwirkungen.
Geschichtliches:	In der Medizin der Antike wurde die Wurzel der Königskerze bei Durchfällen, Krämpfen, Augenentzündungen und zur Wundheilung häufig verwendet. In Mitteleuropa ist die Königskerze als Heilpflanze seit dem Mittelalter bekannt; die Blüten werden jedoch erst in neuerer Zeit benutzt.

Verbascum phlomoides L.

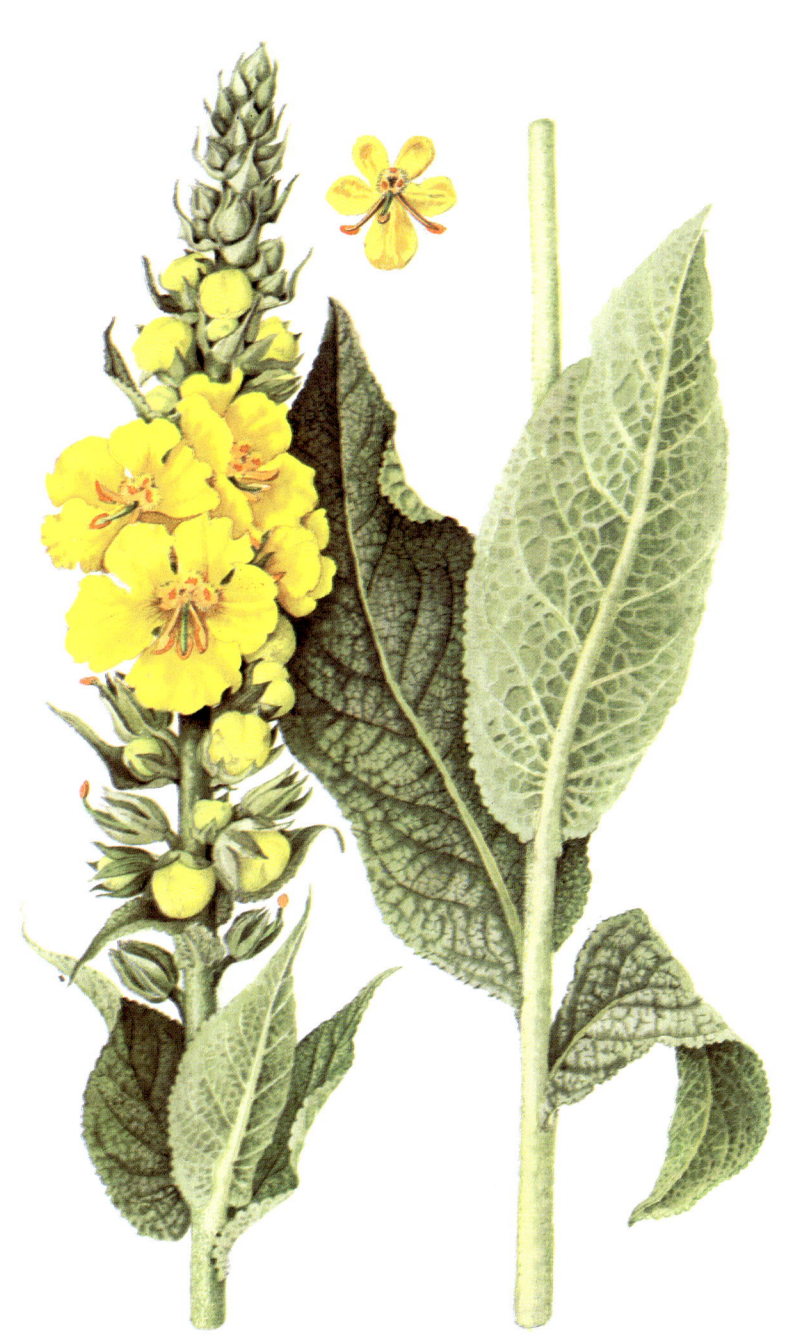

ECHTES EISENKRAUT

Familie:	Eisenkrautgewächse (Verbenaceae)
Name:	Die Pflanze ist auch bekannt als Eisenbart, Eisenhart, Eisenhendrik, Eisenherz, Eisenreich, Wilder Eisewig, Isern und Stahlkraut.
Beschreibung:	Die ein- bis mehrjährige Pflanze hat eine spindelförmige, ästige, weiße Wurzel. Die im unteren Teil verholzenden, oben z. T. ästigen und vierkantigen Stengel werden 30 bis 80 cm hoch. Die gegenüberstehenden Seitenäste sind stets kürzer als der Hauptstengel. Die Blätter sind gegenständig und rauh behaart, die unteren verhältnismäßig klein mit tiefen Einschnitten, die mittleren größer und dreispaltig und die oberen wieder kleiner, die obersten ganzrandig. Die kleinen Blüten stehen in end- und achselständigen, vielblütigen, drüsig-behaarten Ähren, die oben immer weiterwachsen und neue Blüten bilden, während die unteren abgeblüht sind. Die rosaweißliche bis lila Krone ist im unteren Teil zu einer gekrümmten Röhre verwachsen; oben hat sie einen fünfspaltigen, undeutlich zweilappigen Saum.
Blütezeit:	Juli bis Oktober
Vorkommen:	Das Eisenkraut kommt zerstreut und dann truppweise von der Ebene bis in die Bergstufe auf Weiden, an Wegrändern (besonders in Dörfern), an Zäunen, Mauern und auf Schutt vor.
Verbreitung:	Die Pflanze ist von Nordafrika über Europa bis Mittel- und Nordasien verbreitet, außerdem wurde sie fast über die ganze Erde verschleppt. In Europa verläuft die nördliche Grenze von den Britischen Inseln über Dänemark und Südschweden.
Sammelgut:	Kraut (Herba Verbenae)
Sammelzeit:	Juli bis September
Sammelvorschrift:	Während der Blütezeit werden die oberen Teile der Pflanze mit einer Schere abgeschnitten und an einem schattigen und luftigen Ort zum Trocknen ausgelegt. Vom Stengel sammelt man nur den oberen Teil. Die Droge ist fast geruchlos, sie schmeckt herb und bitter.
Inhaltsstoffe:	Das Eisenkraut enthält die Glykoside Verbenalin und Hastatosid, weiterhin ein Alkaloid, Gerbstoff, Bitterstoff und ätherisches Öl.
Anwendung:	Heute wird die Droge nicht mehr verwendet. Man hat sie früher, vor allem in der Volksmedizin, als Bittermittel sowie als harntreibendes Mittel gebraucht.
Nebenwirkungen:	Die Glykoside sind praktisch ungiftig; Nebenwirkungen der Droge sind nicht bekannt.
Geschichtliches:	Im Altertum waren sowohl in Ägypten als auch in Persien, Griechenland und Rom mehrere Arten des Eisenkrautes als Heilmittel in Gebrauch. Auch den germanischen und keltischen Völkern war diese Pflanze bekannt. Während sie in der Antike fast nur als Wundheilmittel verwendet wurde, brauchte man das Eisenkraut im Mittelalter bei vielen Krankheiten.

Verbena officinalis L.

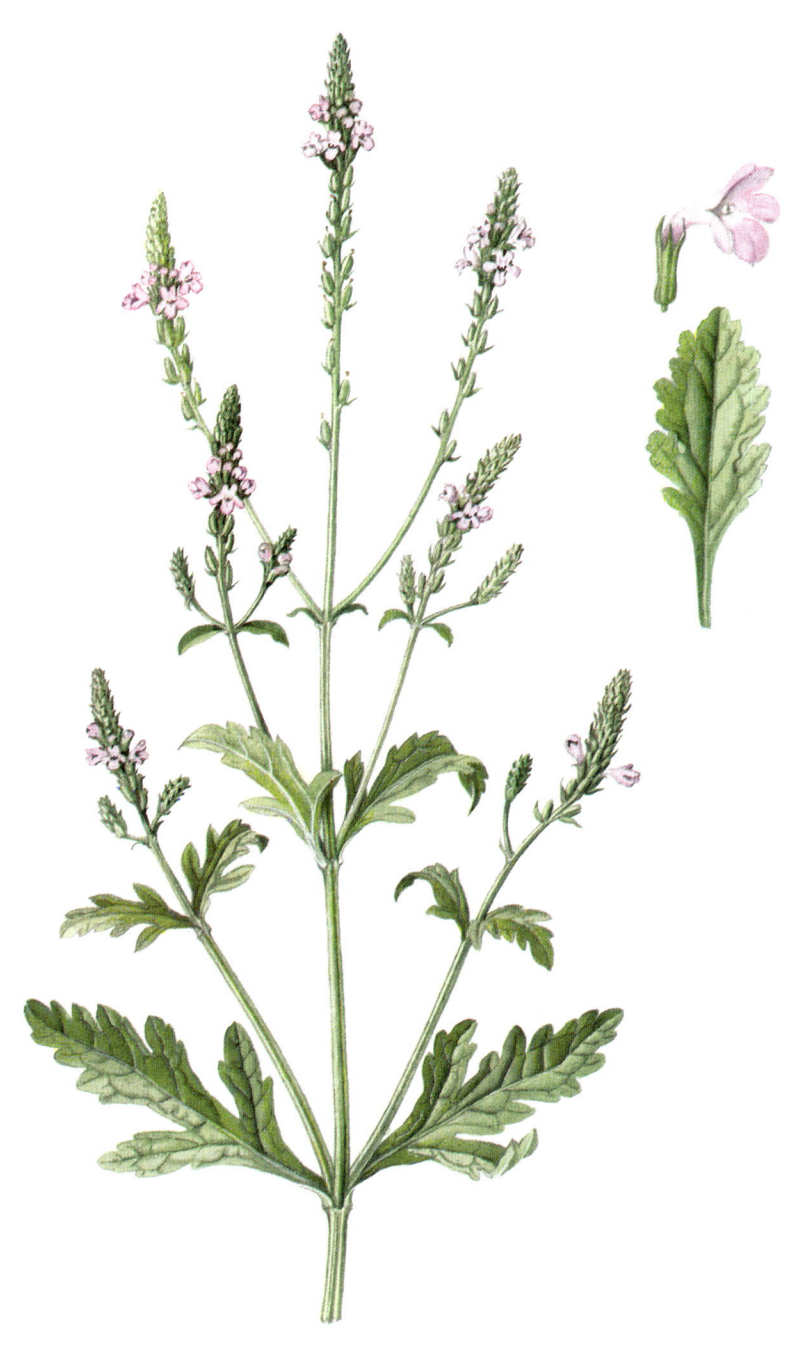

ECHTER EHRENPREIS

Familie:	Braunwurzgewächse (Scrophulariaceae)
Name:	Da man der Pflanze große Heilwirkung zuschrieb, wurde sie Ehrenpreis genannt. Dies besagen auch die Namen Grundheil, Wundkraut, Heil-aller-Schaden, Sta-up un ga darvon.
Beschreibung:	Der Echte Ehrenpreis überwintert mit kriechendem Wurzelstock, der im Frühjahr niederliegende Sprosse von 10 bis 20 cm mit aufsteigenden Seitenzweigen und aufrechten Blütenständen treibt. Die gegenständigen Blätter sind wie alle Teile der Pflanze mit steifen Haaren besetzt. Die Blüten stehen in einem traubigen, sehr kurzgestielten Blütenstand, der in der Achsel eines Laubblattes entspringt und sich nach dem Blühen noch etwas verlängert. Die Einzelblüten sitzen in der Achsel eines kleinen Hochblattes auf kurzen, aufrechten Stielen. Die hellviolette, vierzipflige Krone ist aus 5 verwachsenen Kronenblättern zusammengesetzt und bildet am Grund eine sehr kurze Röhre. Von anderen Ehrenpreisarten ist der Echte Ehrenpreis leicht durch die starke Behaarung, die blattachselständige Stellung der Blütenstände, die kurzen Blütenstiele, den vierblättrigen Kelch und vor allem durch die hellviolette Blütenfarbe gut zu unterscheiden.
Blütezeit:	Juni bis August
Vorkommen:	Der Echte Ehrenpreis kommt von der Ebene bis ins Alpengebiet, in Wäldern und Heidegebieten vor.
Verbreitung:	Die Pflanze ist über fast ganz Europa und Vorderasien verbreitet und auch in Nordamerika heimisch.
Sammelgut:	Blühendes Kraut (Herba Veronicae)
Sammelzeit:	Juni bis August
Sammelvorschrift:	Die oberirdischen Teile der Pflanze werden gesammelt und getrocknet, wobei sie nicht umgewendet werden sollen. Ihre Farbe darf sich dabei nicht verändern. Die Droge hat einen schwachen Geruch und einen herben, bitteren Geschmack.
Inhaltsstoffe:	Das Kraut des Ehrenpreises enthält das Glykosid Aucubin, Bitterstoff, Gerbstoff und Spuren eines ätherischen Öles.
Anwendung:	Die Droge wird nicht mehr benutzt, diente aber früher in der Volksheilkunde als auswurfförderndes Mittel bei Erkrankungen der Atmungsorgane. Ab und zu verwendete man sie bei Durchfall sowie bei Gicht und Rheumatismus.
Nebenwirkungen:	Bei Verwendung der Droge sind keine Nebenwirkungen bekannt geworden; ihr Aucubingehalt kann bei Weidetieren zu Vergiftungen führen.
Geschichtliches:	In den Schriften des Altertums wird der Ehrenpreis, der in den Mittelmeerländern selten ist, nicht erwähnt. Sehr eingehend wird die Pflanze von Hieronymus Bock, einem der besten Pflanzenkenner des Mittelalters, in seinem Kräuterbuch beschrieben. Er führt alle Leiden an, bei denen der Ehrenpreis verordnet wurde. Welche Bedeutung er als Heilpflanze hatte, geht aus der Tatsache hervor, daß 1690 ein Buch von Johannes Francus erschien, in dem sich der Verfasser ausschließlich mit dem Ehrenpreis befaßt. Später ist die Bedeutung der Pflanze stark zurückgegangen.

Veronica officinalis L.

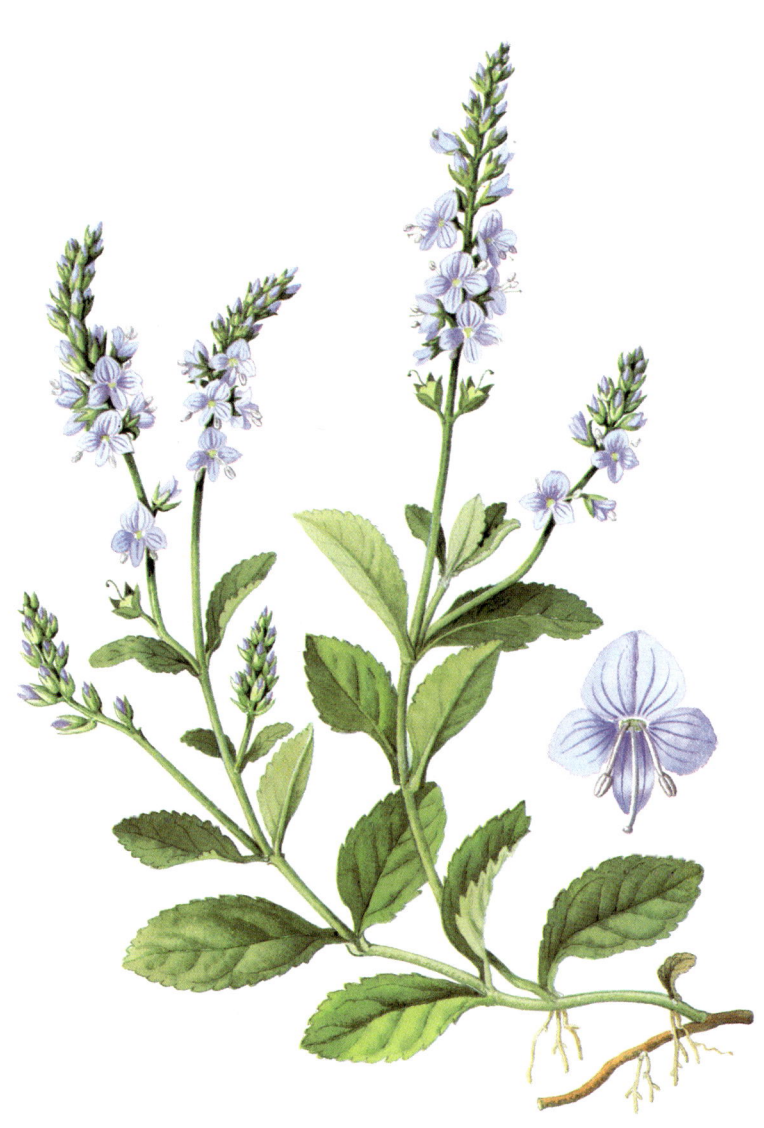

GEMEINER SCHNEEBALL †

Familie:	Geißblattgewächse (Caprifoliaceae)
Name:	Während die Herkunft des Gattungsnamens nicht gesichert ist, war *opulus* bei den Römern der Name für Ahorn. Wegen der Ähnlichkeit der Blätter mit denen dieser Bäume wurde die Pflanze so benannt. Die Bezeichnung Schneeball bezieht sich auf das Aussehen des runden, ballförmigen Blütenstandes. Weitere deutsche Namen sind Wasserschneeball, Schneeballschlinge, Wasserholder und Hirschholder.
Beschreibung:	Der bis 4 m hohe Strauch mit gelblichgrauer, längsrissiger Rinde hat gegenständige, aber im Gegensatz zum Wolligen Schneeball 3-, mitunter auch 5lappige, grob gezähnte, auf der Unterseite flaumig behaarte Blätter. Sie besitzen am Stielgrund borstenförmige Nebenblätter. Die zahlreichen weißen Blüten stehen in einem endständigen, schirmförmigen Blütenstand, wobei die inneren Blüten klein und zwittrig, die randständigen viel größer und steril sind sowie eine 5zählige, flach ausgebreitete Blumenkrone aufweisen. Die etwa erbsengroßen, rundlich-eiförmigen, zur Reifezeit glänzendroten und hängenden Steinbeeren besitzen einen flachen, herzförmigen, roten Steinkern. Die rohe Frucht ist ungenießbar und wird auch von den Vögeln gemieden.
Blütezeit:	Mai bis Juni.
Vorkommen und Verbreitung:	Auf feuchten, humosen, kalkreichen Böden in Gebüschen und krautreichen Laubwäldern in ganz Europa und dem westlichen Asien vorkommend.
Toxische Bestandteile:	Das toxische Prinzip der Pflanze, die u.a. verschiedene Glycoside und harzartige Stoffe, z.B. Viburnin, enthält, ist bis heute nicht mit Sicherheit bekannt. In der älteren Literatur wird Viburnin als die giftige Komponente bezeichnet.
Vergiftungssymptome:	Die rohen, vor allem unreifen Beeren führen, meist von Kindern verzehrt, zu Brechreiz, Magen-Darm-Entzündungen und starkem Durchfall. Ernste Erkrankungen mit tödlichem Ausgang werden jedoch lediglich in der älteren Literatur genannt und liegen aus diesem Jahrhundert nicht vor. Gekocht sollen die beerenartigen Früchte angeblich ungiftig sein.
Therapiemaßnahmen:	Behandlung zunächst mit Gaben von Aktivkohle und Abführmitteln, Flüssigkeitszufuhr und schleimhaltigen Zubereitungen. Nach Einnahme größerer Mengen sind Magenspülung durch den Arzt und stationäre Behandlung erforderlich.
Geschichtliches:	Die Rinde der Pflanze diente früher wie die des Amerikanischen Schneeballs (Cortex Viburni prunifolii) als krampflösendes Mittel und bei Menstruationsstörungen in Form eines Extraktes. Aus den Blüten des Gemeinen Schneeballs bereitete man einst ein Destillat (Aqua florum opuli), das als harntreibendes Mittel verwendet wurde. Auch dienten die bitter schmeckenden Früchte als Brechmittel. Heute sind beide Pflanzen nur noch in der Homöopathie gebräuchlich.

Viburnum opulus L.

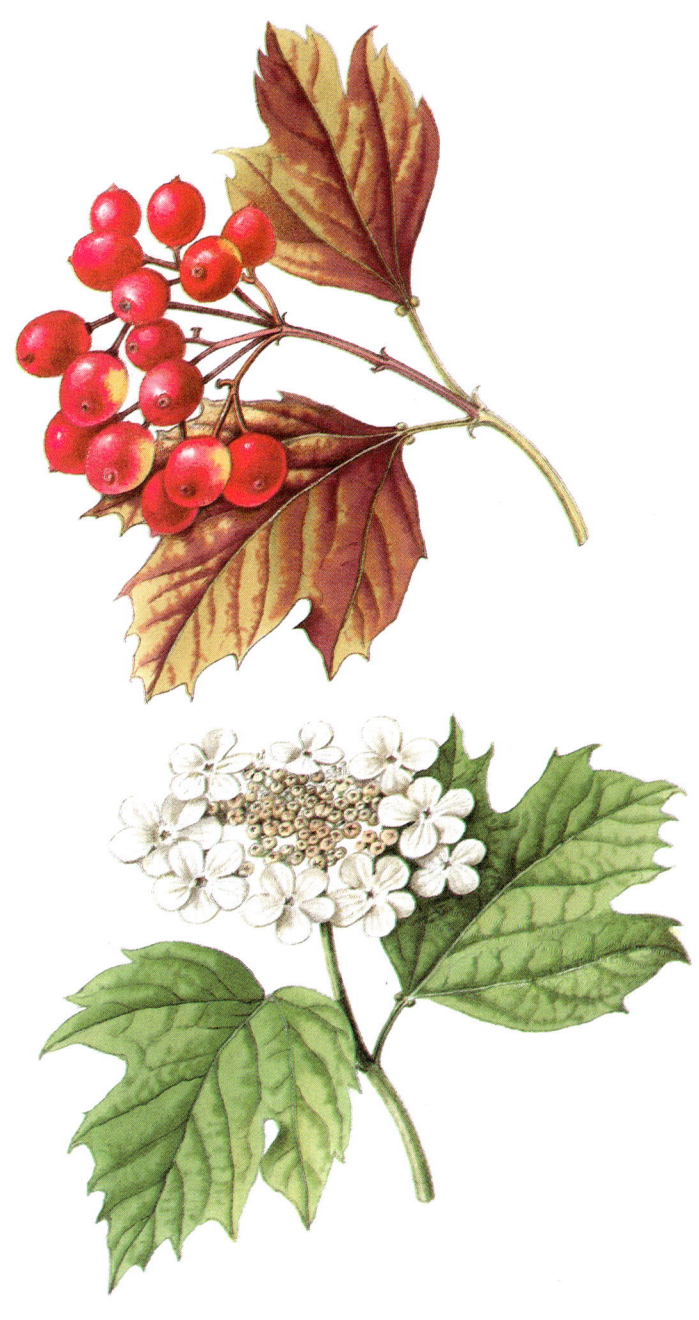

MÄRZVEILCHEN

Familie:	Veilchengewächse (Violaceae)
Name:	Wohlriechendes Veilchen, Heckenveilchen und Oes'chen (Österchen) sind weitere Namen für das Märzveilchen.
Beschreibung:	Die meist bis zu 20 cm lange Ausläufer treibende Pflanze überwintert mit kurzem, dickem, oft oberirdischem Wurzelstock. An seiner Spitze entwickelt sich im zeitigen Frühjahr die Blattrosette. Die Blüten stehen in den Achseln der grundständigen Laubblätter, da eine ausgebildete Sproßachse fehlt. Der 3 bis 7 cm lange Blütenstiel trägt in oder etwas über der Mitte 2 kleine Blättchen (Vorblätter). Tiefviolett gefärbt, am Grund aber weiß sind die 5 Kronenblätter. Der Sporn des unteren Kronenblattes überragt die Anhängsel der Kelchblätter. In ihn ragen die Fortsätze der sehr kurzfädigen, an der Spitze mit je einem dottergelben Auswuchs versehenen Staubblätter. Diese sondern in den Sporn Nektar ab. Die Blüte hat einen lieblichen Duft.
Blütezeit:	März bis April
Vorkommen:	An nicht zu trockenen Standorten in Hecken, lichten Gehölzen, an Bachufern und Waldrändern ist das Märzveilchen meist in größerer Anzahl zu finden, natürlich auch in Gärten.
Verbreitung:	Das Märzveilchen ist in ganz Mitteleuropa weit verbreitet, aber ursprünglich wohl nur in der Oberrheinebene. Es kommt auch im Kaukasus, in Kleinasien und dem Mittelmeergebiet sowie im atlantischen Europa vor. In Nordamerika ist es vereinzelt eingebürgert.
Sammelgut:	Wurzelstock (Rhizoma Violae)
Sammelzeit:	September bis Oktober
Sammelvorschrift:	Der Wurzelstock wird ausgegraben, durch Beklopfen von Erde befreit, gewaschen und an der Luft getrocknet. Die Droge ist fast geruchlos und schmeckt brennend scharf.
Inhaltsstoffe:	Das Märzveilchen enthält als wirksame Inhaltsstoffe Saponine, weiterhin Bitterstoff, etwa 0,04% ätherisches Öl mit Methylsalicylat und das Alkaloid Odoratin. Das früher angegebene Vorkommen des Violins (Veilchen-Emetin) in der Droge konnte nicht bestätigt werden; man nimmt an, daß es sich dabei um ein Gemenge von Saponinen mit einem Alkaloid handelte.
Anwendung:	Die Droge hat eine der südamerikanischen Brechwurzel (Radix Ipecacuanhae) ähnliche Wirkung. Diese wird durch die Saponine bedingt. Während ihre brechenerregende Wirkung heute keine Rolle mehr spielt, ist sie aber wegen der auswurffördernden Wirkung der Saponine eine gleichwertige Austauschdroge für die Brechwurzel. Die Wurzel des Märzveilchens ist nicht identisch mit dem als »Veilchenwurzel« bezeichneten Wurzelstock der verschiedenen *Iris*-Arten (Rhizoma Iridis).
Nebenwirkungen:	Die Droge hat brechenerregende Wirkung.
Geschichtliches:	In der Medizin der Antike gehörte das Veilchen seit Hippokrates zu den ständig angewendeten Heilmittel. Im Mittelalter war seine Bedeutung nicht geringer, wie Hieronymus Bock berichtet, der die Anwendungsgebiete der Pflanze ausführlich erörtert. Auch Sebastian Kneipp wandte die Veilchenwurzel häufig an.

Viola odorata L.

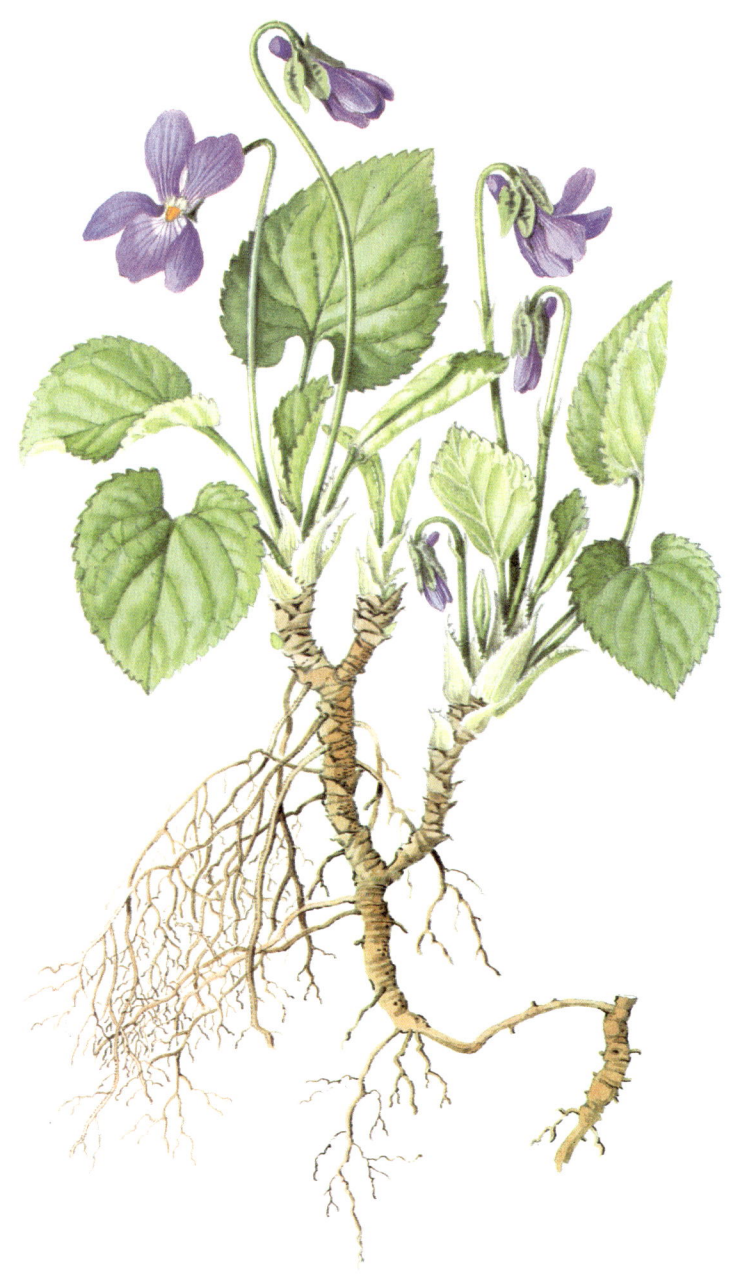

WILDES STIEFMÜTTERCHEN

Familie:	Veilchengewächse (Violaceae)
Name:	Mundartliche Bezeichnungen für die Pflanze sind Ackerveilchen, Fronsamkraut, Jesusblümchen, Freisam, Tag- und Nachtveigerl.
Beschreibung:	Das Wilde Stiefmütterchen ist meist mehrjährig. Die gelblichgrünen, 10 bis 25 cm langen Sprosse sind schwach vierkantig und steigen vom Boden auf. Die wechselständigen Blätter stehen am Grund der Stengel in kurzen, nach oben länger werdenden Abständen. Die Blütenstiele entspringen einzeln in den Achseln der Laubblätter. Sie tragen neben zwei kleinen Vorblättern im oberen Teil eine 1 bis 3 cm große, endständige Blüte. Die Kronenblätter sind meist verschiedenfarbig hellgelb, weißlich, rosa bis violett. Die beiden seitlichen Kronenblätter sind nach außen umgebogen und haben einen weißen bis gelblichen Bürstenbesatz. Das vordere Kronenblatt besitzt einen deutlichen Sporn. Die Frucht ist eine dreiklappige Kapsel, die beim Aufspringen die etwa 1 mm großen Samen herausschleudert, an denen sich eine kleine Samenschwiele (Elaiosom) befindet. Diese wird von den Ameisen gern gefressen, die so für die Verbreitung der Pflanze sorgen.
Blütezeit:	Mai bis Oktober
Vorkommen:	Das Wilde Stiefmütterchen ist häufig auf Feldern, Bergwiesen und Sandboden von der Ebene bis in Höhen von über 2000 m anzutreffen.
Verbreitung:	Die Pflanze ist in Europa vom äußersten Norden bis ins Mittelmeergebiet verbreitet, nach Osten zu kommt sie bis zum Altai und bis Vorderindien vor.
Sammelgut:	Kraut (Herba Violae tricoloris)
Sammelzeit:	Mai bis Juli
Sammelvorschrift:	Während der Blütezeit werden von der Pflanze die oberirdischen Teile gesammelt und sorgfältig an der Luft getrocknet. Die Droge ist fast geruchlos, schmeckt etwas süßlich und schleimig.
Inhaltsstoffe:	Das Kraut des Wilden Stiefmütterchens enthält als Hauptinhaltsstoffe Saponine und Flavonoidglykoside. Weitere Bestandteile der Droge sind Gerbstoff, Schleim sowie Spuren ätherischen Öles mit Salicylsäuremethylester.
Anwendung:	Die Droge ist in erster Linie wegen ihres Saponingehaltes wirksam. Sie wird daher besonders als auswurfförderndes Mittel bei Erkrankungen der Luftwege verordnet. An ihrer harn- und schweißtreibenden Wirkung sind vermutlich auch die Flavonoide beteiligt. Auch bei bestimmten Hautkrankheiten, unter anderem bei Milchschorf, wurde die Droge eingesetzt.
Nebenwirkungen:	Bei Einnahme größerer Dosen oder bei längerer Anwendung der Droge kommt es zu Übelkeit und Erbrechen.
Geschichtliches:	Die Droge, die im Altertum bekannt war, aber nicht genutzt wurde, wird in Kräuterbüchern des 16. Jahrhunderts bei Hautkrankheiten empfohlen.

Viola tricolor L.

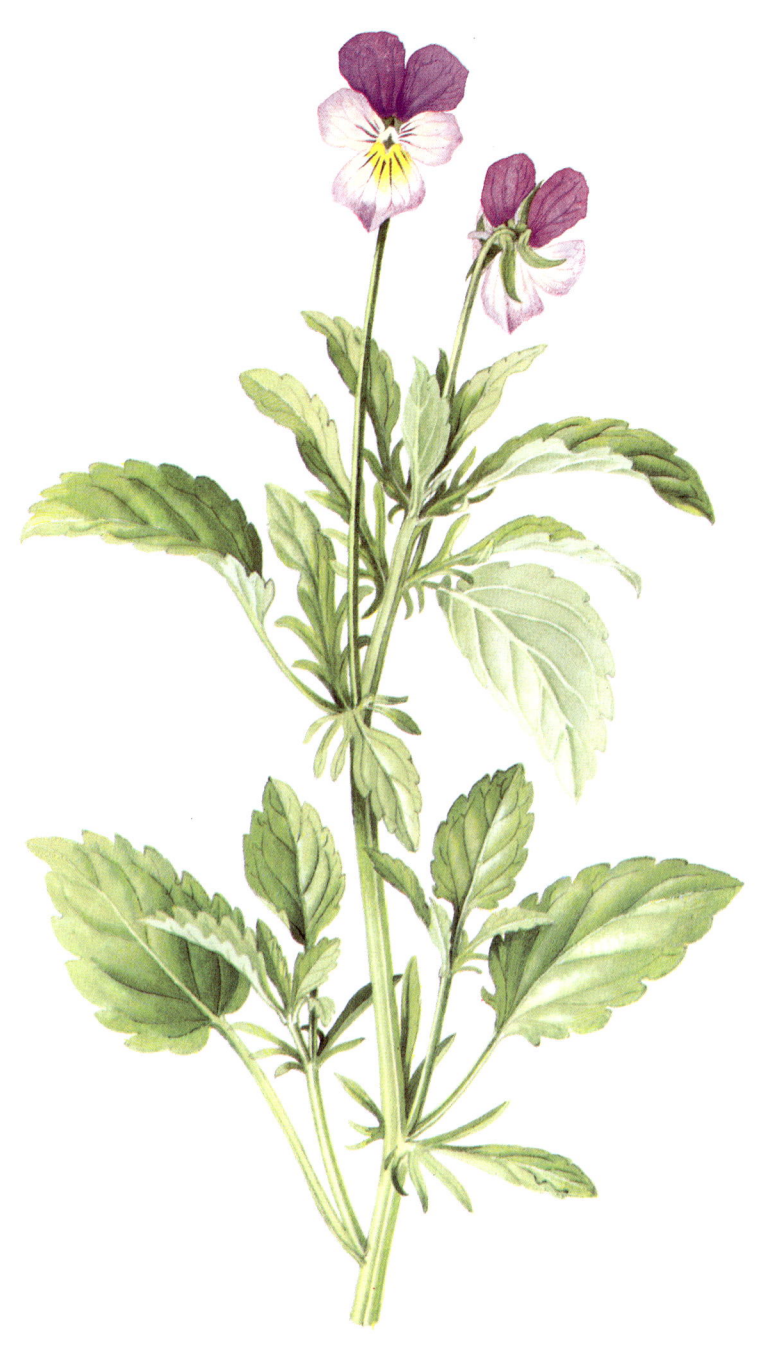

LAUBHOLZMISTEL

Familie:	Mistelgewächse (Loranthaceae)
Name:	Mundartliche Namen sind Mistele, Nistel, Misple, Wespe, Wispen, Hexenkraut, Hexenbesen, Marentaken, Immergrün, Bocksfutter, Geißkraut.
Beschreibung:	Die Mistel ist ein immergrüner, auf Bäumen schmarotzender, meist kugelbuschiger Strauch bis zu 1 m Durchmesser. Sie sendet ihre senkrechten Wurzeln bei Auflösung der Rinden- und Holzzellen in Rinde und Holz ihrer Wirtspflanze und entnimmt dieser Wasser und Nährsalze, die sie mittels der immergrünen Blätter selbst verarbeitet (Halbschmarotzer). Ihr kurzer, dicker Stamm trägt grünbraune, gegliederte Zweige, die am Ende jedes Gabeltriebes zwischen den Gabelzweigen unscheinbare Blüten tragen. Diese sind normalerweise zweihäusig, selten kommen männliche und weibliche auf demselben Busch vor. Sie stehen zu 3 bis 5 in sitzenden Trugdolden in der Achsel kleiner Hochblätter. Die beerenartige bis erbsengroße, zuerst grüne, später weiße bis gelbliche Frucht enthält meist einen, selten 2 von schleimigem Fleisch umgebene Samen. Die Beeren reifen im November oder Dezember des folgenden Jahres und werden durch Vögel verbreitet. Man unterscheidet die Laub- und die Nadelholzmistel (Tanne, Kiefer) *(V. laxum)*.
Blütezeit:	Laubholzmistel Februar bis April, Nadelholzmistel März bis Mai
Vorkommen:	Der Strauch schmarotzt auf verschiedenen Hölzern und ist von der Ebene bis in Mittelgebirgshöhen anzutreffen.
Verbreitung:	Die Laubholzmistel ist nach Osten bis Westiran und Nordasien, die Nadelholzmistel mehr in Süd- und Mitteleuropa verbreitet.
Sammelgut:	Ganzes Kraut (Herba Visci albi)
Sammelzeit:	März bis April und September bis Oktober
Sammelvorschrift:	Die Mistelbüsche werden entweder mit Stangen von den Bäumen geschlagen oder nach Erklettern der Bäume mit einer Schere abgeschnitten. Das Sammelgut reiht man zum Trocknen in einem beheizten Raum an einer Leine auf Die Droge hat einen schwach ranzigen Geruch und einen bitteren Geschmack.
Inhaltsstoffe:	Sie enthält Viscotoxin und weitere Polypeptide, Acetylcholin, Cholin, Histamin, γ-Aminobuttersäure und Oleanolsäure.
Anwendung:	Die Wirksamkeit von Mistelpräparaten bei Arterienverkalkung und hohem Blutdruck ist umstritten, die bei intravenöser Injektion wirksamen Inhaltsstoffe Acetylcholin und Viscotoxin werden bei oraler Verwendung im Magen-Darm-Kanal zerstört. Möglicherweise ist aber auch die γ-Aminobuttersäure an der Wirkung beteiligt. Die aus der Droge gewonnenen Polypeptide werden heute versuchsweise in der Tumortherapie eingesetzt.
Nebenwirkungen:	Bei oraler Verwendung der Droge sind keine Vergiftungen bekannt geworden. Viscotoxin ist ein starkes Herzgift.
Geschichtliches:	Die Mistel wurde zu allen Zeiten als heilige Pflanze angesehen. Der aus der Mistel bereitete Trank galt als Allheilmittel. In den Kräuterbüchern des 16. Jahrhunderts wird sie bei Epilepsie und Krämpfen empfohlen.

Viscum album L.

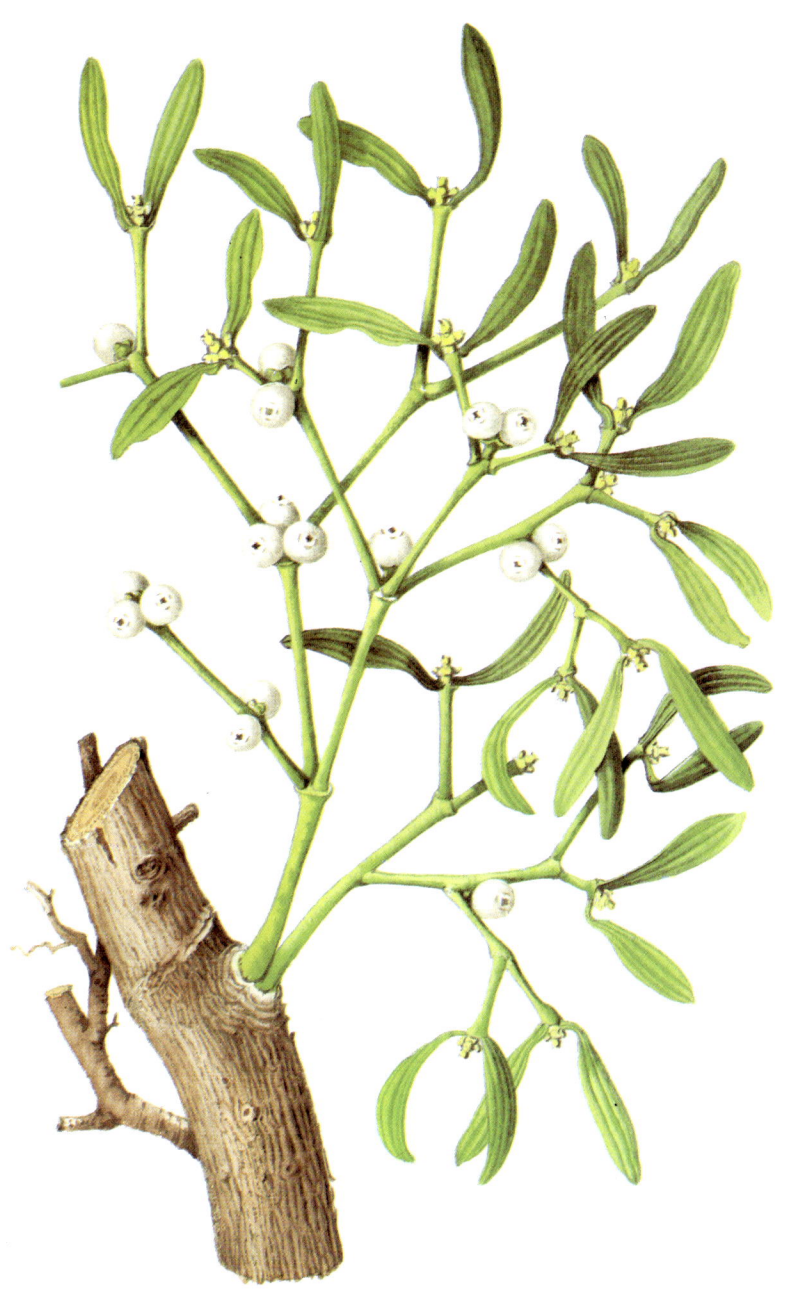

PERSONENERLÄUTERUNG

Avicenna (Ibn Sina), 980–1037, geboren in Buchara, gestorben in Hamadam, einer der größten Ärzte der arabischen Heilkunde. Sein »Kanon« übte für lange Zeit auf die weitere Entwicklung der Medizin entscheidenden Einfluß aus. In diesem Werk ist das gesamte Wissen der Heilkunde des Altertums enthalten.

Bock, Hieronymus, 1498–1554, geboren in Heidersbach bei Heidelberg, gestorben als Arzt in Hornbach. Bock ist einer der ältesten deutschen Pflanzenforscher. 1546 gab er sein »New Kreutterbuch« heraus, das viele Abbildungen enthielt und in dem er eine übersichtliche Einteilung der Pflanzen versuchte.

Boerhaave, Hermann, 1668–1738, Inhaber des Lehrstuhls für theoretische Medizin an der Universität Leyden, galt als der beste Arzt Europas. Boerhaave ist der Lehrer Albrecht von Halters und Gerhard van Swietens.

Dioskurides, Pedanios, griechischer Arzt, lebte im 1. Jahrhundert und verfaßte die »Große Arzneimittellehre«, die sämtliche im Altertum gebräuchlichen Heilpflanzen mit ihren Anwendungsformen umfaßt. Auf diesem Werk fußen fast sämtliche während des Mittelalters erschienenen Kräuterbücher.

Fuchs, Leonhart, 1501–1566, Arzt und Pflanzenforscher, gab ausgezeichnete Beschreibungen und Abbildungen der Pflanzen, bearbeitete die Schriften des Hippokrates und des Galen und wandte sich scharf gegen Avicenna. Bekannt wurde Fuchs auch als Gegner des Anatomen Vesal(ius).

Galen(os), Claudius, 131–200, geboren in Pergamon, gestorben in Rom, einer der bedeutendsten Ärzte des Altertums, dessen Lehre die Heilkunde über $1^{1}/_{2}$ Jahrtausende beeinflußte. Die Drogen beschrieb er nach ihrer Anwendung und Wirkung. Die noch heute gebräuchlichen »Galenischen Mittel« sind pharmazeutische Zubereitungen von Drogen in ihrer natürlichen Zusammensetzung, im Gegensatz zu isolierten oder synthetisierten Wirkstoffen sowie den Rohdrogen.

Hildegard von Bingen, 1098–1179, geboren in Böckelheim bei Kreuznach, gestorben als Äbtissin auf dem Rupertsberg bei Bingen, wurde später heiliggesprochen. Sie hat unter anderem zwei medizinische Schriften verfaßt, die auf der Medizin des Altertums beruhten.

Hippokrates, um 460 bis 377 v. Chr., aus Kos, bedeutendster Arzt des Altertums, der den Namen »Vater der Heilkunde« erhielt, stellte als erster die Medizin auf eine wissenschaftliche Grundlage. Seine Anhänger wurden als Hippokratiker bezeichnet.

Karl der Große, 742–814, fränkischer König und römisch-deutscher Kaiser. In seinem »Capitulare« gab er genaue Anweisungen für den Anbau von Heilpflanzen.

Kneipp, Sebastian, 1821–1897, Pfarrer und Naturheilkundiger, amtierte seit 1855 in Wörishofen und errichtete hier eine Anstalt für Wasserbehandlung.

Paracelsus (Theophrastus Bombastus von Hohenheim), Arzt und Philosoph, geboren 1493 in Einsiedeln (Schweiz), gestorben 1541 in Salzburg. Paracelsus kritisierte scharf die mittelalterliche Heilkunde und wurde zum Reformator für die praktische Medizin. Er bezog seine Heilmittel aus der Natur. Einen besonderen Platz nahmen in der Lehre des Paracelsus die Heilpflanzen ein, wenngleich auch seine »Signaturenlehre«, wonach gegen jede Krankheit ein Kraut gewachsen sei, das man durch Vergleiche mit den Krankheitssymptomen erkennt, nicht haltbar war.

Plinius, Gajus P. Secundus, 23–79, römischer Schriftsteller, der beim Ausbruch des Vesuvs ums Leben kam. Er schrieb eine mehrbändige »Naturgeschichte«, die einen Überblick über die damaligen Kenntnisse in den Naturwissenschaften gab. Er behandelte auch die im Volk gebräuchlichen Arzneipflanzen, z. T. aber recht oberflächlich, wobei er vieles anführte, was dann in der abergläubischen Betrachtungsweise während des Mittelalters seltsame Blüten trieb.

Rhazes, 850–923, aus Rai in Korasan, gilt als der größte Kliniker des Islams.

Theophrast, um 377–287 v. Chr., geboren auf Lesbos, gestorben in Athen, griechischer Philosoph, Schüler des Platon und Aristoteles, schrieb eine Pflanzengeschichte, durch die er der »Vater der alten Botanik« wurde.

Valerius Cordus, 1515–1544, geboren in Erfurt, gestorben in Rom, unternahm zahlreiche Reisen, auf denen er Pflanzenstudien trieb. Er war in der Schweiz, in Italien und Skandinavien. 1540 las er an der Universität Wittenberg über Dioskurides. Cordus verfaßte 1535 das erste amtliche deutsche Arzneibuch.

ERLÄUTERUNG DER FACHAUSDRÜCKE

Abkochung (Decoctum): wäßriger Auszug aus Pflanzenteilen, im allgemeinen 1 Teil Droge und 10 Teile Wasser; die Droge wird kalt angesetzt und erhitzt, dann warm ausgepreßt

Abortivum: Abtreibemittel

absorbieren: aufnehmen

adstringierend: zusammenziehend

Aglykon (Genin): zuckerfreie Komponente eines Glykosids, die häufig dessen pharmakologische Wirksamkeit bedingt

Alkaloide: stickstoffhaltige basische Naturstoffe, die »alkaliähnlich« meist salzartig an Pflanzensäuren gebunden sind und im menschlichen Organismus schon in kleinsten Dosen stark wirken

Angina: Mandelentzündung

Angina pectoris: Stenokardie, »Engbrüstigkeit«, Herzbräune; hervorgerufen durch ungenügende Sauerstoffversorgung des Herzmuskels

Anthraglykoside: Glykoside mit Anthrachinonderivaten als Aglykon

antibakteriell: gegen Bakterien gerichtet

antibiotisch: Entwicklungshemmung oder Abtötung von Bakterien durch biologische Wirkstoffe

Applikation: Verabreichung von Arzneimitteln

Areal: Verbreitungsgebiet

Arzneibuch (Pharmakopöe): Zusammenstellung der in der Apotheke verwendeten chemischen Substanzen und Drogen mit Vorschriften über deren Prüfung und Aufbewahrung. Darüber hinaus enthalten die Arzneibücher Vorschriften über die Herstellung der verschiedenen Arzneiformen, die Anfertigung häufig gebrauchter Arzneimittelmischungen und die Zusammensetzung von speziellen Teearten. Die Arzneibücher, die in vielen Ländern für die Apotheken und die pharmazeutische Industrie verbindlich sind, gingen aus den mittelalterlichen Vorschriftensammlungen (Antidotarien) über die Herstellung und Beschaffenheit von Arzneimitteln hervor

ätherische Öle: flüchtige, stark riechende, wasserunlösliche, flüssige Stoffgemische Verschiedenster Struktur, die desinfizierende, geruchs- und geschmackskorrigierende sowie leicht reizende Eigenschaften haben und in der Medizin vielfach verwendet werden

Aufguß (Infusum): wäßriger Auszug aus Pflanzenteilen, wobei ein Eßlöffel der Drogen mit $^1/_4$ Liter heißem Wasser übergossen wird; der Aufguß bleibt 15 bis 20 Minuten bedeckt stehen und wird dann abgeseiht.

baktericid: Bakterien zerstörend

bakteriostatisch: die Bakterienvermehrung hemmend

Basedowsche Krankheit: Überfunktion der Schilddrüse; Hervortreten des Augapfels, Struma und Herzjagen

Bastard:	Nachkomme zweier Pflanzen mit unterschiedlichen Merkmalen
Bitterstoffe:	verschiedenartigste chemische Verbindungen, die noch in großer Verdünnung durch ihren bitteren Geschmack die Verdauungsdrüsen ohne Nebenwirkungen anregen; der mittlere Bitterwert des Chinins beträgt 200 000, d. h., 1 g Chinin in 200 Liter Wasser gelöst schmeckt eben noch bitter.
Bronchitis:	Bronchialkatarrh, Entzündung der Bronchialschleimhaut
Brutzwiebel:	blattachselständige Knospe, die der ungeschlechtlichen Vermehrung dient
cytostatisch:	auf das Wachstum und die Vermehrung normaler oder pathologischer Zellen hemmend wirkend
Derivat:	Abkömmling
Dermatitis:	Hautentzündung
Diastole:	die nach Zusammenziehung des Herzens folgende rhythmische Erweiterung des Herzens
dimerisieren:	Verknüpfung zweier gleicher Moleküle
Diurese:	Harnausscheidung
Dosis:	Arzneimenge
Drogen:	Produkte pflanzlichen und tierischen Ursprungs, die chemisch nicht einheitlich sind
einhäusig:	männliche und weibliche Blüten tragend
Elaiosom:	nährstoffreiches Gewebeanhängsel mancher Samen, auch Samenschwiele genannt
Enzyme (oder Fermente):	aus Eiweiß aufgebaute Katalysatoren, die im Organismus die Geschwindigkeit und Richtung des Stoffwechsels bestimmen
Epidermis:	Oberhaut
epithelisierend:	wundabdeckend
Extrakte:	Trockenextrakte werden aus Tinkturen durch Verdampfen des Lösungsmittels hergestellt; Fluidextrakte sind Drogenauszüge mit Alkohol im Verhältnis 1:2.
fermentieren:	durch Enzyme (Fermente) bedingte chemische Veränderung einer Droge
fette Öle:	Gemische, die hauptsächlich aus Verbindungen von Fettsäuren und Glycerin (Glyceriden) bestehen
Flavonoide:	in den Pflanzen meist glykosidisch gebundene Derivate des Flavons von vielfältiger Wirkung auf den menschlichen Organismus, die unter anderem auf die Durchlässigkeit der Kapillaren einen günstigen Einfluß ausüben (Vitamin-P-Effekt; P – Permeabilität)
Flimmerepithel:	unter anderem Oberflächenauskleidung der Atemwege; die Kinozilien befördern durch ihre gerichtete Bewegung Staub und Schleim in Richtung gegen den eingeatmeten Luftstrom.
Furunkulose:	über Körperabschnitte verbreitete Furunkel
Gallensekretion:	Gallenabsonderung durch die Leber
genetisch:	entwicklungsgeschichtlich
Gerbstoffe:	Substanzen, die durch Eiweißfällung tierische Haut in Leder umwandeln können; bei den pflanzlichen Gerbstoffen handelt es sich um Polyphenole, die zur Behandlung der Schleimhäute und der Haut gebraucht werden.

glatte Muskulatur:	die dem Willen nicht unterworfene Muskulatur besonders der Eingeweide, der Hohlorgane und Gefäße; sie wird durch das vegetative Nervensystem, aber auch durch passive Dehnung zur Kontraktion angeregt.
Glykoside:	Gruppe von Naturstoffen, die unter Wasserabspaltung aus Zucker und der Hydroxyl- oder Aminogruppe des Aglykons entstanden sind und durch Säuren oder Enzyme in ihre Komponenten gespalten werden; durch die Glykosidbindung wird oft das pharmakologisch eigentlich wirksame Aglykon wasserlöslich gemacht.
inkretorisch:	Abgabe des Inkrets (Hormons) direkt an die Blutbahn
Insulin:	in den B-Zellen der Langerhansschen Inseln der Bauchspeicheldrüse gebildetes Hormon, das den Blutzuckerspiegel senkt
Isomeres:	Stoff, der bei gleicher Summenformel infolge anderer Strukturformel andere chemische und physikalische Eigenschaften hat
isomorph:	gleiche Kristallform
Kallus:	Knochenkeimgewebe
Kataplasma:	Umschlag, der Arzneimittel in einer Breimasse enthält
Katarrh:	Schleimhautentzündung
Kollaps:	plötzlicher Anfall allgemeiner Körperschwäche durch Versagen des peripheren Kreislaufs und daraus resultierender mangelnder Durchblutung des Gehirns
Koma:	Zustand tiefster, durch äußere Reize nicht zu unterbrechender Bewußtlosigkeit
Korrigens:	Stoff, der schlecht schmeckenden Arzneimitteln zur Geschmacksverbesserung zugesetzt wird, ohne selbst eine arzneiliche Wirkung zu haben
Kosmopolit:	über die ganze Welt verbreitete Pflanzenart
kumulieren:	Summierung der Wirkung von Einzelgaben, wenn die Stoffe schneller zugeführt werden, als ihre Ausscheidung erfolgt
Langerhanssche Inseln:	die von dem Pathologen Paul Langerhans (1847–1888) 1869 entdeckten inkretorischen Anteile der Bauchspeicheldrüse, in denen Insulin, Glukagon und Gastrin gebildet werden
Lentizellen:	Rindenporen, die dem Gasaustausch dienen
Leukämie:	Weißblütigkeit, Überschwemmung des Blutes mit weißen Blutzellen
lokal:	örtlich
Lymphozyten:	besondere Form der weißen Blutkörperchen
Nagel:	abgesetzter Blütenblattstiel
Ödem:	Wassersucht; Ansammlung von Flüssigkeit in Gewebsspalten
offizinell:	in maßgebenden Arzneibüchern angeführt
Öhrchen, geöhrt:	kleiner ohrförmiger Auswuchs eines Blattes, meist am Blattgrund
oral:	durch den Mund
östrogen:	Östrus hervorrufend
Pepsin:	eiweißspaltendes Enzym des Magensaftes
peripher:	am Rande, fern des Zentrums
pharmakologisch:	die Arzneimittelwirkungen betreffend
Pharmakopöe:	s. Arzneibuch

Prophylaxe:	Vorbeugung, Verhütung von Krankheiten
Prothallium:	Vorkeim
Racemat:	Gemisch gleicher Mengen von Enantiomeren (Spiegelbildisomeren)
Resorption:	Aufnahme von Stoffen in die Blutbahn, z. B. durch den Darm
Rhizom:	Wurzelstock
Saftmal:	farblich auffällig gezeichnete Stelle der Blütenblätter, zur Anlockung der Insekten dienend
Samenschwiele:	s. Elaiosom
Saponine:	glykosidische Pflanzenstoffe, die die Oberflächenspannung des Wassers herabsetzen (lat. *sapo* = Seife) und hämolytisch wirken, wobei durch Zerstörung der Erythrocytenmembran Hämoglobin austritt; sie werden vielfach als auswurfförderndes Mittel verordnet.
Schleimstoffe:	Polysaccharide, deren hochviskose Lösungen zum Einhüllen der Schleimhäute der Atemwege und des Magen-Darm-Kanals bei Entzündungen verordnet werden
Sekretion:	Absonderung
Sirup:	dickflüssige Lösung von Zucker in Wasser, in Drogenauszügen oder in Fruchtsäften
Sklerotien:	sporenbildende Dauerform verschiedener Pilze
Sorus (Pl. Sori):	Gruppe nicht miteinander verwachsener Sporenbehälter
Spindel:	Wedelachse (Mittelrippe eines Fiederblattes)
Sporangium (Pl. Sporangien):	Sporenbehälter
Spreublätter:	kleine, schuppenartige Tragblätter
subkutan:	unter die Haut
Systole:	Kontraktion des Herzens
Taxe (Arzneitaxe):	Verzeichnis der Arzneimittel mit Preisangabe
Therapie:	Behandlung der Krankheiten
Thrombose:	Verengung oder Verschließung von Blutgefäßen durch Blutplättchenverklebungen
Tinktur:	Drogenauszug mit Alkohol verschiedener Konzentration
toxisch:	giftig
vegetabilisch:	zu Pflanzen gehörig, aus Pflanzen bereitet
vegetatives Nervensystem:	das dem Einfluß des Willens und dem Bewußtsein entzogene N., das die elementarsten Lebensfunktionen reguliert
virustatisch:	Hemmung der Virusvermehrung
Wickel:	besondere Form eines Blütenstandes
zweihäusig:	nur männliche oder nur weibliche Blüten tragend
zwittrig:	männliche und weibliche Organe in einer Blüte enthaltend

SAMMELKALENDER AUSGEWÄHLTER HEILPFLANZEN

Die Heilpflanzen sind in dieser Tabelle nach den deutschen Gattungsnamen geordnet.

Deutscher Name	Lateinischer Name	Giftdroge	Sammelgut	Sammelzeit
Adonisröschen, Frühlings-	Adonis vernalis	ja	Kraut	April–Mai
Alant, Echter	Inula helenium	nein	Wurzelstock mit Wurzeln	Sept.–Okt.
Anis	Pimpinella anisum	nein	Früchte	Juli–Sept.
Arnika	Arnica montana	nein	Blüten	Juli–Aug.
Augentrost, Gemeiner	Euphrasia officinalis	nein	Blühendes Kraut	Juli–Okt.
Bärentraube, Echte	Arctostaphylos uva-ursi	nein	Blätter	April–Juli
Baldrian, Echter	Valeriana officinalis	nein	Wurzel	Sept.–Okt.
Beifuß, Gemeiner	Artemisia vulgaris	nein	Kraut	Juli–Sept.
Beinwell, Gemeiner	Symphytum officinale	nein	Wurzel	März–April/ Sept.–Okt.
Birke, Hänge-	Betula pendula	nein	Blätter	Mai–Juli
Blutwurz	Potentilla erecta	nein	Wurzelstock	März–April/ Sept.–Okt.
Brennessel, Große	Urtica dioica	nein	Kraut	Juni–Aug.
Brombeere	Rubus fruticosus	nein	Blätter, Kraut	Mai–Juli
Brunnenkresse, Gemeine	Nasturtium officinale	nein	Kraut	März–Sept.
Dost, Gemeiner	Origanum vulgare	nein	Kraut	Juli–Sept.
Eibisch, Echter	Althaea officinalis	nein	Wurzel	Okt.–Nov.
		nein	Blätter	Mai–Juni
Eiche, Stiel-	Quercus robur	nein	Rinde	März–April
		nein	Früchte	Okt.
Engelwurz, Echte	Angelica archangelica	nein	Wurzelstock	Okt.

Deutscher Name	Lateinischer Name	Giftdroge	Sammelgut	Sammelzeit
Erdbeere, Wald-	Fragaria vesca	nein	Blätter	Mai–Juni
Erdrauch, Gemeiner	Fumaria officinalis	nein	Kraut	Mai–Aug.
Faulbaum	Frangula alnus	nein	Rinde	April–Juni
Fenchel	Foeniculum vulgare	nein	Früchte	Aug.–Sept.
Fieberklee	Menyanthes trifoliata	nein	Blätter	Mai–Juli
Fingerhut, Roter	Digitalis purpurea	ja	Blätter	Juli–Aug.
Fingerkraut, Gänse-	Potentilla anserina	nein	Kraut	Mai–Aug.
Goldrute, Gemeine	Solidago virgaurea	nein	Kraut	Juli–Sept.
Gundermann	Glechoma hederacea	nein	Kraut	April–Juni
Haselwurz	Asarum europaeum	nein	Wurzel	Aug.
Hauhechel, Dornige	Ononis spinosa	nein	Wurzel	Aug.–Okt.
Heidekraut	Calluna vulgaris	nein	Kraut mit Blüten	Aug.–Sept.
Heidelbeere	Vaccinium myrtillus	nein	Blätter, Früchte	Juni–Aug.
Herbstzeitlose	Colchicum autumnale	ja	Samen	Mai–Juli
Himbeere	Rubus idaeus	nein	Blätter, Kraut	Mai–Sept.
Hohlzahn, Saat-	Galeopsis segetum	nein	Kraut	Juli–Aug.
Holunder, Schwarzer	Sambucus nigra	nein	Blüten	Juni–Juli
Hopfen, Gemeiner	Humulus lupulus	nein	Fruchtstände	Aug.–Sept.
Huflattich	Tussilago farfara	nein	Blätter	Mai–Juni
		nein	Blüten	März–April
Isländisches Moos	Cetraria islandica	nein	Ganze Pflanze	April–Okt.
Johannisbeere, Schwarze	Ribes nigrum	nein	Blätter	Mai–Juni
Kalmus, Echter	Acorus calamus	nein	Wurzelstock	Sept.–Okt.
Kamille, Echte	Matricaria chamomilla	nein	Blütenköpfe	Mai–Aug.
Kiefer, Wald-	Pinus sylvestris	nein	Sprosse	April–Mai
Knoblauch	Allium sativum	nein	Zwiebel	Sept.–Okt.
Knöterich, Vogel-	Polygonum aviculare	nein	Blühendes Kraut	Juni–Sept.
Königskerze, -Windblumen	Verbascum phlomoides	nein	Blüten	Juli–Aug.

Deutscher Name	Lateinischer Name	Giftdroge	Sammelgut	Sammelzeit
Koriander	Coriandrum sativum	nein	Früchte	Juni–Juli
Kreuzblümchen, Bitteres	Polygala amara	nein	Kraut	Mai–Juni
Kümmel, Wiesen-	Carum carvi	nein	Früchte	Juni–Juli
Lavendel	Lavandula angustifolia	nein	Blüten	Juli–Aug.
Lein, Saat-, Flachs	Linum usitatissimum	nein	Samen	Aug.–Sept.
Liebstöckel	Levisticum officinale	nein	Wurzel	Okt.
Linde, Winter-	Tilia cordata	nein	Blütenstand	Juni–Juli
Löwenzahn, Gemeiner	Taraxacum officinale	nein	Ganze Pflanze mit Wurzel	April–Mai
Malve, Weg-	Malva neglecta	nein	Blätter	Juni
Malve, Wilde	Malva sylvestris	nein	Blüten	Juli–Sept.
		nein	Blätter	Juni–Sept.
Melisse, Zitronen-	Melissa officinalis	nein	Blätter	Juni–Aug.
Minze, Krause-	Mentha spicata	nein	Blätter	Juni–Sept.
Minze, Pfeffer-	Mentha piperita	nein	Blätter	Juni–Juli
Petersilie	Petroselinum crispum	nein	Wurzel	März–April
		nein	Früchte	Aug.–Sept.
Pimpinelle, Kleine	Pimpinella saxifraga	nein	Wurzel	März–April/ Sept.–Okt.
Preiselbeere	Vaccinium vitis-idaea	nein	Blätter	Sept.
Quecke, Gemeine	Agropyron repens	nein	Ausläufer	März–April/ Sept.–Okt.
Ringelblume, Garten-	Calendula officinalis	nein	Blüten	Juni–Aug.
Rose, Hunds-	Rosa canina	nein	Schneefrüchte	Okt.
Roßkastanie	Aesculus hippocastanum	nein	Samen	Sept.–Okt.
Salbei, Echte	Salvia officinalis	nein	Blätter	Aug.–Sept.
Schachtelhalm, Acker-	Equisetum arvense	nein	Kraut	Juni–Sept.
Schafgarbe, Gemeine	Achillea millefolium	nein	Kraut	Juni–Sept.
Schlehe	Prunus spinosa	nein	Blüten	April–Mai

Deutscher Name	Lateinischer Name	Giftdroge	Sammelgut	Sammelzeit
Schöllkraut	Chelidonium majus	ja	Kraut	April–Juni
Senf, Schwarzer	Brassica nigra	nein	Samen	Juli–Sept.
Senf, Weißer	Sinapis alba	nein	Samen	Juli–Aug.
Stiefmütterchen, Wildes	Viola tricolor	nein	Kraut	Mai–Juli
Tausendgüldenkraut, Echtes	Centaurium minus	nein	Kraut	Juni–Sept.
Thymian, Echter	Thymus vulgaris	nein	Blühendes Kraut	Juni–Sept.
Thymian, Sand-	Thymus serpyllum	nein	Blühendes Kraut	Juni–Aug.
Wacholder, Gemeiner	Juniperus communis	nein	Früchte	Aug.–Sept.
Wegerich, Breit-	Plantago major	nein	Kraut	Mai–Juli
Wegerich, Spitz-	Plantago lanceolata	nein	Kraut	Mai–Juni
Weißdorn, Zweigriffliger	Crataegus laevigata	nein	Blüten	Mai–Juni
		nein	Früchte	Aug.–Okt.
Wermut	Artemisia absinthium	nein	Blühendes Kraut	Juli–Aug.
Ysop	Hyssopus officinalis	nein	Kraut	Juli–Aug.

REGISTER

A

Achillea millefolium 14
Ackerschachtelhalm 132
Aconitum napellus 16
Acorus calamus 18
Adonisröschen, Frühlings- 20
Adonis vernalis 20
Aesculus hippocastanum 22
Aethusa cynapium 24
Agrimonia eupatoria 26
Agropyron repens 28
Akelei, Gemeine 44
Alant, Echter 190
Alcea rosea 30
Alchemilla vulgaris 32
Allium sativum 34
Alpenveilchen, Gemeines 120
Althaea officinalis 36
Amylum Solani 338
Anethum graveolens 38
Angelica archangelica 40
Anis 108, 272
Anthemis nobilis 42
Aquilegia vulgaris 44
Arctium lappa 46
Arctium minus 46
Arctium nemorosum 46
Arctium spec. 46
Arctium tomentosum 46
Arctostaphylos uva-ursi 48
Aristolochia clematitis 50
Arnica montana 52, 74
Arnika 52, 74
Aronstab 58
Artemisia absinthium 54
Artemisia vulgaris 56
Arum maculatum 58
Asarum europaeum 60
Atropa bella-donna 62
Augentrost, Gemeiner 138

B

Baldrian, Echter 9, 366
Bärenklau, Gemeine 176
Bärentraube, Echte 48, 364
Bärlapp, Keulen- 230
Beifuß, Gemeiner 56
Beinwell, Gemeiner 344
Berberis vulgaris 64
Berberitze 64
Bergkiefer 276
Besenginster 328
Betula pendula 66
Betula pubescens 66
Bibernell, Kleine 274
Bilsenkraut 182
Birke, Hänge- 66
Birke, Moor- 66
Blutwurz 292
Bocksdorn, Gemeiner 228
Bohne, Garten- 268
Bohnenkraut 330
Brassica nigra 68
Breitwegerich 9, 280
Brennessel, Große 360
Brennessel, Kleine 360
Brombeere 316
Bruchkraut, Behaartes 178
Bruchkraut, Kahles 178
Brunnenkresse, Gemeine 250
Bryonia alba 70
Bryonia dioica 70
Buchenholzteer 140
Buchsbaum 72
Bulbus Allii sativi 34
Buxus sempervirens 72

C

Calendula officinalis 74
Calla palustris 76
Calluna vulgaris 78
Caltha palustris 80

Cannabis sativa 82
Capsella bursa-pastoris 84
Caragana arborescens 86
Carex arenaria 88
Carlina acaulis 90
Carum carvi 92
Centaurea cyanus 94
Centaurium minus 96
Cetraria islandica 98
Chaerophyllum temulum 100
Chelidonium majus 102
Claviceps purpurea 104
Colchicum autumnale 106
Colophonium 276
Conium maculatum 108
Consolida regalis 110
Convallaria majalis 112
Coriandrum sativum 114
Cortex Frangulae 148
Cortex Mezerei 124
Cortex Quercus 304
Cortex Radicis Berberidis 64
Cortex Salicis 320
Crataegus laevigata 116
Cucurbita pepo 118
Cyclamen purpurascens 120
Cynanchum vincetoxicum 122

D

Daphne mezereum 124
Datura stramonium 126
Digitalis lanata 128
Digitalis purpurea 128
Dill 38
Dost, Gemeiner 256
Dryopteris filix-mas 130

E

Eberesche 242
Efeu 168
Ehrenpreis, Echter 374
Eibisch, Echter 36

Eiche, Stiel- 304
Eiche, Trauben- 304
Eisenhut, Blauer 16
Eisenkraut, Echtes 372
Engelwurz, Echte 40
Enzian, Gelber 96, 160, 248
Equisetum arvense 132
Erbsenstrauch, Gemeiner 86
Erdbeere, Wald- 146
Erdrauch, Gemeiner 150
Erysimum crepidifolium 134
Essigrose 314
Euonymos europaea 136
Euphrasia officinalis 138

F

Fagus sylvatica 140
Färberginster 158
Faulbaum 148
Feldrittersporn 110
Fenchel 108, 144
Fichte, Gemeine 270
Fieberklee 248
Filipendula ulmaria 142
Fingerhut, Roter 20, 128
Fingerhut, Wolliger 128
Fingerkraut, Gänse- 290
Flachs 220
Flores Arnicae 52, 74
Flores Calcatrippae 110
Flores Calendulae 74
Flores Chamomillae 238
Flores Chamomillae romanae 42
Flores Crataegi 116
Flores Cyani 94
Flores Farfarae 358
Flores Lamii albi 206
Flores Lavandulae 210
Flores Malvae 236
Flores Malvae arboreae 30
Flores Paeoniae 258
Flores Primulae 296
Flores Pruni spinosae 298
Flores Rhoeados 260
Flores Rosae 314

Flores Sambuci 324
Flores Spiraeae 142
Flores Stoechados 170
Flores Tanaceti 346
Flores Tiliae 356
Flores Verbasci 370
Foeniculum vulgare 144
Folia Althaeae 36
Folia Betulae 66
Folia Digitalis 128
Folia Farfarae 358
Folia Fragariae 146
Folia Juglandis 196
Folia Malvae 234, 236
Folia Melissae 242
Folia Menthae crispae 246
Folia Menthae piperitae 244
Folia Myrtilli 362
Folia Ribis nigri 310
Folia Rubi fruticosi 316
Folia Rubi idaei 318
Folia Salviae 322
Folia Thymi 354
Rolia Trofolii fibrini 248
Folia Uvae Ursi 48, 364
Folia Vitis-idaei 364
Fragraria vesca 146
Frangula alnus 148
Frauenmantel, Gemeiner 32
Fructus Anethi 38
Fructus Anisi 272
Fructus Berberidis 64
Fructus Carvi 92
Frctus Coriandri 114
Fructus Crataegi 116
Fructus Cynosbati 312
Fructus Foeniculi 144
Fructus Humuli 180
Fructus Juniperi 198
Fructus Myrtilli 362
Fructus Papaveris immaturi 262
Fructus Petroselini 264
Fructus Phaseoli sine Semine 268

Fructus Rhamni catharticae 308
Frühlingsadonisröschen 20
Fumaria officinalis 150

G

Galega officinalis 152
Galeopsis segetum 154
Galium odoratum 156
Gänsefingerkraut 290
Gänsesterbe 134
Gartenbohne 268
Gartenkürbis 118
Gartenpfingstrose 258
Gartenringelblume 74
Gartenrose 314
Geißblatt, Echtes 224
Geißraute, Echte 152
Gemmae Populi 288
Genista tinctoria 158
Gentiana lutea 160
Geranium robertianum 162
Germer, Weißer 368
Giftlattich 204
Glechoma hederacea 164
Gnadenkraut, Gottes- 166
Goldregen, Gemeiner 202
Goldrute, Gemeine 340
Gottesgnadenkraut 166
Gratiola officinalis 166
Gundermann 164

H

Hagebutte 312
Hahnenfuß, Scharfer, 306
Hanf 82
Hängebirke 66
Hartheu, Tüpfel- 184
Haselwurz 60
Hauhechel, Dornige 254
Heckenkirsche, Rote 226
Heckenkirsche, Tatarische 226
Hedera helix 168
Heidekraut 78
Heidelbeere 362

Helichrysum arenarium 170
Helleborus niger 172
Hepatica nobilis 174
Heracleum sphondylium 176
Herba Absinthii 54
Herba Adonidis vernalis 20
Herba Agrimoniae 26
Herba Alchemillae 32
Herba Anserinae 290
Herba Artemisiae 56
Herba Asperulae 156
Herba Belladonnae 62
Herba Bursae pastoris 84
Herba Callunae 78
Herba Centaurii 96
Herba Chelidonii 102
Herba Conii 108
Herba Convallariae 112
Herba Equiseti 132
Herba Euphrasiae 138
Herba Fumariae 150
Herba Galegae 152
Herba Galeopsidis 154
Herba Glechomae 164
Herba Gratiolae 166
Herba Herniariae 178
Herba Hyoscyami 182
Herba Hyperici 184
Herba Hyssopi 186
Herba Leonuri cardiacae 212
Herba Linariae 218
Herba Majoranae 232
Herba Meliloti 240
Herba Millefolii 14
Herba Nasturtii 250
Herba Origani 256
Herba Plantaginis lanceolatae 278
Herba Plantaginis majoris 280
Herba Polygalae amarae 282
Herba Polygoni avicularis 284
Herba Pulmonariae 300
Herba Pulsatillae 302
Herba Rubi fruticosi 316

Herba Rubi idaei 318
Herba Ruperti 162
Herba Sarothamni scoparii 328
Herba Saturejae 330
Herba Serpylli 352
Herba Stramonii 126
Herba Tanaceti 346
Herba Urticae 360
Herba Verbenae 372
Herba Veronicae 374
Herba Violae tricoloris 380
Herba Virgaureae 340
Herba Visci albi 382
Herbstzeitlose 106
Herniaria glabra 178
Herniaria hirsuta 178
Herzgespann 212
Himbeere 318
Hirtentäschel, Gemeines 84
Hohlzahn, Saat- 154
Holunder, Schwarzer 324, 356
Hopfen, Gemeiner 180
Huflattich 358
Hülse 188
Humulus lupulus 180
Hundspetersilie 24
Hundsrose 312
Hyoscyamus niger 182
Hypericum perforatum 184
Hyssopus officinalis 186

I
Ilex aquifolium 188
Inula helenium 190
Iris germanica 192
Iris pseudacorus 194
Isländisches Moos 98

J
Jelängerjelieber 224
Johannisbeere, Schwarze 310
Johanniskraut, Tüpfel- 184
Juglans regia 196

Juniperus communis 198
Juniperus sabina 200

K
Kalmus, Echter 18
Kamille, Echte 138, 238
Kamille, Römische 42
Kartoffel 338
Keulenbärlapp 230
Kiefer, Berg- 276
Kiefer, Wald- 276
Klatschmohn 260
Klette, Filz- 46
Klette, Große 46
Klette, Hain- 46
Klette, Kleine 46
Knoblauch 34
Knöterich, Vogel- 284
Kolophonium 276
Königskerze, Großblütige 370
Königskerze, Kleinblütige 370
Königskerze, Windblumen- 370
Koriander 114
Kornblume 94
Krauseminze 246
Kreuzblümchen, Bitteres 282
Kreuzdorn, Purgier- 308
Kuhschelle, Gemeine 302
Kuhschelle, Wiesen- 302
Kümmel, Wiesen- 92, 114
Kürbis, Garten- 118

L
Laburnum anagyroides 202
Lactuca virosa 204
Lamium album 206
Lantana camara 208
Latschenkiefernöl 276
Laubholzmistel 382
Lavandula angustifolia 210
Lavendel 210

Lebensbaum, Abendländischer 350
Leberblümchen 174
Lein, Saat- 220
Leinkraut, Gemeines 218
Leonurus cardiaca 212
Levisticum officinale 214
Lichen islandicus 98
Liebersche Auszehrungskräuter 154
Liebstöckel 214
Liguster, Gemeiner 216
Ligustrum vulgare 216
Linaria vulgaris 218
Linde, Sommer- 356
Linde, Winter- 356
Linum usitatissimum 220
Lolium temulentum 222
Lonicera caprifolium 224
Lonicera tatarica 226
Lonicera xylosteum 226
Löwenzahn, Gemeiner 348
Lungenkraut, Echtes 300
Lycium barbarum 228
Lycopodium clavatum 230

M
Mädesüß, Echtes 142
Maiglöckchen 112
Majoran 232
Majorana hortensis 232
Malva neglecta 234
Malva sylvestris 236
Malve, Weg- 234
Malve, Wilde 234, 236
Märzveilchen 378
Matricaria chamomilla 238
Meisterwurz 266
Melilotus altissima 240
Melilotus officinalis 240
Melissa officinalis 242
Melisse, Zitronen- 242
Mentha piperita 244
Mentha spicata var. crispata 246
Menyanthes trifoliata 248

Minze, Krause- 246
Minze, Pfeffer– 244
Mistel, Laubholz- 382
Mistel, Nadelholz- 382
Mohn, Klatsch- 260
Mohn, Schlaf- 262
Mutterkorn 7, 8, 84, 104

N
Nachtschatten, Bittersüßer 336
Nadelholzmistel 382
Nasturtium officinale 250
Nieswurz, Grüne 172
Nieswurz, Schwarze 172
Nicella damascena 252
Nigella sativa 252

O
Odermennig, Kleiner 26
Oleum Anethi 38
Oleum Calami 18
Oleum Chamomillae 238
Oleum Juniperi 198
Oleum Lavandulae 210
Oleum Lini 220
Oleum Menthae crispae 246
Oleum Menthae piperitae 244
Oleum Pini pumilionis 276
Oleum Pini silvestris 276
Oleum Rosae 314
Oleum Terebinthinae 276
Ononis spinosa 254
Origanum vulgare 256
Osterluzei 50

P
Paeonia officinalis 258
Papaver rhoeas 260
Papaver somniferum 262
Pappel, Balsam- 288
Pappel, Schwarz- 288
Petersilie 108, 264
Petroselinum crispum 264
Peucedanum ostruthium 266

Pfefferhütchen, Europäisches 136
Pfefferminze 244
Pfingstrose, Garten 258
Phaseolus vulgaris 268
Picea abies 270
Pimpinella anisum 272
Pimpinella magna 274
Pimpinella saxifraga 274
Pimpinelle, Kleine 274
Pinus mugo 276
Pinus pinaster 270
Pinus sylvestris 276
Pix Fagi 140
Pix liquida 276
Plantago lanceolata 278
Plantago major 280
Polygala amara 282
Polygonum aviculare 284
Polypodium vulgare 286
Populus balsamifera 288
Populus nigra 288
Potentilla anserina 290
Potentilla erecta 292
Preiselbeere 364
Primula elatior 294
Primula veris 296
Prunus spinosa 298
Pulmonaria officinalis 300
Pulsatilla pratensis 302
Pulsatilla vulgaris 302
Purgierkreuzdorn 308

Q
Quecke, Gemeine 28
Quendel 352
Quercus petraea 304
Quercus robur 304

R
Radix Althaeae 36
Radix Angelicae 40
Radix Bardanae 46
Radix Belladonnae 62
Radix Carlinae 90
Radix Consolidae 344

Radix Gentianae 160
Radix Helenii 190
Radix Levistici 214
Radix Ononidis 254
Radix Petroselini 264
Radix Pimpinellae 274
Radix Primulae 294, 296
Radix Saponariae 326
Radix Taraxaci cum herba 348
Radix Valerianae 366
Rainfarn 346
Rainweide 216
Ranunculus acris 306
Resina Pini 270
Rhamnus cathartica 308
Rhizoma Asari 60
Rhizoma Calami 18
Rhizoma Caricis 88
Rhizoma Filicis 130
Rhizoma Graminis 28
Rhizoma Hellebori nigri 172
Rhizoma Imperatoriae 266
Rhizoma Iridis 192
Rhizoma Polypodii 286
Rhizoma Tormentillae 292
Rhizoma Veratri 368
Rhizoma Violae 378
Ribes nigrum 310
Ringelblume, Garten- 74
Rittersporn, Feld 110
Rosa canina 312
Rosa centifolia 314
Rosa gallica 314
Rose, Essig- 314
Rose, Garten- 314
Rose, Hunds- 312
Roßkastanie 22
Rotbuche 140
Rubus fruticosus 316
Rubus idaeus 318
Ruprechtskraut 162

S
Saathohlzahn 154
Saatlein 220
Sadebaum 200
Salbei, Echte 186, 322
Salix 320
Salvia officinalis 322
Sambucus nigra 324
Sandsegge 88
Sandstrohblume 170
Sandthymian 352
Saponaria officinalis 326
Sarothamnus scoparius 328
Satureja hortensis 330
Sauerdorn 64
Schachtelhalm, Acker- 132
Schafgarbe, Gemeine 14
Scharrharz 270
Schierling, Gefleckter 108
Schlafmohn 262
Schlehe 298
Schüsselblume, Hohe 294
Schlüsselblume, Wiesen- 296
Schneeball, Gemeiner 376
Schöllkraut 102
Schotendotter, Bleicher 134
Schwalbenwurz, Weiße 122
Schwarzkümmel, Damaszener 252
Schwarzkümmel, Echter 252
Schwarzpappel 288
Schwertlilie, Deutsche 192
Secale cornutum 104
Sedum acre 332
Segge, Sand- 88
Seidelbast, Gemeiner 124
Seifenkraut, Echtes 326
Semen Colchici 106
Semen Cucurbitae 118
Semen Erucae 334
Semen Hippocastani 22
Semen Lini 220
Semen Nigellae damascenae 252
Semen Nigellae sativae 252
Semen Papaveris 262

Semen Quercus 304
Semen Sinapis 68
Semen Stramonii 126
Senf, Schwarzer 68, 334
Senf, Weißer 334
Silberdistel 90
Sinapis alba 334
Sirupus Rubi idaei 318
Solanum dulcamara 336
Solanum tuberosum 338
Solidago virgaurea 340
Sorbus aucuparia 342
Spiköl 210
Spindelstrauch 136
Spitzwegerich 9, 278, 280
Stärke 338
Stechapfel, Weißer 126
Stechpalme 188
Steinklee, Echter 240
Steinklee, Hoher 240
Stiefmütterchen, Wildes 380
Stieleiche 304
Stipites Dulcamarae 336
Stockrose 30
Strohblume, Sand- 170
Summitates Sabinae 200
Summitates Thujae 350
Sumpfdotterblume 80
Sumpfschlangenwurz 76
Symphytum officinale 344

T
Tanacetum vulgare 346
Taraxacum officinale 348
Taubnessel, Weiße 206
Taubelkälberkropf 100
Taumellolch 222
Tausendgüldenkraut, Echtes 96
Terebinthina 276
Terpentin 276
Terpentinöl 276
Thuja occidentalis 350
Thymian, Echter 352.354
Thymian, Sand- 352
Thymus serpyllum 352

Thymus vulgaris 354
Tilia cordata 356
Tilia platyphyllos 356
Tintenbaum 216
Tollgerste 222
Tollkirsche 62, 126, 182, 190
Tubera Aconiti 16
Tüpfelfarn, Gemeiner 286
Tüpfelhartheu 184
Turiones Pini 276
Tussilago farfara 358

U
Urtica dioica 360
Urtica urens 360

V
Vaccinium myrtillus 362
Vaccinium vitis-idaea 364
Valeriana officinalis 366
Veilchen, März- 378
Veratrum album 368
Verbascum phlomoides 370

Verbascum thapsus 370
Verbena officinalis 372
Veronica officinalis 374
Viburnum opulus 376
Viola odorata 378
Viola tricolor 380
Viscum album 382
Viscum laxum 382
Vogelbeere 342
Vogelknöterich 284

W
Wacholder, Gemeiner 66, 198, 200, 254
Walderdbeere 146
Waldkiefer 276
Waldmeister 156, 240
Walnuß, Echte 196
Wandelröschen 208
Wasserschwertlilie 194
Wegerich, Breit- 9, 10, 278, 280
Wegerich, Spitz- 278

Wegmalve 234
Weiden 142, 320
Weißdorn, Zweigriffliger 116
Wermut 54
Wiesenbärenklau 176
Wiesenkuhschelle 302
Wiesenkümmel 92
Wiesenschlüsselblume 294, 296
Windblumenkönigskerze 370
Winterlinde 356
Wurmfarn, Gemeiner 130

Y
Ysop 186

Z
Zaunrübe, Rotbeerige 70
Zaunrübe, Weiße 70
Zitronenmelisse 242